实用口腔病诊疗进展

主编　刘　倩　王　娜　张澄清
　　　葛柳莹　李素贞　王云虹

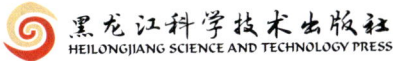
黑龙江科学技术出版社
HEILONGJIANG SCIENCE AND TECHNOLOGY PRESS

图书在版编目（CIP）数据

实用口腔病诊疗进展 / 刘倩等主编. -- 哈尔滨：
黑龙江科学技术出版社，2024.7. -- ISBN 978-7-5719
-2479-9

Ⅰ. R78

中国国家版本馆CIP数据核字第2024YK5268号

实用口腔病诊疗进展
SHIYONG KOUQIANGBING ZHENLIAO JINZHAN

主　　编	刘　倩　王　娜　张澄清　葛柳莹　李素贞　王云虹
责任编辑	张洪娜
封面设计	宗　宁
出　　版	黑龙江科学技术出版社
	地址：哈尔滨市南岗区公安街70-2号　邮编：150007
	电话：（0451）53642106　传真：（0451）53642143
	网址：www.lkcbs.cn
发　　行	全国新华书店
印　　刷	黑龙江龙江传媒有限责任公司
开　　本	787 mm×1092 mm　1/16
印　　张	26.75
字　　数	678千字
版　　次	2024年7月第1版
印　　次	2024年7月第1次印刷
书　　号	ISBN 978-7-5719-2479-9
定　　价	198.00元

《编委会》

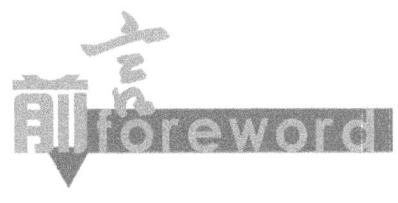

前言 foreword

　　口腔正畸学是口腔医学的一个分支学科，主要研究错殆畸形的病因机制、诊断分析及预防治疗；口腔修复学是研究口腔颌面部各种缺损及畸形的病因、机制、症状、诊断、预防和治疗的一门科学；而口腔种植学通过外科手术的方式将种植体植入人体缺牙部位的颌骨内，待手术伤口愈合后，在种植体上安装修复假牙的装置，以达到牙齿正常咬合的目的。这三门学科均是通过利用人工材料以达到恢复或重建口腔颌面部正常形态和功能、促进患者身心健康的目的的。

　　近年来，我国的口腔正畸、修复、种植学在基础理论、临床技术、应用材料、制作工艺和器材设备等方面都有了很大进步，极大地缩小了与国外先进国家的差距。一方面，随着我国经济的快速发展、医学模式的转变，许多新理念逐渐被人们接受；另一方面，许多患者的健康观念发生了转变，对修复体、种植体质量和外观的要求不断提高，促使口腔医学临床技术、制作材料与器材设备的应用逐步同国际接轨。及时总结口腔医学新进展迫在眉睫，为此，我们组织在口腔临床工作数十年的专家和学者共同编写这本《实用口腔病诊疗进展》。

　　本书在内容安排上由浅入深、层层递进，首先对口腔科镇静镇痛药物的应用展开叙述，均介绍近年来临床最新药物和镇静镇痛技术；接着对口腔急诊常见症状进行铺垫性介绍；然后对口腔科常见疾病诊疗、口腔种植术、口腔正畸术等进行重点介绍，如阻生牙拔除术、牙髓和根尖周疾病的应急处理、前牙的部分冠美学修复、牙种植体植入术、牙列拥挤的矫治；最后对儿童口腔疾病和口腔保健进行补充讲解，提倡诊治与预防保健并重。本书不仅内容详尽、全面，而且用了大量插图以更加直观地呈现临床操作要领，适合各级医院口腔科临床工作者和口腔专业学生阅读、使用。

　　因口腔医学的发展日新月异，而我们的专业知识有限，书中难免存在不足之处，希望广大读者批评指正，以共同促进口腔医学的发展。

《实用口腔病诊疗进展》编委会

2024 年 1 月

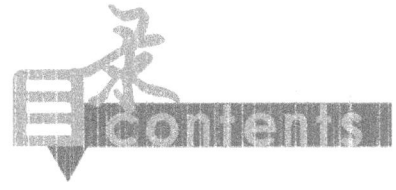

目录 contents

第一章　口腔颌面部的组织学

第一节　牙体组织

牙体组织由釉质、牙本质、牙骨质和牙髓构成。釉质为特化的上皮组织,而牙本质、牙骨质和牙髓则属于结缔组织。

一、釉质

釉质为覆盖于牙冠部表面的一层硬组织。在切牙的切缘处厚 2 mm,磨牙的牙尖处厚 2.5 mm,向牙颈部则逐渐变薄。釉质外观呈乳白色或淡黄色,矿化程度越高,釉质越透明,其深部牙本质的黄色易透过而呈淡黄色;矿化程度低,则釉质透明度差,牙本质颜色不能透过而呈乳白色。乳牙釉质矿化程度比恒牙低,故呈乳白色。

(一)理化特性

釉质是人体中最硬的组织。

釉质中无机物占总重量的 $96\%\sim97\%$,主要由含钙离子(Ca^{2+})、磷离子(P^{3-})的磷灰石晶体和少量的其他磷酸盐晶体等组成。釉质晶体相似于羟基磷灰石[$Ca_{10}(PO_4)_6(OH)_2$]晶体,是含有较多 HCO_3^- 的生物磷灰石晶体。釉质中还含有一些 Cl^-、Na^+、Mg^{2+}、Sr^{2+}、Zn^{2+}、Pb^{2+} 等杂质元素,并存在 Ca^{2+} 空位,使釉质的磷灰石晶体结构变得不稳定。而 F^- 的存在,使磷灰石晶体内的钙三角结构变得紧凑,稳定性加强,因而增强了对酸的抵抗能力。

釉质中的有机物占总重量的 1% 以下。釉质细胞外基质蛋白主要有釉原蛋白、非釉原蛋白和釉基质蛋白酶三大类。

釉原蛋白在晶体成核、晶体生长方向和速度调控上发挥重要作用,在釉质发育分泌期达 90%,主要分布于晶体间隙,成熟釉质中基本消失。

非釉原蛋白包括釉蛋白、成釉蛋白和釉丛蛋白等,与羟基磷灰石有很强的亲和性,存在于釉质分泌早期至成熟后期的柱鞘、釉丛等部位,具有促进晶体成核、调控晶体生长的作用。

釉基质蛋白酶包括金属蛋白酶和丝氨酸蛋白酶等。主要参与釉原蛋白和非釉原蛋白分泌后的修饰与剪接,而丝氨酸蛋白酶主要分解釉质成熟期晶体之间的釉原蛋白,为釉质晶体的进一步生长提供空间。

1

(二)组织学特点

1.釉柱

釉柱是细长的柱状结构,起自釉质牙本质界,贯穿釉质全层而达牙表面。在窝沟处,釉柱由釉质牙本质界向窝沟底部集中,呈放射状;近牙颈部,釉柱排列几乎呈水平状。釉柱近表面1/3较直,而内2/3弯曲,在牙切缘及牙尖处绞绕弯曲更为明显,称为绞釉。

釉柱直径平均为 $4\sim6~\mu m$。纵剖面可见有规律间隔的横纹,横纹之间的距离为 $4~\mu m$,与釉质发育期间基质节律性的沉积有关。横剖面呈鱼鳞状,电镜观察呈球拍样,有一个近圆形、较大的头部和一个较细长的尾部。头部朝咬合面方向,尾部朝牙颈方向。相邻釉柱以头尾相嵌形式排列。

电镜观察,釉柱由呈一定排列方向的扁六棱柱形晶体组成。晶体宽 $40\sim90~nm$,厚 $20\sim30~nm$,长度 $160\sim1~000~nm$。这些晶体在釉柱头部互相平行排列。它们的长轴(C轴)平行于釉柱的长轴,而从颈部向尾部移动时,晶体长轴的取向逐渐与长轴成一角度,至尾部已与釉柱长轴呈 $65°\sim70°$ 的倾斜。在一个釉柱尾部与相邻釉柱头部的两组晶体相交处呈现参差不齐的增宽了的间隙,称为釉柱间隙,构成了釉柱头部清晰、弧形的边界,即所谓的釉柱鞘。

2.施雷格线

用落射光观察牙纵向磨片时,可见宽度不等的明暗相间带,分布在釉质的内4/5处,改变入射光角度可使明暗带发生变化,这些明暗带称为施雷格线。这是由于规则性的釉柱排列方向改变而产生的折光现象。

3.无釉柱釉质

近釉质牙本质界最先形成的釉质、多数乳牙和恒牙表层 $30~\mu m$ 厚的釉质均看不到釉柱结构,晶体相互平行排列,称为无釉柱釉质。位于釉质牙本质界处者,可能是成釉细胞在最初分泌釉质时托姆斯突尚未形成;而表层的无釉柱釉质可能是成釉细胞分泌活动停止及托姆斯突退缩所致。

4.釉质生长线

釉质生长线又称芮氏线,低倍镜观察釉质磨片时,此线呈深褐色。在纵向磨片中的牙尖部呈环形排列包绕牙尖,近牙颈处渐呈斜行线。在横磨片中,生长线呈同心环状排列。为釉质周期性的生长速率改变所形成的间歇线。其宽度和间距因发育状况变化而不等。

乳牙和第一恒磨牙的磨片上,常见一条加重的生长线。这是由于乳牙和第一恒磨牙的釉质部分形成于胎儿期,部分形成于小儿出生以后。当小儿出生后,由于环境及营养的变化,该部位的釉质发育一度受到干扰,特称其为新生线。

5.釉板

釉板是一薄层板状结构,垂直于牙面,或停止在釉质内,或达釉质牙本质界,甚至伸到牙本质内,磨片观察呈裂隙状结构。可能是在釉质发育时期,某些釉柱排列急剧变化或矿化差异而发生应力改变的结果。该处的基质钙化不全,并含有大量釉质蛋白。

釉板内含有较多有机物,可成为致病菌侵入的途径。特别是在窝沟底部及牙邻面的釉板,是龋发展的有利通道。但绝大多数釉板是无害的,而且也可以因唾液中矿物盐的沉积而发生再矿化。

6.釉丛

釉丛起自釉质牙本质界,向牙表面方向散开,呈草丛状,其高度为釉质厚度的 $1/5\sim1/4$。釉丛是一部分矿化较差而蛋白含量相对较高的釉柱在不同平面及不同方向重叠投射形成的丛状影像。

7.釉梭

釉梭是位于釉质牙本质交界处的纺锤状结构,在牙尖部较多见。其形成与成牙本质细胞胞质突的末端膨大穿过釉质牙本质界包埋在釉质中有关。

8.釉质牙本质界

釉质和牙本质的交界不是一条直线,而是由许多小弧形线相连而成。从三维的角度来看,釉质牙本质界是由许许多多紧挨着的圆弧形小凹构成,小凹突向牙本质,而凹面与成釉细胞托姆斯突的形态相吻合。

(三)临床意义

随着年龄的增长,有机物等进入釉质使其颜色变深而通透性下降,釉质代谢减缓。如牙髓发生坏死,釉质的代谢将进一步受到影响,釉质失去正常的光泽,变为灰黑色,质变脆,易碎裂。

临床上常用氟化物来预防釉质龋的发生。这是因为氟离子进入磷灰石晶体中,将与 HCO_3^- 和 OH^- 等发生置换,使釉质的晶体结构变得更为稳定,从而可增强釉质的抗龋能力。

在釉质的咬合面,有小的点隙和狭长的裂隙。剖面观,这些裂隙形状不一,大多窄而长。有的较浅,开放呈漏斗状或口小底大,深度可达釉质深部。裂隙的直径或宽度一般为 $15\sim75~\mu m$,探针不能探入。由于点隙裂沟内细菌和食物残渣较易滞留而不易清洁,故常成为龋的始发部位。且一旦发生龋,则很快向深部扩展,因此早期封闭这些点隙裂沟,对龋的预防有一定帮助。随着年龄的增长,点隙裂沟可逐渐磨平,该部位龋的发生率也趋于下降。

绞釉的排列方式可增强釉质的抗剪切强度,咀嚼时不易被劈裂。手术时如需劈裂釉质,施力方向必须尽量与釉柱排列方向一致。在治疗龋齿制备洞形时,不宜保留失去牙本质支持的悬空釉柱,否则,充填后当牙受压力时,这种薄而悬空的釉质易碎裂,使窝洞边缘产生裂缝,引起继发龋。

釉质表面酸蚀是临床上进行树脂修复、点隙裂沟封闭或矫正时带环黏固前的重要步骤。通过酸蚀使釉质无机磷灰石部分溶解而形成蜂窝状的粗糙表面,以增加固位力。釉质表面的溶解与釉柱和晶体的排列方向有关,因此,在对无釉柱釉质,尤其是乳牙进行酸蚀处理时,应适当延长酸蚀时间。

二、牙本质

牙本质是构成牙主体的硬组织,冠部表面覆盖釉质,而根部覆盖牙骨质。牙本质围成的腔隙充满牙髓组织。牙本质和牙髓由于其胚胎发生和功能上的密切关系,常合称为牙髓-牙本质复合体。

(一)理化特性

牙本质的硬度比釉质低,比骨组织稍高。牙本质具有一定的弹性,因而为硬而易碎的釉质提供了良好的缓冲环境。由于牙本质组织结构的多孔性,因而具有良好的渗透能力,组织液和局部微环境中的许多液体和离子可渗入牙本质。其无机物占重量的 70%,有机物为 20%,水为 10%。无机物主要为磷灰石晶体,但比釉质中的小,而与骨和牙骨质中的相似。有机物中,胶原蛋白(主要为Ⅰ型胶原蛋白)占 18%,此外还有牙本质涎磷蛋白(包含牙本质磷蛋白和牙本质涎蛋白)、牙本质基质蛋白1及氨基多糖等。

(二)组织学特点

1.牙本质小管

牙本质小管为贯通牙本质全层的管状结构,充满组织液和成牙本质细胞突起。牙本质小管自牙髓表面向釉质牙本质界呈放射状排列。在牙尖部及根尖部小管较直,而在牙颈部则弯曲呈"～"形,近牙髓端凸弯向根尖方向。小管近牙髓一端较粗,直径为 $3\sim4\ \mu m$,近表面处为 $1\ \mu m$,且排列稀疏。因此,牙本质在近髓侧和近表面每单位面积内小管数目之比为 $4:1$。

牙本质小管自牙髓端伸向表面,沿途分出许多侧支,并与邻近小管的侧支互相吻合。牙根部牙本质小管的分支数目比冠部者多。

2.成牙本质细胞突起

成牙本质细胞突起是成牙本质细胞的原浆突,细胞体位于髓腔的近牙本质侧,呈整齐的单层排列。成牙本质细胞突起伸入牙本质小管内,整个行程中分出细的小支伸入小管的分支内,并与邻近的突起分支相联系。

细胞质突的内含物很少,主要有微管(直径 $20\sim25\ nm$)、微丝(直径 $5\sim7\ nm$)及一些致密体,偶见线粒体和小泡,而无核糖体和内质网。

成牙本质细胞突起和牙本质小管之间有一小的空隙,称为成牙本质细胞突周间隙。间隙内含组织液和少量有机物,是牙本质物质交换的主要场所。

牙本质小管的内壁衬有一层薄的有机膜,称为限制板,含有较高的氨基多糖,可调节和阻止牙本质小管矿化。

3.细胞间质

牙本质的细胞间质大部分为矿化的间质,其中有细小的胶原纤维,主要为Ⅰ型胶原。纤维的排列大部分与牙本质小管垂直而与牙表面平行,彼此交织成网状。

细胞间质中的磷灰石晶体比釉质中的小,长 $20\sim100\ nm$,宽 $2\sim35\ nm$,呈针状或板状。沉积于基质内,其长轴与胶原纤维平行。

牙本质的矿化并不是均匀的,在不同区域因其矿化差异而有着特定的名称。

(1)管周牙本质:光镜观察牙本质的横剖磨片时,可清楚地见到围绕成牙本质细胞突起的间质与其余部分不同,呈环形的透明带,称为管周牙本质,它构成牙本质小管的壁。管周牙本质矿化程度高,含胶原纤维极少。

(2)管间牙本质:位于管周牙本质之间。其内胶原纤维较多,基本上为Ⅰ型胶原蛋白,围绕小管呈网状交织排列,并与小管垂直,其矿化较管周牙本质低。

(3)球间牙本质:牙本质的钙化主要是球形钙化,由很多钙质小球融合而成。在牙本质钙化不良时,钙质小球之间遗留一些未被钙化的间质,此未钙化的区域称为球间牙本质。其中仍有牙本质小管通过,但没有管周牙本质结构。主要见于牙冠部近釉质牙本质界处,沿牙的生长线分布,大小、形态不规则,其边缘呈凹形,很像许多相接球体之间的空隙。

(4)生长线:又称冯·埃布纳线,是一些与牙本质小管垂直的间歇线纹。它表示牙本质的发育和形成速率是周期性变化的。牙本质的形成从牙尖的釉质牙本质界开始,有规律地成层进行。生长线有节律性的间隔即为每天牙本质沉积的厚度,为 $4\sim8\ \mu m$。如发育期间遇到障碍,则形成加重的生长线,特称为欧文线。在乳牙和第一恒磨牙,其牙本质因部分形成于出生前,部分形成于出生后,两者之间有一条明显的生长线,即新生线。

(5)托姆斯颗粒层:牙纵剖磨片中,根部牙本质透明层的内侧有一层颗粒状的未矿化区,称托姆斯颗粒层。有学者认为是成牙本质细胞突起末端的膨大，或为末端扭曲所致；也有学者认为是矿化不全所致。

（6）前期牙本质：牙本质的形成是一有序的过程，即成牙本质细胞分泌基质并进一步发生矿化。由于牙本质在一生中始终在形成，因此，在成牙本质细胞和矿化牙本质之间总是有一层尚未矿化的牙本质存在，称为前期牙本质。前期牙本质一般厚 $10\sim12~\mu m$。发育完成的牙较正在发育的牙其牙本质形成慢，所以前者的前期牙本质较后者薄。

在生理情况下，按牙本质形成时期的不同，可将其分为原发性牙本质和继发性牙本质。

原发性牙本质是指牙发育过程中形成的牙本质，它构成了牙本质的主体。最先形成的紧靠釉质和牙骨质的一层原发性牙本质，其基质胶原纤维主要为未完全分化的成牙本质细胞分泌的科尔夫纤维，胶原纤维的排列与小管平行，镜下呈现不同的外观。在冠部者称罩牙本质，厚 $15\sim20~\mu m$；在根部者称透明层，厚 $5\sim10~\mu m$。在罩牙本质和透明层内侧的牙本质称为髓周牙本质。

继发性牙本质是指牙发育至根尖孔形成后，一生中仍继续不断形成的牙本质。继发性牙本质在本质上是一种牙本质的增龄性改变，其形成的速度较慢。由于髓周牙本质不断增厚，髓腔缩小，使成牙本质细胞和突起的轴心位置发生轻度偏斜，结果形成的继发性牙本质小管方向稍呈水平，使其与牙发育期所形成的原发性牙本质之间有一明显的分界线。继发性牙本质形成于牙本质的整个髓腔表面，但在各个部位其分布并不均匀。在磨牙和前磨牙中，髓腔顶和底部的继发性牙本质比侧壁的厚。

（三）牙本质的反应性变化

咀嚼、刷牙等机械性摩擦常可造成牙本质组织的缺损，称为磨损，主要见于恒牙牙尖及切缘、邻面接触点和唇侧牙颈部。因牙颈部的磨损呈楔形，故特称为楔状缺损。发生于牙硬组织的龋，也可造成牙本质结构的破坏。牙髓-牙本质复合体内存在牙本质的母体细胞，因此可形成一系列防御和/或反应性变化。这类变化首先导致修复性牙本质的形成，并可引起牙本质小管和牙本质基质的一系列改变。

1.修复性牙本质

修复性牙本质也称第三期牙本质或反应性牙本质。当釉质表面因磨损、酸蚀、龋等遭受破坏时，其深部牙本质暴露，成牙本质细胞受到程度不等的刺激，并部分发生变性。牙髓深层的未分化细胞可移向该处，取代变性细胞而分化为成牙本质细胞，并与尚有功能的成牙本质细胞共同分泌牙本质基质，继而矿化，形成修复性牙本质。修复性牙本质中牙本质小管的数目大大减少，同时小管明显弯曲，甚至仅含少数小管或不含小管。由于刺激沿着牙本质小管传导，修复性牙本质仅沉积在受刺激牙本质小管相对应的髓腔侧。修复性牙本质与原发性牙本质或继发性牙本质之间常由一条着色较深的线所分隔。

在修复性牙本质形成过程中，成牙本质细胞常包埋在形成很快的间质中，以后这些细胞变性，在该处遗留一空隙，很像骨组织，故又称为骨样牙本质。

2.透明牙本质

透明牙本质又称为硬化性牙本质，牙本质在受到磨损和较缓慢发展的龋刺激后，除了形成修复性牙本质外，还可引起牙本质小管内成牙本质细胞突起发生变性，变性后有矿物盐沉着而矿化封闭小管，这样可阻止外界的刺激传入牙髓，同时，其管周的胶原纤维也可发生变性。其小管和周围间质的折光率没有明显差异，故在磨片上呈透明状而称为透明牙本质。

3.死区

死区是牙因磨损、酸蚀或龋等较重的刺激,使小管内的成牙本质细胞突起逐渐变性、分解,小管内充满空气所致。光镜下观察,这部分牙本质呈黑色,称为死区。此区的敏感度减低,常见于狭窄的髓角,因该处成牙本质细胞拥挤。死区的周缘常有透明牙本质围绕,其近髓端则可见修复性牙本质。

(四)神经分布及感觉

牙本质对外界机械、温度和化学等刺激有明显的反应,特别是在釉质牙本质界和近髓处尤为敏感。由于组织学研究方法上的限制,目前对牙本质中的神经分布意见尚未统一。肯定的是,在前期牙本质和靠近牙髓的矿化牙本质中成牙本质细胞突起周围的间隙有神经纤维存在。关于牙本质痛觉的传递有下列学说。

1.神经传导学说

神经传导学说认为刺激直接作用于牙本质小管内的神经末梢并传导至中枢。

2.转导学说

转导学说认为成牙本质细胞是一个受体,感觉可以从釉质牙本质界通过成牙本质细胞突起至细胞体部,细胞体与神经末梢紧密相连,得以传导至中枢。

3.流体动力学说

流体动力学说认为牙本质小管内有液体,这种液体对外来的刺激有机械性反应。当牙本质内的液体受到冷刺激时,由内向外流,而受到热刺激时则由外向内流,这种液体的流动引起了成牙本质细胞及其突起的舒张或压缩,从而影响其周围的神经末梢。

三、牙骨质

牙骨质是覆盖于牙根表面的一层硬结缔组织,色淡黄。牙骨质在近牙颈部较薄,为 $20\sim50~\mu m$,在根尖和磨牙根分叉处较厚,为 $150\sim200~\mu m$。牙骨质是维系牙和牙周组织联系的重要结构。

(一)理化特性

牙骨质与骨组织的组成相类似,但其硬度较骨和牙本质低,所含无机盐占其重量的 $45\%\sim50\%$,有机物和水占 $50\%\sim55\%$。无机盐与釉质、牙本质中的一样,以钙、磷离子为主,并主要以磷灰石的形式存在。此外,牙骨质中含有多种微量元素,氟的含量较其他矿化组织多,并以表面为著,且随着年龄增长而增高。有机物主要为胶原和蛋白多糖。

(二)组织学特点

牙骨质的组织学结构与骨密质相似,由细胞和矿化的细胞间质组成。细胞位于陷窝内,并有增生沉积线。但不同于骨的是牙骨质中无哈弗管,也无血管和神经。

根据牙骨质间质中有无细胞,一般将牙骨质组织分为无细胞牙骨质和细胞牙骨质。无细胞牙骨质紧贴于牙本质表面,主要由牙骨质层板构成而无细胞,分布于自牙颈部至近根尖 1/3 处,牙颈部往往全部由无细胞牙骨质所占据。细胞牙骨质常位于无细胞牙骨质的表面,但在根尖 1/3 可以全部为细胞牙骨质。细胞牙骨质和无细胞牙骨质也可以交替排列。

1.细胞

参与牙骨质组成的细胞称为牙骨质细胞,位于牙骨质基质内。细胞体积较小,表面有许多细小的细胞质突起向牙周膜方向伸展,借以从牙周膜吸取营养,邻近的牙骨质细胞突起可相互吻合。细胞在间质中占据的空间称为陷窝,突起占据的空隙称小管。在磨片中由于细胞破坏、消失,故镜下所见为陷窝与小管。更深部的细胞则因营养吸收困难而明显变性或消失,陷窝也可变泡。

2.细胞间质

(1)纤维:主要由成牙骨质细胞和牙周膜成纤维细胞产生的胶原纤维所构成。前者纤维排列与牙根表面平行,后者又称为穿通纤维或沙比纤维,与牙根表面垂直并穿插于其中。细胞牙骨质内的纤维多半由成牙骨质细胞分泌,而无细胞牙骨质的纤维则主要由成纤维细胞产生。

(2)基质:主要由蛋白多糖和矿物质组成,后者以磷灰石晶体的形式沉积在胶原纤维上,形成钙化的基质。由于牙骨质的形成是持续而有节律性的,故呈现层板状结构,层板之间为生长线间隔。牙骨质表面有一层刚形成尚未钙化的牙骨质,即类牙骨质。

3.釉质牙骨质界

釉质和牙骨质在牙颈部相接,其相接处有 3 种不同情况:有 60% 是牙骨质少许覆盖在釉质表面;30% 是釉质和牙骨质端-端相接;还有 10% 是两者不相接,该处牙本质暴露,为牙龈所覆盖。

4.牙本质牙骨质界

牙本质和牙骨质是紧密结合的,光镜下呈现一较平坦的界限,但电镜下可见该处牙本质和牙骨质的胶原纤维互相缠绕。

(三)生物学特性及功能

生理情况下,牙骨质不像骨组织可以不断地改建和重塑,且牙骨质较固有牙槽骨具有更强的抗吸收能力,这些是临床正畸治疗时牙移动的基础。当牙周膜纤维因适应牙功能的需要而发生改变和更替时,牙骨质则通过不断的增生沉积而形成继发性牙骨质,从而使新的牙周膜纤维重新附着于牙根。当牙的切缘与咬合面受到磨损时,也可通过根尖部继发性牙骨质的形成而得到一定补偿。当牙根表面有小范围的病理性吸收或牙骨质折裂时,均可由于继发性牙骨质沉积而得到修复。在牙髓和根尖周病治疗后,牙骨质能新生并覆盖根尖孔,重建牙体与牙周的连接关系。在新形成的牙骨质与原有吸收区的牙骨质之间有一深染的分界线。在生理及病理情况下,如乳恒牙交替或根尖有炎症和创伤时,可导致牙骨质吸收,这种吸收甚至还可波及牙本质。

四、牙髓

(一)组织学特点

牙髓是来源于外胚层间叶组织的一种疏松结缔组织,它包含有细胞(成牙本质细胞、成纤维细胞、组织细胞和未分化的间叶细胞等)、纤维、基质、血管、神经等。组织学上,牙髓可分为 4 层:①靠近牙本质的成牙本质细胞层;②紧接着成牙本质细胞层、细胞相对较少的无细胞层,或称Weil 层,此层在牙冠部较明显;③无细胞层内侧细胞密集,称多细胞层;④牙髓中央区细胞分布比较均匀,称为髓核,含丰富的血管和神经。

1.细胞

(1)成牙本质细胞:是位于牙髓周围紧接前期牙本质排列的一层细胞,呈柱状。核卵圆形,位于细胞基底部。细胞顶端有一细长的突起伸入牙本质小管内。牙髓中成牙本质细胞的形状并不完全一致,在冠部为较高的柱状细胞,反映了细胞的高活性状态;在牙根中部逐渐变为立方形细胞;接近根尖部的成牙本质细胞为扁平状,呈现相对休止状态。

电镜观察,在靠近细胞核的基底部有粗面内质网和高尔基复合体,而顶部细胞质内粗面内质网丰富。在牙本质形成活跃期,细胞内高尔基复合体显著,粗面内质网丰富,线粒体遍布于细胞质内。成牙本质细胞体之间有缝隙连接、紧密连接和中间连接等结构。

(2)成纤维细胞:是牙髓中的主要细胞,故又称为牙髓细胞。呈星形,有胞质突起互相连接,核染色深,细胞质淡染、均匀。电镜观察见有丰富的粗面内质网和线粒体以及发达的高尔基复合体等,说明它有活跃的合成胶原的功能。随着年龄的增长,牙髓成纤维细胞数量减少,形态呈扁平梭形,细胞器减少,表现为合成和分泌功能下降。幼稚的成纤维细胞受到某些刺激后可分化为成牙本质细胞。

(3)组织细胞和未分化的间充质细胞:这些细胞通常位于小血管及毛细血管周围。组织细胞或吞噬细胞的形态不规则,有短而钝的突起,细胞核小而圆,染色深。在活体染色中,可见其细胞质内有染料颗粒。

未分化的间充质细胞比成纤维细胞小,但形态相似,有不明显的细胞质突。在受到刺激时,它可分化成结缔组织中任何一种类型的细胞。在炎症时它可形成巨噬细胞。当成牙本质细胞消失时,它可以移向牙本质壁,分化为成牙本质细胞,形成修复性牙本质。

2.纤维

主要是胶原纤维和嗜银纤维,而弹性纤维仅存在于较大的血管壁。牙髓中的胶原纤维主要由Ⅰ型和Ⅲ型纤维以55%:45%的比例所组成,交织成网状。随着年龄的增加,胶原纤维的量逐渐增加,但其构成比则基本保持不变。嗜银纤维即网状纤维,为纤细的纤维,主要构成也是Ⅲ型胶原蛋白,分布于牙髓细胞之间。在通常的HE染色中不能显示,只有在应用银染色时才能显示黑色。

3.基质

基质是致密的胶样物,呈颗粒状和细丝状,主要成分是蛋白多糖复合物和糖蛋白。前者的多糖部分主要为氨基多糖,在发育早期还含有丰富的硫酸软骨素A、软骨素B和透明质酸。而后者则主要为纤维粘连蛋白和细胞外粘连蛋白等。

4.血管

血管来自牙槽动脉的分支,经根尖孔进入牙髓后称为牙髓动脉,沿牙髓中轴前进,途中分出小支,最后在成牙本质细胞层下方形成一稠密的毛细血管丛。然后,毛细血管后静脉汇成牙髓静脉,与牙髓动脉伴行,出根尖孔转为牙槽静脉。牙髓和牙周膜的血管除通过根尖孔交通外,尚可通过一些副根管相通。

5.神经

神经来自牙槽神经的分支,伴同名血管自根尖孔进入牙髓,并逐渐分成很多更细的分支。髓室内神经纤维分散呈放射状,近多细胞层处形成神经网,称为神经壁层或Raschkow丛。自此层神经轴突通过多细胞层、无细胞层和成牙本质细胞层,止于牙髓牙本质交界处的成牙本质细胞突起之间或牙本质小管内。神经末梢呈圆形或椭圆形膨大,与成牙本质细胞紧密相接,具有感受器的功能。牙髓内的神经大多数是有髓神经,传导痛觉;少数为无髓神经,系交感神经,可调节血管的收缩和舒张。

(二)临床意义

在牙发育完成,即根尖孔形成以后,随着年龄的增长和生理或病理性刺激,继发性牙本质和/或修复性牙本质等不断形成,可使髓腔逐渐缩小。同时,牙髓组织中的细胞成分逐渐减少,纤维成分增多,牙髓活力降低,出现退行性改变。

牙髓借成牙本质细胞突起与外界有着密切的联系。任何物理和化学的刺激加到牙本质表面时,与该部位相应的牙髓组织必然发生反应。慢性、较弱的刺激可引起修复性牙本质形成,并可部分造成牙髓组织的各类退行性变;刺激强烈可导致炎症反应。当牙髓发生炎症时,由于牙髓内的血管壁薄,易于扩张、充血及渗出,使髓腔内压力增大,而四周又为坚硬的牙本质壁所包围,无法相应扩张以减轻压力,牙髓神经末梢受压而产生剧烈疼痛。

牙髓内的神经在受到外界刺激后,常反映为痛觉,而不能区分冷、热、压力及化学变化等不同感受。原因是牙髓缺乏对这些刺激的感受器。此外,牙髓神经还缺乏定位能力,故牙髓炎患者往往不能准确指出牙痛的部位。

牙髓是结缔组织,有修复再生的能力。但由于牙髓的解剖条件所限,其修复再生能力是有限的。当牙髓受到非感染性的较轻损伤时,修复一般是良好的。对于新鲜暴露的牙髓,经适当临床治疗后,可形成牙本质桥。当牙髓由于感染而发生炎症时,完全的修复性再生是困难的。

(宋培培)

第二节 牙 周 组 织

一、牙龈

牙龈是口腔黏膜的一部分,由上皮层和固有层构成,无黏膜下层。

(一)牙龈上皮层的组织学特点

1.牙龈上皮

牙龈上皮是暴露于口腔的部分,为复层扁平上皮,表面多为不全角化。上皮钉突多而细长,较深地插入固有层中,使上皮与深层组织牢固连接。上皮基底细胞生长活跃,偶见黑色素细胞,或含有黑色素颗粒,所以牙龈有时出现黑色斑块。

2.龈沟上皮

牙龈上皮在游离龈的边缘,转向内侧覆盖龈沟壁,形成龈沟上皮。为复层扁平上皮,无角化,有上皮钉突,与结合上皮有明显分界。龈沟上皮易受外力而破裂。上皮下结缔组织中常见不同程度的白细胞浸润。

3.结合上皮

结合上皮是牙龈上皮附着在牙表面的一条带状上皮,从龈沟底开始,向根尖方向附着在釉质或牙骨质的表面。结合上皮是无角化的鳞状上皮,在龈沟底部含15～30层细胞,向根尖方向逐渐变薄,含3～4层细胞。无上皮钉突。但如受到刺激,可见上皮钉突增生,伸入结缔组织中。

电镜观察,结合上皮细胞质中张力细丝较少,细胞间的桥粒比牙龈其他区域的上皮细胞少,细胞外间隙增大。能使牙龈结缔组织中的炎细胞、单核细胞、大分子物质和整个细胞移动到龈沟中。在龈沟底部的细胞中溶酶体较多,显示磷酸酶的活力较强。

结合上皮细胞在牙表面产生一种基板样物质(包括透明板和密板),并通过半桥粒附着在这些物质上,使结合上皮紧密附着在牙面上。

结合上皮紧密附着于牙表面,任何手术,例如牙周洁治或制作修复体等,都不应损伤结合上皮,以免上皮与牙的附着关系被破坏。

(二)牙龈固有层的组织学特点

牙龈固有层由致密结缔组织构成。高而长的结缔组织乳头使局部上皮隆起,隆起部分之间的凹陷处,相当于细长的上皮钉突,上皮钉突的表面形成浅凹,即为点彩。

固有层含有丰富的胶原纤维,并直接附着于牙槽骨和牙颈部,使牙龈与深部组织稳固贴附。只有少量的弹性纤维分布在血管壁。其中胶原纤维束呈各种方向排列。

1.龈牙组

自牙颈部牙骨质向牙冠方向散开,止于游离龈和附着龈的固有层,广泛分布于牙龈固有层中,是牙龈纤维中最多的一组。主要是牵引牙龈使其与牙紧密结合。

2.牙槽龈组

自牙槽嵴向牙冠方向展开,穿过固有层止于游离龈和附着龈的固有层中。

3.环行组

位于牙颈周围的游离龈中,呈环行排列。纤维比其他组的细,常与邻近的其他纤维束缠绕在一起,有助于游离龈附着在牙上。

4.牙骨膜组

自牙颈部的牙骨质越过牙槽突外侧皮质骨骨膜,进入牙槽突、前庭肌和口底。

5.越隔组

横跨牙槽中隔,连接相邻两牙的纤维,只存在于牙邻面,起于结合上皮根方的牙骨质,呈水平方向越过牙槽嵴,止于邻牙相同部位。保持牙弓上相邻两牙的接触,阻止其分离。

牙龈没有黏膜下层,固有层含有多种细胞成分,主要是成纤维细胞,还有少量淋巴细胞、浆细胞和巨噬细胞等。

二、牙周膜

牙周膜由致密的结缔组织构成,环绕牙根,位于牙根和牙槽骨之间。牙周膜厚度为 0.15～0.38 mm,在根中 1/3 处最薄。牙周膜由细胞、基质和纤维组成,大量的胶原纤维将牙固定在牙槽窝内,并能抵抗和调节牙所承受的咀嚼压力,具有悬韧带的作用,又称牙周韧带。

(一)牙周膜中主纤维的分布与功能

牙周膜的纤维主要由胶原纤维和耐酸水解性纤维组成,其中胶原纤维数量最多,构成牙周膜的主要成分,主要是Ⅰ型胶原,少部分为Ⅲ型胶原。牙周膜中的胶原汇集成较大的纤维束,并有一定的排列方向,称为主纤维。主纤维束之间为疏松的纤维组织,称为间隙纤维,牙周膜血管和神经穿行其间。

主纤维分布在整个牙周间隙内,其一端埋入牙骨质,另一端埋入牙槽骨。埋在牙骨质和牙槽骨中的纤维称为穿通纤维或沙比纤维。

由于主纤维所在的部位和功能不同,其排列方向也不同。自牙颈向根尖可分为下列几组。

1.牙槽嵴组

纤维起于牙槽嵴顶,呈放射状向牙冠方向走行,止于釉质牙骨质界下方的牙骨质。主要分布在牙的唇(颊)、舌(腭)侧,在邻面无此纤维。其功能是将牙向牙槽窝内牵引,对抗侧方力,保持牙直立。

2.水平组

在牙槽嵴纤维的根方,呈水平方向分布,与牙弓的殆平面大致平行。一端埋入牙骨质,另一端埋入牙槽骨中,是维持牙直立的主要力量,并与牙槽嵴纤维共同对抗侧方力,防止牙侧方移动。

3.斜行组

斜行组是牙周膜中数量最多、力量最强的一组纤维。纤维方向向根方倾斜45°,埋入牙槽骨的一端近牙颈部,附着牙骨质一端近根尖部,将牙悬吊在牙槽窝内。这种结构可将牙承受的咀嚼压力转变为牵引力,均匀地分散到牙槽骨上。在水平切面上,斜纤维的排列呈交织状,而不是直的放射状,这可限制牙的转动。

4.根尖组

起于根尖区牙骨质,呈放射状止于根尖周围的牙槽骨,具有固定牙根尖的作用,保护进出根尖孔的血管和神经。

5.根间组

只存在于多根牙,起自根分叉处的牙根间骨隔顶,止于根分叉区牙骨质,有防止牙根向冠方移动的作用。

当牙承受垂直压力时,除根尖区外,几乎全部纤维呈紧张状态,可担负较大殆力,而侧向压力仅使部分纤维呈紧张状态,这时易造成牙周纤维的损伤。

弹性纤维:在牙周膜中无成熟的弹性蛋白,但有两种不成熟的弹力纤维,即 Oxytalan 和 Eluanin纤维。Oxytalan 纤维是一种耐酸纤维,仅能用组织化学染色方法显示出来。纤维止于根尖区的动、静脉和淋巴管壁,与神经也有关系。推测该纤维在咀嚼压力下可保持血流通畅。另外,在担负较大殆力的牙中,纤维粗大、数量多,可能还具有支持功能。

(二)牙周膜中细胞的种类、分布及功能

1.成纤维细胞

成纤维细胞是牙周膜中最多、功能最重要的细胞。光镜下观察,细胞核大,细胞质嗜碱性,细胞排列方向与纤维束的长轴平行。胶原纤维能被成纤维细胞吞噬进入小泡中,然后细胞质的溶酶体与小泡融合,产生胶原酶降解被吞噬的纤维。成纤维细胞也有发育很好的细胞骨架,主要是肌动蛋白,能使细胞移动和形状发生变化,以适应功能的需要。牙周膜中胶原纤维不断的改建是由成纤维细胞合成胶原和降解胶原来实现的。任何对成纤维细胞功能的破坏,都将导致牙支持组织的丧失。

2.成牙骨质细胞

成牙骨质细胞分布在邻近牙骨质的牙周膜中,细胞扁平,细胞核圆或卵圆形。细胞平铺在根面上,在牙骨质形成时近似立方状。

3.上皮剩余

在牙周膜中,邻近牙根表面的纤维间隙中可见到小的上皮条索或上皮团,与牙根表面平行排列,也称 Malassez上皮剩余。这是牙根发育期上皮根鞘残留下来的上皮细胞。光镜下观察,细胞较小,立方或卵圆形,细胞质少,嗜碱染色。平时上皮剩余呈静止状态,受到炎症刺激时可增殖,成为颌骨囊肿和牙源性肿瘤的来源。

4.成骨细胞和破骨细胞

在骨形成时,邻近牙槽骨表面有许多成骨细胞。形态立方状,细胞核大,核仁明显,细胞质嗜碱性,静止期的成骨细胞为梭形。牙槽骨发生吸收时,在骨吸收处出现蚕食状凹陷,称为

Howship 陷窝。破骨细胞是多核巨细胞，直径可达 $50 \mu m$ 以上，细胞核数目不等，细胞质嗜酸性，位于吸收陷窝内。骨吸收停止时，破骨细胞即消失。当牙骨质吸收时，在吸收处也可见破骨细胞，亦称为破牙骨质细胞。

5.未分化间充质细胞

位于血管周围 $5 \mu m$ 内的区域，是牙周膜中新生细胞的来源，这些细胞可进一步分化为成纤维细胞、成骨细胞和成牙骨质细胞。在牙周膜中，新生的细胞必须与死亡的或移动到牙周膜外的细胞保持平衡。

(三)牙周膜中血管、神经的分布

牙周膜含有丰富的血管，主要有 3 方面来源：①来自牙龈的血管；②来自上、下牙槽动脉分支进入牙槽骨，再通过筛状板进入牙周膜；③来自上、下牙槽动脉进入根尖孔前的分支。在牙颈区，牙周膜血管分支与邻近的牙龈血管分支吻合形成血管网。多方面来源的血管在牙周膜中互相吻合，形成树枝状的血管丛。因此在根尖切除或牙龈切除时不会影响牙周膜的血液供给。

牙周膜有丰富的神经，来自根尖区神经纤维，沿牙周膜向牙龈方向走行；来自牙槽骨内神经，穿过牙槽窝骨壁进入牙周膜后分为两支，分别向根尖和牙龈方向走行，并与来自根尖的神经纤维混合。在人的牙周膜中有 4 种神经末梢。①游离末梢：呈树枝样分支，沿牙根有规律地间隔分布，可延伸到成牙骨质细胞层中。每一末梢支配各自的区域，属于伤害感受器和机械感受器。②Ruffini末梢：为分布在根尖周围的神经末梢，类似 Ruffini 小体，呈树突状，末端伸入牙周膜纤维束中，属于机械感受器。③环状末梢：分布在牙周膜中央区，功能不清。④梭形末梢：与根尖有联系并由纤维膜包被。丰富的感受器使牙周膜感觉敏感，加于牙冠的轻微压力都可感觉到强度和方向，并能明确其牙位。

三、牙槽骨

牙槽骨是上、下颌骨包围和支持牙根的部分，又称牙槽突。容纳牙根的窝称为牙槽窝，牙槽窝在冠方的游离端称为牙槽嵴，两牙之间的牙槽突部分称牙槽中隔。牙槽骨的生长发育依赖于牙的功能性刺激，如果牙脱落，牙槽骨也就随之而萎缩。

(一)组织学特点

1.固有牙槽骨

固有牙槽骨衬于牙槽窝内壁，包绕牙根，与牙周膜相邻，在牙槽嵴处与外骨板相连。它是一层多孔的骨板，又称筛状板。牙周膜的血管和神经纤维穿过小孔进入骨髓腔。固有牙槽骨很薄，无骨小梁结构，在 X 线片上表现为围绕牙周膜外侧的一条白色阻射线，称为硬骨板。牙周膜发生炎症和外伤时，硬骨板首先消失。

组织学上，固有牙槽骨属于束骨，由含有粗大纤维的编织骨构成，其中包埋了大量的穿通纤维。邻近牙周膜侧，束骨呈板层排列，与牙槽窝壁平行，穿通纤维与骨板垂直。邻近骨髓侧，骨板由哈弗系统构成，其外周有几层骨板呈同心圆排列，内有神经和血管通过。

2.密质骨

密质骨是牙槽骨的外表部分，即颌骨内、外骨板延伸的部分。密质骨的厚度颇不一致，上颌牙槽骨的唇面，尤其前牙区密质骨很薄，有许多血管和神经穿过的滋养管，而舌侧增厚。在下颌骨则相反，密质骨比上颌厚而致密，小孔很少，所以施行局部麻醉时，在上颌前牙用局部浸润麻醉的效果比下颌好。通常下颌的密质骨，其舌(腭)侧骨板比颊侧骨板厚，但在磨牙区由于担负较大的咀嚼力,磨牙颊侧骨板也增厚。

密质骨表面为平行骨板,深部有致密的不同厚度的哈弗系统。

3.松质骨

松质骨由骨小梁和骨髓组成,位于密质骨和固有牙槽骨之间。由含细纤维的膜性骨组成,呈板层排列伴有哈弗系统,形成大的骨小梁。前牙区松质骨含量少,有时几乎仅有两层密质骨,甚至牙根唇面由于骨部分缺失而形成裂隙。后牙支持骨量多,骨小梁的粗细、数量和排列方向与所承担的咀嚼力密切相关。承受较大咀嚼力的区域,支持骨量增多,骨小梁粗大致密,骨髓间隙小;而无功能的牙或咀嚼力小的牙,则骨小梁细小,骨髓间隙大。骨小梁的排列方向一般与咬合力相适应,以最有效的排列方向抵抗外来的压力。如两牙间的骨小梁呈水平排列,而根尖周围的骨小梁为放射状排列,故能从各个方向支持牙。而无功能牙的周围,骨小梁排列无规律。松质骨中的骨髓在幼年时有造血功能,称为红骨髓;成年时含脂肪多,为黄骨髓。

(二)生物学特性

牙槽骨是高度可塑性组织。它不但随着牙的生长发育、脱落替换和咀嚼压力而变动,而且也随着牙的移动而不断地改建。牙槽骨具有受压吸收、受牵引增生的特性。一般情况下牙槽骨的吸收与新生保持动态平衡。临床上利用此特性可使错𬌗畸形的牙得到矫正治疗。

在骨质新生时,成骨细胞排列在新骨周围。新骨的表面有一层刚形成尚未钙化的骨基质,称为类骨质。在骨吸收区,骨表面有蚕食状凹陷,凹陷处可见破骨细胞。

1.牙生理移动时牙槽骨的改建

牙为补偿𬌗面磨损而不断向𬌗面方向移动,并为补偿牙冠邻面磨损向近中方向移动,以此来维持上、下牙列及相邻牙的正常邻接关系和颌间距离。当牙在生理性移动时,牙槽骨不断进行吸收和增生,以此达到改建。

有的牙在失去对𬌗牙时,常发生显著的咬合移动。牙槽突也发生失用性萎缩,甚至成为牙周病的因素。为了防止邻牙倾斜和对颌牙伸长,缺失的牙应该及时修补。

2.牙槽骨的增龄变化

随着年龄的增长,牙槽嵴的高度减少,与身体其他骨一样可出现生理性的骨质疏松,骨密度逐渐减低,骨的吸收活动大于骨的形成。骨髓被脂肪代替,由红骨髓变为黄骨髓。光镜下见牙槽窝骨壁由光滑、含有丰富的细胞变为锯齿状,细胞数量减少,成骨能力明显降低,埋入的穿通纤维不均匀。

(李素贞)

第三节　口腔黏膜

一、口腔黏膜的基本结构

口腔黏膜的组织结构与皮肤相似,由上皮和固有层构成,其中,上皮相当于皮肤的表皮,固有层相当于皮肤的真皮;不同的是口腔黏膜无皮肤附属器。上皮借基膜与固有层相连,部分黏膜深部还有黏膜下层。

口腔黏膜上皮由角质形成细胞和非角质形成细胞组成,以角质形成细胞为主,为复层鳞状上皮。根据所在部位及功能的不同,可为角化或非角化鳞状上皮。

(一)角质形成细胞

有角化的鳞状上皮由4层细胞构成。

1.角化层

角化层位于最表层,由数层排列紧密的细胞构成。细胞扁平,体积大。细胞器及细胞核消失,细胞质内充满角蛋白,HE染色为均质嗜酸性物。细胞间桥消失。这种角化称正角化,如在硬腭;如果上述细胞中含有浓缩的未消失的细胞核,则称不全角化,如在牙龈。

2.粒层

粒层位于角化层深面,由2~3层细胞组成。细胞质内含嗜碱性透明角质颗粒,染色深。细胞核浓缩。

3.棘层

棘层位于粒层深部,由体积较大的多边形细胞组成。是上皮中层次最多的细胞,细胞核圆形或卵圆形,位于细胞中央,含1~2个核仁,细胞质常伸出许多小的棘刺状突起与相邻细胞相接,此突起称为细胞间桥。细胞间桥之间为迂回的细胞间腔隙,此腔隙在牙龈和硬腭上皮更大些,所以细胞间桥更明显。电镜下见细胞间桥的突起相接处为桥粒。此层细胞内蛋白质合成最活跃。

4.基底层

基底层位于上皮的最深面,是一层立方形或矮柱状细胞,借基膜与固有层结缔组织相连。电镜下基底细胞与结缔组织相连接处形成半桥粒,附着在基板上。光镜下见细胞核呈圆形,染色深。基底细胞和邻近的棘层细胞有增殖能力,因此称为生发层。

非角化上皮由基底层、中间层和表层构成。基底细胞形态同角化上皮;中间层细胞相当于角化上皮的棘层,但细胞体积大,细胞间桥不明显,细胞质中张力细丝不成束;表层细胞扁平,有细胞核,细胞质含糖原,染色浅,张力细丝分散,细胞器少。

生发层细胞分裂增殖并不断向上皮表面移动,在移动过程中不断分化并发生形态变化,最后达到上皮表面并脱落于口腔中。在口腔黏膜上皮,细胞从基底层移动至角化层的时间为10~14天。正常情况下脱落的细胞数量与新生的细胞数量保持平衡,如果此平衡被打破,将产生上皮增生或萎缩性病变。在细胞从基底层向表面移动的过程中,细胞内不断合成蛋白质,其中很重要的一种是中间丝角蛋白,也称细胞角蛋白,是主要的细胞骨架蛋白,对维持细胞的形态起重要作用。

(二)非角质形成细胞

口腔黏膜上皮内还分布一些不参与上皮细胞增生和分化的非角质形成细胞,包括黑色素细胞、朗格汉斯细胞和梅克尔细胞。常规染色,它们的细胞质不着色,因此称为透明细胞。

1.黑色素细胞

黑色素细胞位于口腔黏膜上皮的基底层。来自神经嵴细胞。光镜下细胞质透明,细胞核圆形或卵圆形。特殊染色见细胞质有树枝状突起伸入基底细胞或棘细胞之间。细胞质内含黑色素颗粒,并且经细胞突起排出,再进入邻近的角质形成细胞内。对银染色、多巴染色、S100蛋白染色呈阳性反应。临床上,牙龈、硬腭、颊和舌常见黑色素沉着,也是黑色素性病变的好发部位。

2.朗格汉斯细胞

朗格汉斯细胞也是一种有树枝状突起的细胞。主要位于棘层、基底层,来自造血组织。常规染色细胞质透明,核深染,对多巴染色呈阴性反应。电镜下细胞质内有特殊的棒状或球拍样颗粒,称朗格汉斯颗粒或 Birbeck 颗粒,有单位膜包绕。此细胞与黏膜的免疫功能有关。

3.梅克尔细胞

梅克尔细胞位于基底层,常成群分布,可能来自神经嵴或上皮细胞。HE 染色着色较角质形成细胞浅。电镜下一般无树枝状突起,细胞质内可见发达的高尔基复合体和小而圆的电子致密性膜被小泡,内含神经递质。这种细胞是一种压力或触觉感受细胞。

(三)上皮与结缔组织交界

口腔黏膜上皮与其深面的固有层结缔组织紧密结合。它们之间的交界面并不是一条直线,而是固有层结缔组织形成许多乳头状突起,上皮深面形成许多上皮嵴,两者紧密镶嵌在一起。

光镜下上皮和固有层之间有一膜状结构,称基底膜,厚 $1\sim4~\mu m$,PAS 染色阳性。电镜下见基底膜由 3 部分组成。

1.透明板

厚 45 nm,紧邻上皮基底细胞,为电子密度小的板状结构。与基底细胞半桥粒相对应的区域电子密度较高。

2.密板

厚 50 nm,位于透明板深面,为颗粒状或细丝状物质。电子密度较高。

3.网板

较透明板和密板厚。紧邻固有层,电子密度较密板低。由相对纤细的半环形纤维构成,半环形纤维的两端埋入密板中,此纤维称为锚纤维。固有层的胶原纤维穿过锚纤维形成的环状空隙与密板紧密连接。

透明板和密板来自上皮细胞,统称基板,其主要成分是Ⅳ型胶原蛋白和层粘连蛋白;网板来自固有层,主要成分是Ⅶ型胶原蛋白。在类天疱疮,上皮和结缔组织在透明板处分离而形成上皮下疱。在癌前病变时,基底膜中的Ⅳ型胶原蛋白等成分也会发生改变,有利于癌变细胞向结缔组织浸润。

固有层由致密的结缔组织组成。其中伸入上皮部分的乳头称为乳头层,其余部分称为网状层。乳头层胶原纤维较细,排列疏松,乳头的长短依所在部位有所不同,在咀嚼黏膜较长,在被覆黏膜网状层较发达。血管和神经纤维通过网状层进入乳头层,形成毛细血管网和神经末梢,部分神经末梢可进入上皮内。固有层深面可有与之过渡的黏膜下层,或直接附着在骨膜上。固有层的基本细胞成分是成纤维细胞,有合成和更新纤维及基质的功能。除此之外还有组织细胞、未分化的间充质细胞、肥大细胞等。固有层的纤维主要是Ⅰ型胶原纤维,此外还有弹性纤维。基质为无定型物,主要成分是透明质酸、蛋白多糖和血清蛋白等。固有层对上皮细胞的分化具有调控作用。

二、口腔黏膜的分类及其结构特点

口腔黏膜根据所在的部位和功能分为咀嚼黏膜、被覆黏膜和特殊黏膜。

(一)咀嚼黏膜

咀嚼黏膜包括牙龈和硬腭黏膜,在咀嚼时承受压力和摩擦。咀嚼黏膜的上皮有角化,正角化时有明显的粒层,不全角化时粒层不明显。棘层细胞间桥明显。固有层厚,乳头多而长,与上皮嵴呈指状镶嵌。胶原纤维束粗大并排列紧密。固有层深部或直接附着在骨膜上形成黏骨膜,或借黏膜下层与骨膜相连。咀嚼黏膜与深部组织附着牢固,不能移动。

腭由两部分组成,前 2/3 为硬腭,后 1/3 为软腭。硬腭黏膜呈浅粉红色。表面角化层较厚,以正角化为主。固有层具有上述咀嚼黏膜的特征。根据有无黏膜下层可将其分为牙龈区、中间区、脂肪区和腺区。牙龈区和中间区无黏膜下层，固有层与骨膜紧密相连，脂肪区和腺区有黏膜下层，其中有很多胶原纤维将脂肪和腺体分成若干大小不一、形状各异的小隔。腺区内的腺体与软腭的腺体连为一体，为纯黏液腺。

硬腭前方正中有切牙乳头。乳头的上皮下为致密的结缔组织，其中有退化的鼻腭管的口腔部分。这是一条盲管，长度不定，内衬假复层柱状上皮。上皮内还有许多杯状细胞，并有黏液腺开口于此管腔内。硬腭前方侧部有黏膜皱襞，称腭皱襞，其隆起部分由致密的结缔组织固有层组成。在中间区即腭中缝的固有层内有时可见上皮珠，在切牙乳头处更常见，细胞呈同心圆状排列，中央常发生角化，是腭突胚胎融合时留下的上皮残余。

硬腭黏膜与软腭黏膜相延续，两者有明显的分界。软腭黏膜无角化，固有层乳头少而短，黏膜下层疏松，含腭腺。

（二）被覆黏膜

口腔黏膜中除咀嚼黏膜和舌背黏膜以外者均称被覆黏膜。表面平滑，粉红色，无角化。固有层含胶原纤维、弹性纤维和网状纤维。胶原纤维束不如咀嚼黏膜者粗大，上皮与结缔组织交界比较平坦，结缔组织乳头较短粗。有较疏松的黏膜下层，被覆黏膜富有弹性，有一定的活动度。

1.唇

唇分为外侧的皮肤、内侧的黏膜及两者之间的移行部唇红。

唇黏膜上皮为无角化复层扁平上皮，中间层较厚，固有层为致密的结缔组织。其乳头短而不规则。黏膜下层较厚，与固有层无明显界限，含小唾液腺、脂肪，深部附着于口轮匝肌。唇红的上皮有角化，细胞中含较多的角蛋白；固有层乳头狭长，几乎达上皮表面，乳头中含许多毛细血管祥，血色可透过表面上皮使唇部呈朱红色。当贫血或缺氧时，唇红表现为苍白或发绀。唇红部黏膜下层无小唾液腺及皮脂腺，故易干裂。

2.颊黏膜

组织结构与唇黏膜相似。上皮无角化，固有层结缔组织较致密，黏膜下层较厚，脂肪较多，有较多的小唾液腺称为颊腺。颊黏膜借黏膜下层附着于颊肌上，有一定张力，在咀嚼活动中不出现皱褶。在口角后方的颊黏膜咬合线区，有时可出现成簇的粟粒状淡黄色小颗粒，为异位皮脂腺，称福代斯斑。

3.口底和舌腹黏膜

（1）口底黏膜较薄，松弛地附着于深层组织上。固有层乳头短，黏膜下层含脂肪组织。在舌下皱襞处有舌下腺。口底黏膜与下颌舌侧牙龈相连，两者有明显的界线，向后与舌腹黏膜相延续。

（2）舌腹黏膜光滑而薄，上皮无角化，结缔组织乳头多而短。黏膜下层不明显，黏膜紧接舌肌束周围的结缔组织。

4.软腭黏膜

与硬腭黏膜相延续，色较硬腭深。固有层血管较多，固有层与黏膜下层之间有弹力纤维分隔。黏膜下层含黏液腺。

（三）特殊黏膜

特殊黏膜即舌背黏膜。尽管它在功能上属于咀嚼黏膜，但又具有一定的延伸度，属于被覆黏膜的特点。此外，舌背黏膜表面具有许多不同类型的乳头。黏膜上皮内还有味觉感受器，即味蕾。

舌背黏膜呈粉红色。上皮为复层扁平上皮,无黏膜下层,有许多舌肌纤维分布于固有层,故舌背黏膜牢固地附着于舌肌而不易滑动。舌体部的舌背黏膜表面有许多小突起,称舌乳头。根据其形态、大小和分布位置可分为丝状乳头、菌状乳头、轮廓乳头和叶状乳头。每一个乳头内部都有一个由固有层形成的轴心,称为初级乳头。初级乳头的固有层继续向上皮伸入,形成许多大小不等、数目不定的更小的突起,称为次级乳头。固有层内有丰富的血管、胶原纤维和弹性纤维。

1.丝状乳头

遍布于舌背,舌尖部最多。高 1～3 mm,尖端多向后方倾斜,末端具有毛刷样突起。乳头表面有透明角化上皮细胞。上皮的浅层细胞经常有角化和剥落现象。如角化上皮剥落延迟,同时与食物残渣、唾液、细菌等混杂,附着于乳头表面即形成舌苔。舌苔的色泽、分布、厚薄、干腻等变化可反映一些全身状况的改变。当丝状乳头萎缩时,舌面光秃。如舌苔剥脱,舌背呈地图样时称地图舌。丝状乳头在青年时期最发达,至老年渐变平滑。

2.菌状乳头

数目较少,分散于丝状乳头之间,位于舌尖和舌侧缘,呈圆形,头大颈细,高 0.7～1.5 mm,直径 0.4～1.0 mm,上皮较薄,表层无角化,固有层血管丰富,因而呈红色。

有的菌状乳头上皮内可见少数味蕾,有味觉感受作用。当多个菌状乳头增生、肿胀、充血时,舌表面似草莓状,称为草莓舌。当菌状乳头、丝状乳头均萎缩,致使舌乳头消失呈光滑的片状、平如镜面时,称为光滑舌或镜面舌。

3.轮廓乳头

体积最大,数目最少,8～12 个,沿界沟前方排成一列。该乳头呈矮柱状,高 1～1.5 mm,直径 1～3 mm,每个乳头的四周均有轮廓沟环绕,轮廓沟外的舌黏膜稍隆起,形成乳头的轮廓结构。表面上皮有角化,但轮廓沟壁上皮无角化,其上皮内有许多染色浅的卵圆形小体,称为味蕾。在轮廓沟底附近的舌肌纤维束间有较多纯浆液腺,即味腺或称埃伯纳腺。导管开口于轮廓沟底,其分泌物的冲洗作用可清除食物残屑,溶解食物,有助于味觉感受器发挥味觉感受作用。

4.叶状乳头

叶状乳头位于舌侧缘后部,在人类,此乳头退化,呈 5～8 条平行排列的皱襞。正常时不明显,炎症时往往肿大,且伴疼痛。

5.味蕾

味蕾是味觉感受器,为位于上皮内的卵圆形小体,长 80 μm,厚 40 μm。主要分布于轮廓乳头靠近轮廓沟的侧壁上皮、菌状乳头、软腭、会厌等,是上皮分化成的特殊器官。其基底部位于基底膜之上,表面由角质形成细胞覆盖,中央形成圆孔(即味孔)通于口腔。光镜下,可见构成味蕾的细胞有两种,即亮细胞和暗细胞。前者较粗大,后者较细长。细胞长轴与上皮表面垂直。近味孔处的细胞顶部有指状细胞质突起称味毛。其中舌体的菌状乳头主要感受甜、咸味,叶状乳头处味蕾主要感受酸味;轮廓乳头、软腭及会厌处味蕾主要感受苦味。

舌根黏膜表面,被覆非角化鳞状上皮。黏膜表面可见圆形或卵圆形小突起,称舌滤泡。光镜下见每个滤泡含 1 个或 1 个以上的淋巴小结,含生发中心。多数舌滤泡的中心都有一个小凹陷,称为舌隐窝,隐窝内衬复层扁平上皮,含小唾液腺的开口。舌根部的舌滤泡统称舌扁桃体,与腭扁桃体和咽扁桃体一起构成口咽部的淋巴环。

(李素贞)

第二章　口腔科镇静镇痛药物的应用

第一节　麻醉相关基本概念

在镇静镇痛或者全身麻醉诱导和维持过程中,麻醉药物的作用位点是中枢神经系统。大脑中枢存在特定区域负责记忆和觉醒,麻醉药物就是作用和调节这些区域发挥作用。一些研究者认为脑内前额皮质、杏仁核、丘脑、下丘脑区域负责情感的产生和维持。临床中,尤其是苯二氮䓬类药物作用于以上区域和核团,产生抗焦虑、镇静催眠、抗惊厥、肌肉松弛和安定作用。患者通常不希望记起手术过程,大脑中枢负责消除记忆的区域主要是海马区,同样与杏仁核有千丝万缕的联系。苯二氮䓬类药物同样可以作用于以上区域,产生遗忘作用。以下将讨论药物最基本的几个概念。

一、网状激活系统

在边缘系统中,网状激活系统是位于脑干腹侧中心部分神经细胞和神经纤维相混杂的结构。其神经核和纤维束有两个特点:没有特异的感觉或运动功能;各个核中发出的纤维散漫地投射到前脑(包括大脑皮质)、脑干和脊髓的许多部分。具有多种神经元、多突触的特点,可以把自身体内和体外的各种刺激广泛地传递到大脑皮质各部的神经元,以保持大脑皮质的醒觉状态。此系统包括网状结构和毗邻的皮层和丘脑,广泛分布 γ-氨基丁酸(gammaaminobutyric acid,GABA)受体。静脉麻醉药物作用于该区域 GABA 受体使患者意识丧失,例如苯二氮䓬类药物、巴比妥药物和丙泊酚。丘脑在网状激活系统相对比较独立,同样也是感觉传导中继站,来自全身各种感觉的传导通路(除嗅觉外),均在丘脑内更换神经元,然后投射到大脑皮质。氯胺酮选择地抑制大脑及丘脑,但自主神经反射并不受抑制,产生分离麻醉作用。

阿片受体在体内至少存在 8 种亚型。在中枢神经系统内至少存在 4 种亚型:μ、κ、δ、σ。吗啡类药物对不同类型的阿片受体,亲和力和内在活性均不完全相同。阿片类药物可以使神经末梢释放乙酰胆碱、去甲肾上腺素、多巴胺及 P 物质等神经递质减少。阿片类药物作用于受体后,引起膜电位超极化,使神经递质释放减少,从而阻断神经冲动的传递而产生镇痛等各种效应。从麻醉角度来看,阿片类药物对 μ 受体作用强度最大,μ 受体激活后不仅产生镇痛、镇静和欣快的作用,并且引起呼吸抑制、体内激素改变和神经递质的释放。

二、麻醉药物的作用机制

神经信号传导和 GABAA 和 NMDA 受体

受体是一类存在于胞膜或胞内的,能与细胞外专一信号分子结合进而激活细胞内一系列生物化学反应,使细胞对外界刺激产生相应的效应的特殊蛋白质。许多药物是通过和细胞表面(细胞膜)的受体结合而发挥作用。例如阿片类受体,无论是天然阿片类药物例如吗啡,或者人工合成阿片类药物(例如哌替啶),具有相似的分子结构,均可以同体内阿片类受体结合产生镇痛作用。

受体和药物作用相关的两个重要特性是亲和力和内在活性。亲和力是指药物和其靶部位(受体或酶)的结合能力,而内在活性是指药物和受体结合后产生药理效应的能力。药物和受体有效地结合(具有亲和力),结合后药物-受体复合物对靶系统能产生最大效应(具有内在活性)称为完全激动剂;产生小于最大效能的药物称为部分激动剂。相反,药物可以和受体有效结合(具有亲和力)但无内在活性,且可阻断激动剂和其受体的结合称为拮抗剂。

静脉麻醉药物和吸入型麻醉药有一个共同的分子基础:激活离子型受体,神经元膜内外离子改变产生电流,导致神经元的去极化产生效能。

麻醉药物通过增强、抑制或干扰神经递质的功能,调节神经递质在突触中的传递。兴奋性 N-甲基-D-门冬氨酸(NMDA)受体和抑制性 γ-氨基丁酸 A 型(GABAA)受体作为中枢神经系统中最重要的二种离子型受体,通过和其在痛觉神经元突触胞膜上的特异性神经递质相结合传递,控制相关痛觉信息。氯胺酮和氧化亚氮(nitrous oxide)作用于 NMDA 受体,丙泊酚和苯二氮䓬类药物作用于 GABA 受体。丙泊酚可激活氨基丁酸(GABA)受体-氯离子复合物,常规剂量时增加氯离子传导,大剂量时使 GABA 受体脱敏,从而抑制中枢神经系统。因此临床上静脉注射小剂量丙泊酚可产生更强的镇静效能。苯二氮䓬类能增强 GABA 能神经传递功能和突触抑制效应,还能增强 GABA 与 GABAA 受体相结合的作用。

三、药物效应动力学和药物代谢动力学

药动学即药物代谢动力学,主要研究机体对药物的作用,也就是药物在体内的吸收、分布、代谢及排泄等;而药效学即药物效应动力学,主要研究药物对机体的作用及机制。两种因素对于选择麻醉药物和判断药物的作用非常重要。

(一)药物效应动力学

选择和使用麻醉药物应该根据以下几个药理学参数:第一个参数是药物效能,是指药物可产生的最大效应,随着剂量或浓度的增加,效应逐渐加强,当效应增强至最大程度时,再增加剂量或浓度,效应不再增强。第二个参数是效价强度,是指药物产生一定效应所需的剂量或浓度,其数值越小则强度越大。第三个参数是药物起效时间,一种药物可以在很短时间内产生理想的效果称为起效快速。

(二)药物代谢动力学

分布容积和药物清除率是药物代谢动力学的两个基本参数。分布容积是指当血浆和组织内药物分布达到平衡后,体内药物按此时的血浆药物浓度在体内分布时所需的体液容积。药物清除率是机体清除器官在单位时间内清除药物的血浆容积,即单位时间内有多少体积的血浆中所含药物被机体清除。

19

(三)房室模型和药物分布

临床上使用一种药物可根据其优缺点选择不同的给药方式。不同剂型的药物吸收后,进入体循环的药量与给药量的比值被称为生物利用度。一般来讲静脉给药生物利用度较高,口服给药生物利用度较低。

肠内给药,特别是口服给药,通常是最安全和方便的给药途径。然而口服给药的缺点一是吸收较慢且不规则,药效易受胃肠功能及胃肠内容物的影响;二是某些药物会对胃肠产生不良刺激作用;三是某些药物,如青霉素、胰岛素口服易被破坏而失效,只能注射给药。其他口服途径如舌下含服,指使药剂直接通过舌下毛细血管吸收入血,以完成吸收过程的一种给药方式。黏膜给药途径多用于口腔科医师,例如在局部麻醉注射前给口腔黏膜涂抹利多卡因凝胶。

肠外给药方式在临床上常用的有三种:静脉给药(IV)、肌内注射(IM)和皮下注射(SQ)。由于静脉给药起效快,生物利用度高,剂量准确易控,又便于血药浓度的监测,特别是在抢救急重病症过程中作用尤为突出,现在已成为临床上不可或缺的重要给药方式。然而,注射药物也有其特定的局限性,在造成一定的组织损伤的同时伴随一系列的不良反应。肌内注射主要适用于不宜或不能做静脉注射,要求比皮下注射更迅速发生疗效时,以及注射刺激性较强或药量较大的药物时。肌内注射的缺点除了局部疼痛外,剂量因为组织吸收不明确而不宜把控。皮下注射指将药液注入皮下组织,可以迅速达到药效,同时也被迅速吸收。例如发生变态反应时可迅速皮下注射肾上腺素。

吸入给药同样也是临床上比较常用的给药方式。气体或挥发性药物吸入后,由肺上皮和呼吸道黏膜吸收。由于表面积大,药物可经这一途径迅速进入血液循环。此外,药物的溶液可以经雾化以气雾剂形式吸入。对肺部疾病可使药物直接作用于病变部位。某些短时间中度镇静口腔手术使用单一药物吸入也是非常好的一个方法。

药物经过吸收到达循环后,有些与血浆蛋白结合,有些以非结合方式存在。酸性药物在很大程度上与血浆白蛋白结合,而碱性药物优先与 α-酸性糖蛋白结合。麻醉药物中,蛋白结合程度从 12% 的氯胺酮到 98% 的丙泊酚。年龄因素、厌食症或者药物滥用引发的一些合并症会使血液中的血浆蛋白减少,循环中的游离药物分子增加从而增强药物效果。

药物进入血液后,随血液循环向全身分布,一部分与结合位点相结合,一部分储存在亲和力较强的组织中。由于体内环境的非均一性(血液、组织),导致药物浓度变化的速度不同。为了定量地研究这些过程的变化,需建立数学模型,称其为动力学模型,而隔室模型是最常用的模型。一室模型:药物进入血液迅速分布全身,并不断被清除。二室模型:把机体看成药物分布速度不同的两个单元组成的体系称为双室模型,其中一个称为中央室,由血液和血流丰富的组织、器官组成(心、肺、肝、肾等),药物在中央室迅速达到分布平衡;另一室为周边室,由血液供应不丰富的组织、器官组成(肌肉、皮肤等),药物在周边室分布较慢。

高脂溶性药物(例如丙泊酚或芬太尼)会迅速透过脂质屏障并快速达到最大分布体积。分布体积指药物在体内被组织摄取的能力,表观容积大的药物体内存留时间较长。

静脉注射药物多迅速在中央室达到分布平衡,并通过血脑屏障分布于中枢神经系统发挥作用。血脑屏障是指脑毛细血管阻止某些物质进入脑循环血的结构,这种结构可使脑组织少受甚至不受循环血液中有害物质的损害,从而保持脑组织内环境的基本稳定,对维持中枢神经系统的正常生理状态具有重要的生物学意义。

有些药物对某些组织有特殊的亲和力,如甲状腺、肝肾等器官集聚较多。同时分布到作用部位必须通过生物膜、血脑屏障、胎盘、脑脊髓等屏障。影响分布的另外一个因素是药物与血浆蛋白结合力,结合态药物不能通过生物膜也没有药理作用,不能由肾小球滤过。

分布过程的药物相互作用主要表现在与血浆蛋白结合的竞争。当药物合用时,它们可以在蛋白结合部位发生竞争性相互置换,结果与蛋白结合部位亲和力较高的药物将另一种与蛋白结合力较低的药物置换出来,使之游离型增多,药理活性增强。如保泰松、阿司匹林、苯妥英钠可使双香豆素从蛋白结合部位置换出来引起出血;亦可将与蛋白结合的磺酰脲类降血糖药置换出来引起低血糖等。

(四)生物转化和消除

药物生物转化过程:第一步,通过氧化、还原或水解作用,在分子结构中引入(氧化)或暴露出(还原或水解)极性基团,如:-OH,-COOH,-SH,-NH₂等。氧化作用有可能形成活性产物如环磷酰胺,就是通过氧化代谢形成活性代谢物而发挥抗癌作用的,也可能产生毒副作用。第二步:极性基团与葡萄糖醛酸、硫酸、甘氨酸或谷胱甘肽共价结合,生成极性大、易溶于水和易排出体外的结合物,这是解毒过程。药物代谢对药学性质的影响结果是药物的失活、活化或产生新的毒性。

药物从体内消除主要有两种方式,即代谢和排泄。代谢是大部分药物从体内消除的主要方式。药物的代谢反应大致可以分为氧化、还原、水解和结合四种类型,氧化、还原和水解为 I 相代谢,结合反应为 II 相代谢。有些药物可以同时通过几种反应类型进行代谢。麻醉药物瑞芬太尼的药物浓度衰减符合三室模型,有效的生物学半衰期 3～10 分钟,与给药剂量和持续给药时间无关。不同于其他阿片类药物,瑞芬太尼代谢不受血浆胆碱酯酶及抗胆碱酯酶药物的影响,不受肝、肾功能及年龄、体重、性别的影响,主要通过血浆和组织中非特异性酯酶水解代谢,约95%的瑞芬太尼代谢后经尿排泄,主代谢物活性仅为瑞芬太尼的 1/4 600。

（吴　思）

第二节　口服镇静药物

肠内镇静药物最初多用于缓解和治疗失眠。苯二氮䓬类药物三唑仑是临床上最常用的镇静催眠药物,有起效快且持续时间短的特点。除了短效药物三唑仑以外,长效的苯二氮䓬类药物有劳拉西泮和阿普唑仑。苯二氮䓬类药物是通过增强 GABA 能神经传递功能和突触抑制来发挥其功能。近年来研究发现,一些非苯二氮䓬类药物同样可以选择性地结合于 Ω-1(或 BZ1)亚型受体,增强中枢系统 GABA 功能来发挥作用,例如,唑吡坦和扎来普隆。口腔门诊中最常用的三种镇静药物是三唑仑、唑吡坦和扎来普隆。

一、三唑仑

三唑仑为苯二氮䓬类安定药。该药具有抗惊厥、抗癫痫、抗焦虑、镇静催眠、中枢性骨骼肌松弛和暂时性记忆缺失(或称遗忘)作用。三唑仑用于口腔门诊的优势是口服吸收快而完全,约 1 小时血药浓度达峰值。血浆蛋白结合率约为 90%,与其他苯二氮䓬类药物相比,半衰期时间比较短,半衰期为 2～3 小时。大部分经肝脏代谢,代谢产物经肾排泄,仅少量以原形排出。三唑仑多用于口腔门诊时间较短手术的术前镇静。不良反应:①较多见头晕、头痛、困倦;②较少见恶心、呕吐、头昏眼花、语言模糊、动作失调;③少数可发生昏倒、幻觉。本药所致的记忆缺失较其他苯二氮䓬类药物更易发生。苯二氮䓬类药物的过量中毒可用氟马西尼进行鉴别诊断和抢救。氟马西尼是苯二氮䓬结合位点的拮抗药,能特异性、竞争性地拮抗苯二氮䓬类衍生物与 GABAA 受体上特异性位点的结合,但对巴比妥类和其他中枢抑制药引起的中毒无效。

推荐剂量:成年人 0.25~0.5 mg,老年患者 0.125 mg。

二、唑吡坦

唑吡坦是一种与苯二氮䓬类有关的咪唑吡啶类催眠药物,其药效学活性本质上类似于其他同类化合物的作用,如肌肉松弛、抗焦虑、镇静、催眠、抗惊厥、遗忘现象。唑吡坦选择性地结合于 ω-1(或 BZ1)亚型受体。实验研究已经证明镇静作用所需的剂量低于抗惊厥、肌肉松弛和抗焦虑作用所需的剂量。唑吡坦口服起效快,20~30 分钟起效,血浆药物浓度达峰时间为 0.5~3 小时,生物利用度约为 70%。唑吡坦经肝脏代谢,以非活性的代谢产物形式,主要经尿液和粪便排泄。肝功能正常患者,消除半衰期约为 2 小时,而老年患者和肝功能不全的患者,肝脏清除率明显降低。曾有报道指出,在唑吡坦单独用药或者合并使用其他 CNS 抑制剂(包括酒精)用药过量时,可发生意识损伤直到昏迷和更为严重的症状,包括致死的结果。应该使用一般的对症和支持措施。如果胃排空无效,应该给予活性炭减少吸收。即使出现兴奋也应停用镇静药。在观察到严重症状时可以考虑使用氟马西尼。但是,给予氟马西尼可能促发癫痫,且唑吡坦不可透析。

推荐剂量:成年人 10 mg,老年患者 5 mg。18 岁以下儿童暂无报道。

三、扎来普隆

扎来普隆化学结构不同于苯二氮䓬类、巴比妥类及其他已知的催眠药,可能通过作用于 γ-氨基丁酸-苯二氮䓬(GABA-BZ)受体复合物而发挥其药理作用。扎来普隆在口服后,吸收迅速且完全,15~30 分钟起效,1 小时左右达到血浆峰浓度,其绝对生物利用度大约为 30%,有明显的首过效应。与三唑仑和唑吡坦相比,服用扎来普隆后不良反应较轻,但依然可能会出现较轻的头痛、嗜睡、眩晕、口干、出汗及厌食、腹痛、恶心呕吐、乏力、记忆困难、多梦、情绪低落、震颤、站立不稳、复视、其他视力问题、精神错乱等不良反应。口腔门诊中扎来普隆通常主要用于较短的诊疗(<1 小时),恢复比较快。

推荐剂量:成年人 10 mg,老年患者 5 mg。18 岁以下儿童暂无报道。

(王 娜)

第三节 肠外镇静药物

一、巴比妥类药物

美索比妥和硫喷妥钠为超短效巴比妥类药物,呈弱酸性且不溶于 pH 正常的水溶液中,只能溶于含碳酸钠的溶液中,pH 为 10~11。由于溶剂呈碱性,血管外注射可引起注射局部疼痛及肿胀,血管内注射时立即出现剧烈疼痛,并向末梢放射,容易导致血管炎。由于巴比妥类药物溶剂是弱酸性,和弱碱性药物配伍使用时容易产生沉淀,例如阿片类药物、利多卡因、罗库溴铵和拉贝洛尔。

巴比妥类为巴比妥酸在 c5 位上进行取代而形成的一组中枢抑制药。取代基长而有分支(如异戊巴比妥)或双键(如司可巴比妥),则作用强而短;以苯环取代(如苯巴比妥)则有较强的抗惊厥作用;c2 位的 o 被 s 取代(如硫喷妥),则脂溶性增高,静脉注射立即生效,但维持时间很短。

(一)药效动力学

超短作用的巴比妥类药物,静脉注射能在几秒钟内促使中枢神经的活动立即处于程度不等的抑制状态,意识丧失。其作用机制至今尚未完全清楚,但可认为主要是对神经细胞膜或神经递质的影响。GABA(γ-aminobutyricacid)是抑制性神经递质,它可激动突触后 GABA 受体,而巴比妥类药物可能与 GABAA 受体结合,降低 GABA 从受体离解率,从而促使氯离子通过离子通道增加,引起突触后神经元超极化而发挥抑制作用。也有研究证明,除了 GABA 受体外,NMDA 受体也起了重要的作用。

(二)药代动力学

巴比妥类药物脂溶性高,静脉注射后通过血脑屏障,进入脑内出现全麻,只需约 20 秒,随后再分布到肌肉、皮肤、脂肪和身体其他组织中。巴比妥类药物的药代动力学是典型的三室模型。美索比妥的半衰期 β 约为 4 小时,而硫喷妥钠的半衰期 β 约为 11 小时,约为美索比妥的 3 倍。美索比妥和硫喷妥钠主要经肝代谢,几乎全部经生物转化成氧化物而排出,仅极微量以原形随尿排出。

(三)对器官系统的影响

美索比妥和硫喷妥钠不仅可以降低外周血管阻力,还可以降低心排血量。静脉注射美索比妥会导致机体心排血量降低,机体代偿性的心跳加速,所以静脉注射美索比妥后一般很少会出现低血压,临床上要特别注意心肌衰弱的患者在静脉注射美索比妥后突发低血压。

同大多数麻醉药物一样,超短效巴比妥类药物容易引起剂量依赖性呼吸抑制。主要是巴比妥类药物可能会引起机体灌注不足,进而出现高碳酸血症,缺血缺氧最终导致迟钝的延髓呼吸抑制。与丙泊酚不同的是,巴比妥类药物增强喉部和气管肌肉收缩,更易引起喉痉挛和呼吸抑制。

(四)不良反应

催眠剂量的巴比妥类药物可致眩晕和困倦,精细运动不协调。偶可致剥脱性皮炎等严重变态反应。中等量即可轻度抑制呼吸中枢,严重肺功能不全和颅脑损伤致呼吸抑制者禁用。其药酶诱导作用可加速其他药物的代谢,影响药效。巴比妥类药物连续久服可引起习惯性。突然停药易发生"反跳"现象。此时,快动眼睡眠时间延长,梦魇增多,迫使患者继续用药,终至成瘾。成瘾后停药,戒断症状明显,表现为激动、失眠、焦虑,甚至惊厥。罕见视力受累、色觉改变、结膜炎、眼睑下垂及复视。肝功能不全患者巴比妥类药物的消除半衰期明显延长,如必须用此药时,应调减剂量。

二、非巴比妥类麻醉药物

最常用的就是丙泊酚,它是唯一只能静脉注射的镇静催眠药物,丙泊酚溶于 1% 的乳剂中,是白色均匀乳状液体,其成分是大豆油、纯化卵磷脂、甘油、油酸、氢氧化钠和注射用水。丙泊酚乳剂适宜于多数细菌和真菌生长,因此,丙泊酚中同样含有一些抑菌成分(如 EDTA,焦亚硫酸钠或苄醇)。丙泊酚及含有丙泊酚的输液容器只能一次性用于一位患者。开安瓿或开启小瓶后,应立即抽入无菌注射器或给药装置内,并迅速开始给药,最迟不得超过 6 小时。

有研究发现丙泊酚中含亚硫酸盐能引起一些变态反应,但是,很少的研究能证明丙泊酚不能用于鸡蛋过敏和大豆过敏患者。鸡蛋过敏是典型的机体对蛋清中所含的异种蛋白质(卵磷脂是从蛋黄中提炼)接受度低,丙泊酚中的大豆油在提炼过程去除了过敏成分。临床上对丙泊酚过敏的概率低于美索比妥或青霉素。但是谨慎起见,丙泊酚说明书中依然有"丙泊酚对鸡蛋、蛋制品、大豆和豆制品过敏患者禁忌使用"的字样。

(一)药效动力学

丙泊酚主要作用于突触后膜 GABAA 受体,抑制兴奋的传递,具有抗焦虑、镇静、催眠和麻醉作用,呈剂量依赖性。不同于巴比妥类药物,也不同于苯二氮䓬类药物,丙泊酚作用于两种 GABAA 受体,且作用位点不同。丙泊酚麻醉剂量时,迅速激活含有 B3 亚基的 GABAA 受体,氯离子通道迅速开放。低剂量丙泊酚用于镇静时,仅激活含有 B1 和 B2 亚基的 GABAA,类似于苯二氮䓬类药物,通过增强 GABA 受体功能提高氯离子通道开放程度,而不是直接开放氯离子通道。

(二)药代动力学

丙泊酚与血浆蛋白的结合率为 98%。静脉输注丙泊酚的药代动力学可用三室模型描述:快速分布相(半衰期 $t_{1/2}=1.8\sim4.1$ 分钟);快速 b 消除相(半衰期 $t_{1/2}=34\sim64$ 分钟);缓慢 γ 消除相(半衰期为 $184\sim382$ 分钟)。在 γ 消除相中,由于从组织中缓慢释放,血药浓度下降缓慢。其起始分布容积(V)为 $22\sim76$ L,总分布容积(Vdβ)为 $387\sim1\,587$ L。丙泊酚在体内清除迅速,总清除率约 2 L/min。药物清除的代谢过程主要在肝脏,形成没有活性的丙泊酚葡糖苷酸结合物(40%)、相应的对苯酚及 4-硫酸盐结合物,代谢产物通过尿排泄(约 88%)。不到 0.3% 的药物以原形由粪便排泄。

丙泊酚在体内的分布与患者本身因素有关,主要患者因素包括年龄、性别和体重。$4\sim12$ 岁患儿,丙泊酚在体内再分布比较迅速,需要增加 50% 的剂量才能满足要求。如果丙泊酚诱导剂量不足,局麻注射时儿童会烦躁,分泌物增加,甚至会发生喉痉挛。老年患者循环血量和心排血量较低,丙泊酚在体内再分布比较缓慢,超过 60 岁患者使用时应减少 $25\%\sim30\%$,每增加 10 岁再减少 $15\%\sim20\%$。在老年患者麻醉中,丙泊酚镇静剂量就可以达到满意的麻醉效果。

丙泊酚在女性体内再分布比男性快,适量增加 $10\%\sim15\%$ 剂量。肥胖患者和阻塞性睡眠呼吸暂停综合征患者要特别注意丙泊酚的剂量,药物过量很容易发生危险。肥胖患者应该根据其肌肉含量来计算药量,不能根据其体重。

(三)对器官系统的影响

丙泊酚作用于交感缩血管神经和血管内皮细胞 NO 通路,降低外周血管阻力,引起低血压。对于老年患者,低血压会刺激血管内的压力感受器,反射性地的引起心动加快,因此应严格注意丙泊酚的使用剂量。术前药物有咪达唑仑或者阿片类药物时,可以减少丙泊酚的使用剂量。

同巴比妥美静脉麻醉药相似,丙泊酚可以导致呼吸抑制,严重时会导致呼吸暂停。然而在口腔门诊中,丙泊酚使用后出现的低血压和呼吸抑制,会被局麻药注射时的疼痛和不适所缓解,因此在口腔门诊中丙泊酚很少出现呼吸抑制现象。

同巴比妥类药物相似,丙泊酚有轻度的支气管扩张作用,减轻上呼吸道敏感性,但作用强度不及氯胺酮。口腔门诊中,使用丙泊酚要注意口咽喉部的分泌物,且应及时吸出,防止喉痉挛的发生。丙泊酚无组胺释放功能。除了催眠作用,丙泊酚对中枢系统的作用还有麻醉后欣快感、止吐作用和抗惊厥作用。

(四)不良反应

丙泊酚最明显的不良反应是注射痛。注射痛发生的机理虽不清楚,但多数研究认为丙泊酚注射痛产生的机制为:一方面丙泊酚可直接刺激血管壁内的疼痛感受器;另一方面丙泊酚不溶于水,具有高度脂溶性,进入血管后接触内皮细胞激活激肽释放酶系统,从而导致血浆缓激肽水平升高及血管通透性改变,并最终刺激游离神经末梢而产生疼痛。丙泊酚中可以添加 1% 不含肾上腺素的利多卡因帮助止痛。注射器活塞来回移动使利多卡因充分混匀效果更佳。氯胺酮可以用同样方法缓解注射痛。丙泊酚没有添加利多卡因时,可以加快注射速度,使药物快速进入体内。

(五)丙泊酚中/长链脂肪乳注射液

丙泊酚因其具有其他静脉麻醉药难以相比的优点,已成为临床应用最多的静脉麻醉药之一,但局部注射痛是其较突出的不良反应,发生率高达 28%～90%。丙泊酚注射痛的发生会给患者增加痛苦,产生恐惧,影响患者的血压、心率,使血流动力学发生变化,甚至诱发患者的潜在危险,直接影响麻醉的安全与质量。因此如何有效防止丙泊酚注射痛已成其临床应用以来一直存在的一个重要问题。临床上已经有很多有关减轻丙泊酚注射痛的文献报道,常见方法包括注射前给予各种药物如芬太尼、舒芬太尼、利多卡因、氯胺酮,将丙泊酚冷却或稀释后注射,减慢丙泊酚推注速度,改变丙泊酚浓度,选用较粗的静脉注射等,但这些方法在临床上稍显麻烦而不太适用。目前大多采用利多卡因与丙泊酚混合后注射来防止丙泊酚所致注射痛,但有文献报道合用利多卡因可能导致丙泊酚药物颗粒直径增大而引起肺动脉栓塞,同时过量利多卡因显现出来的中枢抑制作用也可与丙泊酚全麻产生协同作用,值得引起重视。随着临床研究和观察,人们认识到从丙泊酚制剂本身解决的注射痛才是最好的选择,并逐渐成为研究的焦点。

1.药效动力学与药代动力学

国外的人体试验表明,与丙泊酚长链脂肪乳注射液相比,丙泊酚中/长链脂肪乳注射液中丙泊酚的药代动力学和药效学几乎没有改变。

2.对器官系统的影响

丙泊酚中/长链脂肪乳注射液可增加丙泊酚的脂溶度,减少了水相游离丙泊酚,从而显著减轻了注射痛,使药物制剂的顺应性更好。丙泊酚中/长链脂肪乳注射液注射与丙泊酚长链脂肪乳注射液相比,中/长链甘油三脂的水解、代谢清除率明显高于长链甘油三脂,长时间静脉滴注丙泊酚中/长链脂肪乳注射液后,血浆甘油三脂的水平较快地恢复到正常水平,引起高脂血症的风险明显下降,肝脏的负担减轻;与丙泊酚长链脂肪乳注射液不同,丙泊酚中/长链脂肪乳注射液可以用于 1 个月以上儿童的麻醉。

三、氯胺酮

氯胺酮作为全身麻醉药物起效迅速,具有剂量依赖性,有催眠、镇静和镇痛的作用。氯胺酮选择性的作用于中枢系统的丘脑和边缘系统。静脉注射后,患者并不入睡,但痛觉完全可以消失,也就是对任何疼痛没有感觉,一种既保持意识清醒,又使痛觉暂时性完全消失的状态,也就是意识与感觉暂时分离的一种状态,为区别于其他麻醉方式,称为"分离麻醉"。除了分离麻醉,氯胺酮还能引起机体镇痛,交感神经兴奋(高血压)和支气管扩张。

目前国内使用氯胺酮呈现出越来越少的趋势,在等待其右旋异构体[S-(+)-氯胺酮]上市。

(一)药效动力学

氯胺酮是苯环己哌啶的衍生物,属非竞争性 N-甲基-D-天门冬氨酸(NMDA)受体拮抗剂。NMDA 受体与学习记忆密切相关,因此,氯胺酮同样有遗忘功能。氯胺酮强烈的镇痛作用可以和治疗剂量的阿片类药物强度相当,低于麻醉浓度的氯胺酮同样有镇痛作用。有研究报道,氯胺酮同时也激活 μ 受体和 κ 受体,氯胺酮对精神系统的影响主要是与激活 κ 受体有关。氯胺酮同时能抑制毒蕈碱型乙酰胆碱受体,因此有支气管扩张和分泌物增多的现象。

(二)药代动力学

与丙泊酚类似,氯胺酮为高度脂溶性药物,进入血液后迅速通过血脑屏障。起效迅速,约 1 分钟达到血药高峰。氯胺酮进入血液循环后大部分进入脑组织,然后再分布于全身组织中,肝、肺和脂肪内的药物浓度也高。本品 $t_{1/2}\alpha$ 为 10～15 分钟,$t_{1/2}\beta$ 为 2～3 小时。主要在肝内进行生物转化为去甲氯胺酮,再逐步代谢成无活性的化合物经肾排出,仅有 4% 以原形随尿排出。

(三)对器官系统的影响

氯胺酮对交感神经和循环有兴奋作用,表现在血压升高、心率加快、眼内压和颅内压均升高、肺动脉压及心排血量升高。苯二氮䓬类作为术前用药可以减轻氯胺酮的兴奋作用。丙泊酚和氯胺酮同时使用也可以减轻氯胺酮的兴奋作用,使血流动力学更平稳。但氯胺酮对心肌有直接抑制作用,在循环衰竭患者更为突出,因此要严格控制剂量。

不同于巴比妥类和丙泊酚,氯胺酮对中枢呼吸系统和机体血液中碳酸容量影响很小。同其他麻醉药物相比,氯胺酮可以安全的用于儿童麻醉。

四、苯二氮䓬类

咪达唑仑和地西泮是两种最常见的苯二氮䓬类口腔门诊镇静药物。咪达唑仑相比于地西泮有几点优势:水溶性强,起效快速,注射时疼痛减轻。地西泮高度亲脂性,溶于丙烯甘氨酸可用于注射,静脉注射时疼痛强烈,容易形成血栓性静脉炎。

(一)药效动力学

据研究苯二氮䓬类药物可以增强 GABA 与 GABAA 受体的亲和力,同时增强 GABA 介导的氯离子内流,减弱谷氨酸介导的除极,延长氯离子通道开放时间,从而抑制神经信号的传递。因此,苯二氮䓬类药物具有剂量依赖性的抗焦虑、镇静催眠、抗惊厥、肌肉松弛和安定作用。苯二氮䓬类药物能增强 GABA 功能,但是不能直接激活 GABAA 受体,所以苯二氮䓬类药物有明显的"天花板效应",在使用苯二氮䓬类药物进行镇静时最好加入辅助药物,当实施某些有创医疗操作时,一定要和有镇痛作用的药物联合使用才能发挥最佳的镇静镇痛效果。

(二)药代动力学

咪达唑仑的效能是地西泮的 3～6 倍,并且起效迅速。苯二氮䓬类药物主要在肝脏进行生物转化,经历两个阶段:Ⅰ相代谢和Ⅱ相代谢。咪达唑仑经Ⅰ相反应迅速氧化,更有利于肝脏消除。年龄和肝脏疾病等系统性疾病都会影响咪达唑仑在体内的氧化过程。一些药物如西咪替丁能抑制细胞色素 P450 功能,影响苯二氮䓬类药物体内代谢,特别是地西泮。另外酒精可影响线粒体内微粒体酶功能,导致咪达唑仑半衰期增加,同时增强咪达唑仑的镇静作用。

咪达唑仑和地西泮会产生具有活性的代谢产物,包括奥沙西泮和去甲西泮,体内蓄积时间长且能增强药物功能。肾功能不全患者应用苯二氮䓬类药物,其镇静作用会增强。总之,咪达唑仑清除率高于地西泮。

(三)对器官系统的影响

苯二氮䓬类药物用于镇静或者静脉麻醉时,或多或少会影响血流动力学和呼吸系统的稳定。苯二氮䓬类药物使外周血管阻力降低,体内压力感受器会反射性升高血压,造成轻微的血流动力学紊乱。

苯二氮䓬类药物具有剂量依赖性的呼吸中枢抑制作用,特别是咪达唑仑。咪达唑仑注射3分钟,机体将会出现呼吸抑制且会迅速增强,当机体出现明显的呼吸抑制时,将会持续60～120分钟。苯二氮䓬类药物与阿片类药物合用,呼吸抑制作用增强,严重者会出现呼吸暂停,因此必须严密监测患者生命体征。

苯二氮䓬类药物是强效抗惊厥药。咪达唑仑和地西泮均可以预防癫痫发作,同时也是治疗手术中癫痫发作的一线药物,会产生中度的肌肉松弛作用。

(四)不良反应

少数患者使用苯二氮䓬类药物会产生躁动不安的不良现象,特别是大剂量苯二氮䓬类药物的使用。儿童和青少年多于成人,我们把这种与镇静作用截然相反的行为称为咪达唑仑的矛盾反应,其实很多苯二氮䓬类药物都有此现象,表现为:躁动、不自主运动、多动、激惹等。发生率低于1%,具体发生机制不明,与药物用量、年龄、性格与精神因素、遗传易感性等有关,发作时间长短不定,该现象是口腔科镇静使用该药物最大的障碍,有文献认为氟马西尼、氟哌啶醇可以治疗该现象,但笔者的经验认为,改用丙泊酚是比较行之有效的方法,但仍有待观察。

总之,静脉麻醉中使用苯二氮䓬类药物相对来讲是安全的,精神和认知功能恢复时间较长,特别是老年人。地西泮的溶剂是丙二醇,因此少数患者可能会出现血栓性静脉炎。

五、α_2-肾上腺素能受体激动剂

可乐定(clonidine)是一种古老的降血压药,主要用于治疗中、重度高血压,患有青光眼的高血压。可乐定除了降压作用外,还有一定程度的镇静作用,可以作为全身麻醉的辅助镇静药物。可乐定是第一个用于麻醉的 α_2-肾上腺素受体激动剂,右美托咪定作为第二个 α_2-肾上腺素能受体激动剂在临床中普遍应用。

(一)药效动力学

可乐定和右美托咪定都是 α_2-肾上腺素受体激动剂,但是右美托咪定与 α_2-肾上腺素受体的亲和力是可乐定的8倍。脑内 α_2-肾上腺素受体最密集的区域在脑干的蓝斑核,是大脑内负责调解觉醒与睡眠的关键部分,α_2-肾上腺素受体激动剂与 α_2-肾上腺素受体结合产生催眠镇静作用,可使机体维持自然非动眼睡眠(NREM)状态,接近自然睡眠状态。不同于阿片类物质和其他镇静剂如丙泊酚,右美托咪定能够实现其镇静效果,而不会导致呼吸抑制。

(二)药代动力学

静脉输注后,右美托咪定快速分布相的分布半衰期($t_{1/2}$)约为6min;终末清除半衰期($t_{1/2}$)为2～3小时。右美托咪定在肝脏内几乎完全被生物转化,极少以原形从尿和粪便中排出。肝脏功能损伤的患者应该考虑降低剂量,右美托咪定半衰期同样受年龄、体重或肾功能不全等因素影响。

(三)对器官系统的影响

右美托咪定最常见的不良反应为低血压和心动过缓。因为右美托咪定降低了交感神经系统活性,在血容量过低、糖尿病或慢性高血压以及老年患者中可能预期会发生更多的血压过低

和/或心动过缓,对有晚期心脏传导阻滞和/或严重的心室功能不全的患者给予本品时应该小心谨慎。使用右美托咪定会出现暂时性高血压,与 α_2-肾上腺素受体激活导致外围血管收缩作用有关,暂时性高血压通常不需要治疗,当心率减慢时,血压会降低。右美托咪定在实现镇静效果的同时对呼吸系统影响较小,但是剂量太大时依然会引起一定程度的呼吸抑制。右美托咪定减少组胺的释放,使唾液分泌减少而引起口干。

右美托咪定具有中度镇痛作用,可减轻疼痛引起的不愉快情感,其镇痛作用不是剂量依赖性。右美托咪定作为镇静镇痛的辅助药物可以减轻术后疼痛,同时减轻术后恶心呕吐的严重程度。

(四)不良反应

右美托咪定虽然可以提供较为舒适的睡眠状态,但是达到深度镇静状态需要大剂量,而大剂量又容易引起血流动力学紊乱。因此右美托咪定应尽量避免负荷剂量过大和输注速度过快,小剂量缓慢的泵注最佳,推荐的负荷剂量为 $0.5 \sim 1.5 \mu g/kg$,10 分钟输注完毕。

(王　娜)

第四节　吸入麻醉药物

一、氧化亚氮

(一)物理性质

氧化亚氮(N_2O)是应用最广泛的麻醉气体。氧化亚氮为无色有甜味气体,是一种氧化剂,但在室温下稳定,有轻微麻醉作用,氧化亚氮也是唯一的无机抗菌剂的吸入麻醉药。氧化亚氮通常存储于金属压力罐中,在一定的压强下达到气体和液体平衡。与氧气类似,氧化亚氮也支持燃烧,却不会引起爆炸。氧化亚氮虽然麻醉性能极弱,但因毒性低微、镇痛作用强、诱导和苏醒快、无刺激性和可燃性,故至今仍广泛应用。它与吸入性全麻药、静脉全麻药合并,组成复合麻醉。若与神经安定镇痛药(氟哌利多加芬太尼)合用,即为神经安定麻醉。由于氧化亚氮对循环功能影响小,常用于休克及危重患者麻醉。

(二)药效动力学

氧化亚氮是具有轻微麻醉作用的气体,在亚剂量时有镇痛和抗焦虑的作用。氧化亚氮麻醉作用的具体机制还不清楚,有研究显示与脊髓和脊髓上水平分泌阿片肽有关,使用阿片受体拮抗剂纳洛酮可以拮抗氧化亚氮的镇痛作用。在幼儿时期,氧化亚氮引起阿片肽分泌的信号通路不完善,因此,氧化亚氮对幼儿的麻醉效果差。

有研究证明,氧化亚氮可以激活 GABAA 受体进而激活抗焦虑信号通路,GABA 受体拮抗剂氟马西尼可以拮抗氧化亚氮引起的抗焦虑作用,但具体机制还不清楚。NMDA 受体在疼痛的产生机制中有重要的作用。有研究显示,氧化亚氮可以抑制 NMDA 受体的兴奋性来产生镇痛作用。高浓度氧化亚氮还可以抑制烟碱型乙酰胆碱受体而导致遗忘作用。

(三)药代动力学

氧化亚氮在血液中的溶解度是氮气的 35 倍,吸入氧化亚氮后,血液中溶解大量氧化亚氮,停止吸入后,体内的大量氧化亚氮从血液中进入肺泡,使肺泡内氧气被稀释造成"弥散性缺氧"。因此在吸入氧化亚氮时必须具备有气流量表的麻醉机,以准确地指示每分钟氧化亚氮和氧的流量,用半开放装置吸入氧化亚氮和氧混合气体。在吸入氧化亚氮前,应先用高流量氧行肺泡气去氮,停止吸入氧化亚氮时必须给予高浓度氧气,避免引起缺氧。

(四)生理作用

氧化亚氮理化性质稳定,起效快,停止吸入后迅速排出体外。上述讲到氧化亚氮可以和吸入性全麻药、静脉全麻药合用,在减少其他药物剂量的同时达到其麻醉效果。氧化亚氮在减少麻醉药物剂量时可以维持其临床作用,同时减少麻醉药物的临床不良反应。

成年人中,氧化亚氮呈现出轻度的拟交感神经作用,儿茶酚胺释放增加和外周血管阻力增加。然而,氧化亚氮可以直接导致轻度的心肌抑制作用,掩盖一部分刺激交感神经和轻度心血管系统激活。相反,氧化亚氮在儿童则倾向于心血管抑制作用。

氧化亚氮在临床上还表现为健康患者增加呼吸频率,降低潮气量,剩余分钟通气量不变。氧化亚氮与其他麻醉气体相比,对呼吸道无任何刺激作用。但是对于咽反射亢进患者有可能会引起呕吐,增加误吸的危险。

氧化亚氮在临床上最常见的呼吸系统的不良反应是低氧血症。即使 0.1 MAC 氧化亚氮也可以导致组织缺氧,因此不重视氧化亚氮引起的组织缺氧可能会导致器官受损,不过目前的笑气吸入装置均有防缺氧保护功能。

(五)不良反应

短时间内氧化亚氮混合氧气使用(<6 小时),即使是有医学症状的患者也极少出现严重不良现象。但是氧化亚氮的一些不良反应和潜在并发症依然要重视,例如慢性阻塞性肺病(COPD)患者氧化亚氮极易蓄积在体内导致低氧血症,进而出现脊髓神经病理性症状,例如刺痛、虚弱、记忆受损和动作不协调。因此临床上 COPD 患者不建议使用氧化亚氮。

氧化亚氮可以增加体内封闭空间的体积和压强,与氮气相比,氧化亚氮快速进入体内死腔。肺气肿伴肺大泡患者吸入氧化亚氮会增加肺大泡破裂的风险。氧化亚氮麻醉时,眼内压升高会增加视网膜脱落的风险,或眼科手术时眼内气泡体积和压力的改变会增加患者手术风险,甚至失明。也有临床病例显示,氧化亚氮造成耳咽管堵塞导致中耳感染,引起骨膜损伤和鼻窦阻塞性疼痛。

氧化亚氮可以不可逆的氧化维生素 B_{12} 中的钴原子,降低体内维生素 B_{12} 依赖性酶的活性。甲硫氨酸合成酶在叶酸的活化中起重要作用,对 DNA 合成以及红细胞和白细胞的形成有重要作用,因此临床中氧化亚氮可能导致罕见的血液疾病。在口腔诊所中,对叶酸缺乏和维生素 B_{12} 缺乏患者禁用氧化亚氮。

长期滥用氧化亚氮抑制体内甲硫氨酸合成酶活性会导致甲硫氨酸长期减少,出现 Lhermitte 征(患者低头时,引起短暂迅速的电击样感觉,由上向下传播),同时出现刺痛、虚弱、记忆受损和动作不协调等神经症状,统称为亚急性脊髓联合变性。这些症状被认为和甲硫氨酸转甲基作用维持髓鞘形成过程被抑制而导致神经退行性变化相关。甲硫氨酸可以治疗氧化亚氮长期使用导致的神经病变。近年来,由于长期、大剂量吸食笑气导致的严重病例报道日益增加,大多数是在娱乐场所中使用,这已超出医学使用范畴,会导致人体神经内分泌、代谢系统、神经系统等长期不可逆的改变,所以在与患者沟通时必须说明。

Ⅲ型高胱氨酸尿症是一种罕见常染色体病,患者体内四氢叶酸还原酶缺乏,吸入氧化亚氮会增加患者血栓栓塞的风险,应避免使用。另一个潜在的风险是在12个月内以博莱霉素化疗患者使用氧化亚氮增加肺纤维化的风险,故应避免使用。

有些患者术中应用氧化亚氮出现术后恶心和呕吐症状,丙泊酚和地塞米松可以减轻以上症状。没有足够数据证据证明长期吸入微量氧化亚氮会增加生育能力受损和自然流产风险,但是具有一定相关性。

因此,以下患者应避免应用氧化亚氮:①维生素 B12 缺乏者;②COPD 患者或肺大泡患者;③上呼吸道感染伴鼻塞患者;④中耳炎患者;⑤3 个月内行眼科手术患者;⑥12 个月内以博莱霉素化疗患者;⑦Ⅲ型高胱氨酸尿症儿童。

(六)临床应用

口腔门诊中,通过专门的氧化亚氮和氧气混合装置吸入一定比例的氧化亚氮对意识水平产生轻微的抑制,同时配合其他的镇痛手段,患者能够保持连续自主呼吸及对物理刺激和语言指令做出相应反应的能力。整个治疗过程中,患者意识存在,保护性反射活跃,并能配合治疗,起效和恢复迅速,在适量用药和操作正确的情况下几乎没有任何副反应,安全性高,避免医源性心理创伤,同时降低因患者紧张、疼痛带给医师的压力,节约治疗时间,提高效率。氧化亚氮浓度避免超过 70%,氧气浓度不得少于 30%,吸入氧化亚氮前应吸入纯氧去氮,停止吸入氧化亚氮时应吸入纯氧避免低氧血症。

口腔门诊中使用氧化亚氮注意事项:①检查设备,连接管路和废气排出系统的安全性,排除故障;②无论任何镇静方式,镇静未结束前患者必须由一名医师或助手陪同;③基本生命体征必须监测和记录;④吸入氧化亚氮时必须具备有可视化气流量表装置;⑤选择舒适的密封性好的鼻罩;⑥吸入氧化亚氮前,首先吸入 100% 纯氧 6 L/min,1~2 分钟;⑦氧化亚氮浓度每隔 3~5 分钟,以 5%~10% 升高,直到达到理想浓度,但不超过 70%;⑧鼓励用鼻呼吸,不鼓励讲话;⑨吸入氧化亚氮时间应小于 6 小时,吸入多超过 1 小时恶心和呕吐发生比例增加;⑩停止吸入氧化亚氮时吸入 100% 纯氧 3~5 分钟;检查生命体征,患者生命体征在 20% 之内波动为正常,达到离室标准。

(七)理想的镇静状态

氧化亚氮镇静/镇痛最佳状态为:开心、愉悦、放松、感觉良好、适度的兴奋、温暖感、漂浮感。整个治疗过程中,患者意识存在,保护性反射活跃,并能配合治疗。患者警惕性降低,对周围环境的敏感性降低,对时间流逝的敏感性降低,四肢感觉刺痛或沉重,肌张力轻度下降,语言刺激可以增加潮气量。

(八)镇静过度

氧化亚氮镇静过度的表现有:患者歇斯底里或无法控制的大笑,烦躁不安,极为不舒服,倒转漂浮的感觉,含糊不清或不连贯的语言,回应迟钝,听觉异常。严重的氧化亚氮镇静过度的表现为思维混乱,情绪激动,无法移动和说话或丧失意识;另外恶心、呕吐、出汗、心率增快和血压升高同样也属于镇静过度症状。

(九)特别注意事项

一些特别因素在氧化亚氮镇静时同样应该考虑。例如服用中枢神经抑制药物和年龄过大均可增加氧化亚氮的镇静效果,而年龄小,长期饮酒和拟交感神经药物的应用则可降低氧化亚氮的镇静效果。因此,详细询问患者病史和既往史,因人而异,选择最佳的镇静方案,避免并发症。

三、临床应用

(一)异氟烷面罩诱导

1％浓度异氟烷混合纯氧或氧化亚氮/氧气混合气体,每 2 或 3 个呼吸增加 0.5％～1.0％,直到患者失去意识。麻醉维持浓度为 0.4％～2.0％,该方法临床使用较少。

可能会出现的并发症:①异氟烷单独应用肥胖患者的诱导,麻醉效果不理想,应配伍静脉麻醉药;②没有基础麻醉时,异氟烷可能会引起心动过速;③异氟烷有一定的刺激性,面罩吸入会增加喉痉挛的风险;④容易镇静过度;⑤停止吸入后恢复迅速,容易发生喉痉挛。

(二)地氟烷

地氟烷起效非常迅速,苏醒迅速,因此要小心应用,必须通过一个专用的麻醉气体挥发罐使用。由于地氟烷的刺激性,通常不用于麻醉诱导,较常用于气管内插管或喉罩置入的麻醉维持。诱导剂量为 4％～11％,维持剂量为 2.5％～8.5％,适合老年及肥胖患者麻醉维持。

(三)七氟烷面罩诱导

(1)七氟烷是最理想的面罩诱导麻醉吸入型气体,原因包括:①3％的浓度吸入,混合纯氧或氧化亚氮/氧气混合气体;②每 3 个呼吸增加 1％直至患者失去意识;③麻醉维持为 0.5％～3.0％,根据局麻药或者静脉麻醉药物的使用调整。

(2)七氟烷快速麻醉诱导技巧包括:①术前给予低剂量的苯二氮䓬类药物;②混合气体由 8％七氟烷混合 50％氧化亚氮/氧气组成;③封闭式面罩(避免漏气)罩住口鼻,鼓励深呼吸,然后屏气;④失去意识的理想时间是 15～30 秒。

(3)可能的并发症。七氟烷作为接近理想的麻醉气体,不良反应极少。干粉化 CO_2 吸收剂,当七氟烷暴露于 CO_2 吸收剂时发生放热反应,CO_2 吸收剂变为粉末状,应注意定期更换钠石灰。七氟烷 MAC 随着年龄的增加而降低,因此老年患者应降低浓度使用。

(4)吸入麻醉的优点。①起效快,通过调节浓度和氧气流量可以快速达到需要的麻醉浓度;②排出快,调节浓度和氧气流量,其可以通过肺部迅速排出,患者恢复清醒迅速;③对循环和呼吸系统影响较小,尤其最新的吸入麻醉药物如异氟烷、七氟烷、地氟烷,麻醉作用强,恢复迅速,无明显呼吸、循环抑制;④不良反应少;⑤无创。

(5)吸入麻醉的缺点。①污染工作环境,医务人员长期吸入可能会导致不孕、流产、畸胎的风险;②必须与氧气合用;③必须要有挥发罐和麻醉呼吸机,投资较大;④药物均比较昂贵;⑤对于部分镇痛要求较高的手术,显得镇痛不足,对应激反应的抑制不足;⑥术后患者可出现谵妄、烦躁等;恶心和呕吐等不良反应难以避免。

(王　娜)

第五节　非药物镇静镇痛行为管理技术

一、基础行为诱导镇静技术

基础行为诱导镇静技术是指任何非药物的缓解焦虑及恐惧的技术。简单地说就是通过医师的行为来缓解患者的焦虑及恐惧,换而言之,是医患之间的深度交流,在建立了可靠的信任关系后,使治疗变得放松、舒适。

此技术的主要实施者是医师及患者,当然对于一些患儿,家长也是不可或缺的组成部分。医师治疗前及家长就诊前与患儿的沟通,都能不同程度地缓解患儿对于诊室、医师和治疗的焦虑及恐惧。基础行为诱导镇静技术是一切镇静镇痛技术的基础,在口腔诊疗或药物镇静前后的各个步骤中都非常关键。

(一)术前宣教

对未知事件的恐惧是牙科焦虑症患者惧怕口腔治疗的主要原因之一,患者张着嘴躺在牙椅上等待着医师把不知名的器械放进自己的嘴里,那是一种难以言喻的不愉快体验。任何年龄段的患者都存在着对于未知事物的恐惧,通过言语沟通、图片说明、视频演示等科普工作方式使患者了解治疗的大概过程,使患者做到心里有底,能降低牙科焦虑症的发生,提高患者的依从性。

1.术前图片演示法

(1)技术描述:患者未进入诊室在候诊区等待时,助理或护士向患者展示一些口腔科设备及治疗过程相关的图片或照片。

(2)目的:通过视觉感知向患儿/患者介绍在口腔治疗过程中会遇到的情况,并通过展示的口腔科治疗环境向患儿/患者提出一些筛查问题。

(3)适应人群:所有年龄段的口腔科患者。

2.直接观察法

(1)技术描述:患儿/患者通过观看口腔科治疗视频或者直接允许在诊室内直接观察一名配合度高的患者的治疗过程。

(2)目的:通过直接观察使患儿/患者熟悉口腔科诊室环境及治疗步骤,同时通过直观感受给予患者及家属就治疗过程中的疑惑提问并沟通。

(3)适应人群:所有口腔科患者。

3."说-示-做"法

(1)技术描述:"说"即通过语言描述治疗的进程;"示"即示范患者可能体验到的视、听、嗅、触的感觉,同时展示对患者没有威胁的治疗环境;"做"伴随上述两种技术直到治疗完成。

(2)目的:教会患者了解关于看牙过程中各方面重要的事项并使患者熟悉就诊环境,通过脱敏作用及良好的体验形成患者较好的就诊反应。

(3)适应人群:所有口腔科患者。

4.声音控制法

(1)技术描述:医师通过改变声音的音量、语调、节奏来影响和指导患儿/患者的行为。

(2)目的:通过语气的变化来获得患儿/患者的注意力及依从性,也可以避免患者的逃避行为,同时对于患儿也能建立成年人和儿童的角色关系。

(3)适应人群:所有口腔科患者。

(二)使用委婉的语言代替敏感的词语

在日常的工作中应少用"疼痛"这样的词语,可以选择"有感觉","不适/不舒服"等替换;"注射/打针"可以选择"使用麻药""局麻"等替换;而对于我们最常用的"氧化亚氮吸入麻醉""麻醉气体"可选择"笑氧""笑气"等替换。

牙科焦虑症的患者进入诊室可能会无限放大对于他们的任何感官刺激,所以我们应该用一个更加专业而委婉的说话方式去对待他们。

（三）分散患者的注意力

这点主要是针对儿童,在重庆医科大学附属口腔医院儿童牙病诊疗中心里,医师介绍栏、医护人员的工作服上均佩戴了卡通贴画,牙椅上安放了可以播放卡通的屏幕,四周的墙面都贴了卡通壁画,其目的也都是分散患儿的注意力,缓解口腔治疗过程中的焦虑及恐惧。2016 年 Williams KA 教授发表了美国 Ohio 州口腔科医师针对牙科恐惧症患者的态度和临床实践经验中指出,Ohio 州的口腔科医师非常熟悉地利用分散患者注意力和使用笑气的手段去治疗有 DA 的患者,尤其是女性口腔科医师。

二、音乐镇静

音乐用于医学中,能通过刺激大脑皮质,降低患者疼痛的阈值,同时对中枢神经有直接抑制作用,使患者呼吸平稳,血压、心率稳定,通过内啡肽等物质的释放,有助于减轻疼痛,同时,经研究表明,音乐治疗可用于儿童口腔治疗的镇静镇痛起到镇静催眠的作用,并已应用于口腔医学专业。

三、穴位镇痛

传统中医如以针灸为主的穴位刺激疗法,通过于人体的特定部位如合谷穴等施加适度的物理性刺激,以发挥调节全身功能,尤其是诱导患者进入舒适状态的治疗效果,从而可缓解口腔科治疗过程中所致的疼痛及紧张心理。

四、催眠

催眠技术是利用一些场景或手段诱导患者的注意力转向自己内在的体验,即进入浅意识状态,从而影响患者的感知、感觉以及行为。目前,催眠技术作为一种辅助治疗手段用于临床,涉及的方面如心理疾病、肿瘤治疗、口腔等专业。用于口腔治疗方面可辅助用于牙科焦虑症、笑气吸入镇静的治疗、口腔治疗中的疼痛管理,甚至在美国部分城市允许仅采用催眠技术进行外科拔牙而无需局部麻醉。在口腔治疗中使用催眠技术的优势在于:①安全性高;②不需要任何设备;③患者意识存在;④可与笑气吸入镇静联合使用。在我国并没有明确的医疗法规或指南指导催眠技术在口腔治疗中的使用,但可将催眠技术作为一种辅助手段与笑气吸入镇静联合使用来加强镇静效果。

五、虚拟现实在门诊儿童口腔治疗焦虑管理中的应用

在儿童口腔临床工作中,有相当一部分儿童由于对牙科焦虑症而不能很好地配合医师完成治疗,从而延误了病情,造成终身的遗憾,给患儿带来了长久的心理创伤,也给家庭带来了痛苦。固有的潜在医疗风险以及传统文化习惯的差异性限制了口腔医疗实践中利用药物实施镇静或全身麻醉下的治疗。目前在许多临床诊疗中,虚拟现实(VR)已用于帮助治疗焦虑症、控制疼痛、支持身体康复,并在伤口护理期间分散患者的注意力。例如,静脉管路放置和口腔科手术。

笔者所在单位 VR 技术于口腔诊疗中,提供了一个身临其境、多感官和三维(3D)的环境,使用户能够通过创造一种"在场感"来修改现实体验。研究表明,VR 技术有助于治疗慢性疼痛,如

复杂的局部疼痛综合征和慢性颈痛。通过刺激视觉、听觉和本体感觉,VR 技术可使用户注意力分散,以限制其对伤害性刺激的反应。

VR 技术应用于儿童口腔科的行为管理刚刚起步。近期已有一些相关报道:VR 应用于牙科焦虑症的案例。我们测量了 3D 虚拟现实的非药物行为管理与 tell-show-do 常规引导的作用的比较。在门诊儿童口腔治疗中使用 VR 非药物行为管理明显减轻了儿童的焦虑,提升了儿童口腔治疗的依从性。

（王　娜）

第六节　经口服途径镇静技术

口服药物镇静技术是指通过口服途径给予镇静药物从而使患者产生轻度意识抑制,同时能够保持气道通畅,并对物理刺激及语言指令做出相应反应的技术。该技术适用于绝大部分口腔科焦虑症患者,可单独或联合其他镇静技术使用,但局部无痛注射及无刺激操作是基础与前提。

一、优点

(一)简便

通常来说,口服用药既简单又方便,对于较小的儿童,可以将片剂碾碎或注射剂与不含渣的果汁混合服用。最好在单独安静的房间内让孩子口服用药,在这样的环境中家长就可以诱导孩子进入镇静状态。

(二)经济

经口服途径用药无须购买或使用特殊的设备,医疗单位投入较小,患者花费同样相对低廉。但是,口服镇静时也应使用专门设备,由有经验的麻醉医师监测患者的生命指征和镇静水平(简单方便经济的监测设备——脉搏氧饱和度仪)。

(三)安全

毒副作用小,只要牢记用药的原则,合理用药,口服药物镇静是很安全的。但联合用药或者同时使用两种或两种以上镇静途径时,其不良反应及风险会增加。

二、缺点

(一)个体差异

口服用药的最大缺点是个体差异较大。口服用药的剂量需根据患者的体重以及体表面积来确定。相同体重(或者体表面积)的不同患者,对相同剂量同一药物的反应又存在差异,这与身体的很多其他因素有关。药物在胃肠道内的吸收就会受到很多因素的影响,例如有无食物、自主神经张力、恐惧、情绪变化、劳累、药物以及胃排空的时间等。

(二)起效时间长

口服用药途径是所有镇静用药途径中起效较慢的一种。基于药物的不同,从给药到可以治疗需要 15~60 分钟的时间。

三、适应证及禁忌证

(一)适应证

(1)轻度口腔科焦虑症的成人患者。

(2)需轻度镇静的儿童行简单口腔科治疗。

(3)需简单口腔科治疗的脑瘫智力障碍、孤独症等特殊患者。

(4)实施吸入全麻等其他麻醉前的预镇静。

(5)咽反射敏感者的口腔科治疗。

(二)禁忌证

(1)对各类镇静药物过敏的患者、重症肌无力患者、精神分裂症患者、严重抑郁状态患者、急性闭角型青光眼患者禁用。

(2)严重心肺功能不全者、肝肾功能不全者慎用,甲亢、血糖未控制好的糖尿病患者不能给予口服镇静。

(3)睡眠呼吸暂停综合征患者慎用。

(4)孕妇忌用。

四、常用口服镇静药物

常用的镇静药物包括苯二氮䓬类、镇静-催眠类、阿片类、抗组胺类、吩噻嗪类、巴比妥类等。口腔镇静药种类繁多,恰当的药物选择取决于治疗时间的长短、疼痛的强弱和患者的焦虑程度。基于口腔门诊镇静的特点,国内临床较常用的口服镇静药物主要是咪达唑仑、水合氯醛等。

(一)咪达唑仑

咪达唑是苯二氮类药物,特点为起效快而持续时间短。通过苯二氮类受体、GABA 受体和离子通道(氯离子)结合及产生膜过度去极化和神经元抑制两方面的作用而产生镇静、催眠、抗惊厥、抗焦虑,可产生短暂的顺行性记忆缺失,使患者不能回忆起在药物高峰期间所发生的事情,有利于淡化患者不愉快的记忆。目前国内常见剂型为片剂及注射剂。口服咪达唑仑后通常 10～15 分钟起效,儿童单独口服咪达唑仑镇静剂量一般 0.50～0.75 mg/kg,最大剂量不能超过 15 mg,半衰期为 30～45 分钟。成人半衰期为 1.5～2.5 小时,剂量不能超过 20 mg。常有较长时间再睡眠现象,应注意保持患者气道通畅。镇静后至少观察 3 小时,儿童监护人需加强监护。合理剂量下不良反应少见,主要是眩晕、复视等,过量的症状包括呼吸频率降低、血压升高、血氧饱和度下降、反应性降低、意识模糊、因镇静过度而出现幻觉、发音含糊等。建议将咪达唑仑的拮抗药——氟马西尼提前备好,以备不时之需。

(二)水合氯醛

水合氯醛是一种中枢神经系统抑制剂,起效迅速,30 分钟至 1 小时达高峰,药效维持 4～8 小时。催眠机制可能与巴比妥类相似,引起近似生理性睡眠,无明显后遗作用。此药在儿童口腔科已运用多年,但单独使用对重度焦虑的成人效果不佳。常见剂型 10％水合氯醛溶液,其刺鼻的辛辣气味能引起恶心呕吐。用于儿童口腔科镇静时,每次按体重 25～60 mg/kg,可加入无果肉的果汁或碳酸饮料以掩盖其不愉快的味道。成人患者剂量为 50～70 mg/kg,在治疗前 1 小时给予。大剂量可引起昏迷和麻醉,抑制延髓呼吸及血管运动中枢,导致死亡。水合氯醛在美国因数例用药致死,且无有效拮抗药而暂时停用,但在欧亚及其他国家仍继续使用。

五、临床应用

(一)基本配置

(1)脉搏血氧饱和度仪,有条件最好监测呼气末二氧化碳。

(2)备用氧气瓶、急救车及特异性拮抗药氟马西尼等。

(3)麻醉医师或受过相关及急救技术培训的口腔科医师。

(4)单独的镇静诊疗区域及镇静后观察区。

(二)预约流程

(1)患儿于儿童口腔初诊,患儿家长要求或患儿需要在镇静下治疗,儿童口腔科医师最好完成口腔检查,实施镇静医师应询问患者病史及体格检查,排除在镇静中可能影响气道的许多因素(肥胖、脊柱疾病、外伤或气管偏移、面部不对称、Pierre Robin 综合征、门牙突出、牙齿松动、有牙齿矫正器、腭盖高拱、扁桃体肥大、咬合不正、缺牙等)。

(2)测身高,量体重,并将患儿病史、体格检查等信息进行记录。

(3)与患儿家长沟通交流,知情同意镇静下行口腔科治疗。

(4)预约镇静下的治疗时间,最好在上午。

(5)向患儿家长介绍镇静下治疗前的注意事项,特别是就诊前禁食水事宜。

(三)准备工作

(1)镇静下口腔科治疗前一日,电话联系患儿家长确认镇静下口腔科的治疗时间,了解患儿身体状况,告知其令患儿镇静下治疗当日晨应禁食禁水。

(2)如发热及或处于呼吸道感染急性期暂缓治疗,痊愈后重新预约治疗时间。

(3)签署镇静知情同意书。

(四)镇静过程

(1)核对患儿,确认患儿身份及禁食水等情况,嘱患儿排空膀胱。

(2)根据治疗时间的长短、疼痛的强弱和患儿焦虑程度,个体化选择咪达唑仑剂量,一般初次接受口服药物镇静患儿自 0.5 mg/kg 开始服用。复诊患儿可根据初诊剂量镇静效果进行相应调整。较大儿童自愿口服片剂的可以给予适当剂量片剂口服,较小的儿童,可将片剂碾碎或注射液与不含渣的果汁混合服用(由患儿家长辅助患儿口服药物)。

(3)宜在安静独立的治疗间进行,通常 10~15 分钟起效,患儿进入安静状态,视情况判断是否需加约束设施,开始口腔科治疗。

(4)治疗中,使用适当的监护设备监测患儿心率、呼吸次数及血氧饱和度,有条件者最好进行呼气末二氧化碳监测,至少 5min 记录一次。在治疗的过程中,在监护仪器报警、生命体征有改变、显示有缺氧时,儿童口腔科医师应立即停止治疗,纠正缺氧、开放气道、维持生命体征平稳后,再开始治疗。建议由助手在患儿身后托起下颌以保持呼吸道通畅。

(5)口服咪达唑仑提供的口腔科治疗时间在 20~40 分钟,最佳状态是起效后的 20 分钟内。建议将 4 cm×4 cm 的纱布放入口内以隔离工作区,防止任何东西进入喉咙。在治疗过程中使用强力吸引器去除杂物。

(6)口服镇静药不能达到镇静水平时,不建议再次口服给药,可以使用笑气复合氧气吸入镇静,能较好地加强镇静效果。此外,亦可用耳塞或棉球塞入耳朵消除高速手机的声响。

（五）治疗结束后

（1）切记取出隔湿纱布，检查并确定口腔及咽喉部没有口腔科残留物及没有呼吸道的梗阻，令患儿至观察区观察，直至达到离院标准方能离开。

（2）详细向患儿监护人交代镇静下治疗的注意事项。特别是返回后的嗜睡要引起重视，与经治医疗机构保持通讯畅通，国外同行的不良事件很多发生在术后。

（3）患儿监护人最好开车带患儿返家，镇静后 24 小时内加强看护。

（4）在治疗结束后的随访中，除询问有无不良反应外，注意询问恢复后的经历，愉快与否，如果下次治疗能否感到舒适。如果这次治疗经历不尽如人意，下次约诊时要选择其他药物，即便使用同一种药物也要调整剂量。从收集到的基线数据中，医师可以根据接下来诊疗的需要为每位患者调整个体化剂量。

（六）注意事项

（1）最好保持相对安静的周围环境，预约镇静下的治疗应在上午，禁食水，空腹就诊。

（2）由患儿家长将药物递于患儿服用，不要强行硬灌，易导致误吸窒息。确实无法口服者，可改用其他给药途径，如经鼻或经直肠给药。

（3）打鼾患儿需特别注意呼吸道管理。

（4）口腔科医师应对口服药物镇静深度有明确的认识，口服药物镇静属于清醒（不失知觉）的中、浅度镇静而不是全麻。如认为镇静深度不够，可考虑加笑气-氧气吸入，仍达不到预期效果，或者发生了不良反应，要观察一段时间后重新预约下一次再治疗，下次治疗要调整剂量或使用不同的药物或镇静方法。本次的用药剂量和反应的相关信息应记录下来。不推荐在口服药物镇静效果欠佳时额外给一次药。

（5）氟马西尼是苯二氮䓬类药物特异的拮抗药，如镇静后出现镇静过深、呼吸抑制等严重不良反应，可给予本品以拮抗。

（吴　思）

第七节　经黏膜途径镇静技术

一、经口腔黏膜给药

将穿透力强的局麻药用于黏膜表面，使其透过黏膜而阻滞位于黏膜下的神经末梢，产生麻醉效果。口腔黏膜这些组织因没有类似皮肤的角质层保护，表面麻醉起效时间短且效果较好，通常在局部麻药注射前使用可以降低患者的恐惧感、痛疼感，同时把药物用于软腭或咽后壁可降低咽反射敏感患者的恶心呕吐反射。

二、经鼻黏膜给药

经鼻给药镇静技术是将药物经注射器连接喷雾器快速注入鼻腔到黏膜，因其鼻腔黏膜中富含毛细血管，药物可经过毛细血管床迅速吸收，直接进入血液，避免了肝脏的首过效应及胃肠道吸收不可靠的影响因素，是一种相对无创的给药镇静技术。只是如果给药速度过快，患者可能有短暂的鼻部不适。经鼻给药的方式早期主要针对儿童,因儿童比较难以接受有创注射或口服药物,同时婴儿及低龄儿童的癫痫发作治疗常采用经鼻给药。患儿若能接受口服给药的方式通常也能接受经鼻给药的方式,若患儿有抵触情绪,可让患儿家长怀抱患儿简单固定住头部就可以实施。一般给药由医师或家长通过加装了喷雾器的注射器给药。目前,进口喷雾器在国内比较少见且造价比较昂贵,建议可以采用国产的耳鼻喉科喷雾器。

三、药物的选择

(一)咪达唑仑

在进行七氟烷吸入麻醉或静脉镇静前,患儿往往表现出抗拒和哭闹。这时,可以在实施全身麻醉或开放静脉通道前通过经鼻给药的方式进行术前镇静。文献报道患儿麻醉前使用 0.2 mg/kg 的咪达唑仑证实是有效的。但在笔者临床使用过程中发现,使用 0.2 mg/kg 咪达唑仑经鼻给药后,患儿往往在候诊时较平静,一旦医护人员靠近,患儿仍表现为警觉、抗拒,笔者认为对于需要镇静下行麻醉诱导、家属分离时需加大药物用量,要想达到完全镇静的目的时,用药量应根据需要调整为 0.2~0.5 mg/kg,此剂量适合于开放静脉及家属分离。

经鼻黏膜途径使用镇静药物也可以与其他途径联合应用,通常与笑气吸入联合使用,缩短镇静起效时间,增强镇静效果。印度学者研究认为:经鼻黏膜途径给予咪达唑仑起效快,恢复也快,与吸入笑气配合咪达唑仑通过鼻内途径与口服途径一样有效且用量更少。

(二)舒芬太尼

舒芬太尼也是常用于经鼻给药途径的镇静药物之一,通常给药剂量为 0.15~0.3 $\mu g/kg$。但是值得注意的是,阿片类的药物若使用量较大,可能会产生术中呼吸抑制,术后恶心呕吐等不良反应,相比较咪达唑仑,因不良反应较多且药物属于管制药品,故目前临床使用较少。

(三)氯胺酮

属于非巴比妥类静脉麻醉剂,可先阻断大脑联络径路和丘脑向新皮层的投射,故意识还部分存在,痛觉消失明显而完全;随血药浓度升高而抑制整个中枢神经系统。作为中枢神经系统非特异性 N-甲基-天门冬氨酸(NMDA)受体阻断剂,单独使用氯胺酮可引起麻醉后苏醒期躁动、噩梦等不良反应。故临床应用较少,常与咪达唑仑或右美托咪定混合使用。

(四)右美托咪定

美托咪定的活性右旋异构体,作用于蓝斑核,促进去甲肾上腺素释放,具有抗交感、镇静和镇痛的作用,对中枢 α_2-肾上腺素受体激动的选择性更强,是可乐定的 8 倍。临床上常采用术前 30 分钟予以 2 $\mu g/kg$ 滴鼻,且术中不易发生心动过缓及严重低血压。

(五)具体使用方法及流程

患者在经鼻途径镇静治疗前,需要进行镇静前的评估及预约。医师要评估患者的焦虑程度,回顾患者既往病史、药物史、过敏史,并进行口腔镇静下治疗时间的预约。在预约当天,患者应在治疗前半小时来到医院,医护人员用以连接喷雾器的注射器或普通注射器经鼻给药,给药后,患者半卧于牙椅上等待药物起效,并连接监护仪监测生命体征。在给药 10 分钟后对镇静效果进行评估,之后每 5 分钟评估一次,如果达到理想的镇静深度方可进行口腔治疗,若 30 分钟后仍无镇静效果或镇静效果不理想,10 分钟后再评估一次,若依旧效果不理想,应考虑改用其他镇静方式。

在整个治疗过程中应该时刻进行生命体征的监测并记录。若治疗时间较长,患者需步行至厕所等,需人员陪同,防止跌倒。当经鼻途径给药镇静效果稍差时,有条件的医院或诊室可以复合笑氧吸入的方式,来弥补镇静深度不足的情况。

治疗结束后,应缓慢将患者由平卧位或半卧位调整至坐位,并记录生命体征及复苏后的评估,当患者达到离院标准后,方可让患者在家属的陪同下离院。离院前交代术后及镇静后的注意事项。离院后 6 小时,由医护人员进行电话回访,询问患者的恢复情况、术后医嘱执行情况及是否发生不良反应。

经鼻给药途径在实施时,可能因为大量的液体量或喷雾头开口贴近鼻腔组织导致药物未被雾化就进入鼻腔而引起喷嚏和呛咳,致使药物从鼻腔流出并减少药物吸收。有文献提出,咪达唑仑高浓度(5 mg/mL)的剂型镇静效果优于 2 mg/mL 的剂型。同时,未稀释的高浓度的剂型也可以减少给药剂量,经鼻给药的镇静方式仍需要持续的监护。

经鼻给药的方法在口腔科领域将会越来越有临床用价值。其无创给药、起效迅速的特点在成人和儿童群体都适用,特别是不配合的患儿在实施全身麻醉前的超前镇静或者与笑气吸入配合使用。

(吴　思)

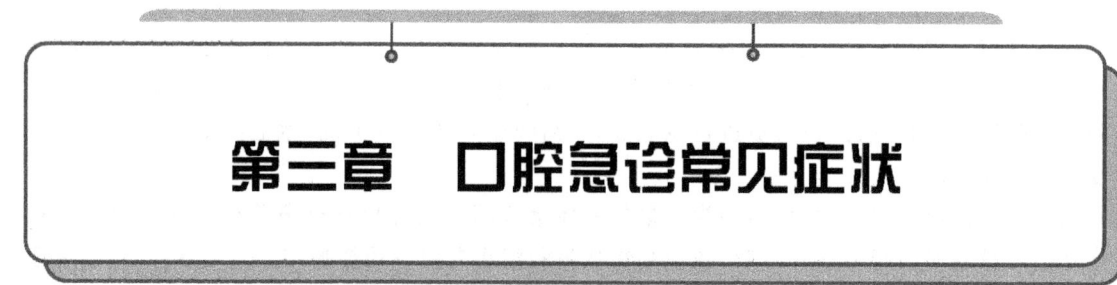

第三章 口腔急诊常见症状

第一节 牙 痛

牙痛是口腔临床常见的主诉之一,是患者就诊的主要原因。牙痛常由牙体、牙周组织疾病引起。但一些非牙源性疾病如神经痛、恶性肿瘤、心绞痛等全身疾病也可引起牙痛。因此,以牙痛为主诉的患者,必须详细询问病史,做全面的检查,从而准确地作出诊断。

一、临床诊断

(一)现病史

(1)疼痛的起始时间、可能的原因及加重或缓解的因素。

(2)疼痛的部位、性质、程度及发作的时间。

(3)疼痛与治疗的关系。

(二)既往史

(1)是否有修复、正畸、拔牙等治疗史。

(2)是否有颌面部外伤史;是否有咬硬物、夜磨牙、紧咬牙等不良习惯。

(3)有无上颌窦炎、中耳炎、颞下颌关节病、三叉神经痛、颌骨骨髓炎、口腔颌面部肿瘤等邻近器官的疾病。

(4)是否有头颈部放疗史;有无白血病、心血管系统疾病、雷诺病、神经官能症、癔症;是否是月经期、产褥期、更年期等。

(三)临床检查

(1)患者主诉:患侧上、下颌牙齿有无龋坏,特别应注意检查牙齿的邻面颈部、基牙及不良修复体边缘处牙体组织的隐蔽部位;全冠修复且冠面已被磨穿的牙齿;有无充填体或修复体;有无楔状缺损、牙隐裂、畸形中央尖、牙内陷、咬合创伤、外伤牙折;有无深牙周袋、龈乳头红肿、坏死、牙周组织急性炎症或脓肿;有无拔牙创伤的感染;口腔前庭沟及面部有无肿胀;开口是否受限,颞下颌关节有无弹响、压痛。

(2)叩诊:垂直及侧方叩诊有无不适或疼痛。

(3)咬诊:有无早接触;有无咬合不适或咬合痛。

（4）扣诊：可疑患牙根尖部有无压痛、肿胀，其质地和范围；上颌窦区及颞下颌关节区有无压痛；下颌下淋巴结有无压痛。

（5）牙髓活力检测有无异常。

（6）X线检查：可发现隐蔽部位的龋齿、髓石、牙内吸收、牙外吸收、牙根纵裂、根折、根分叉和根尖部疾病（如肉芽肿）等；可检查充填体和髓腔的距离，充填体与洞壁间是否存在密度降低区；可发现有无阻生牙或埋伏牙、牙槽骨有无破坏、上颌窦与颌骨内部有无肿物、颞下颌关节有无病变。

（7）其他：必要时应同相关科室会诊，以排除心脏、血液、精神等全身性疾病。

二、鉴别要点

牙痛不仅可发生于不同类型的牙源性疾病，也可存在于非牙源性疾病。因此，应对患者的主诉、体征、病史及全身状况进行综合分析以鉴别不同的疾病。

（一）牙体牙髓病及其并发症

1.深龋

患者诉酸、甜、冷、热刺激可引起疼痛，停止刺激则疼痛消失，可见深龋洞，探之疼痛。

2.牙本质过敏症

牙齿遇机械、冷、热、酸、甜刺激时痛，咬硬物时酸痛，无自发痛。可查到磨耗、楔状缺损、酸蚀症等或牙外伤等引起的牙本质暴露，探诊暴露的牙本质时有敏感点，刺激去除后疼痛立即消失，牙髓活力测试正常。

3.牙髓炎

急性牙髓炎主要表现为严重的牙痛，特点是自发性、阵发性疼痛、夜间痛及放射痛。患者无法指出患牙部位，在牙髓炎初期，冷热刺激均可使疼痛加重，进入化脓期后，冷刺激可使疼痛缓解。检查可见深龋，探痛明显，牙髓活力测试敏感，并可见导致发生牙髓炎的其他因素，如牙体缺损、牙折或深牙周袋。

4.根尖周炎或牙槽脓肿

疼痛为持续性，与冷热刺激无关，患者常觉患牙伸长，咬合时有明显疼痛，能指明患牙部位。在急性化脓期还可见根尖相应部位的软组织充血、水肿、压痛及可伴有的相应全身症状。慢性根尖周炎可查见瘘管（图3-1）。患牙可见深龋、残冠、残根等（图3-2）。

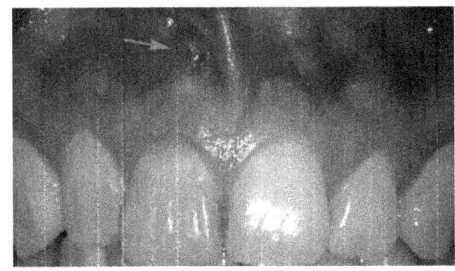

图 3-1 上前牙区(11)根尖瘘管

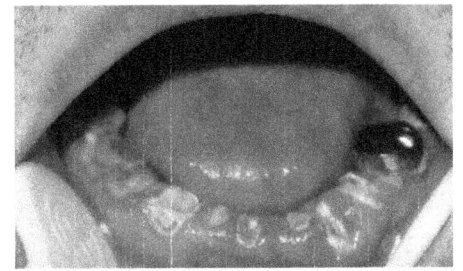

图 3-2 下颌残根、残冠

5.牙髓受电流刺激痛

牙齿与对牙轻接触时有电击样痛，无自发痛。有多个牙充填或修复史。患侧上、下对牙有不

41

同金属修复体或充填体;牙髓活力测试正常。

6.髓石引起的牙痛

疼痛发作与温度刺激无关,而变换头位或体位可引起疼痛,有时表现为偏头痛,其余症状同急性牙髓炎。无明显牙体、牙周疾病;牙髓活力测试迟钝或正常;X线片见髓腔内有髓石(图3-3);诊断性传导麻醉可协助诊断。

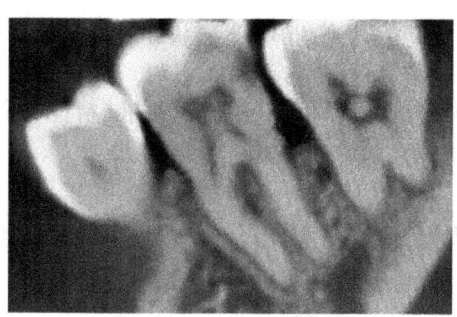

图3-3 37牙髓腔髓石

(二)牙周组织疾病

1.牙周炎

可有不同程度的持续性钝痛,形成急性牙周脓肿时,则疼痛加剧,检查可见龈缘红肿易出血,牙周袋形成并溢脓。牙有不同程度的松动。

2.牙间乳头炎

自发性胀痛,有轻度遇冷热刺激痛,可定位,有食物嵌塞史。有邻面龋或不良充填体,龈乳头红肿,探触痛,探诊出血;相邻患牙叩诊轻痛,牙髓活力测验正常。

3.创伤性牙周膜炎

自发性持续性酸痛,咬合痛,有咬硬物或外伤史或有不良咬合习惯。无明显牙体牙周疾病;叩诊(+～++);牙髓活力测验正常;冷测一过性敏感;功能动度Ⅱ°;牙尖交错或侧方时可有早接触。

4.智齿冠周炎

多发生于年轻人,常有自发性持续性疼痛,伴张口受限,并有全身症状。检查可见第三磨牙阻生,冠周龈瓣红肿压痛、脓肿形成;下颌下淋巴结肿大,白细胞计数升高。

(三)牙齿附近组织或器官的疾病

1.急性化脓性上颌窦炎

为面部持续性胀痛,重者可有颞部放射性或夜间痛,疲劳时加重,无冷热刺激痛及夜间痛。检查可见上颌窦前壁有压痛,中鼻道有脓性分泌物,全身症状明显,上颌窦穿刺可抽出脓液。

2.上颌窦肿物

自发性持续性痛。夜间更重;头痛,面颌部痛甚,有时眼痛,流泪;牙龈麻木,面部有蚁爬感;有脓血鼻涕,鼻塞。无明显牙体牙周疾病。牙龈感觉丧失,眶下区感觉异常或麻木,多个前磨牙、磨牙松动;晚期张口受限,面部可有膨隆;X线片见上颌窦内有占位性病变,窦壁骨破坏。

3.颌骨骨髓炎

有牙齿反复肿痛史。自发性持续性牙痛,放射至耳颞部;颌骨剧痛;发热、全身不适。可查到深龋或非龋性牙松动、龈沟溢脓和口臭;可有下唇麻木,颌面部肿胀;后期可有X线改变。

4.颞下窝肿物

早期出现下颌牙自发性持续性疼痛和麻木,无冷热刺激痛。牙可无异常,无扳机点;口角皮肤、颊黏膜感觉异常或感觉丧失;肿瘤长大后可在上颌后部口腔前庭沟触到;颅底位 X 线片可见相应部位的骨破坏。

5.翼腭窝肿物

早期出现下颌牙自发性持续性疼痛和麻木,无冷热刺激痛。牙可无异常,无扳机点;三叉神经第二支分布区黏膜感觉丧失;晚期出现眼部症状;X 线片见占位性病变及骨破坏。

6.埋伏牙压迫牙根吸收

类似牙髓炎或根尖周炎样疼痛。无牙体牙周疾病,牙髓温度测验反应敏感或迟缓痛;X 线片示埋伏牙压迫患牙牙根吸收。

(四)神经系统疾病

三叉神经痛表现为阵发性剧痛,性质如针刺、刀割、撕裂、电击;咀嚼、说话及触摸面部某处引起疼痛;可持续数秒至 1～2 分钟;无夜间痛及冷、热刺激痛。无明显牙体牙周疾病;患者述可能与某一患牙有关,但患牙经相关治疗后疼痛仍存在;有"扳机点",触该点后立刻引发沿三叉神经分布区域的剧烈疼痛,间歇期疼痛消失。疼痛发作时患者为了减轻疼痛可做出各种特殊动作,发作时还常伴有颜面表情肌的痉挛性抽搐。

(五)全身疾病

1.缺血性心脏病

左侧牙齿阵发性痛,但同时左颊不痛,无冷热刺激痛,不能指明患牙部位;有冠心病史、心绞痛史,牙无异常,如有患牙,其症状和治疗与本次疼痛无关。心肌梗死或心绞痛时疼痛放射至颈、颊肌、下颌缘;心电图检查可帮助诊断。

2.白血病

阵发性自发痛、不能定位,高热、呈急重病容。牙龈肿胀苍白,可无牙体疾病,多个牙齿温度测试可有疼痛。体温升高,白细胞计数明显增高。

3.癔症、神经衰弱、更年期

自发性、阵发性或持续痛,不能指明疼痛部位;无明显诱因,无冷热刺激痛。无牙体牙周疾病,如有患牙,其症状和治疗与疼痛无关;体征与主诉不相符;牙髓温度测试反应正常。有癔症、神经官能症、更年期综合征。

三、治疗

(1)急性牙髓炎和急性根尖周炎:应急诊行开髓减压引流术。如已形成骨膜下或黏膜下脓肿,应切开引流。对于无保留价值的牙可拔除,但根尖周炎急性期应根据牙位、难易程度决定是否拔牙。

(2)急性牙周脓肿或冠周炎:脓肿尚未形成者,用生理盐水冲洗龈袋或牙周袋,局部涂或龈袋内置碘甘油等,全身辅以抗生素治疗;脓肿已形成者,应及时切开引流。

(3)创伤性牙周膜炎:由于多为咬合创伤引起,可调磨患牙或对牙,消除早接触。

(4)对于邻近组织疾病及全身疾病所引起的牙痛,主要在于原发疾病的治疗,应视患者的情况对相关疾病予以治疗。

四、注意要点

牙痛是口腔临床常见的主诉之一,临床常见于以牙体牙髓炎为代表的牙源性疾病。但对于以牙痛为主诉的患者,不应仅将思维局限于牙源性疾病,还要注意与非牙源性疾病鉴别。应仔细询问患者并行全面检查,综合分析以作出正确的诊断。特别要重视鉴别缺血性心脏病和恶性肿瘤引发的牙痛。

(宋培培)

第二节 出 血

口腔牙龈、颌面部出血是口腔最常见的急诊症状之一。引起出血的原因包括炎症(如龈炎、牙周炎)、手术(如拔牙后出血及口腔颌面部术后出血)、损伤、肿瘤(如牙龈瘤、血管瘤破裂或恶性肿瘤侵蚀所致出血)和全身因素(如出血性紫癜、血友病、白血病等血液疾病;慢性肝炎、肝硬化等肝脏疾病;长期服用抗凝血药物的患者;月经期代偿性出血)。

一、临床诊断

(一)病史
(1)出血的诱因,是否受到外伤和刺激,可能的出血原因。
(2)出血的持续时间,出血的剧烈程度,是否有自限性。
(3)是否有牙周疾病和口腔黏膜疾病的病史。
(4)是否有全身疾病的病史,有无血液病及肝、脾功能异常等。
(5)是否处于妊娠期。
(6)是否有长期服用抗凝血药物史。
(7)是否有良好的口腔卫生习惯。

(二)临床检查
(1)出血的部位,是否局限于某个部位。
(2)出血部位有无促进因素存在,如不良修复体或食物嵌塞。
(3)出血的性质,是可以自行止血,还是流血不止。需区分动脉性、静脉性和毛细血管性出血。①动脉性出血:呈喷射状,出血量极多,血液鲜红色,有时可见动脉搏动。②静脉性出血:呈涌状,出血量多,血液暗红色。③毛细血管出血:呈渗出状,出血量少,血液暗红色或紫红色。
(4)对于手术后出血需区分原发性、继发性和反应性出血。①原发性出血:即手术后出血未停止。②继发性出血:发生于术后48小时或手术后数天,多与感染有关。③反应性出血:见于手术后,常为应用肾上腺素后局部血管扩张所致。
(5)其他部位的出血情况,皮肤是否有出血点和瘀斑存在。
(6)口腔内是否有肿块的存在。
(7)口腔卫生状况,有无龈炎或牙周炎,牙石及菌斑分布。

(三)实验室检查

如怀疑为血液系统疾病时,应做血常规、出凝血时间检查。

1.紫癜

血小板计数减少,出血时间延长,血块收缩不良。

2.血友病

凝血时间延长,第Ⅷ、Ⅸ或Ⅺ因子缺乏。

3.白血病

白细胞总数增加,出现大量原始白细胞或幼稚细胞。

二、鉴别诊断

(一)慢性牙龈出血

主要原因为局部因素引起的牙龈慢性炎症,如龈缘炎、牙周炎、增生性龈炎、食物嵌塞、咬合创伤和不良修复体等,牙龈出血缓慢且易自行停止。口腔卫生极差,可见软垢。

(二)急性龈炎症性疾病

如疱疹性龈炎和坏死性龈炎所致的牙龈出血较多,且常不易自行停止(图3-4)。坏死性龈炎还常于夜晚睡眠时发生显著的牙龈出血,与口腔卫生不良、精神紧张和过度劳累有关,患者多有吸烟不良习惯。妊娠期龈炎,患者处于妊娠期,牙龈鲜红而松软,轻触极易出血,有时自动出血,其所引发的出血在分娩后多可停止或减轻。

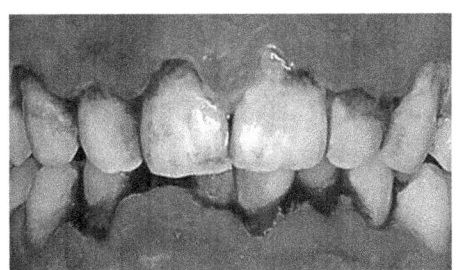

图 3-4 急性龈炎牙龈出血

(三)牙龈瘤

女性多见,以青年及中年人常见。多发生于龈乳头部。位于唇、颊侧者较舌、腭侧者多。最常见的部位是前磨牙区(图3-5)。肿块较局限,呈圆球或椭圆形,一般生长较慢,但在女性妊娠期可能迅速增大,较大的肿块可遮盖一部分牙及牙槽突,表面可见牙齿压痕。随着肿块增长X线可见骨质吸收、牙周膜增宽的阴影。牙可能松动、移位。

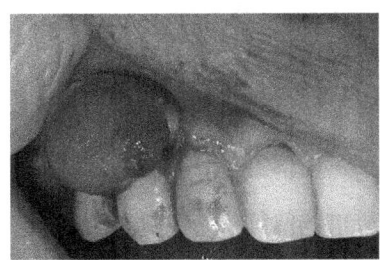

图 3-5 牙龈瘤出血

(四)颌面部损伤和手术后出血

损伤和手术史是重要的诊断依据。另外,牙龈外伤,如肉骨、鱼刺的刺入,刷牙或牙签的损伤均可引起牙龈出血,但一般均较为短暂,去除外伤因素后多可自行停止。

(五)肿瘤

颌骨、牙龈、舌等部位的血管瘤、癌及网织细胞肉瘤均可表现为牙龈、舌等部位出血（图 3-6）。

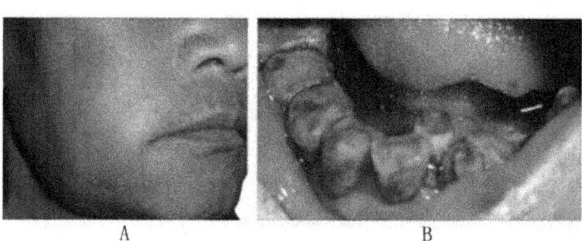

图 3-6　右侧下颌骨中央性颌骨癌
A.右侧中央性颌骨癌外侧观;B.右侧中央性颌骨癌致口内牙龈出血

(六)某些全身性系统疾病

由于凝血功能的变化也可引起牙龈出血,如缺铁性贫血、溶血性贫血、骨髓再生障碍、白血病、血小板减少性紫癜、血友病、慢性肝炎及肝硬化、脾功能亢进、高血压等。全身疾病导致牙龈出血的共同特点是牙龈出血多为自发性持续性流血,口腔内黏膜和全身其他部位的皮下也可能有出血或瘀斑,并有全身症状和其他的口腔表征。根据血常规、骨髓穿刺和其他的特殊检查,多可明确诊断。

三、治疗

(一)牙龈出血

(1)牙龈出血多发生于龈缘或龈乳头处。处理时应首先去除血块,找到出血点。止血方法有:1％～3％过氧化氢局部冲洗常可止血;肾上腺素棉球局部压迫;擦干血迹,用苯酚(乙醇还原)或三氯化铁烧灼出血点或用小棉球充塞龈乳头间隙,但使用时应注意勿灼伤正常组织。

(2)因感染而导致的出血,除局部处理外,应同时使用抗生素药物控制感染。

(二)拔牙后出血

首先去除口腔内血液及牙槽窝内过高的血凝块,明确出血点后,再分别处理。

(1)牙龈撕裂出血:缝合止血。

(2)龈缘渗血:用纱布加止血粉或肾上腺素加压止血。

(3)牙槽窝出血:牙槽窝内置入抗生素吸收性明胶海绵,再于其上置纱布卷嘱患者咬合即止血;若出血量大,大量涌出时,如下颌第三磨牙拔除后下牙槽血管破裂所致,可用碘仿纱条填塞压迫,并加以缝合止血,纱条应于 3 天后逐步取出。

(4)牙槽窝出血如为肉芽组织感染所致,应彻底刮尽肉芽组织、冲洗,让新鲜血液重新充盈牙槽窝,咬合止血。牙槽窝内如有残留的牙碎片、异物等须一并刮除,根据感染情况给予抗生素。

(三)损伤性出血

一般损伤性出血伤口清创术后出血即可停止;动脉性出血应找出血管断端结扎止血;静脉性出血以压迫止血为主,局部应用止血药物或血管收缩剂;若出血量较大应行结扎止血;若系血肿应抽去血性液体后加压包扎止血。

(四)手术后出血

术后出血应根据出血的性质和出血量来处理。一般小的出血采用局部加压包扎即可;如较大血管出血或加压包扎无效应打开创口,清除血凝块,找到出血点,予以结扎或缝扎。手术区的血肿,出血已停止,应拆除数针缝线去除血凝块后加压包扎,并放置引流。

(五)肿瘤出血

若系晚期恶性肿瘤出血,一般以局部压迫为主,全身辅以止血药物;若系动脉受侵出血,应行颈外动脉结扎,局部缝扎或填塞止血;颌骨中性血管瘤误拔牙后引起的出血,则先以碘仿纱条填塞或手指压迫为主,待血基本止住后,立即或2天后行栓塞颈外动脉治疗。注意栓塞治疗必须在1周内完成,否则可引起再次大出血并导致生命危险。

(六)血液疾病

有凝血机制障碍者,在炎症、手术或损伤后常出血不止,其局部处理与上述方法相同。但除局部处理外,还应查明出血原因,重点在于全身治疗,如血友病患者应针对性输入第Ⅷ因子等,一般血液病患者出血应请相关科室协助处理。

四、注意要点

(1)牙龈出血常由炎症等局部因素引起,但应警惕全身疾病如血液性疾病等。若由全身性因素导致,除局部处理外,重点在于全身治疗。

(2)尽管颌骨中央性血管瘤并不常见,但颌骨中央性血管瘤误拔牙后会引起严重的大出血,甚至危及生命。因此,在拔牙中出现较为严重的大出血时,除了要考虑下牙槽血管损伤或颌骨骨折外,还应考虑颌骨中央性血管瘤的可能。建议牙槽外科拔牙前最好行全口牙位曲面体层X线片(俗称全景片)等影像学检查,初步排除颌骨中心性血管瘤。

(3)对精神高度紧张的患者应给予镇静剂,以免情绪过分激动、血压升高而加重出血,尤其对有高血压的患者更应重视心理安抚。

(4)对于为防治心脑血管疾病、冠状动脉搭桥等手术后长期使用抗凝血药物的患者,在行口腔颌面部牙周治疗、拔牙及其他手术时,术前应充分评估术后出血风险,并采取必要措施。

(宋培培)

第三节　颞下颌关节脱位

颞下颌关节脱位是指髁突滑出关节窝以外,超越了关节运动的正常限度,以致不能自行回复原位者。根据部位可分为单侧脱位和双侧脱位;根据脱位的性质分为急性前脱位、复发性脱位和陈旧性脱位。临床上以急性前脱位和复发性脱位较常见。

一、临床诊断

(一)急性前脱位

好发于女性。常见原因有:①打哈欠、唱歌、大笑、大张口进食、长时间大张口进行口腔科治疗等,翼外肌过度收缩将髁突过度地向前拉过关节结节,同时闭口肌群发生反射性挛缩,使髁突脱位于关节结节的前上方,无法自行回复原位;②在开口状态下,下颌特别是颏部受到外力的打击;③经口腔气管插管、进行喉镜和食管内镜检查、使用开口器、新生儿使用产钳等,用力不当使下颌开口过大,髁突越过关节结节不能自行回位。

患者表现为不能闭口,前牙开、反,下颌中线偏向健侧,后牙早接触。双侧脱位患者语言不清,唾液外流,面下 1/3 变长(图 3-7A)。检查耳屏前方触诊凹陷,在颧骨下可触及脱位的髁突。关节区与咀嚼肌疼痛。X线片显示髁突位于关节结节前上方(图 3-7B)。

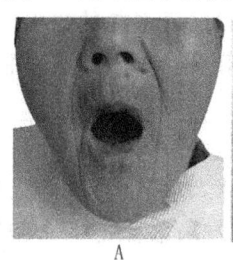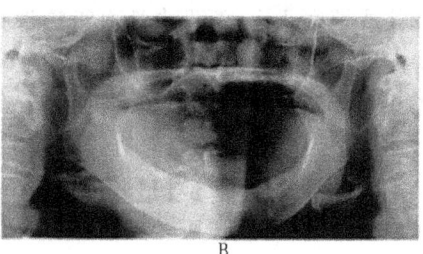

图 3-7 双侧颞下颌关节前脱位

A.双侧颞下颌关节前脱位正面观;B.全口牙位曲面体层

X线片示双侧下颌髁突位于关节结节前方

(二)复发性脱位

常见于:①急性前脱位后未予以适当治疗,如复位后未制动或制动时间不够,导致关节韧带、关节囊松弛;②长期翼外肌功能亢进、髁突运动过度,使关节诸韧带、附着及关节囊松脱;③老年人、慢性长期消耗性疾病、肌张力失常、韧带松弛。

患者有反复发作的病史,其临床表现与急性前脱位相同。由于患者惧怕关节脱位,不敢大张口和大声讲话。复位一般较容易,有时患者可自行手法复位。关节造影可见关节囊松弛,关节盘附着撕脱。关节 X 线片除表现为关节前脱位外,髁突、关节结节变平。

(三)陈旧性脱位

急性前脱位和复发性脱位,如数周仍未复位者,称为陈旧性脱位。由于长期处于颞下颌关节脱位状态,关节周围纤维结缔组织增生,复位更加困难。

临床特点为病程长,无牙颌患者、婴幼儿、重症患者易发生。临床表现与急性前脱位相似,但颞下颌关节和咀嚼肌无明显疼痛,下颌有一定的活动度,可进行开闭口运动。关节 X 线片可辅助诊断。

(四)髁突颈部骨折的鉴别

颞下颌关节脱位应与下颌骨髁突颈部骨折相鉴别。

(1)髁突颈部骨折表现为:骨折患者中线偏向患侧(单侧骨折),或前牙呈开状态(双侧骨折)。髁突颈部有明显压痛,皮下血肿,X线片检查可证实(图 3-8)。

(2)颞下颌关节脱位:中线偏向健侧(单侧脱位),伴下颌前伸。

二、治疗

(一)手法复位

复位前应向患者解释手法复位的过程,消除患者紧张情绪,使其配合治疗。有时可按摩颞肌及咬肌,或用1%～2%普鲁卡因做颞下三叉神经或关节周围封闭,以助复位。

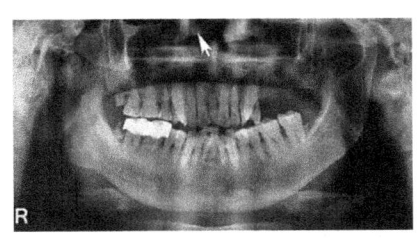

图 3-8　全口牙位曲面体层 X 线片示右侧髁突颈部骨折

常用手法复位方法(图 3-9):患者端坐,头部应紧靠墙壁。术者立于患者前方,肘关节水平应高于患者下颌牙面。两拇指缠以纱布伸入患者口内,放在下颌磨牙面上,并应尽可能向后;其余手指握住下颌体部下缘,复位时拇指压下颌骨向下,力量逐渐增大;后将颏部缓慢上推,当髁突移到关节结节水平以下时,再轻轻将下颌向后推动,此时髁突即可滑入关节窝而得以复位。在即将复位闭颌时,术者拇指应迅速滑向颊侧口腔前庭,以避免由咀嚼肌反射性收缩而被咬伤。

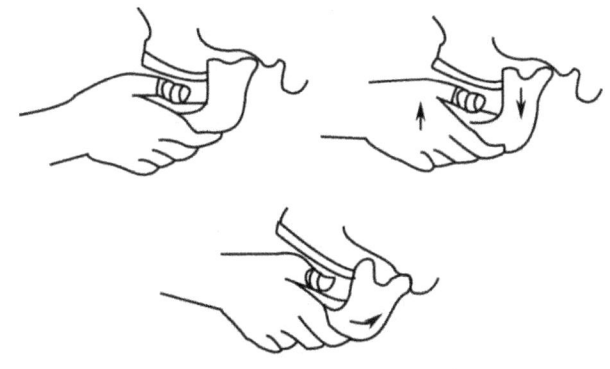

图 3-9　颞下颌关节脱位的手法复位示意

复位后立即用头颌绷带固定,限制张口活动 2 周左右。

(二)其他治疗方法

硬化剂注射、治疗手术复位、髁突高位切除术、关节结节切除术以及关节结节增高术等。

三、注意要点

(1)颞下颌关节急性前脱位常采用手法复位;当两侧同时脱位,同时复位有困难时,可先复位一侧,紧接着复位另一侧;复发性关节脱位急诊处理仍为手法复位,但为避免反复脱位,随后一般可注射硬化剂,若无效可采用手术治疗;陈旧性关节脱位手法复位比较困难,一般以手术治疗为主。

(2)陈旧性关节脱位,由于脱位时间长、关节后部结缔组织增生,以及咀嚼肌群张力失调,手术复位一般不能完全退回到原关节窝内,只需将髁突退过关节结节顶点到关节结节后斜面即可。术后配合颌间牵引,数天后可使下颌逐渐回复到牙尖交错位关系。切不可误认为手术失败,轻易切除髁突。

(3)颞下颌关节急性前脱位复位后,为了使被牵拉过度受损的韧带、关节盘和关节囊得到修复,必须在复位后固定下颌 2~3 周,限制开颌运动(开口不宜超过 1 cm),以避免继发复发性脱位和颞下颌关节紊乱病。

(4)外力作用下导致的颞下颌关节脱位在临床上尚需与下颌骨髁颈骨折相鉴别。

(宋培培)

第四节 张口受限

正常人的自然张口度约相当于自身示指、中指、无名指三指末节合拢时的宽度,平均约为4 cm。张口度小于正常值即为张口受限。引起张口受限的口腔颌面部疾病主要有颞下颌关节疾病、颌面部感染性疾病、颌面部创伤、颌面部恶性肿瘤、破伤风、癔症等。

一、临床诊断

(一)颞下颌关节紊乱病(TMD)

1.临床特点

好发于青壮年,以 20～30 岁患病率最高。多数属关节功能紊乱,也可累及关节结构紊乱甚至器质性破坏。常表现为三大症状:①颞下颌关节区及周围酸胀或疼痛,咀嚼及张口时明显加重;②张闭口运动颞下颌关节弹响、杂音;③张口受限、开口过大或开口时下颌偏斜等运动障碍。病程一般较长,反复发作,可有自限性。

2.影像学检查

(1)X 线平片(关节许氏位和髁突经咽侧位)和 CBCT:了解关节间隙改变和骨质改变(图 3-10),如硬化、骨破坏和增生、囊样变等。

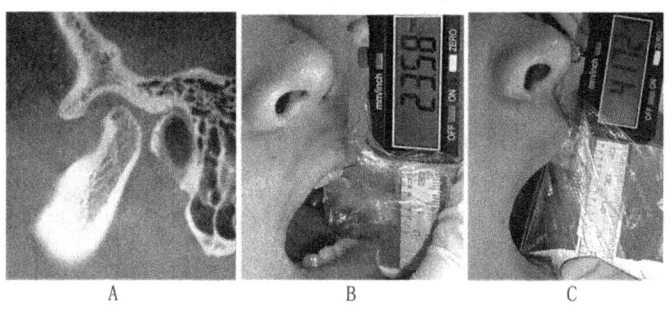

A   B   C

图 3-10 右侧不可复性关节盘前移位

A.CBCT 示右侧关节盘前移位(关节前间隙变宽);B.不可复性关节盘前移位
致张口受限;C.关节腔透明质酸钠注射治疗后张口度恢复正常

(2)关节造影和 MRI:了解关节盘移位、穿孔、关节盘诸附着的改变以及软骨面的变化。

(3)关节内镜检查:可发现关节盘和滑膜充血、渗血、粘连,以及"关节鼠"等。

(二)颞下颌关节强直

1.颞下颌关节强直

指因器质性病变导致长期开口困难或完全不能开口。临床上可分为关节内强直和关节外强直两类。关节内强直多数发生在 15 岁以前的儿童,常见的原因是儿童时期颞下颌关节损伤(颏部对冲伤和产钳伤)、化脓性中耳炎、下颌骨骨髓炎等。开放性骨折、火器伤、烧伤、术后创面处理不当导致的关节外瘢痕挛缩,以及放疗后软组织广泛地纤维性变造成的颌间瘢痕挛缩是引起关节外强直的常见病因。

2.临床表现

(1)关节内强直的临床表现。①进行性开口困难或完全不能开口,几年以上病史。②由于咀嚼功能的减弱和下颌的主要生长中心髁突被破坏,出现面下部发育障碍畸形。表现为面容两侧不对称,颏部偏向患侧。患侧下颌体、下颌支短小,相应面部反而丰满;双侧强直者,表现为下颌内缩、后退,形成小颌畸形。发病年龄越小,下颌发育障碍畸形越严重。③患侧髁突活动减弱或消失。④X线检查:正常关节解剖形态消失,关节间隙模糊或消失,髁突和关节窝融合成骨球状,严重者下颌支和颧弓甚至可完全融合呈 T 形。

(2)关节外强直的主要症状:开口困难或完全不能开口。但面下部发育障碍畸形的关系错乱,均较关节内强直为轻。口腔或颌面部可见瘢痕挛缩或缺损畸形。多数患侧髁突可有轻微动度,侧方运动度更大。X线检查,一般髁突、关节窝和关节间隙清楚可见。

(三)急性化脓性颞下颌关节炎

1.病因

开放性髁突骨折时可由细菌感染附近器官或皮肤化脓性病灶扩散引起;脓毒血症、败血症等血源性感染引起。偶尔也可由医源性(如关节腔内注射、关节镜外科等)感染造成。

2.临床表现

(1)关节区可见红肿,压痛明显,尤其不能上、下咬合,稍用力即可引起关节区剧痛。

(2)关节腔穿刺,可见关节液混浊,甚至为脓液,涂片镜下可见大量中性粒细胞。

(3)血液化验见白细胞总数增高,中性粒细胞比例上升,核左移,有时可见细胞内有中毒颗粒。

(4)X线片可见关节间隙增宽,后期可见髁突骨质破坏。

(四)类风湿性颞下颌关节炎

(1)成人和儿童类风湿关节炎中超过50%的病例中颞下颌关节会被侵及,但常为最后被侵及的关节。

(2)疼痛、肿胀和运动受限是最常见的症状。在儿童,髁突破坏导致生长紊乱及面部畸形,随后出现关节强直。早期颞下颌关节 X 线正常,但以后可显示骨破坏并可引起前牙开畸形。

(3)颞下颌关节的炎症伴有多发性关节炎,实验室检查可证实诊断。

(五)智齿冠周炎

(1)上、下颌第三磨牙萌出不全或阻生时,牙冠周围软组织发生的炎症,称为智齿冠周炎。临床上以下颌第三磨牙最为常见。

(2)智齿冠周炎常以急性炎症形式出现。初期,全身一般无反应,患者自觉患侧磨牙后区胀痛不适,进食咀嚼、吞咽、开口活动时疼痛加重。如病情继续发展,局部可呈自发性跳痛或沿耳颞神经分布区产生放射性痛。若炎症侵及咀嚼肌时,可引起咀嚼肌的反射性痉挛而出现不同程度的张口受限,甚至"牙关紧闭"(图 3-11)。探针检查可触及未萌出或阻生智齿牙冠的存在。X 线检查可帮助诊断。

(六)颌面部间隙感染

(1)口腔颌面部间隙感染,如咬肌间隙、翼下颌间隙、颞下间隙、颞间隙感染可出现张口受限症状。

(2)口腔颌面部间隙感染常见牙源性或腺源性感染扩散所致。下颌智齿冠周炎及下颌磨牙根尖周炎、牙槽脓肿扩散是导致咬肌间隙感染和翼下颌间隙感染的常见原因,因此患者常先有牙痛史,继而出现张口受限(图3-12)。另外,下牙槽神经阻滞麻醉时消毒不严或下颌阻生牙拔除时创伤过大,也可引起翼下颌间隙感染。颞间隙感染常由邻近间隙感染扩散引起,耳源性感染(化脓性中耳炎、颞乳突炎)、颞部疖痈以及颞部损伤继发感染也可波及。颞下间隙感染可从相邻间隙,如翼下颌间隙等感染扩散而来;也可因上颌结节、卵圆孔、圆孔阻滞麻醉时带入感染;或由上颌磨牙的根尖周感染或拔牙后感染引起。

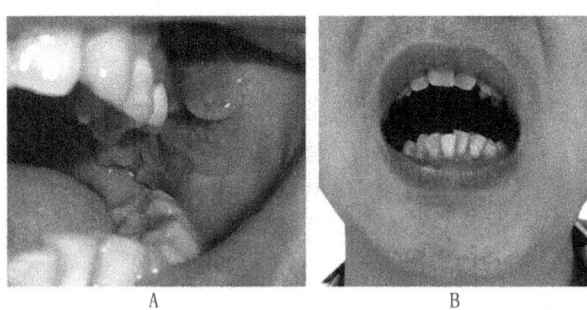

图3-11　左上智齿冠周炎致张口受限

A.左上智齿冠周炎局部表现;B.左上智齿冠周炎致张口受限

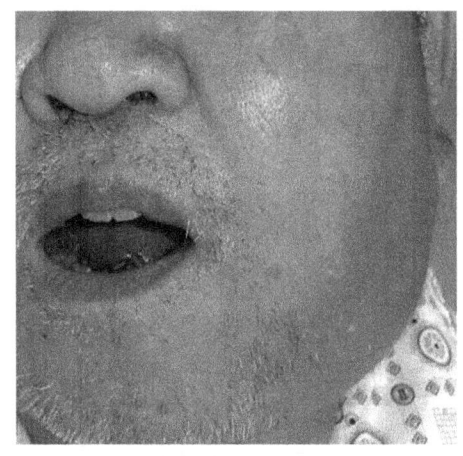

图3-12　左侧咬肌等多间隙感染致张口受限

(3)除张口受限外,咬肌间隙感染的典型症状是以下颌支和下颌角为中心的咬肌区肿胀、变硬、压痛。翼下颌间隙感染表现为咀嚼食物及吞咽疼痛,翼下颌皱襞处黏膜水肿,下颌支后缘稍内侧可有轻度肿胀、深压痛。颞间隙感染表现为颞部或邻近区域广泛凹陷性水肿、压痛、咀嚼痛。颞下间隙位置深在、隐蔽,感染时外观表现常不明显,仔细检查可发现颧弓上、下及下颌支后方轻微肿胀,有深压痛。

(4)穿刺对确定深部有无脓肿形成和脓肿的部位有重要的意义。必要时B超和CT等辅助检查可明确脓肿的部位和人小。细菌培养和药敏试验等实验室检查对于合理使用抗菌药物有重要参考价值。

(七)下颌阻生第三磨牙拔除术后

(1)拔牙术后的单纯反应性开口困难主要是由于拔除下颌阻生牙时,颞肌深部肌腱下段、翼内肌前部以及颞下颌关节受到创伤及创伤性炎症激惹,产生反射性肌痉挛造成的。

(2)临床特点:①拔牙过程长,术中敲击、撬动力较大,术后局部反应常较重。②术前患者已有弹响、绞锁等颞下颌关节症状者,拔牙后更易并发张口受限。

(八)颌面部损伤

(1)颌面部损伤,特别是下颌骨骨折,由于疼痛和升颌肌群痉挛而出现张口受限。

(2)颧骨、颧弓骨折(图3-13),骨折块发生内陷移位,压迫了颞肌和咬肌,阻碍喙突运动,从而致张口受限。

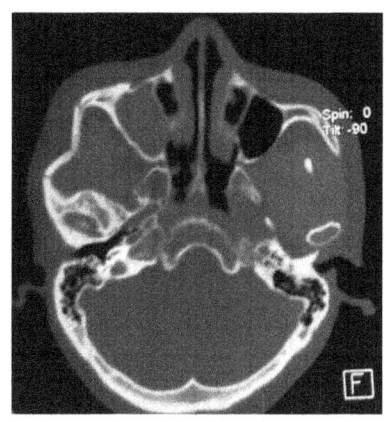

图3-13　右侧颧弓M型骨折压迫颞肌和咬肌致张口受限

(九)颌面部深部恶性肿瘤

(1)上颌窦癌、颞下窝肿瘤、翼腭窝肿瘤、腮腺恶性肿瘤、鼻咽癌等均可引起张口受限或牙关紧闭。

(2)临床特点:①恶性肿瘤患者的发病年龄相对较大。②张口受限一般呈渐进性加重。除张口受限,肿瘤侵犯周围组织可出现三叉神经疼痛、面瘫、听力下降、复视等神经症状,以及鼻塞、涕中带血、耳闷堵感、面部和上腭肿胀、头痛等症状。③CT和MRI等影像学检查表现为关节周围不规则软组织影,其内密度不均匀、边缘模糊,可侵犯骨质。④鼻纤维内镜活检可确诊鼻咽癌。⑤与颞下颌关节紊乱病导致的张口受限的鉴别要点为颞下颌关节紊乱病除张口受限外,往往伴有关节区疼痛、弹响等病史。另外,张口受限可有缓解史。

(十)癔症性牙关紧闭

此病多发于女青年,既往有癔症史,有独特的性格特征,一般在发病前有精神因素,然后突然发生开口困难或牙关紧闭。如和全身其他肌痉挛或抽搐症状伴发,则较易诊断。

(十一)破伤风牙关紧闭

(1)破伤风牙关紧闭是由破伤风杆菌引起的一种以肌肉阵发性痉挛和紧张性收缩为特征的急性特异性感染。

(2)临床特点:①一般有外伤史。②痉挛通常从咀嚼肌开始,先是咀嚼肌少许紧张,即患者感到开口受限;继之出现强直性痉挛呈牙关紧闭;同时还因表情肌的紧缩使面部表情特殊,形成"苦笑"面容并可伴有面肌抽搐。③对怀疑破伤风的患者,可采用被动血凝分析测定血清中破伤风抗毒素抗体水平,抗毒素滴定度超过0.01 U/mL者可排除破伤风。

二、治疗

(一)颞下颌关节紊乱病治疗

应遵循一个合理的、合乎逻辑的治疗程序:①应先用可逆性保守治疗(服药、理疗、黏弹剂补充疗法和导板等)；②然后用不可逆性保守治疗(调、正畸、修复治疗等)；③最后选用关节镜外科和各种手术治疗。要重视改进全身状况和患者的精神状态。同时对患者进行医疗知识教育，内容包括张口训练，自我关节保护(如颌面部保暖、咀嚼肌按摩)，改变不良生活行为(如偏侧咀嚼、喜食硬食、大笑或打哈欠时张口过大)。具体治疗方法如下。

1.药物治疗

(1)口服药物：非甾体类抗炎镇痛药物（如双氯芬酸钠、布洛芬等)、盐酸氨基葡萄糖、硫酸软骨素等。

(2)颞下颌关节腔注射药物：2%利多卡因、1%透明质酸钠、糖皮质激素(如倍他米松、泼尼松龙混悬液)等。

2.手术治疗

(1)关节镜外科手术,如关节腔灌洗、粘连松解、关节盘穿孔修补。

(2)关节盘摘除术。

(3)髁突高位切除术。

3.其他治疗

(1)超短波、离子导入、微波、激光等局部理疗。

(2)义齿修复,调、正畸治疗以矫正咬合关系。

(3)调节精神状态和积极的心理治疗。

(4)针刺疗法。

(二)颞下颌关节强直治疗

关节内强直和关节外强直一般都需采用外科手术治疗。

(1)治疗关节内强直的手术有髁突切除术及颞下颌关节成形术。

(2)关节外强直手术是切断和切除颌间挛缩的瘢痕,凿开颌间粘连的骨质,恢复开口度。如瘢痕范围较小,可用断层游离皮片移植消灭瘢痕切除、松解后遗留的创面。如果挛缩的瘢痕范围较大,则应采用额瓣或游离皮瓣移植修复。

(三)急性化脓性颞下颌关节炎治疗

全身应用足量、有效的抗生素;关节腔冲洗,腔内直接注入有效的抗生素;若化脓性炎症不能控制,全身中毒症状严重者,应做切开引流术;在急性炎症消退后,鼓励患者进行开口练习。

(四)类风湿性颞下颌关节炎治疗

(1)治疗同其他关节的类风湿关节炎,夜间口腔导板常有助于治疗。

(2)急性期可给予非类固醇抗炎药物并限制下颌运动;当症状减轻时,轻度的下颌运动练习有助于预防运动能力的过度丧失。

(3)如发展成关节强直,则需手术治疗,但疾病未静止前不宜施行手术。

(五)智齿冠周炎的治疗

急性期时,以消炎、镇痛、切开引流、增强全身抵抗力为主。进入慢性期后,应尽早拔除,以防感染再发。

(六)颌面部间隙感染治疗

1.颌面部间隙感染的治疗

若脓肿形成应行脓肿切开引流,炎症经治疗好转后应及时清除病灶牙,如继发颌骨骨髓炎应及早进行死骨和病灶清除术。

2.口腔颌面部感染的全身治疗

包括全身支持治疗和抗菌药物的合理使用。感染并发全身中毒症状如发热、寒战、白细胞计数明显升高或出现中毒颗粒时,均应在局部处理的同时,全身给予支持治疗,维持水电解质平衡,以减轻中毒症状,并及时有针对性地给予抗菌药物。对已发生败血症、海绵窦血栓性静脉炎、全身其他脏器继发性脓肿形成、中毒性休克等严重并发症时,更应早期进行全身治疗。

(七)下颌阻生第三磨牙拔除术后张口受限治疗

(1)一般采用热含漱或理疗、张口训练等措施恢复正常开口度。

(2)若采取上述措施仍未恢复张口度,可行颞下颌关节腔药物(透明质酸钠)注射。

(3)为减少和避免拔除术后张口受限发生,拔牙时操作要轻柔,切口、翻瓣、去骨大小应适度,尽量减轻磨牙后区的创伤;对术前已存在颞下颌关节症状的患者更应减少创伤。

(八)颌面部深部恶性肿瘤治疗

根据不同肿瘤的类型、分类,按照恶性肿瘤的治疗原则处理。如放射治疗是鼻咽癌的首选治疗方法。但是对较高分化癌,病程较晚以及放疗后复发的病例,手术切除和化学药物治疗亦属于不可缺少的手段。

(九)癔症性牙关紧闭治疗

用语言暗示或间接暗示常能奏效。

(十)破伤风牙关紧闭治疗

破伤风防重于治。预防破伤风措施包括注射破伤风类毒素主动免疫,正确处理伤口,以及在伤后采用被动免疫预防发病。

三、注意要点

(1)张口受限常由于咀嚼肌群或颞下颌关节受累引起,主要病因:①颞下颌关节紊乱病和关节强直等颞下颌关节疾病;②智齿冠周炎、颌面部间隙感染等感染性疾病;③也可因肿瘤、外伤骨折或瘢痕挛缩等所致。应仔细鉴别,给予相应治疗。

(2)颞下颌关节紊乱病是导致张口受限最为常见的原因之一,引起张口受限的颞下颌关节紊乱病中的常见临床分类有不可复性盘前移位、骨关节炎、咀嚼肌痉挛、滑膜炎等。

(3)智齿冠周炎也是导致张口受限常见原因之一,临床上以下颌第三磨牙最为常见,但上颌第三磨牙冠周炎导致的张口受限,特别是患者机体抵抗能力较强,局部症状不明显时,极易误诊为颞下颌关节疾病,在临床工作中应引起足够的重视。

(4)下颌阻生牙拔除时由于对颞肌、翼内肌、咬肌、颞下颌关节的创伤激惹,产生反射性肌痉挛可造成术后张口受限。一般通过对症处理,随着炎症反应的消退,辅以张口训练可自行恢复。但仍有数周不能恢复的个别病例,可给予关节腔药物注射以帮助恢复张口度。

(5)颌面部瘢痕。如颊间瘢痕挛缩、烧伤、放射治疗等导致的关节周围和/或颌面深部瘢痕等可致张口受限。近年来,随着头颈部肿瘤放疗技术在临床上的广泛应用,放疗后颌面颈部肌肉等软组织的纤维化,引起的张口受限的病例有增加趋势,应引起关注(图3-14)。

(6)耳源性疾病。如外耳道疖和中耳炎症也常放射到关节区疼痛并影响开口。

(7)破伤风。由于初期症状可表现为开口困难或牙关紧闭而来口腔科就诊,应与颞下颌关节紊乱病鉴别,以免延误早期治疗的时机。

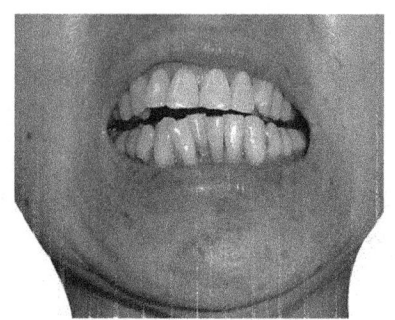

图 3-14　放疗后张口受限

（8）上颌窦后壁、颞下窝、翼腭窝等深在部位的恶性肿瘤一般不易被查出，出现张口受限症状易被误诊为颞下颌关节紊乱病，甚至进行了不恰当的治疗，失去了肿瘤早期根治的良机。临床工作中应引起重视。

（李　涛）

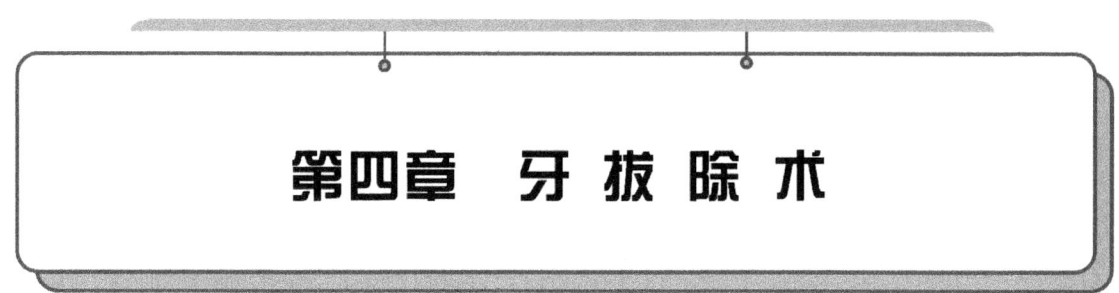

第四章 牙拔除术

第一节 普通牙拔除术

普通牙拔除术是指采用常规拔牙器械对简单牙及牙根进行拔除的手术。本节主要介绍牙拔除术的适应证和禁忌证、术前评估及准备、患者及术者的体位、普通牙拔除术的原则与方法(包括常规拔牙器械的使用说明、各类简单牙及牙根的拔除方法)等。

一、拔牙适应证

牙拔除术的适应证是相对的。随着口腔医学的发展、口腔治疗技术的提高、口腔微生物学和药物学的进展、口腔材料和口腔修复手段的不断改进,拔牙适应证也在不断变化,过去很多认为应当拔除的患牙,现已可以治疗、修复并保留下来。由于种植技术的发展,对由各种原因导致的保守治疗效果不好的患牙,应尽早拔除以利于及时种植修复。因此,口腔医师的责任是尽量保留牙齿,最大限度地保持其功能和美观,要根据患者的具体情况决定是否拔除患牙。

(一)不能保留或没有保留价值的患牙

(1)严重龋坏:严重龋坏、无法修复是牙齿拔除最为常见的适应证。但如果牙根及牙根周围组织情况良好则可保留牙根,经根管治疗后桩冠修复。

(2)牙髓坏死:牙髓坏死的患牙因不可逆性牙髓炎、根管钙化等原因无法治疗,或经牙髓治疗后失败,或患者拒绝牙髓治疗。

(3)牙髓内吸收:患牙髓室壁吸收过多甚至穿通时,易发生病理性折断,应当拔除。

(4)根尖周病:根尖周病变已不能用根管治疗、根尖切除或牙再植术等方法保留者。

(5)严重牙周炎:重度牙周炎,牙槽骨破坏严重且牙齿松动Ⅲ度以上,应拔除患牙。

(6)牙折。

(7)阻生牙。

(8)错位牙:错位牙引起软组织损伤又不能用正畸方法矫正时应拔除。

(9)弓外牙:弓外牙有可能引起邻近组织损坏又不能用正畸方法矫正时应拔除。

(10)多生牙:影响正常牙齿的萌出,并有可能导致正常牙齿的吸收或移位者,需拔除。

(11)乳牙:乳牙滞留或发生于乳牙列的融合牙及双生牙,如延缓牙根生理性吸收、阻碍恒牙萌出时应拔除;乳牙根端刺破黏膜引起炎症或根尖周炎症不能控制时应拔除。但成人牙列中的乳牙,其对应恒牙阻生或先天缺失时可保留。

(二)因治疗需要而拔除的牙齿

(1)正畸需要:牙列拥挤接受正畸治疗时,部分患者需要拔除牙齿提供间隙。

(2)修复治疗需要:修复缺失牙时,需拔除干扰修复治疗设计或修复体就位的牙。

(3)颌骨骨折累及的牙齿:颌骨骨折累及的牙齿影响骨折的治疗;或因损伤、脱位严重保守治疗效果不好;或具有明显的牙体、牙周病变有可能导致伤口感染均应考虑拔除。

(4)良性肿瘤累及的牙齿:在某些情况下,牙齿可以保留并进行治疗,但如果保留牙齿影响病变的切除时应拔除。

(5)放疗前:为预防放射性骨髓炎的发生,放疗前应拔除放射治疗区的残根、残冠。

(6)因治疗颞下颌关节紊乱病需要拔除的牙。

(7)因种植需要拔除的牙。

(8)病灶牙:导致颌周蜂窝织炎、骨髓炎、上颌窦炎的病灶牙;疑为引起如风湿、肾炎、虹膜睫状体炎等全身疾病的病灶牙。

(三)由于美学原因需要拔除的牙齿

此种情况一般包括牙齿严重变色(如四环素牙)或者严重错位前突。尽管有其他办法来矫正,但有些患者可能会选择拔除患牙后修复重建。

(四)由于经济原因需要拔除的牙齿

患者不愿意或无法承受保留牙齿治疗的费用,或没有时间接受保守治疗而要求拔除患牙。

二、拔牙禁忌证

与拔牙适应证一样,拔牙禁忌证也是相对的。一般来说,拔牙术属于择期手术,在禁忌证存在时,应延缓或暂停手术。如必须进行手术,除应做好周密的术前准备,必要时应请专科医师会诊外,还需具备相应的镇静、急救设备和技术。

(一)全身性禁忌证

(1)未控制的严重代谢性疾病:未控制的糖尿病患者及肾病晚期伴重度尿毒症患者应避免拔牙。

(2)急性传染病:各种传染病在急性期,特别是高热时不宜拔牙。

(3)白血病和淋巴瘤:患者只有在病情得到有效控制后才可拔牙,否则可能会导致伤口感染或大出血。

(4)有严重出血倾向的患者:如血友病或血小板异常的患者在凝血情况恢复前应尽量避免拔牙。

(5)严重心脑血管疾病患者:如重度心肌缺血、未控制的心律不齐、未控制的高血压或发生过心肌梗死患者,须在病情稳定后方可拔牙。

(6)妊娠:在妊娠期前3个月和后3个月应尽量避免拔牙。妊娠中间3个月可以接受简单牙的拔除。

(7)精神疾病及癫痫患者:应在镇静的条件下才能拔牙。

(8)长期服用某些药物的患者:长期服用肾上腺皮质激素、免疫抑制剂和化疗药物的患者在进行相应处理后,可接受简单牙的拔除。

(二)局部禁忌证

(1)放疗史:在放疗后 3～5 年应避免拔牙,否则易引起放射性骨坏死。必须拔牙时,要力求减少创伤,术前、术后给予大剂量抗生素控制感染。

(2)肿瘤:特别是恶性肿瘤侵犯区域内的牙齿应避免拔除,因为拔牙过程中可能会造成肿瘤细胞扩散。

(3)急性炎症期:急性炎症期是否可以拔牙,应根据炎症性质、炎症发展阶段、细菌毒性、手术难易程度(创伤大小)、全身健康状况等决定。如果患牙容易拔除,且拔牙有助于引流及炎症局限,则可以在抗生素控制下拔牙,否则应控制炎症后拔牙。

三、拔牙器械

(一)拔牙钳

牙钳是用来夹持牙冠或牙根并通过楔入、摇动、扭转和牵引等作用方式使牙齿松动脱位的器械。由于人类牙齿形态各异,因而有多种不同设计形式和构造的牙钳,用于拔除不同部位、不同形态的牙齿。

1.基本组成

拔牙钳由钳柄、关节及钳喙三部分组成(图 4-1)。

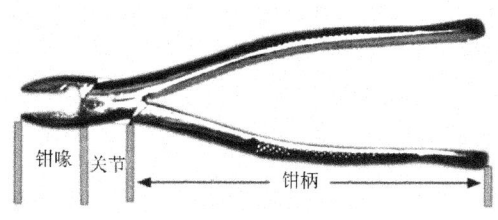

图 4-1　拔牙钳

钳柄的大小是以握持舒适、能传递足够的力量拔除患牙为宜,通常为直线型或曲线型以便术者使用。钳柄的表面通常呈锯齿状,以便操作时防止牙钳滑脱。由于欲拔除牙齿的位置不同,握持牙钳的方法也不同。拔除上颌牙时,手掌位于钳柄的下方;拔除下颌牙时,手掌可位于钳柄的上方或下方。

牙钳的关节连接钳柄及钳喙,将力量由钳柄传递至钳喙。关节的形式有水平和垂直两种:关节为垂直的,钳柄亦是垂直的;关节为水平的,钳柄亦是水平的(图 4-2)。

牙钳之间主要差异是钳喙,其形态为外侧凸起而内侧凹陷,钳喙的设计形状与以下因素有关:①与牙冠形态有关:钳喙内侧的凹陷设计是为了使用时钳喙能够环抱牙冠并与牙齿呈面与面的接触,其外形应与牙冠表面形状相匹配。较窄的钳喙用于拔除牙冠较窄的牙齿(如切牙);较宽的钳喙用于拔除牙冠较宽的牙齿(如磨牙)。如果用拔除切牙的牙钳拔除磨牙,因钳喙太窄而影响拔牙效率;如果用磨牙钳拔除牙冠较窄的切牙时会导致邻牙损伤。②与牙根的形态和数目有关:钳喙尖端不同形状的设计是为了适应不同的牙根形态和数目,从而降低断根的风险。钳喙的形态与牙根越匹配,拔除效率越高,并发症发生率越低。③钳喙具有一定的角度:不同角度的钳喙便于牙钳放置,并可在拔牙时保持钳喙与牙长轴平行。因此,上颌前牙的钳喙与钳柄平行。上颌磨牙钳呈曲线型,便于术者舒适地将牙钳放置于口腔后部,且能使钳喙与牙齿长轴平行。下颌牙钳钳喙通常与钳柄垂直,便于术者舒适可控地将牙钳放置于下颌牙。

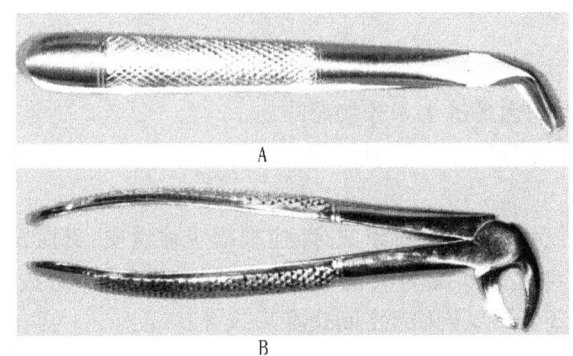

图 4-2　牙钳关节的形式

A.关节为水平的拔牙钳(下颌前牙钳);B.关节为垂直的拔牙钳(鹰嘴钳),都用于拔除下颌切牙及尖牙

2.牙钳的分类

(1)上颌牙钳:上颌切牙、尖牙和上颌第二前磨牙一般均为单根牙;上颌第一前磨牙常有 2 个根,根分叉常位于根尖 1/3 处;上颌磨牙常为 3 个根。上颌牙钳的形态就是根据此结构特征而设计的。

上颌牙钳分为以下几种。①上颌前牙钳(图 4-3):用于拔除上颌切牙及尖牙,属于直线型牙钳。②上颌前磨牙钳(图 4-4):用于拔除上颌前磨牙,从侧面看略为曲线型,从上面看为直线型,钳喙稍弯曲。③上颌磨牙钳(图 4-5):左右成对,用于拔除上颌磨牙。由于上颌磨牙为 3 根牙、1 个腭根、2 个颊根,因此上颌磨牙钳腭侧喙为平滑的凹面,而颊侧喙在与颊根分叉相对应的部分有凸起的嵴。④上颌第三磨牙钳(图 4-6):钳喙较宽且光滑,并与钳柄呈一定角度,用于拔除上颌第三磨牙。

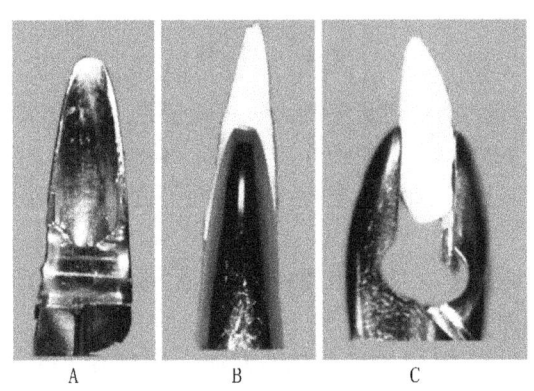

图 4-3　上颌前牙钳喙

A.内侧;B.外侧;C.侧面

(2)下颌牙钳:下颌切牙、尖牙和前磨牙一般为单根牙,下颌磨牙常为 2 个根。下颌牙钳的形态就是根据此结构特征而设计的。

下颌牙钳分为以下几种。①下颌前牙钳(图 4-7):用于拔除下颌切牙及尖牙,其钳柄与上颌前牙钳相似,但钳喙平滑较窄、方向朝下,钳喙尖部收窄,这使得拔牙钳可以放在牙齿的颈部并抓牢牙齿。②下颌前磨牙钳(图 4-8):用于拔除下颌前磨牙。从侧面看两头向下弯曲,钳喙稍弯曲。③鹰嘴钳(图 4-9):用于拔除下颌单根牙。④下颌磨牙钳(图 4-10):用于拔除下颌磨牙,直角钳柄,钳喙倾斜向下。为适应根分叉结构,双侧钳喙有喙尖。⑤下颌第三磨牙钳(图 4-11):与下颌磨牙钳相似,只是钳喙稍短,钳喙两侧没有嵴,用于拔除已经萌出的下颌第三磨牙。

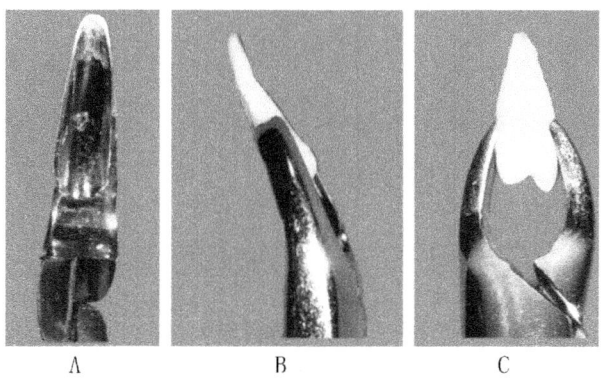

图 4-4　上颌前磨牙钳喙

A.内侧;B.外侧;C.侧面

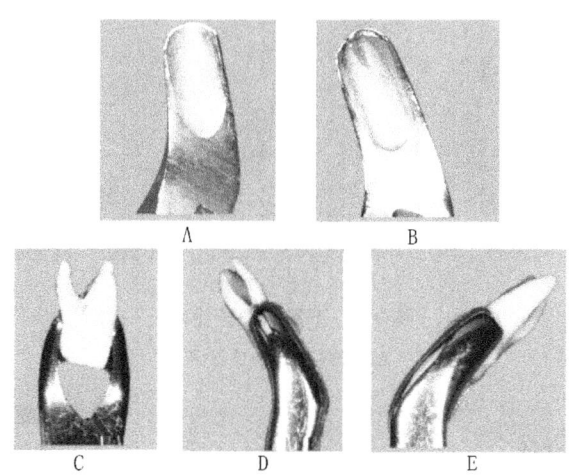

图 4-5　上颌磨牙钳喙

A.腭侧钳喙内侧;B.颊侧钳喙内侧,钳喙中间有一纵形嵴;C.钳喙侧面;D.颊侧钳喙外侧;E.腭侧钳喙外侧

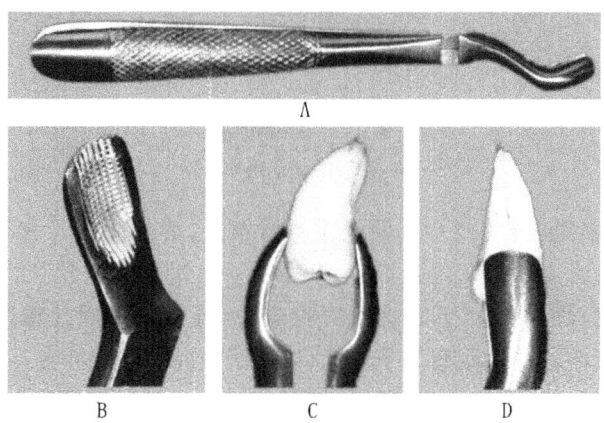

图 4-6　上颌第三磨牙钳和钳喙

A.牙钳;B.钳喙内侧;C.钳喙侧面;D.钳喙外侧

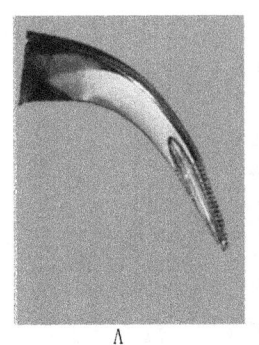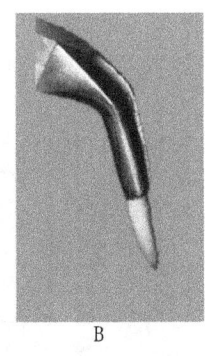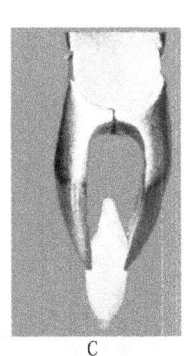

A   B   C

图 4-7　下颌前牙钳喙

A.内侧；B.外侧；C.正面

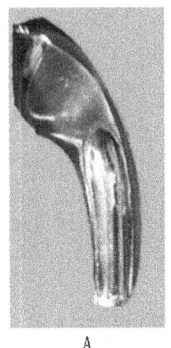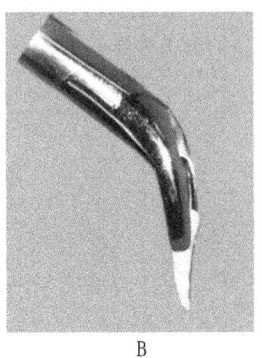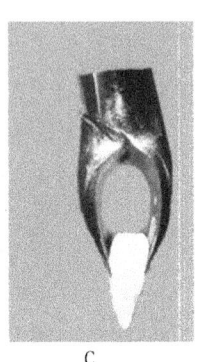

A   B   C

图 4-8　下颌前磨牙钳喙

A.内侧；B.外侧；C.正面

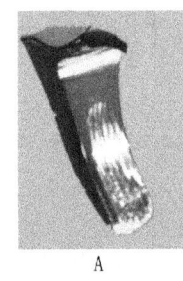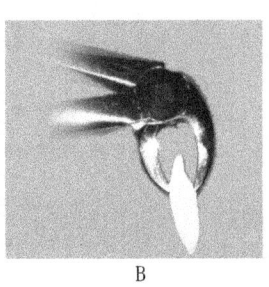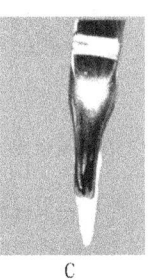

A   B   C

图 4-9　鹰嘴钳喙

A.内侧；B.侧面；C.外侧

　　(3)根钳。①上颌根钳(图 4-12)：上颌根钳钳喙窄长，容易夹持牙槽窝深部的残根，用于拔除上颌牙根。临床上最常用的是刺枪式根钳，另外一种根钳的钳喙较长、呈弧形，其工作端位于钳喙尖端。②下颌根钳(图 4-13)：下颌根钳钳喙窄长，可以伸入到牙槽窝内，用于拔除下颌牙根。有的下颌根钳钳喙的工作端距离关节较远，以便于拔除位置比较靠后的残根；有的上或下颌根钳钳喙设计成圆形，使牙钳在不伤害邻牙的情况下就位并与牙根呈最大面积的接触，便于牙根的拔除。

　　(4)乳牙钳：与恒牙相比，乳牙牙冠短小，需要与之相适应的乳牙钳拔除患牙。

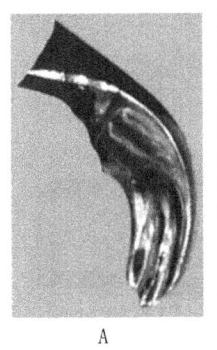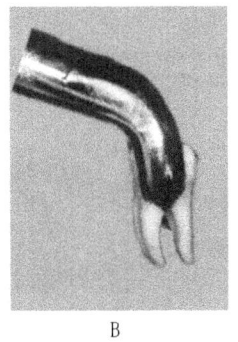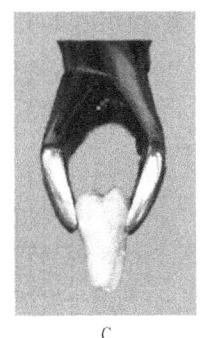

图 4-10　下颌磨牙钳喙
A.内侧；B.外侧；C.正面

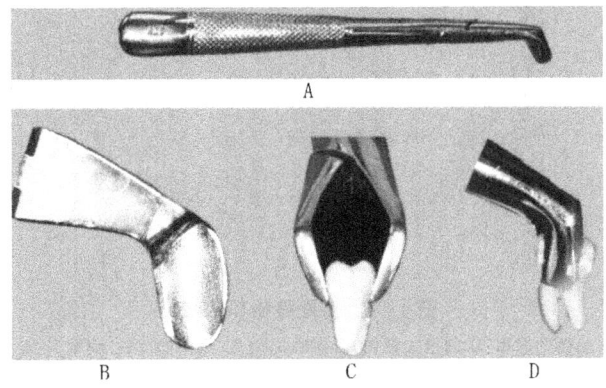

图 4-11　下颌第三磨牙钳和钳喙
A.牙钳；B.钳喙内侧；C.钳喙正面

(5)其他牙钳。①上颌磨牙残冠钳(图 4-14)：左右成对,用于拔除牙冠严重龋坏的上颌磨牙。其形状与上颌磨牙钳相似,主要区别是钳喙。舌侧钳喙呈分叉状,颊侧钳喙长而弯曲呈点状,锐利的点状喙可以深入到根分叉,通过挤压的力量将牙齿挤出,避免了严重龋坏的牙冠因直接受力而发生碎裂。其主要的缺点是当用于拔除完整的牙齿时,如果不小心有可能造成牙齿颊侧骨板折裂。②牛角钳(图 4-15)：用于拔除下颌磨牙。牛角钳具有两个较尖的钳喙,可以深入到下颌磨牙的根分叉。使用时,在钳喙深入到根分叉后,紧紧挤压钳柄,钳喙则以颊舌侧皮质骨板为支点,将牙齿逐渐压出牙槽窝。但如使用不当,会增加支点处牙槽骨折裂的风险。③分根钳(图 4-16)：拔除下颌磨牙残冠时用于分根。该牙钳形状与下颌根钳相似,但其钳喙内侧锐利呈刃状,将分根钳钳喙深入到根分叉处,握紧钳柄即可将患牙分为近、远中两瓣。

(二)牙挺

拔牙术中最常用的器械是牙挺。牙挺用来挺松牙齿,使之与周围骨组织脱离。在使用拔牙钳之前将牙齿挺松可以简化拔牙过程,降低根折和牙折的概率,即使发生了根折,也会因断根已经松动,容易从牙槽窝中取出。此外,牙挺还可用于拔除残根或断根。

1.基本组成

牙挺由挺刃、挺柄和挺杆三部分组成。

(1)挺柄的大小和形状应达到抓握舒适、易于施加可控力量的目的,分直柄和横柄两种(图 4-17)。在使用牙挺时,合理使用并施加合适的力量是关键,特别是在使用横柄的牙挺时,由于牙挺产生的力量较大,使用时更应小心。

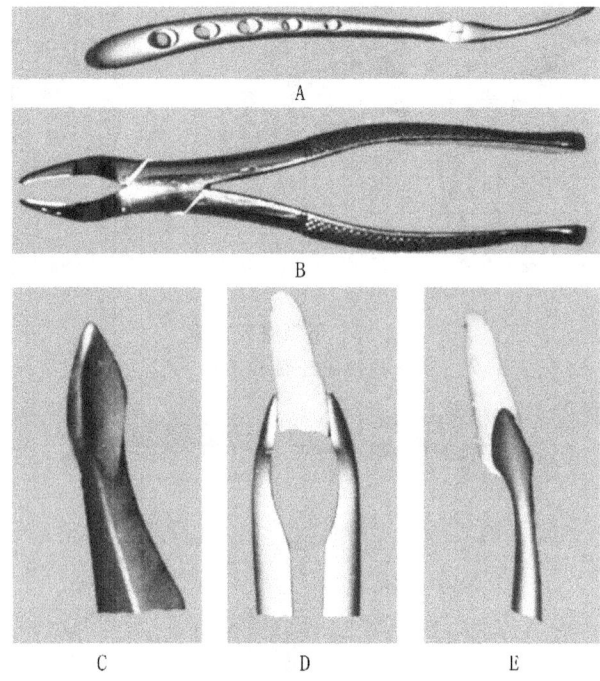

图 4-12　上颌根钳和钳喙

A.弧形根钳;B.刺枪式根钳;C.钳喙内侧;D.钳喙侧面;E.钳喙外侧

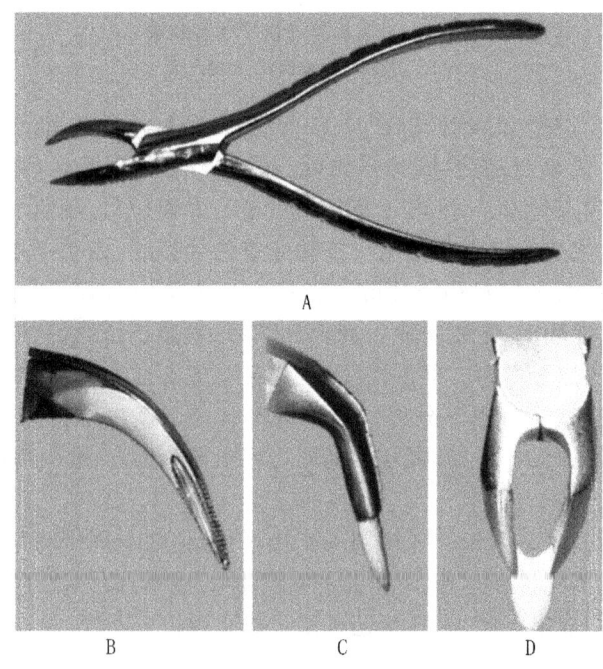

图 4-13　下颌根钳和钳喙

A.根钳;B.钳喙内侧;C.钳喙外侧;D.钳喙正面

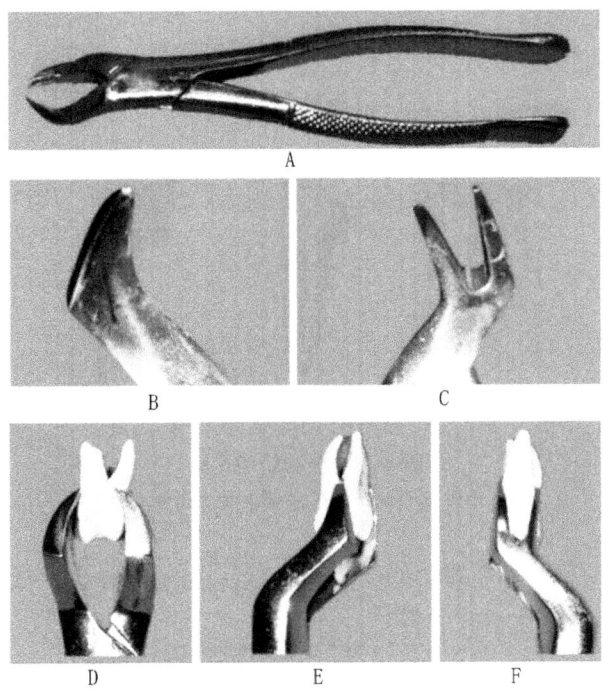

图 4-14　上颌磨牙残冠钳和钳喙

A.牙钳；B.腭侧钳喙内侧；C.颊侧钳喙内侧；D.钳喙侧面；E.颊侧钳喙外侧；F.腭侧钳喙外侧

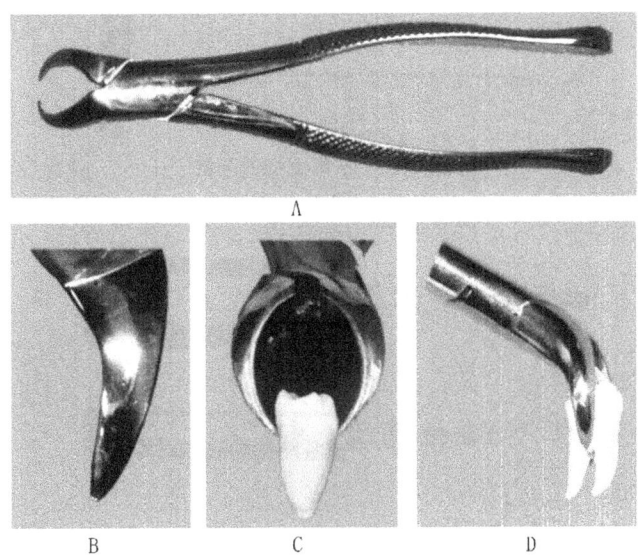

图 4-15　牛角钳和钳喙

A.牙钳；B.钳喙内面；C.钳喙正侧；D.钳喙外侧

（2）挺杆连接挺柄和挺刃，应有足够的强度能够承受从挺柄传到挺刃的作用力。

（3）挺刃是牙挺的工作部分，作用于患牙和患牙周围的牙槽骨。

2.种类

牙挺根据形状的不同分为直挺、弯挺和三角挺（图 4-18）。

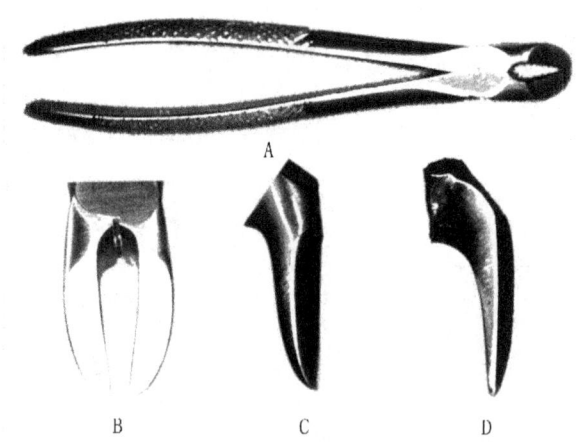

图 4-16　分根钳和钳喙

A.牙钳；B.钳喙正面；C.钳喙外侧；D.钳喙内侧

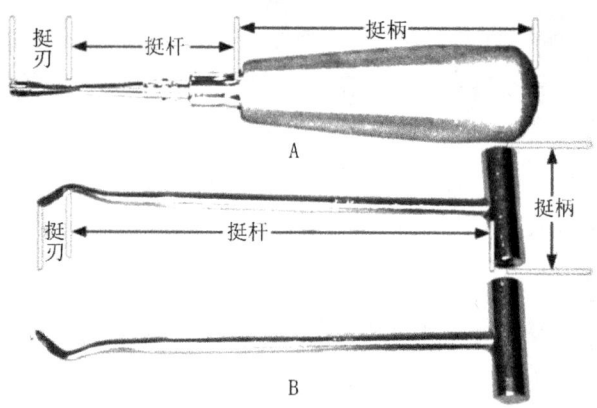

图 4-17　不同挺柄的牙挺

A.直柄牙挺；B.横柄牙挺

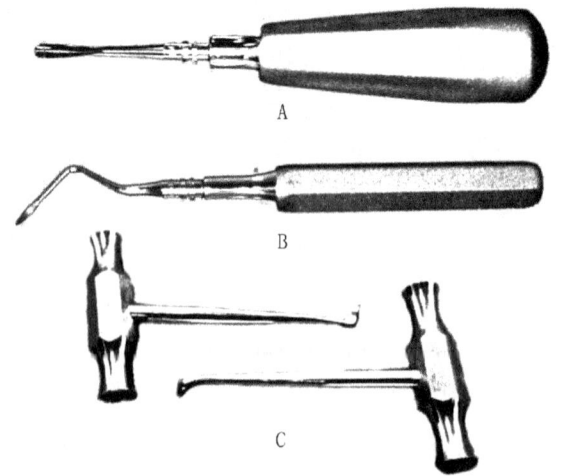

图 4-18　不同形状的牙挺

A.直挺；B.弯挺；C.三角挺

（1）直挺：常用于挺松牙齿。挺刃外凸内凹，使用时挺刃凹面应与患牙牙根长轴方向平行并紧贴牙根。

（2）弯挺挺刃：与直挺相似，但刃与杆成一定角度，且左右成对，用于挺松口腔较后部区域的牙齿。

（3）三角挺：左右成对，常用于相邻牙槽窝空虚时挺出牙槽窝中的断根。典型例子是下颌第一磨牙折断，远中根断在牙槽窝中，而近中根已随牙冠拔出，将牙挺的刃伸入到近中根的牙槽窝中，深入到远中根的牙骨质处，然后转动牙挺，远中根断即被拔出。

牙挺的最大的区别在于挺刃的形状和大小。牙挺挺刃较宽常用于挺松已经萌出的牙齿；根挺挺刃较窄用于从牙槽窝中挺出牙根；根尖挺主要用于去除牙槽窝内小的根尖，由于其挺刃更窄而且薄，操作时尽量不要使用撬动力，以免损坏器械（图 4-19）。

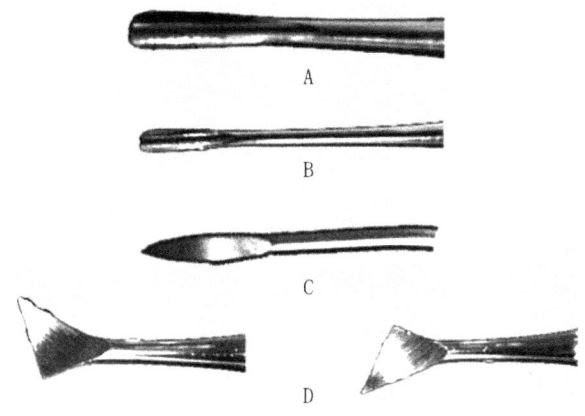

图 4-19　不同规格的挺刃

A.牙挺挺刃；B.根挺挺刃；C.根尖挺挺刃；D.三角挺挺刃

（三）牙龈分离器

牙龈分离器用于普通牙拔除前分离紧贴牙颈部的牙龈组织，以免拔牙时撕裂牙龈（图 4-20）。

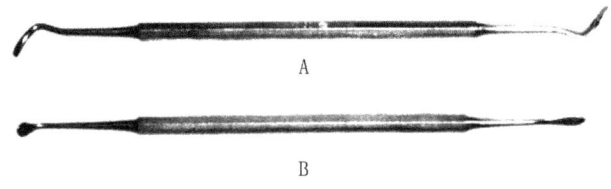

图 4-20　牙龈分离器

A.弯头牙龈分离器；B.直头牙龈分离器

（四）牵拉软组织器械

良好的视野和入路是手术成功的必要条件。为了使口腔手术视野清楚，需要专用器械用于牵拉颊、舌软组织，最常用的有口镜，有时还可用手指或棉签进行牵拉（图 4-21）。

（五）开口器

拔牙时开口器可以用来增大患者的开口度，避免因长时间张口而导致患者疲劳。当拔除下颌牙时，因能支撑住下颌骨而避免颞下颌关节受到过大的压力。常用的开口器有金属制作的鸭嘴式和旁开式开口器及橡胶制作的不同型号开口器（图 4-22）。

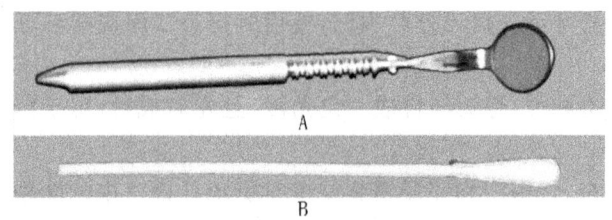

图 4-21　口镜与棉签

A.口镜;B.棉签

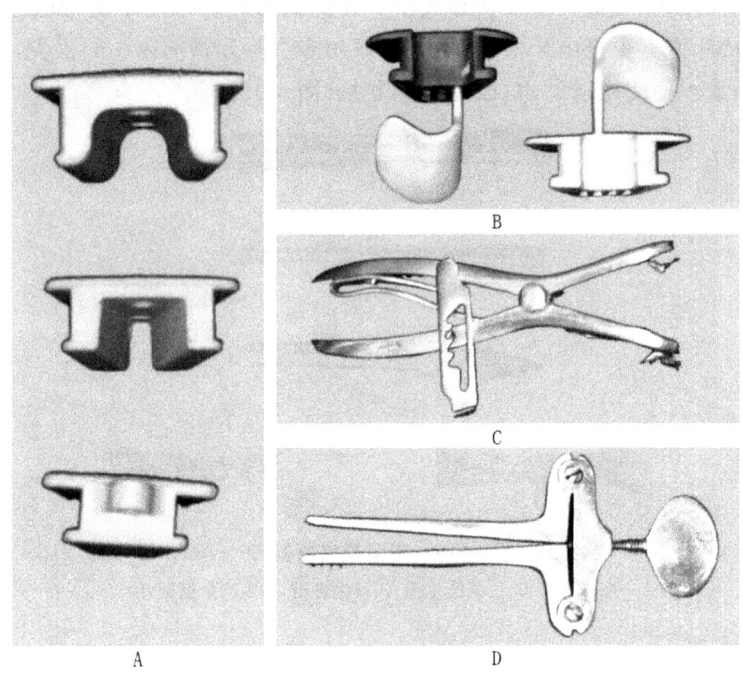

图 4-22　开口器

A.不同开口大小的橡胶开口器;B.具有牵拉舌体功能的橡胶开口器;C.旁开式开口器;D.鸭嘴式开口器

(六)吸唾器

在拔牙过程中,吸唾器可随时清净口腔内唾液、血液以及使用牙钻和骨钻时的冷却水,保持术野清楚和口腔干净,便于术者操作并使患者口腔感觉舒适。吸唾器由助手操作,它是重要的拔牙辅助器械(图 4-23)。

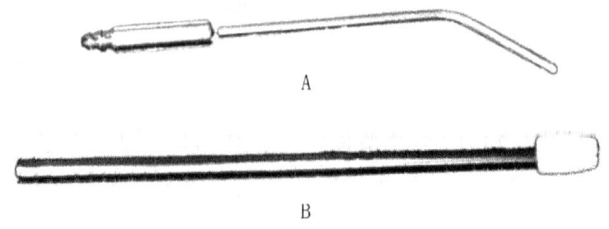

图 4-23　吸唾器

A.金属吸唾器;B.一次性塑料吸唾器

(七)刮匙和镊子

刮匙用在牙拔除后刮除牙槽窝内遗留的炎性肉芽组织、碎骨片和牙片等异物,并搔刮牙槽窝骨壁使新鲜血液充满牙槽窝,形成健康的血凝块,促进牙槽窝愈合。刮匙由刮匙柄和柄两端具有反向折角的两个匙状刮刃构成。使用刮匙时应从牙槽窝底部向牙槽嵴方向施力,避免向牙槽窝深部施加压力,否则可能刺穿上颌窦底或下颌管表面的骨壁,导致口腔上颌窦瘘或下牙槽神经损伤。

镊子用于夹持棉球、纱条等柔软的物体,应避免在口腔内夹持坚硬的物体(如取出已脱位的牙根),以免因夹持力导致牙根弹入咽腔而引起误咽或误吸(图 4-24)。

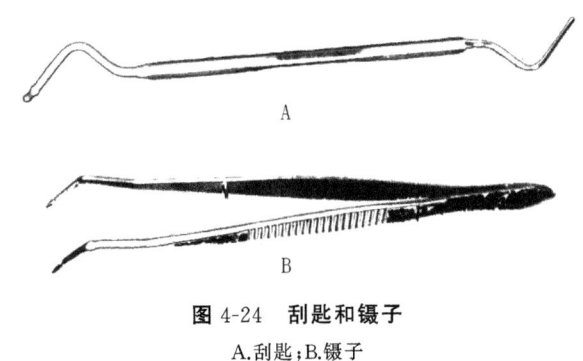

图 4-24　刮匙和镊子
A.刮匙;B.镊子

四、拔牙术前准备

(一)询问病史和全身状况

应仔细询问患者的病史及全身状况,包括可能危及患者生命的一切健康问题。如:是否患有心脑血管疾病、肝炎、哮喘、糖尿病、肾病、性传播疾病、癫痫、人造关节置入以及过敏性疾病,其中应特别注意心脑血管系统疾病,如心绞痛、心肌梗死、心脏杂音、风湿热、脑梗死、脑出血等病史。是否长期使用抗凝药物、肾上腺皮质激素类药物、高血压药物及其他药物。对于女性患者需要了解是否在妊娠期或月经期。此外,还应询问曾经治疗时出现过的并发症,以便充分了解患者有关手术的具体问题。通过询问病史及对患者全身状况的了解应初步判断该患者能否接受手术;如果患者对药物或口腔材料过敏如何处理;患者的全身状况是否影响伤口的愈合;拟在术前、术中和术后使用的麻醉、镇静、消炎、止痛等药物对患者的全身状况是否有影响;患者长期服用药物的效果。对以上问题要全面考虑并提出解决措施。

(二)疼痛和焦虑控制

由于患者在拔牙前可能通过不同途径了解到不愉快的拔牙经历,会先入为主地认为这个过程很痛苦,因而可能对拔牙治疗存在心理恐惧;患者亦可能认为牙齿是身体的一部分,认为拔牙是衰老的象征,对即将失去患牙产生伤感。在这些情况下,患者不愿接受拔牙治疗,但又无法避免,于是患者会焦虑不安。在拔牙过程中,虽然局部麻醉可以阻断痛觉,但压力感受还存在,另外还存在其他不良刺激(如敲击去骨及器械之间的撞击声),而这时患牙可能已经疼痛较长时间,引起患者身心疲惫造成疼痛阈值降低,使患者对拔牙过程中的疼痛更加敏感,从而加重患者的焦虑和恐惧。如果患者患有其他全身性疾病,可能会导致患者病情加重并可能诱发危及患者生命的并发症,因此在术前和术中控制患者焦虑非常重要。

对于绝大多数患者来说,医师通过给予患者关心与安慰,对操作过程进行细心地解释,使患者对医师产生信任感,即可达到控制焦虑的目的。

如果患者过于焦虑,则需要使用药物辅助治疗。术前口服地西泮可使患者于手术前夜得到良好的休息,可极大地减轻手术当天的焦虑。

对于中度焦虑患者可使用氧化亚氮镇静。对极度焦虑患者,则需要静脉镇静。

(三)牙齿拔除难度的临床评估

患牙拔除前应对其拔除难度进行仔细评估,要认真考虑以下各种因素。

1.手术入路

(1)张口度:张口受限多为感染导致的牙关紧闭、TMJ 功能障碍或肌肉纤维化等。张口受限会妨碍拔牙操作,如果患者张口明显受限,则应考虑采用外科拔除法。

(2)患牙位于牙弓的位置:位置正常的牙齿易于安放牙挺或牙钳,而牙列拥挤或错位牙则给安放常规使用的牙钳带来困难,此时应选择合适的根钳或考虑使用外科拔除法。

2.牙齿动度

松动患牙易于拔除,但拔牙后需对软组织进行妥善处理,特别是重度牙周炎的患牙,要对牙槽窝进行仔细搔刮,避免遗留病理性肉芽组织。

对小于正常动度的患牙应仔细评估是否存在牙骨质增生或牙根粘连。牙根粘连常见于滞留的乳磨牙、曾行根管治疗的死髓牙。如果牙根发生粘连应考虑使用外科拔除法。

3.牙冠情况

如果牙冠大面积龋坏或有大面积的牙冠修复体,牙冠的脆性会增大,在拔除过程中很可能发生冠折,拔除时应将牙钳尽量向根方放置。

如果患牙表面有大量牙石,在拔除前应先用刮匙或超声洁牙机清洁牙面,因为牙石可能会妨碍牙钳就位,而且可能会脱落于牙槽窝中造成感染。

4.邻牙情况

当邻牙有大面积银汞合金、做过根管治疗或有冠修复时,在使用牙挺或牙钳拔除患牙过程中应特别小心,因为可能会造成修复体折断。术前应告知患者有损伤修复体的可能。

(四)影像学检查

术前拍摄牙片可以为术者提供准确、详细的关于患牙牙冠、牙根和周围组织的信息,阻生牙和埋伏多生牙可拍摄全口曲面断层片。

1.患牙与邻牙的关系

应注意患牙与邻牙及邻牙牙根的关系,拔乳牙时应注意患牙牙根与其下方恒牙的关系。

2.患牙与重要解剖结构之间的关系

拔除上颌磨牙时应注意牙根与上颌窦底之间的关系。如果中间只存在一薄层骨板,拔牙过程中上颌窦底穿通的可能性将增加,需使用外科法拔除患牙。

下颌磨牙的牙根与下牙槽神经管很近。在拔除下颌阻生磨牙前评估下牙槽神经管与下颌磨牙牙根之间的关系极其重要,否则可能会损伤下牙槽神经并导致术后下唇麻木。

3.牙根的结构

(1)牙根数目:首先要判断牙根的数目,牙根数目越多,牙齿拔除难度越大。通常每颗牙齿都有特定的牙根数,但有时会发生变异,如果术前可以明确牙根数,即可及时调整拔除方法以避免断根。

(2)牙根弯曲度及分叉程度:牙根的弯曲度与根分叉程度越大,牙齿拔除难度越大。如果牙根的弯曲度或根分叉程度过大时,需要采用外科法拔除患牙。

(3)牙根形状:牙根为短圆锥形则较容易拔除,如果牙根较长、弧度较大或根尖处弯曲成钩状则较难拔除。

(4)牙根大小:短根牙比长根牙容易拔除。如果牙根较长且有牙骨质增生则较难拔除,因为牙骨质增生常见于老年患者,对这些患者应仔细观察是否存在牙骨质增生。

(5)根面龋:根面龋会增加根折发生的可能性。

(6)牙根吸收:牙根吸收(内吸收或外吸收)会使根折的发生率增加,若牙根广泛吸收则应考虑外科拔除法。

(7)根管治疗史:接受过根管治疗的患牙会出现牙根粘连或变脆,应采用外科拔除法。

4.周围骨组织情况

(1)骨密度:牙片的透射性越高则骨密度越低,患牙拔除越容易;若阻射性增加则意味着骨密度增加,可能有致密性骨炎或骨质硬化,牙齿拔除的难度则增加。

(2)根尖病变:患牙周围骨质是否存在根尖病变,如果死髓牙根尖周围出现透射影,即说明患牙根尖周围发生肉芽肿或根尖周囊肿,拔牙后搔刮牙槽窝时应将这些病变组织彻底清除。

(五)规范化的医师及患者体位

术者站或坐在患者的右前或右后方,前臂与地面平行,肘部位于患牙水平,该种姿势比较舒适而且方便操作。助手站于患者左侧,即2~4点的位置,此位置便于传递器械及吸唾。麻醉时患者应采取仰卧位或半仰卧位。拔除上颌牙时,患者头部后仰,调节椅位使患者在大张口时上颌𬌗平面与地面呈45°角左右。拔除下颌牙时,患者稍直立,大张口时下颌𬌗平面与地平面平行。拔除上下颌前牙时,患者头部居中,双眼正视前方。拔除右侧上下颌后牙时,患者头部偏离术者。拔除左侧上下颌后牙时,患者头部略偏向术者。

(六)器械准备

最好将所有器械集中于托盘,包在一起消毒,在手术中打开,便于使用。普通牙拔除器械除局部麻醉注射器和局部麻醉药外,应包括牙龈分离器1把、刮匙1把、直挺1把、拔牙钳1把、口镜1把、镊子1把、金属吸唾器1支、棉条2个,也可用金属盒子来替代托盘。

五、普通牙拔除的基本步骤

(一)麻醉

选择适当的麻醉方法进行麻醉。

(二)消毒

1%碘酊消毒患牙及周围牙龈或嘱患者用漱口水含漱。

(三)分离牙龈

将牙龈分离器插入龈沟内,以邻牙为支点,沿唇、腭侧牙颈部曲线从近中向远中滑动将牙龈完全分离。

(四)用牙挺或牙钳拔除患牙

1.牙挺拔牙的基本方法

将牙挺挺刃插入患牙近中颊侧牙槽骨与牙根之间,以牙槽突为支点,向根尖方向楔入后,再同时使用转动和撬动力量,使牙槽窝扩大,牙齿松动并向上浮动。

2.牙钳拔牙的基本步骤

(1)插:将钳喙尽量向牙根方向插入,钳喙长轴应与牙齿长轴一致,避免夹住牙龈。

(2)抱:钳喙牢固地环抱住牙颈部。

(3)摇:以根尖为轴心,向唇(颊)、舌(腭)侧逐渐摇动牙齿。

(4)转:部分单圆根牙齿可使用旋转力使牙齿松动。

(5)牵:当牙齿松动后一般从骨质较薄弱的一侧牵引拔除患牙。

3.牙挺与牙钳结合使用

亦可以先用牙挺挺松患牙后,再使用牙钳将其拔出。

(五)处理拔牙创

(1)查:牙齿拔出后,首先应检查牙齿的牙根数目是否相符,牙根外形是否完整;其次应检查牙槽窝,助手用吸唾器吸净唾液和血液,清楚显露牙槽窝后,根据拔出牙齿检查结果查找有无断根等遗留,有无炎性肉芽组织、折裂骨片、锐利的骨尖骨嵴,有无活跃出血等;最后检查牙龈等软组织有无撕裂、渗血,邻牙有无异常松动等。并根据以上检查结果给以对症处理。

(2)刮:用刮匙搔刮牙槽窝底的炎性肉芽组织、碎牙片及结石等异物。

(3)压:用示指和拇指(戴手套)压住棉条挤压牙槽骨,使扩张的牙槽骨壁复位。

(4)咬:用咬骨钳修整过高的牙槽中隔、骨嵴或牙槽骨壁。

(5)缝:一次拔除多个相邻牙齿时,应对连续的伤口进行缝合。

(6)盖:消毒棉卷覆盖拔牙创口并嘱患者咬紧加压止血。

(六)交代拔牙术后注意事项

(1)术后即可将用纱布包裹冰袋置于拔牙部位的相应面部间断冷敷术区6～8小时(冷敷3分钟,休息30分钟),以减轻术后肿胀。

(2)咬紧棉卷,拔牙后40分钟左右即可将棉卷轻轻吐出。注意棉卷不要咬压过久,以免造成伤口被唾液长久浸泡,引起感染或凝血不良。

(3)有出血倾向的患者,拔牙后最好暂时不要离开,待0.5小时后请医师再次查看伤口,如果仍出血,应做进一步的处理,如局部使用止血药、进行缝合止血、口服止血药物等。

(4)正常情况下,棉条吐出后就不会再出血,唾液中带一点血丝是正常的,如持续出血则应及时复诊。

(5)拔牙后2小时方可进食,当天应吃一些温凉、稀软的食物,如口含冰块或冷饮等,不要吃辛辣刺激性和硬、黏、不易嚼碎的食物,也要避免食用易碎、薄片状的食物(因为掉到牙槽窝内而导致突然的疼痛和影响伤口愈合)。

(6)吸烟、饮酒对伤口愈合有一定影响,拔牙后一两天内最好不要吸烟、饮酒。

(7)拔牙后要注意保护好血凝块,24小时内不刷牙、不漱口、不要用拔牙侧咀嚼食物、不要频繁舔伤口、切忌反复吸吮,以免破坏血凝块。术后第2天开始用漱口水或温盐水漱口。

(七)拔牙后用药

拔牙后一般不用药。但在急性炎症期拔牙,或创伤较大、全身情况较差时,应口服抗生素和止痛药。拔牙后24～48小时可能有轻到中度的不适,对疼痛耐受较差的患者可以给予止痛药,如有必要可补充使用麻醉镇痛药。口内缝线一般一周后拆除。

六、各类牙的拔除方法

(一)上颌牙拔除

1.上颌切牙拔除

通常使用上颌前牙钳拔除上颌切牙。上颌切牙通常是锥形根,唇侧骨板薄而腭侧骨板厚,所以拔除时主要向唇侧用力。开始为缓慢均匀地向唇侧加力扩大牙槽窝,然后向腭侧轻度用力,接着再施以轻度、缓慢的旋转力,最后以适度的牵引力将牙齿向下从唇侧脱位。但应注意:侧切牙牙根稍细长且牙根 1/3 常向远中弯曲,所以在拔除前必须进行影像学检查,对牙根弯曲者,拔除时尽量少用旋转力。

2.上颌尖牙拔除

上颌前牙钳是拔除上颌尖牙的最佳工具。全口牙中上颌尖牙通常是最长的,牙根呈椭圆形并在上颌骨前面形成一个称为尖牙突的突起,所以尖牙牙根唇侧的骨板特别薄,但由于牙根很长,拔除比较困难。在拔除过程中如不小心常造成唇侧牙槽骨骨板骨折。

在拔除时,牙钳钳喙应尽量向尖牙根方放置,先向唇颊侧用力再向腭侧摇动,当牙槽窝被扩大且牙齿有一定动度后,再将牙钳继续向根方放置。在扩大牙槽窝时,可以使用轻度的旋转力,当牙齿被充分松解后,使用唇向牵引力使牙齿向下从近中唇侧方向脱位。

3.上颌第一前磨牙拔除

常用上颌前磨牙钳拔除上颌第一前磨牙。上颌第一前磨牙颊侧骨板较腭侧薄,在根颈 2/3 常为单根,在根尖 1/3~1/2 常分为颊、舌侧两个根,两根细长很容易折断(特别是骨密度增加的老年患者),成年人(年龄>35 岁)拔牙时最易发生断根的就是上颌第一前磨牙。

由于上颌第一前磨牙牙根有两个相对较细的根尖部分,当向颊侧用力时,容易折断颊根;当向腭侧用力时,容易折断腭根,所以拔除时必须控制力量。开始先向颊侧用力,向腭侧的力量应相对较小,以免腭根折断(因颊侧骨板较薄,即便是颊根折断也相对容易取出),最后以略偏颊侧的牵引力使牙齿脱位。拔牙过程中应避免使用旋转力。

由于给成人拔除该牙时极可能发生断根,所以应先使用直挺尽可能将该牙挺松后再用牙钳拔除,即便是发生断根,松动的根尖也容易被取出。

4.上颌第二前磨牙拔除

通常使用上颌前磨牙钳拔除上颌第二前磨牙。上颌第二前磨牙颊侧骨板较薄,腭侧骨板较厚,常为单根,牙根较粗且根尖较钝,因此,拔除该牙时很少发生断根。

牙钳应尽可能向根方放置以获得最大的机械效力。由于牙根相对强壮,拔除过程中可使用较大的颊、腭侧摇动力量和脱位的旋转力和牵引力。

5.上颌磨牙拔除

通常使用左、右成对的上颌磨牙钳拔除上颌磨牙,该拔牙钳的颊侧钳喙上有一个突起可以插入颊侧两根之间。当上颌磨牙牙冠大面积龋坏或有修复体时,建议使用上颌磨牙残冠钳。

上颌第一磨牙颊侧骨板薄而腭侧骨板较厚,有 3 个较粗壮的根,通常情况下两颊根之间分叉较小,颊根与腭根之间分叉较大。拔牙前需对该牙进行影像学检查,应注意 3 个牙根的大小、弯曲度、根分叉程度及牙根与上颌窦的关系。如果两颊根分叉也较大,则很难拔除;如果牙根接近上颌窦且根分叉较大,发生上颌窦瘘的可能性就大。此时应该考虑使用外科拔牙术。

拔牙时牙钳应尽量向根方放置,用较大而缓慢均匀的力量向颊腭侧摇动,向颊侧的力量略大于腭侧,不能使用旋转力。如果根分叉较大,预计会有一个牙根折断时,因为颊根更容易取出,应避免折断腭根,所以需控制向腭侧的力量和幅度。

上颌第二磨牙解剖与第一磨牙相似,但牙根较短,根分叉较小,两颊根常融合成单根。所以该牙较第一磨牙容易拔除。

已萌出的上颌第三磨牙通常是锥形根,一般情况下,只需使用牙挺即可拔除。有时也可以使用上颌第三磨牙钳拔除,该牙钳左右通用。因该牙解剖变异较多,经常会出现小而弯的根,而该牙断根后又非常难取,所以术前一定要进行影像学检查。

(二)下颌牙齿拔除

1.下颌前牙拔除

通常使用下颌前牙钳拔除下颌前牙,有时也可以使用鹰嘴钳。下颌切牙和尖牙唇舌侧骨板都较薄,仅尖牙舌侧骨板相对稍厚,切牙和尖牙形状相似,切牙牙根稍短、细,尖牙的牙根长而粗,所以切牙牙根更容易折断,在拔除前必须充分松解患牙。

牙钳钳喙应尽量向牙齿根方放置,通常先向唇舌侧摇动,摇动的力量和幅度基本相等,当牙齿有一定的松动度后再使用旋转力进一步扩大牙槽窝。最后通过牵引力使牙齿从牙槽窝内脱位。

2.下颌前磨牙拔除

通常使用下颌前磨牙钳拔除下颌前磨牙,有时也可以使用鹰嘴钳。下颌前磨牙舌侧骨板稍厚,颊侧骨板较薄,其牙根直且呈圆锥形,所以是最容易拔除的牙齿。

牙钳应尽量向根方放置,先向颊侧用力摇动,再向舌侧摇动,然后施以旋转力,最后通过牵引力使牙齿向上、颊的方向脱位。术前必须进行影像学检查以确定根尖 1/3 是否存在弯曲,如果存在弯曲,则应尽量减少或者不使用旋转力。

3.下颌磨牙拔除

通常使用下颌磨牙钳拔除下颌磨牙,该牙钳两侧钳喙都有与双根相适应尖形突起。下颌磨牙的颊舌侧骨板在全口牙中最厚,牙根通常比较粗大,常为双根,牙根有时会在根尖 1/3 与牙槽骨发生融合,拔除难度较大,第一磨牙根分叉常比第二磨牙大,更增加了操作难度,所以全口牙齿中最难拔除的是下颌第一磨牙。

钳喙尽可能向根方放置,用较大的力量向颊舌侧摇动扩大牙槽窝,再使牙齿向颊𬌗方向脱位。第二磨牙舌侧骨板较颊侧薄,所以用较大的舌侧力量可以比较容易拔除第二磨牙。

如果牙根明显为双根,可以使用牛角钳。此牙钳的设计使得钳喙可以伸入根分叉,这样可以产生以颊舌向牙槽嵴为支点的对抗力逐渐地将牙齿从牙槽窝中挤出。如果失败,则可以再施以颊舌侧力量来扩大牙槽窝,然后再加大挤压钳柄的力量。使用该牙钳时必须注意避免损伤上颌牙齿,因为下颌磨牙可能会从牙槽窝中蹦出,使得牙钳突然撞到上颌牙齿。

萌出的下颌第三磨牙通常为融合的锥形根或根分叉较小,舌侧骨板明显较颊侧骨板薄,常用下颌第三磨牙钳(喙短、直角)拔除,大多数情况下患牙经摇动而松动后向舌侧用力使患牙从舌侧𬌗面脱位。如果因根分叉较大等各种原因导致拔除困难时应先用直挺将牙齿挺至中度松动,然后使用牙钳并逐渐增加摇动力量,在牙齿完全松解后再使用牵引力使牙齿脱位。

七、牙根拔除

牙根拔除术包括残根和断根的拔除,两者的情况不同。其中,残根是指牙齿由于龋坏等原因而致牙冠基本缺失,仅剩余牙根;而断根是指由于外伤或牙拔除术中造成的牙根折断。

造成术中断根的原因有:①钳喙安放时位置不正确,或未与牙长轴平行,或钳喙未深入到牙槽嵴而仅夹住了牙冠;②拔牙钳选择不当,钳喙不能紧贴于牙面而仅仅是点或线的接触;③牙冠有广泛破坏,或有较大的充填物;④牙的脆性增加(如老年人的牙、死髓牙);⑤牙根外形变异(如细弯根、肥大根、额外根);⑥牙根及周围骨质因各种原因发生增生(如牙骨质增生、牙槽骨过度致密、牙根与牙槽骨粘连、老年人牙槽骨失去弹性);⑦拔牙时用力不当或用力方向错误(如使用突然的暴力、向致密坚硬的方向用力过大、向逆牙根弯曲方向用力、误用不该使用的旋转力)。

残根和断根的类型很多,情况较为复杂,拔除的难易程度主要与牙根的以下几种状况有关。①牙根断面与牙槽嵴边缘的关系:牙根断面高于或与牙槽窝边缘平齐则拔除相对容易;牙根断面低于牙槽窝边缘,特别是牙根断面表面部分或全部被牙龈覆盖时,由于不能沿着牙根表面探寻牙根与牙槽骨之间的间隙则拔除相对困难。②牙根间隙的状况:残根由于受到长期的慢性炎症刺激,导致根周与牙槽骨壁之间产生不同程度的破坏和吸收使牙根间隙扩大则拔除相对容易;断根由于其牙根与牙槽骨之间正常间隙未被破坏则拔除相对困难;有的残根受到慢性炎症刺激后导致牙骨质与牙槽骨粘连,使牙根失去正常的牙根间隙则拔除难度最大。③牙根牙髓的状况:死髓牙牙根由于失去牙髓营养供应会使牙根组织变得疏松而易碎,拔除时容易导致上段牙根碎裂,使根断面进一步向牙槽窝深入,增大拔除难度,因而死髓牙牙根较活髓牙牙根难以拔除。④牙根的形态、数目和周围组织的关系:弯曲、膨大、细长等有变异的牙根比直立、短小、圆钝的牙根难以拔除;多根牙比单根牙难以拔除;牙根与周围重要组织(如上颌窦、下颌神经管)关系密切的难以拔除。

由于牙根拔除的难易程度变化很大,拔除前应做仔细的临床检查,拍摄 X 线片,确定牙根的数目、大小、部位、深浅、阻力、根斜面情况及与周围组织的关系(如上颌窦、下颌管),对检查结果经仔细分析后制订手术方案并准备相应器械,对可能发生的情况向患者解释清楚。

术中折断的牙根拔除必须在清楚、直视下进行,要求有良好的照明及止血条件,切忌在未看见断根时盲目操作,原则上各种断根皆应在术中取出,但必须全面考虑,如患者体质较弱,而手术又很复杂时,亦可延期拔除;如牙根仅在根尖部折断(<3 mm),不松动且本身并无炎症存在(一般为阻生牙、埋伏牙、错位牙)时也可不拔除。

牙根的具体状况不同,拔除方法也不一样,以下为较常使用的牙根拔除方法。

(一)根钳拔除法

适用于牙根断面高于牙槽窝边缘的牙根和牙根断面虽平齐或低于牙槽窝边缘但在去除少许牙槽骨壁后能用根钳夹住的牙根(由于用去除牙槽骨壁的方法在术后存在牙槽嵴高度降低、外形凹陷的缺点,最好不要采用此法,可改用直挺拔除法)。安置根钳时,钳喙应尽量向根方插入,要尽量多地环抱牙根,然后尝试摇动并缓慢加力,随着牙槽窝的扩大,钳喙不断向根方深入。对扁平的牙根主要依靠楔入和摇动的力量拔除,对圆钝的牙根还可使用扭转力。

(二)直挺拔除法

根的折断部位比较低,根钳无法夹住时,应使用牙挺将其挺出。尽量选用挺刃窄而薄的直挺,挺刃的大小、宽窄应与牙根表面相适应。高位牙根可用直牙挺,位于牙槽窝内的低位牙根应使用根挺,根尖 1/3 以下的牙根需用根尖挺。一般情况下,牙挺从牙根斜面较高的一侧插入,对于弯根则应从弯曲弧度凸出的一侧进入。挺刃凹面应紧贴牙根并沿着牙根表面用楔的原理尽量向牙根根方插入至牙根与牙槽骨壁之间,挺的凸面以牙槽骨骨壁或腭侧骨板为支点施以旋转力,使牙槽窝扩大,牙根与周围组织的附着断裂,即利用楔与轮轴的作用原理使牙根逐渐松动,牙根松动后,牙挺就可乘势插向牙槽窝深处,这样不断推进与旋转牙挺,最后再使用轻微的撬力便可使牙根脱位。多根牙或相邻的牙根需同时拔除时挺刃也可从多根牙或相邻牙根之间插入,以邻近的牙根为支点,这样,在拔除牙根的同时,也挺松了需要拔除的相邻牙根。

（三）三角挺拔除法

最常用于拔除多根牙时已完整拔除患牙的一个根,利用该根空虚的牙槽窝挺出相邻牙槽窝中的断根。使用时将三角挺的挺喙插入已经空虚的牙槽窝底部,喙尖抵向牙槽中隔,以牙槽骨为支点,向残留断根的方向施加旋转力,将残留断根连同牙槽中隔一并挺出。

（四）牙钳分根后拔除

下颌磨牙残冠拔除时,可以先使用牛角钳或分根钳夹持根分叉处,握紧钳柄将患牙分为近、远中两个牙根,而后根据具体情况,用下颌根钳或牙挺分别拔除。

（五）牙挺分根拔除法

适用于磨牙残冠折断部位比较低,根钳无法夹住,且根分叉暴露者。此时可以将直挺挺刃插入近远中两根间的根分叉下,旋转挺柄即可将残冠分割成近、远两根,而后根据具体情况,用下颌根钳或牙挺分别拔除。

（刘　倩）

第二节　阻生牙拔除术

阻生牙是指由于邻牙、骨或软组织的阻碍而只能部分萌出或完全不能萌出,且以后也不能萌出的牙。引起牙阻生的主要原因是随着人类的进化,颌骨退化与牙量退化不一致,导致骨量相对小于牙量(牙弓的长度短于所有牙的近远中径之和),颌骨缺乏足够的空间容纳全部恒牙。常见的阻生牙为上、下颌第三磨牙,其次是上颌尖牙和下颌第二前磨牙。由于第三磨牙是最后萌出的牙齿,因此最容易因萌出空间不足而导致阻生;因下颌第二前磨牙是在第一前磨牙和第一磨牙之后萌出,上颌尖牙是在侧切牙和第一前磨牙之后萌出,如果萌出空间不足,也会导致阻生。除上述因素外,引起尖牙阻生还有以下因素:①恒尖牙在发育过程中其牙冠位于乳尖牙牙根舌侧,故乳尖牙如果发生任何病变均可影响恒尖牙牙胚的生长发育;②尖牙在萌出过程中,牙根的发育较其他牙完成的早,因而其萌出力量减弱,并且尖牙从萌出到建立𬌗关系,萌出距离最长;③上颌尖牙从腭侧错位萌出比例较高,而腭侧软组织及骨组织均较致密,萌出阻力大。由于尖牙阻生因素较多,故上颌尖牙阻生是除下颌及上颌第三磨牙阻生之外最常见者。

阻生牙拔除难度是随着年龄的增长而增加,如果延迟拔除,不但可能会导致阻生牙局部组织发生病变、邻牙及邻近骨组织缺损(缺失),还会增加拔牙时损伤相邻重要结构的风险等许多问题。由于年轻患者能更好地耐受手术、术后恢复速度及牙周组织的愈合质量好于成年患者、操作相对简单、并发症少,还避免了因阻生牙导致的所有局部组织病变等问题,因此在没有拔牙禁忌证的情况下所有阻生牙均应早期、及时拔除。

一、适应证

对有症状和病变或可能引起邻近组织产生症状和病变的阻生牙均应拔除。

(一)引起冠周炎的阻生牙

冠周炎是指部分萌出的阻生牙牙冠周围软组织的炎症,临床表现为不同程度的肿痛和张口受限,如果治疗不及时,感染会蔓延到相邻的面部间隙,导致严重的面部间隙感染。当冠周炎症状减轻或消失时应及早拔除阻生牙。

由于阻生牙或阻生牙在萌出过程中𬌗面被软组织覆盖形成的盲袋,成为细菌滋生的良好场所。当患者抵抗力降低时,就会引发冠周炎,为了预防冠周炎的发生,需对阻生牙进行预防性拔除。

(二)阻生牙龋坏及导致邻牙龋坏

由于阻生牙常导致局部自洁能力下降,致龋细菌就会引起阻生牙及邻牙龋坏。应及时拔除龋坏阻生牙,以方便邻牙的牙体治疗并提高邻牙的自洁能力,龋坏的邻牙应尽量治疗保存。对于年轻患者,为防止邻牙发生龋坏,可预防性拔除阻生牙。

阻生牙通常无法建立正常咬合关系,若错𬌗或与邻牙邻接关系不良可导致食物嵌塞,进而发展为牙周病,调𬌗治疗效果往往不佳,需要及时拔除阻生牙。

(三)阻生牙压迫导致邻牙牙根吸收

阻生牙的压力会引起邻牙牙根吸收,早期及时拔除阻生牙后,缺损的牙骨质可自行修复。

(四)因阻生牙压迫导致邻牙牙周组织破坏

由于阻生牙(特别是近中或水平阻生)与紧贴的邻牙之间不易保持清洁,易引起炎症,使上皮附着退缩,形成牙槽炎,导致牙槽骨吸收。应及时拔除阻生牙,通过牙周治疗或牙周组织再生的方法恢复丧失的牙周组织(缺失的骨质由新生骨填充)。早期预防性拔除阻生牙可防止牙周病的发生。

(五)阻生牙导致牙源性囊肿或肿瘤

牙源性囊肿或肿瘤来自牙源性上皮或滤泡,埋藏在牙槽骨中的阻生牙与滤泡同时存在,滤泡如发生囊性变有可能发展成为牙源性囊肿或牙源性肿瘤。如发现滤泡发生囊性变需尽早拔除。

(六)因正畸治疗需要拔除的阻生牙

因正畸治疗需要后推第一、二磨牙时,阻生的第三磨牙会妨碍治疗,需在正畸治疗前拔除。为保证正畸治疗效果(因阻生第三磨牙可使磨牙和前磨牙向近中移动,导致牙列拥挤),在正畸治疗结束后拔除阻生第三磨牙(尤其是近中阻生)。

(七)可能为颞下颌关节紊乱病诱因的阻生牙

阻生第三磨牙持续的前移力量可使其他牙移位或阻生牙本身错位萌出,造成创伤𬌗,影响到颞下颌关节,应及时拔除阻生牙。

(八)因完全骨阻生而被疑为原因不明的神经痛或病灶牙者

完全骨阻生牙有时也会引起某些不明原因的疼痛。当排除了其他原因后,拔除阻生牙可能会解决疼痛问题。

(九)正颌手术需要

当准备行下颌升支矢状劈开术时,阻生第三磨牙会妨碍手术过程,术前6～9个月拔除阻生第三磨牙,待颌骨伤口完全愈合后再行正颌手术,新形成的骨有利于正颌术中预知下颌骨截开的状况,还可提供更多的骨量以利于内固定和术后𬌗关系的稳定。

(十)预防下颌骨骨折

牙槽骨是容纳牙齿的,但牙齿的存在会不同程度地减少牙槽骨的骨量。阻生下颌第三磨牙占据骨组织的空间,就使得此处下颌骨变得薄弱、更容易骨折。

二、禁忌证

阻生牙拔除的禁忌证与一般牙拔除术禁忌证相同。当阻生第三磨牙处于下列情况时可考虑保留。

(1)正位萌出达邻牙𬌗平面,经切除远中覆盖的龈瓣后,可暴露远中冠面,并可与对𬌗牙建立正常咬合关系者。

(2)当第二磨牙已缺失或因病损无法保留时,如阻生第三磨牙近中倾斜角度不超过 45°角,可保留作为修复用基牙。

(3)虽邻牙龋坏可以治疗,但因骨质缺损过多,拔除阻生牙后可能导致邻牙严重松动,可同时保留邻牙和阻生牙。

(4)第二磨牙拔除后,如第三磨牙牙根未完全形成,可自行前移替代第二磨牙,与对𬌗牙建立正常咬合。

(5)完全埋藏于骨内无症状的阻生牙,与邻牙牙周无相通,可暂时保留观察。成年患者(通常超过35 岁),如没有其他疾病的表征并且影像学可见到阻生牙周围有一层骨质覆盖,则不需拔除。

(6)阻生牙根尖未发育完成,其他牙齿因病损无法保留时,可将其拔出后移植于其他牙齿处。

(7)第一磨牙龋坏无法保留,如第三磨牙非颊舌位(最好是前倾位),拔除第一磨牙后,间隙可能因第二、三磨牙的自然调整而消失,配合正畸治疗,可获得更好的𬌗关系。

(8)如果阻生牙的拔除会造成其周围神经、牙齿或原有修复体的损伤,可将其留在原位观察。

三、阻生牙拔除术前准备

(一)临床检查
阻生牙拔除术前必须进行详细的病史询问、全面的体格检查、实验室检查和口腔检查。

1.病史询问

病史询问包括年龄、有无系统性疾病史、手术史、服药史等。

2.体格检查

体格检查包括面型、面色、表情、颊部皮肤有无红肿或瘘管,颈部淋巴结是否肿大、有无压痛,关节区有无弹响、压痛,下唇感觉有无异常,张口型、张口度有无异常等。对患有全身疾病的患者还需进行生命体征检查。

3.实验室检查

对患有全身疾病的患者需根据具体情况进行心电图、血常规、肝肾功能、血糖、凝血功能、甲状腺功能等检查。

4.口腔检查

阻生牙在颌骨中的位置、方向、与邻牙的关系,远中龈瓣的韧性、覆盖牙冠的范围、有无红肿、压痛或糜烂、盲袋内是否有脓性分泌物,牙冠有无龋坏,邻牙的松动度、牙周状况,有无龋坏、折裂、充填体或修复体等,对检查结果要告知患者并详细记录在病历上。

(二)影像学检查及难度评估
不同的阻生牙在拔除时难易程度也有所不同,为了在术前预测拔除难度,需制定阻生牙分类标准和拔除难度标准,通过这些标准预测手术难度及术中、术后可能发生的并发症,并可使手术井井有条地进行。现行主要的分类系统和难度评估都是基于对影像学分析得来的,因此拔除阻生牙前需要进行全面的影像学检查。

最常用的方法是拍摄全口曲面断层片,它可提供颌面部大部分信息,如下颌阻生牙与下牙槽神经的关系、上颌阻生牙与上颌窦的关系等,避免了因仅拍摄局部 X 线片而发生漏诊的可能。另外,根据需要还可增加其他检查方法,如:根尖片可了解阻生牙局部更多的细节;咬合片可了解阻生牙颊舌向位置和结构的变化。

拍摄 X 线片应注意投照角度差异造成的影像重叠和失真。例如:下颌管与牙根影像重叠时,易误认为根尖已突入管内,此时,应观察牙根的牙周膜和骨硬板是否连续,重叠部分的下颌管是否比牙根密度高、有无变窄等,以判断牙根是否已进入下颌管内。下颌阻生第三磨牙常位于下颌升支前缘内侧,在下颌骨侧位片和第三磨牙根尖片上,牙冠常不同程度地与下颌升支前缘重叠,形成骨质覆盖的假象,故判断冠部骨阻力时,主要应根据临床检查和探查,尤其是术中所见牙位的高低。

锥形束 CT 用于阻生牙的检查的优点:可避免平片因影像重叠和投照角度偏差而造成的假象;可直观并量化下颌管在不同层面和方位上与下颌第三磨牙的距离关系;通过调节窗将其他组织图像去除,只留下密度较高的牙齿图像,辅以轴位和其他层面图像可以精确地了解埋伏牙的形态、位置、与邻牙的关系以及邻牙有无移位或根吸收等。但锥形束 CT 需专用设备,花费较大,临床应用受到限制。

1.阻生牙的分类与拔牙难度评估

(1)下颌阻生第三磨牙的分类:下颌阻生第三磨牙可通过以下三条标准进行分类。

角度:是指第三磨牙牙体长轴与第二磨牙牙体长轴所成的角度。根据阻生牙的长轴与第二磨牙长轴的关系分成七类:中阻生;水平阻生;倒置阻生;垂直阻生;远中阻生;颊向阻生;舌向阻生。

阻生牙除与第二磨牙长轴有成角关系外,牙冠还可能朝颊或舌向倾斜,如果阻生牙已萌出至牙弓,大多数牙冠是舌向倾斜的。如果阻生牙未萌出,可通过拍摄咬合片确定咬合面是朝向颊(舌)侧或颊(舌)向阻生,大多数牙冠位于牙弓偏颊处。

垂直阻生最常见,近中阻生多见,水平阻生较多见,其他阻生类型少见。近中和垂直阻生(除低位垂直)的拔除难度相对较低,水平和远中阻生的拔除难度较高,倒置阻生的拔除难度最高。

与下颌支前缘的关系:根据阻生牙和下颌升支前缘相对位置关系分为 3 类。①Ⅰ类:阻生牙牙冠的近远中径完全位于下颌升支前缘的前方。②Ⅱ类:一半以内的阻生牙牙冠的近远中径位于下颌升支内。③Ⅲ类:一半以上的阻生牙牙冠的近远中径位于下颌升支内。分类越高牙齿的拔除难度越大。

与𬌗平面的关系:根据阻生牙相对于第二磨牙𬌗平面的位置关系分为 3 种。①高位阻生:牙的𬌗平面到达或高于第二磨牙的𬌗平面。②中位阻生:牙的𬌗平面位于第二磨牙的𬌗平面和牙颈线之间。③低位阻生:牙的𬌗平面低于第二磨牙的牙颈线。牙拔除的难度随阻生牙埋藏的深度增加而增大。

(2)三分类法在上颌阻生第三磨牙的应用:三分类法在上颌阻生第三磨牙中的应用与下颌几乎一样,但需考虑以下因素。①角度:垂直阻生最常见,远中阻生常见,近中阻生少见,颊腭向及水平阻生比较罕见。角度分类对上颌阻生牙拔除难度的影响刚好相反,垂直和远中阻生相对简单,而近中阻生拔除困难。②阻生牙颊舌向的位置对拔除难度也有影响:偏颊向的阻生牙(占多数),因颊侧骨板薄而拔除容易;而偏向腭侧的阻生牙拔除难度大。③与𬌗平面的关系:上颌阻生牙同样随着埋藏深度的增加而拔除难度增加。

2.影响阻生牙拔除难度评估其他因素

(1)牙根形态:牙根形态与阻生牙拔除难度之间有非常密切的关系。总体来说,拔除阻生牙最佳时机是牙根已形成 1/3～2/3 时,此时牙根形态是圆钝的,拔除时很少会断根,而且牙根距离重要解剖结构较远。如果牙根完全形成后,拔除难度就会增加(并且随着年龄的增大而增加)。如果在牙根尚未形成的牙胚期拔除,因术中牙胚在牙槽窝内旋转,难以找到合适支点将其挺出,拔除也较困难。另外,需注意牙根弯曲的方向,如果牙根弯曲的方向(向远中弯曲)与牙齿脱位的方向一致,拔除相对简单;如果牙根向近中弯曲,则发生断根概率很大,需分块拔除。

(2)牙周膜或牙周滤泡的宽度:阻生牙拔除的难度与牙周膜或牙周滤泡的宽度有关,越宽拔除越容易。由于牙周膜或牙周滤泡随年龄的增加而逐渐变窄,所以年轻患者的拔牙难度较年长患者低。尤其是 40 岁以上的患者,由于牙周膜间隙几乎消失,拔除更困难。

(3)周围骨密度:阻生牙拔除难度与周围骨密度有关。骨密度与患者年龄有关,年轻患者骨密度相对低,牙槽骨扩展性大,患牙易于拔除;35 岁以上患者的骨密度高,柔性及扩展性下降,骨阻力增加,拔除难度增大,拔除上颌第三磨牙时可导致上颌结节骨折。

(4)与邻牙的关系:如果阻生牙与邻牙之间有间隙则拔除较容易,如果紧靠邻牙,需注意避免损伤邻牙,如果邻牙有龋坏或大面积修复体时更要格外小心。

(5)与周围重要解剖结构的关系:如果牙根离下牙槽神经、鼻腔或上颌窦很近,术者应注意避免损伤神经、鼻腔和上颌窦。

(三)拔牙器械准备

拥有标准的器械可使操作顺利进行,并可减少并发症的发生。阻生牙拔除的常用器械包括 15 号刀片及刀柄、骨膜分离器、颊拉钩、牙挺、持针器、线剪、缝合针及缝线(可吸收或不可吸收)、外科专用气动式手机和外科专用切割钻。

(四)知情同意

术前必须告知患者拔除阻生牙的风险以及可能出现的并发症,如:局麻可能发生药物过量或变态反应,可能会引起血肿或深部组织感染,针尖刺中下牙槽神经可导致暂时性下唇麻木,腭大神经麻醉可能会导致暂时性咽部异物感、恶心;术中可能需要切开牙龈、去骨、分牙、缝合切口,可能会出现不适感;如果邻牙有龋坏、填充体、修复体或有严重牙周病,术中可能会损害邻牙或修复体;术后疼痛也可能由邻牙牙髓炎引起;拔除上颌第三磨牙、尖牙或多生牙可能会引起上颌结节骨板折裂、患牙或牙根进入上颌窦,可能会损伤上颌窦或鼻腔,导致术后口腔上颌窦瘘或口鼻瘘;拔除下颌第三磨牙或尖牙有可能损伤下牙槽神经、颏神经和舌神经,导致一侧下唇或舌体暂时性或永久性麻木;术后可能会发生出血、肿痛、张口受限、"干槽症";术中、术后可能须使用抗菌及止痛药物等。

知情同意是医疗实践中的一个重要环节,尽量做到术前告知义务,医护人员有义务应用自己的知识给患者讲解、引导其对病情做出合理的治疗决定,这样可最大限度地保证医疗安全。当患者遭受到一个没有事先告知的意外并发症时,会引起患者和医护之间不必要的争执。

(五)麻醉及体位

由于阻生牙拔除难度较大,耗时较长,所以长效、足量、完全的麻醉效果非常重要。医护和患者的手术体位同普通牙拔除。由于整个手术过程可能对部分焦虑和牙科畏惧症的患者存在不适的噪音和感觉,对这些患者可在术前控制焦虑、术中配合使用镇静方法等。

四、下颌阻生第三磨牙拔除

(一)阻力分析与手术设计

下颌阻生第三磨牙位于下颌骨体后部与下颌升支交界处,由于阻生牙的阻生状况和形态不同,拔除难度也各不相同,但无论何种类型和形态的阻生牙,将其顺利拔除的关键是有效解除阻生牙的各种阻力,因此阻力分析是拔除下颌阻生第三磨牙的必要步骤之一。下颌阻生第三磨牙拔除阻力有以下几种。

1.冠部阻力

冠部阻力包括软组织和骨组织阻力。

(1)软组织阻力来自阻生牙上方覆盖的龈瓣,该龈瓣质韧并保持相当的张力包绕牙冠,对阻生牙𬌗向和远中向脱位形成阻力。该阻力通过切开、分离软组织即可解除。

(2)骨阻力来源于包裹牙冠的骨组织,主要是牙冠外形高点以上的骨质。冠部骨阻力单从X线判断常有误差,应结合临床检查进行判断。垂直阻生的冠部骨阻力多在远中,近中或水平阻生的冠部骨阻力多在远中和颊侧。该阻力可通过分切牙冠和/或去骨的方法解除。

2.根部阻力

根部阻力来自牙根周围的骨组织,是主要的拔牙阻力,其阻力大小与下列情况有关。

(1)阻生牙倾斜度:垂直阻生牙牙根与拔除脱位方向一致,根部阻力较小;近中阻生牙倾斜度较大,与拔除脱位方向不一致,需要转动角度,所以根部阻力较大;水平位阻生牙倾斜度约90°角,与拔除脱位方向更不一致,需更大的转动角度,所以根部阻力更大;倒置阻生牙牙根倾斜度超过90°角,冠、根部阻力均最大,拔除时需大量去骨后再将牙分割成多段才能拔除,所以拔除最困难。

(2)牙根形态:融合根、特短根、锥形根的根部阻力小,用挺出法即可拔除;双根且根分叉较高且二根间距较大者,根部阻力较大,需用分根法解除根部阻力;多根牙、根分叉较低且牙颈部有较大骨倒凹者、肥大根、U形根、特长根的根阻力大,常需去骨达根长 1/3 甚至 1/2 以上才能解除根部阻力。

(3)根尖形态:正常根尖、根尖弯向远中、根尖发育未完成者,根尖部阻力很小,拔除较容易;根尖弯向近中、颊舌侧或根尖弯曲方向不一致、根端肥大者,根尖阻力较大,拔除较困难。

(4)周围骨组织密度:年轻人根周骨密度疏松,牙周间隙明显,比中老年人容易拔除;根周骨组织因慢性炎症而出现明显骨吸收者,根阻力小,容易拔除;如因慢性炎症导致骨硬化或根周骨粘连,则根阻力变大,拔除较困难,该情况多见于年长患者。

去除根部骨阻力的方法有分根、去骨、增隙。单纯去骨创伤较大,应多采用分根、增隙等多种方法综合应用解除牙根阻力。

3.邻牙阻力

邻牙阻力是指第二磨牙产生的妨碍阻生牙拔除脱位的阻力。其阻力大小视阻生牙与第二磨牙的接触程度和阻生的位置而定,该阻力可通过分冠和去骨的方法解决。

要根据阻力分析、器械设备条件和术者经验设计合理的手术方案。手术方案包括麻醉方法和麻醉药物的选择、切口的设计、解除阻力的方法、去骨部位和去骨量、分割冠根的部位、牙脱位的方向。由于手术方案主要是根据影像结果制订的,如果术中出现与临床实际情况不相符时,应及时调整术前设计的方案。

(二)拔除步骤

下颌阻生第三磨牙拔除术是一项较为复杂的手术,手术本身包含对软组织和骨组织的处理,要严格遵守无菌原则。

1.麻醉

通常选择下牙槽神经、舌神经、颊长神经一次性阻滞麻醉。为减少术中出血、保证术野的清晰和方便操作,可在阻生牙颊侧及远中浸润注射含血管收缩剂(肾上腺素)的麻醉药物。

2.切口

因下颌阻生第三磨牙位于口腔最后部而导致操作视野有限,通常需切开、翻瓣以提供清晰的视野。高位阻生一般不需切开,或仅在远中切开、分离牙龈即可;中低位阻生最好选用袋型瓣切口,也可选用三角瓣切口。袋型瓣切口从阻生牙颊侧外斜嵴开始,向前切开至第二磨牙远中偏颊处,再沿第二磨牙颊侧牙龈沟向前切开至第二磨牙近中(短袋型切口)或继续沿牙龈沟向前扩展至第一磨牙近中(长袋型切口),牙龈乳头保留在组织瓣上,切开时刀刃应直达骨面,全层切开黏骨膜。

如果阻生牙埋藏很深,也可选用三角瓣切口,该切口是在袋型切口的基础上,在第二磨牙近中或远中颊面轴角处附加一个向前下斜行与龈缘约成 45°角的减张切口,附加切口与牙龈沟内切口必须保持钝角以保证基部足够宽(提供足够的血供),长度不能超过移行沟底。

3.翻瓣

将骨膜剥离器刃缘朝向骨面插入到骨膜与牙槽骨之间,从切口前端开始,先旋转分离牙龈乳头,再沿牙槽嵴表面向后推进,要确保组织瓣全层分离,如遇未完全切开而导致分离困难时,应再次切开,避免因强行剥离引起组织撕裂。分离、翻瓣的范围原则上以显露术区即可,颊侧不要超过外斜嵴,舌侧不要越过牙槽嵴,以免引起过重的术后肿胀,组织瓣翻开后将颊拉钩置于组织瓣与术区之间,使组织瓣得以保护并可充分显露术区。

4.去骨

翻瓣后应根据 X 线片和临床实际的骨质覆盖状况决定去骨部位和量,选用外科专用切割手机和钻去骨。去骨的一般原则:显露牙冠的最大周径;尽量保持颊侧皮质骨高度;根据患牙拔除难度以及切割牙冠方式确定去骨量。

去骨的目的是暴露牙冠,包括去除全部𬌗面和部分颊侧、远中的牙槽骨,为保持牙槽骨高度,去除颊侧及远中牙槽骨时可仅磨除贴近患牙的部分牙槽骨,这样既显露了牙冠,又达到了增隙的目的。

舌侧及近中牙槽骨原则上不能去除,因为这样可能会伤及舌神经、第二磨牙及第二磨牙牙周骨质。由于舌神经位于舌侧软组织内,可能平行于牙槽嵴顶行走,为避免损伤神经,在远中去骨时不要超过中线,将分离器置于远中骨板周围进行保护,确保切割钻不伤及软组织。

5.增隙

增隙是在患牙的颊侧和远中骨壁磨出沟槽(在临床实际操作中,该步骤大多已在去骨时完成),将磨出的沟槽作为牙挺的支点。沟槽宽度约 2 mm,该宽度既可容纳牙挺又不会因太宽导致牙挺失去支点在沟槽内打转。增隙时,将牙钻与牙体长轴平行,在患牙表面去骨磨出一小沟,从小沟开始向近远中磨除患牙颊侧和/或远中表面骨质,将患牙和骨壁分离,沟的深度达牙颈部以下(通常与切割钻的长度相当,不会影响颌骨的机械强度),注意不要伤及下牙槽神经管。

6.分切患牙

分切患牙包括截冠和分根。其目的是解除邻牙阻力、减小根部骨阻力。其优点是减小创伤、减少操作时间、降低并发症。最常用的方法是用钻从患牙牙冠颊侧正中向舌侧进行纵向切割,深度达根分叉以下,将牙分成近中和远中两部分(由于有的患牙舌侧面非常接近舌侧骨板,而且舌侧骨板较薄,为避免损伤舌侧软组织及舌神经,通常切割至余留患牙舌侧少部分牙体组织即可,不可将整个患牙颊舌向贯穿磨透,然后用直挺插入沟槽底部旋转将患牙折裂成理想比例的近中、远中两部分)。

有时,近中部分仍存在邻牙阻力时,可在近中部分釉牙骨质界处做一横断切割,将其分割为牙冠和牙根两部分,先取出牙冠,然后挺出牙根。如是多根牙,可将牙根分割成多个单根后再分别挺出。

7.拔出患牙

当完全解除邻牙阻力、基本解除骨阻力后,根据临床具体情况,选择合适的牙挺,分别将患牙分割后的各个部分挺松或挺出,挺松部分用牙钳将其拔除,以减少牙挺滑脱和牙体被误吸、误吞的可能。使用牙挺时切忌使用暴力,应注意保护邻牙及骨组织(用手指接触患牙及邻牙并抵压于舌侧,感知两牙的动度,控制舌侧骨板的扩张幅度),以免造成舌侧骨板、相邻第二磨牙、下颌骨的损伤或患牙移位。

对分割拔出的患牙,应将拔除的牙体组织进行拼对,检查其完整性,如有较大缺损,应仔细检查拔牙窝,避免遗留。

8.处理拔牙窝

用生理盐水对拔牙窝进行清洗和/或用强吸的方法彻底清理拔牙时产生的碎片或碎屑,对粘连在软组织上的碎片可用刮匙刮除,但不能过度搔刮牙槽窝,以免损伤残留牙槽骨壁上的牙周膜而影响伤口愈合。

在垂直阻生牙的远中部分、水平阻生或近中阻生牙冠部的下方常存在肉芽组织,X线显示为三角形的低密度区,如探查为脆弱松软、易出血的炎性肉芽组织,应予以刮除;如探查为韧性、致密的纤维结缔组织,则对愈合有利,不必刮除。低位阻生的牙冠常有牙囊包绕,多与牙龈相连,应将其去除,以免形成残余囊肿。

压迫复位扩大的牙槽窝,修整锐利的骨缘,取出游离的折断骨片。为预防出血,可在拔牙窝内放入吸收性明胶海绵1~2块。

9.缝合

缝合的目的是将组织瓣复位以利愈合、防止术后出血、缩小拔牙创、避免食物进入、保护血凝块。缝合不宜过于严密,通常第二磨牙远中处可以不缝,这样既可达到缝合目的,又可使伤口内的出血和反应性产物得以引流,从而减轻术后肿胀和血肿的形成。

缝合切口时,要先缝合组织瓣的解剖标志点,如切口的切角和牙龈乳头,因为拔牙后有些解剖结构发生了变化,这样可以避免缝合时组织瓣移位。缝合完成后用消毒棉卷覆盖拔牙创并嘱患者咬紧加压止血。

10.术后医嘱

同一般牙拔除术。由于下颌阻生牙拔除损伤较大,术后可适当使用抗生素和止痛药。

(三)各类阻生牙的拔除方法

1.垂直阻生

如果患牙已完全萌出,根部和骨阻力不大时,可分离牙龈后用牙挺直接拔除;如果患牙未完全萌出,存在较大软组织阻力时,可将患牙殆面及远中龈瓣切开、翻瓣,完全消除软组织阻力后再用牙挺拔除。将牙挺置于患牙近中,以牙槽突为支点,以楔力为主,逆时针向远中转动,使患牙获得向上后的脱位力。

如果患牙牙冠有较大的骨阻力时,需去除牙冠殆面全部骨质和远中部分骨质后再拔除患牙。如果患牙根分叉大而导致根部骨阻力较大时,应用钻将患牙垂直分割成近、远中两瓣后分别拔除。对于低位、骨阻力大者应采用去骨、增隙、分根等联合方法。

2.近中阻生

对邻牙和根部阻力不大的高位近中阻生牙(近中部分位于第二磨牙牙冠外形高点或以上),多可直接挺出。操作时应压紧邻牙进行保护,如患牙牙冠下方有新月形(非炎症性骨吸收)或三角形(炎症性骨吸收)间隙存在时,则更有利于牙挺的插入和施力。

大多数近中阻生牙的邻牙阻力较大,为保证患牙牙冠及牙根有足够的脱位空间,需用钻将患牙分割成几部分。如患牙牙根阻力不大,可使用近中分冠法解除邻牙阻力即可;如患牙牙根阻力较大,需在解除邻牙阻力的同时解除或减小患牙根部骨阻力,应使用正中分冠法,将患牙分成近中和远中两部分后再依次挺出。

3.水平阻生

高位水平阻生可采用正中分冠法拔除,先在患牙颊侧和远中增隙,用钻正中垂直切割牙冠至根分叉以下,将患牙分成近中和远中两部分,先挺出远中部分,再挺出近中部分,如果近中部分因邻牙阻挡不能被挺出,可在其釉牙骨质界处进行横断切割,将近中部分再切割成冠和根两部分,先取出冠部,再取出根部。

中、低位水平阻生通常邻牙阻力很大,首先需去除覆盖患牙牙冠的骨质,并在牙冠的颊侧及远中增隙以显露牙冠,再从牙冠最大周径处将其横断、分离,被分离的牙冠应上宽下窄,以利于取出。取出牙冠后再将其他部分挺出,如分离的牙冠无法整体取出,可再切割分块后取出,如牙根分叉较大时,需分根后依次拔除。

4.远中阻生

由于下颌升支对远中阻生患牙的阻力较大,必须通过去除患牙牙冠或远中部分牙冠,消除牙远中阻力后,才能将患牙完全拔除;如果患牙牙根阻力较大时,可通过分根的方法解决。

5.倒置阻生

倒置阻生第三磨牙往往深埋在下颌骨及升支内,并与第二磨牙毗邻,拔除相当困难。首先去除覆盖患牙牙根上方的骨质,并在患牙牙根及牙冠周围增隙,然后沿患牙长轴方向分割患牙,最后将分割成块的患牙依次取出。如果患牙牙冠阻力较大时,可先分块取出牙根,再分块取出牙冠。

6.牙胚

因牙胚没有牙根,其周围均有大量的骨质,为减少创伤,可用钻仅去除牙胚殆面少量骨质,开窗显露牙胚,再将牙胚分切成几部分后分块取出即可。

五、上颌阻生第三磨牙拔除

上颌阻生第三磨牙与下颌阻生第三磨牙相比拔除难度低,拔除方法也有很多相同点,具体步骤如下。

(一)切口

由于上颌阻生第三磨牙的颊侧和远中没有重要解剖结构,而且无论是袋型切口或三角型切口(注意在缝合松弛切口时需要一定的手术技巧),其术后反应均较轻,因而除高位阻生患牙使用袋型切口外,为了获得良好的手术视野,低位或埋藏阻生患牙均可使用三角型切口。

切口起于上颌结节前面微偏颊侧,向前至第二磨牙的远中,再沿着第二和第一磨牙牙龈沟向前延伸,如选用三角型切口,可在第二磨牙近中或远中颊侧附加松弛切口。

(二)翻瓣

同下颌阻生牙拔除。但在分离腭侧瓣时要完全游离,范围要超过腭侧牙槽嵴,以免阻挡患牙的脱位。

(三)去骨、增隙

上颌骨质比较疏松,去骨时要注意尽量保存骨质,一般只需去除患牙颊侧和𬌗面的骨质,暴露牙冠即可。

(四)分牙、挺松、拔除

上颌第三磨牙垂直阻生约 63%,远中阻生约 25%,近中阻生约 12%,其他位置极少。

由于上颌牙槽骨较疏松,弹性较大,因而拔除垂直和远中患牙时一般不需分牙,将牙挺插入患牙近颊侧牙周膜间隙,以牙槽嵴间隔为支点将患牙向远颊𬌗或颊𬌗方向挺出即可。操作时要注意施力的大小和方向,避免向上和向后使用暴力,因为:如果患牙与周围骨质粘连严重或牙根阻力较大时,向后使用暴力可导致患牙远中牙槽骨或上颌结节折裂;如果向上用力插入牙挺时,挺刃未能进入患牙牙周间隙,而是直接作用于患牙,有可能将患牙推入上方的上颌窦或翼颌间隙。

当整体挺出患牙有困难时,需分析原因,如果是骨质粘连引起,可在患牙腭侧和远中去骨、增隙;如果是根阻力较大,可采用分根的方法解决;为避免将患牙推入上方,可将颊拉钩置于上颌结节后方,这既可感知作用力的方向,阻挡患牙向上方移位,还可通过抵挡产生的楔力使患牙向𬌗方脱位。

拔除近中阻生患牙时,由于第二磨牙限制了其向远中及𬌗方脱位,可采用磨冠法解除邻牙阻力后拔除水平阻生患牙时,需去除较多骨质后显露患牙,再将患牙分割成若干块后,分块拔除。

(五)清理牙槽窝与缝合

同下颌第三磨牙。因上颌第三磨牙根尖部贴近上颌窦,搔刮时要避免穿通上颌窦。

(六)术后医嘱

同下颌第三磨牙。由于上颌阻生牙拔除手术损伤小,术后恢复要比下颌阻生牙快,通常可以不用止痛药和抗生素。

六、阻生尖牙拔除

尖牙对牙𬌗系统的功能和美观甚为重要,故对其拔除应持慎重态度。术前应与口腔正畸医师商讨,如能通过手术助萌、正畸、移植等方法,则可不拔除。如决定拔除,术前要拍摄定位或CT片,确定患牙在牙槽骨中的位置、邻牙阻力、牙根形态和弯曲度,并确定与鼻底及上颌窦的关系。尖牙阻生好发于上颌,由于阻生下颌尖牙的处理方法基本与上颌一致,故本段仅讨论上颌阻生尖牙。

（一）切口及翻瓣

根据患牙位于颌骨的位置确定手术入路。通常患牙牙冠位于唇侧较位于腭侧或中央容易拔除，牙冠位于唇侧，选择唇侧入路；位于腭侧，则选择腭侧入路；位于中央的话，可以选择唇、腭两侧入路翻瓣。切口可选择袋型、三角型或梯型。如阻生位置高可采用牙槽嵴弧型切口。翻瓣方法同前。

（二）去骨

用钻磨除覆盖患牙牙冠的骨组织，显露牙冠最大周径。

（三）分割、拔除患牙

如果埋藏尖牙有牙囊滤泡包裹，则用牙挺挺出即可；如果骨阻力较大或牙根弯曲，难以整体挺出，则用钻在患牙牙冠最大周径处将牙冠横断，分别挺出牙冠和牙根。

（四）清理拔牙窝、缝合

同下颌第三磨牙，注意要彻底清除牙囊。

七、上颌前部埋藏多生牙拔除

上颌前部是多生牙的好发部位，埋藏多生牙常在替牙期因恒牙迟萌或错位行 X 线检查时被发现。埋藏多生牙除造成错殆畸形、邻牙牙根吸收、影响正畸治疗外，还是引发牙源性囊肿和肿瘤的原因，需及早拔除。拔除方法如下。

（一）麻醉

可选用局部浸润麻醉，对埋藏较深、位置较高的多生牙可采用眶下神经和鼻腭神经阻滞麻醉。儿童患者需配合镇静术方法。

（二）切口及翻瓣

多生牙位于牙弓或牙弓唇侧，可选择唇侧入路，采用袋型或三角型切口，对于埋藏位置较高、患牙大部分位于邻牙根尖上方、无论患牙偏向牙弓唇侧或腭侧均可选用牙槽突弧型切口。如位于牙弓腭侧，通常选用腭侧袋型切口。翻瓣方法同前。

（三）去骨、显露患牙

同上颌阻生尖牙，需注意保护邻牙。

（四）挺出患牙

同阻生尖牙。

（五）清理牙槽窝及缝合

同阻生尖牙。

八、其他埋藏阻生牙的拔除

除上述介绍的常见阻生牙，还有上颌前磨牙、上颌切牙阻生等，如果不能通过手术助萌、正畸、移植等方法恢复其牙弓内的位置，则应将其拔除。

同上颌前部埋藏多生牙一样，埋藏阻生牙拔除的关键是术前通过影像学确定患牙在颌骨内的位置，从而决定手术入路、去骨部位、去骨量及分割患牙的部位，合理解除拔牙阻力，避免损伤邻牙及重要解剖结构。具体拔除同上。

（刘　倩）

第三节 超声刀在阻生牙拔除术中的应用

一、超声刀的结构组成

口腔科的超声骨刀主要用于齿槽外科手术,由主机及冷却水支架(水瓶支撑杆)、冷却水管(另配)、手柄支架、手柄、工作头、连接线、脚控制踏板等附件组成(图4-25)。

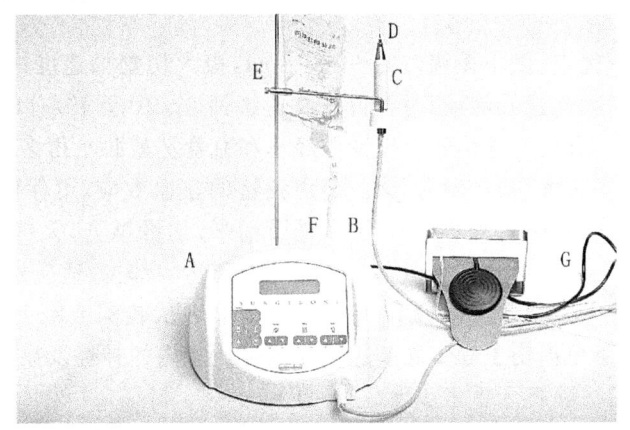

A.主机;B.连接线;C.手柄;D.工作头;E.支撑杆;F.冷却水管;G.脚控连接线

图4-25 超声骨刀

(一)附件

超声骨刀附件中需要灭菌的是手柄、工作头、手柄连接线和冷却水管。冷却水管以一次性使用为佳,手术冷却用水为无菌生理盐水;手柄连接线不耐高温,使用时可用一次性无菌器械护套保护。超声骨刀工作头凹槽多,清洗时宜用硬度适宜的尼龙刷刷洗,避免超声清洗,工作头支架需同时清洗后随同工作头包装,物理灭菌(图4-26、图4-27)。

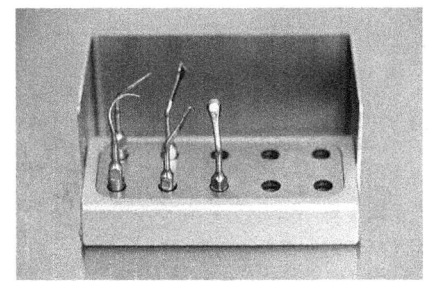

图4-26 工作头

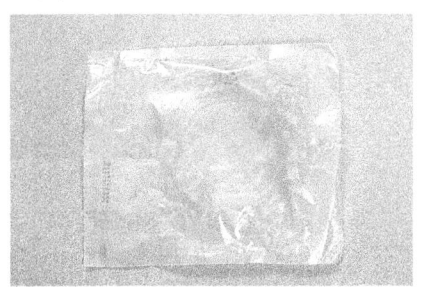

图4-27 冷却水管

(二)主机

主机及冷却水支架用对金属无腐蚀性的中效以上消毒剂擦拭消毒,机器表面不防水,擦拭不宜过湿。

二、超声骨刀的应用

超声骨刀利用高强度聚焦超声技术,通过特殊转换装置,将电能转化为机械能,经高频超声震荡,使所接触的组织细胞内的水汽化、蛋白氢键断裂,从而将需要切割的骨组织彻底破坏。由于该高强度聚焦超声波只对特定硬度的骨组织具有破坏作用,不仅不会破坏到血管和神经组织,还能对手术伤口起到止血的作用,进一步缩小微创手术的创口,极大地提高手术的精确性、可靠性和安全性。

在智牙预防性拔除中,翻开弧形黏骨膜瓣后,使用超声骨刀在智牙牙冠相应的骨组织上划一个圆形切口,即可将圆形骨板取出。而骨板下方的智牙牙囊并未受到损伤,故可将智牙及牙囊完整取出。

超声骨刀具有以下优点:微小振幅(100~300 μm),极大切割加速度(约 50 000 个重力加速度),旁振小,安全性好;无高速旋转:相对于传统高速磨钻 6~10 万转/分的超高速,超声骨刀的零旋转或者 80~150 转/分的低速旋转对周围神经丛和血管丛威胁小得多,显著降低操作风险和难度,缓解术者术中的紧张度,初学者易掌握;超声独特的止血效应,可促使微血管收缩,提高凝血酶的活性,使手术中的失血量大大减小,手术视野清晰;切缘整齐,无劈裂,无灼伤,术后愈合快;手柄轻小,操作方便灵活,可达到普通手术器械不能到达的部位;适应性广泛等。

超声骨刀用于埋伏阻生智牙的拔除术,特别是上下颌埋伏较深或距上颌窦或距下牙槽神经管较近的智牙拔除,可避免损伤上颌窦黏膜和下牙槽神经管内的神经及血管,减少术中术后并发症的发生。附超声骨刀拔除智牙手术步骤(图 4-28)。

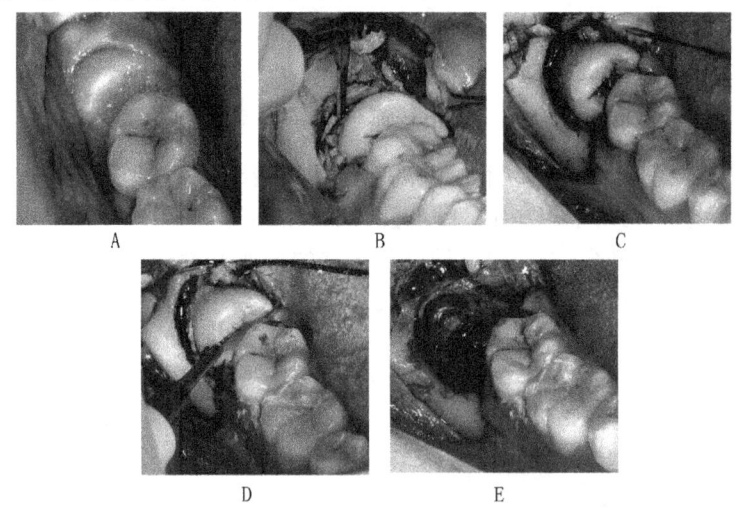

图 4-28　超声骨刀拔除智牙手术步骤

A.下颌右侧智齿近中倾斜阻生;B.用超声骨刀微创去除阻生智牙远中部分骨组织;C.去骨之后,可见整齐的截骨线;D.应超声骨刀纵向切割牙齿,术野清晰,并可以轻松地控制切割线;E.牙齿纵向截开、微创拔除牙齿之后,可见牙槽间隔和近中邻面牙槽嵴完整,骨损伤较小

三、超声骨刀的优势

超声骨刀是一种微幅振动,肉眼往往无法察觉,刀头与组织均匀接触,稳定而精确,同时又能将操作遗留的骨屑迅速带离术区,保持视野清晰,超声骨刀在操作过程所产生的热量非常少,加

之冷却水形成的水雾能起到很好的降温作用,让创口温度始终保持在 42 ℃以下,通过水雾冲洗创口,让术野、创口都十分清晰,所以无需棉球止血。超声骨刀采用了三维可控超声振动技术,其对软组织的识别能力较强,在操作过程中可尽量避开软组织、血管和神经,减小副损伤。

超声骨刀拔除下颌水平位阻生智齿的优势:首先避开了传统的骨凿敲击拔牙法,减轻了患者的恐惧心理,其次超声骨刀有仰角涡轮机不能比的优势,就是骨刀的刀头有各种角度和弯度,可以从各个面进行操作,增隙,能在较为狭小的口腔内操作,对于个别有颞颌关节紊乱和张口度较小的患者有着明显的优势。超声骨刀手柄自带照明功能,医师操作能够看得更为清晰,并且超声骨刀具有较强的软组织识别能力,不会损伤牙龈及周围软组织。下颌水平低位阻生牙一般离神经管比较近,超声骨刀更为精细,分牙,去骨增隙更准确,能有效降低神经损伤。

(刘 倩)

第四节 拔牙的并发症

牙拔除术是口腔外科最基本的手术,但如果对其操作风险掉以轻心,或者缺乏足够的外科处理能力,就很可能发生各种并发症,给患者造成较大痛苦,甚至危险,因此充分了解拔牙并发症,并掌握其预防措施和对症处理的方法非常重要。

一、拔牙术中并发症

需要强调的是拔牙术中和术后各种并发症多为相互关联的,一般来说,只要遵循前述的各项原则,大多数并发症都是可以避免的,而不正确的操作或不合理的处理方式常会导致多种并发症同时出现,以下分类只是为了描述方便,而非彼此孤立发生。

(一)软组织损伤

1.损伤原因

损伤原因包括软组织切割伤、穿刺伤和撕裂伤。切割伤主要是初学者在用刀切开软组织时由于支点不稳或对局部组织结构不熟使切口偏离了设计的方向,术者握持手术刀进、出口腔时,由于患者紧张、挣扎或术者紧张、疏忽而误伤口唇或舌体组织;穿刺伤主要由牙挺等尖锐器械滑脱引起;撕裂伤主要由术野显露不足、牙龈分离不充分、器械选择及放置错误、软组织保护不充分、暴力操作等原因造成。如:使用钻磨切患牙时由于显露不足,钻可能卷磨撕裂软组织;在拔出患牙时由于牙龈分离不充分而造成粘连在患牙上的牙龈撕裂;放置牙钳时误夹牙龈;错误选择牙龈分离器翻瓣造成软组织瓣损伤;使用锐器进行操作时未能将软组织瓣完全阻挡在术区之外进行完善的保护;使用口镜时过度牵拉口角或使用暴力、不正确的牵拉方式造成口角、软组织瓣撕裂等。

2.预防措施

(1)切割伤的预防措施:使用手术刀时要精神集中;要有正确的支点;要减轻患者的紧张情绪,对严重的牙科畏惧症及不能配合的患儿要使用镇静措施,防止患者出现突然的反抗、挣扎。

(2)穿刺伤的预防措施:使用牙挺等尖锐器械时要有可靠的支点;能有效控制器械的操作力量和幅度;要有保护措施,即术者用一只手操器械,用另外一只手的手指在作用支点的相对和邻近部位进行保护。

(3)撕裂伤的预防措施:制订合理的手术方案;根据术者经验选择合适的切口和翻瓣,以便充分显露术区;选择并能正确使用标准的拔牙器械,避免暴力操作;用颊拉钩、棉签(棉签较为脆弱,用力过大会折断)或用手指牵拉、保护组织。

3.处理原则

切割伤及穿刺伤应根据刺伤部位和程度作相应处理:表浅且没有明显出血的伤口无需处理;伤口较大或有明显出血时应缝合;舌部伤口应使用大针粗线作深层缝合;口底伤口一般窄而深,为利于引流、避免软组织深部出现血肿或感染等严重并发症,一般不予缝合,可压迫止血后观察;唇部及切口周围损伤应对位缝合;刺破大血管导致大量出血时需急诊手术探查结扎出血血管。

发生撕裂伤时,如伤口小并且通过牙龈牙槽骨复位等常规处理后,软组织附着良好,无活动性出血,则无需缝合;撕裂伤口大或伴活动出血时则需缝合,以免术后出血和疼痛。

(二)骨组织损伤

1.损伤原因

上、下颌前牙和前磨牙区唇颊侧牙槽骨板薄弱,使用牙挺时,如果以唇颊侧骨板作为支点,可能会导致局部骨组织损伤或唇颊侧骨板折裂;用牙钳拔除骨阻力较大的前牙及前磨牙时(特别是患牙根部与唇颊侧骨板发生粘连),如果使用暴力或过度的唇颊侧摇动力可引起粘连在患牙根部的牙槽骨骨折;拔除上颌第三磨牙时,因相邻的上颌结节骨质较薄弱,再加之中老年患者牙槽骨弹性降低,如果患牙牙根与牙槽骨粘连,可导致上颌结节或局部牙槽骨折裂并与患牙一同脱位;拔除下颌第三磨牙时,因舌侧骨板骨质较薄弱,如果患牙与舌侧骨板粘连,可导致舌侧骨板折裂。

2.预防措施

(1)防止前牙及前磨牙唇颊侧骨板损伤:使用牙挺时尽量避免以唇颊侧骨板作为支点;使用牙钳时避免使用暴力或过度的唇颊侧摇动力;拔除阻力较大的残根、断根或位置较深的断根、完全骨埋藏的残根时,为最大限度地保存牙槽嵴高度和厚度,应使用外科拔牙法。

(2)预防上颌结节及其局部牙槽骨损伤的方法:拔除骨阻力较大的上颌第三磨牙时应避免直接用牙挺向远中方向撬动;使用牙挺时尽量使用楔力并配合轻微的旋转力,待患牙松动后再向远颊𬌗或颊𬌗方向撬动脱位;使用牙钳拔除时应向颊腭向或远颊腭向摇动,可配合轻微的旋转力,使用力度和幅度要缓慢增加,不能使用暴力;如果发现需使用较大的力量才能拔除患牙时,应采用增隙、分根的方法。

(3)预防第三磨牙舌侧骨板损伤的方法:主要是通过分割患牙和/或牙根,充分去除骨阻力,避免暴力操作。

3.处理原则

由于前牙及前磨牙区牙槽骨损伤后常影响拔牙窝的愈合,导致局部牙槽嵴狭窄或低平,不利于种植或义齿修复。所以,当损伤折裂的骨片与黏膜仍附着紧密,可在处理牙槽窝时将骨片复位,任其自行愈合。如果骨片较小并且部分游离,应小心夹持骨片,仔细剥离去除。

上颌结节和下颌舌侧骨板的损伤一般不会对牙槽窝的愈合造成明显影响,只需去除折裂的骨块即可,但需仔细剥离附着在折裂骨块表面的黏膜、肌肉等软组织,避免盲目暴力操作导致局部牙龈黏膜甚至硬软腭、咽侧壁软组织撕裂。如有软组织撕裂应及时复位缝合,以免术后疼痛出血。

出现骨质折裂损伤的拔牙窝往往会出现过锐的骨壁或突出的骨尖,应用手指触诊仔细检查,如有可用骨挫或钻头等工具将其去除,避免术后刺破黏膜导致局部疼痛不适。

(三)牙或断根移位

1.移位原因

牙或牙根的移位与相应部位解剖结构特点紧密相关,临床最常见的移位情况是:上颌前磨牙、磨牙牙根进入上颌窦;下颌第三磨牙或牙根进入下颌舌侧或翼颌间隙;上、下颌前牙牙根进入唇侧黏骨膜下间隙;低位阻生上颌第三磨牙或牙根进入颞下间隙,下颌磨牙牙根进入下颌管,上颌前牙区埋伏牙进入鼻腔。

2.预防方法

术前需进行 X 线检查,如发现患牙根方骨组织薄弱或缺如时应设计合理的拔牙方式;由于患牙或断根移位往往是在视野不清、盲目操作的状况下引起的,所以清晰的术野是避免患牙或断根移位的最好方法;掌握正确的操作方法,选择薄而锐的牙挺挺刃,插入牙挺时要沿着患牙或断根牙周间隙楔入(如果间隙不清可用钻增隙),避免将力量作用到患牙上,避免暴力操作,避免向根方用力;由于临床最常见的是断根移位,因而在拔除患牙时应尽量避免断根,如发生断根且位置较深时,应采用外科方法拔除。

3.处理原则

发生患牙或断根移位时应立刻停止盲目操作,首先通过临床和影像学检查确定移位患牙或牙根的位置,根据检查结果制订手术计划。由于患牙一般是由较浅的部位向深部移动,所以设计的软组织瓣应足够大。手术时需用吸引器吸净术区的血液和唾液,必要时可去除局部部分骨质,以便能够清楚显露移位的牙或牙根,显露患牙后可直接用吸引器吸引取出,或用合适的工具稳定夹持,轻柔剥离周围组织后取出。缺乏手术经验的基层医疗单位遇到该情况时,应及时将患者转送至上级医院进行处理,以免因盲目操作使移位的患牙进入更深的组织间隙,或造成更大的创伤。

(四)口腔上颌窦穿通

1.穿通原因

上颌窦变异较大,部分患者窦腔底部与上颌磨牙紧密相邻,为这些患者拔牙时,如果操作不正确,导致患牙或牙根移位进入上颌窦;少数患者伴发长期慢性上颌窦炎,破坏了窦底骨质,甚至引起逆行性牙周炎使窦底黏膜与患牙根部粘连,拔除患牙后即形成;上颌磨牙根尖病变引起窦底骨质缺如,搔刮病变时穿破窦底形成。

2.预防方法

预防患牙或牙根移位进入上颌窦的方法如前所述;如拔除根分叉较大且上颌窦底骨质缺如的上颌磨牙时,最好选用外科拔牙法;搔刮上颌窦底骨质薄弱或缺如的牙槽窝时应选用正确的搔刮方式和方法。

3.处理原则

一旦发生穿通,应视不同情况给予相应处理:如小的穿孔(直径 2 mm 左右,通常是单个牙根根尖部位的穿通),常规处理拔牙窝后,用可吸收材料(数字纱布或止泰海绵)放入牙槽窝底部,即可依靠牙槽窝内形成的血块机化隔离口腔和上颌窦,使穿通伤口愈合;中等大小穿孔(直径 2～6 mm),可先用可吸收材料衬底,再在创口表面打包缝合碘仿条,注意不要将碘仿条加压填入牙槽窝,以避免影响牙槽窝血块的正常形成和机化;较大的穿孔(直径＞6 mm),先用可吸收材料衬底,再做松弛切口,在无张力的情况下相对缝合颊腭侧牙龈,关闭伤口。术后嘱患者切忌鼻腔鼓气、吸食饮料、吸烟,避免强力喷嚏,用滴鼻剂滴鼻,可口服抗生素3～5天,术后10天拆除缝合线。如上颌窦炎伴随口腔上颌窦穿通时,应保留拔牙窝引流口,充分引流上颌窦内分泌物,并辅以适当的抗生素治疗,待上颌窦炎症消退后,再设计黏膜瓣封闭穿通瘘口。

(五)神经损伤

拔牙导致的神经损伤主要包括下牙槽神经、舌神经和颏神经,鼻腭神经和颊神经也可能在翻瓣时损伤,但因恢复迅速且无明显感觉异常,均无需特殊处理。

1.损伤原因

下牙槽神经损伤常见于下颌第三磨牙拔除,偶见于下颌磨牙或前磨牙拔除,其原因是患牙牙根与下颌管关系紧密,拔除患牙时因操作不当导致牙根移位、骨质塌陷压迫神经,或使用尖锐器械、切割钻误伤神经。舌神经损伤原因包括下颌第三磨牙拔除的远中切口过于靠近舌侧、暴力操作导致舌侧骨板折裂、钻头等锐利器械穿透舌侧骨板等。颏神经损伤主要发生于下颌前磨牙颊侧黏膜的切开、翻瓣、暴力牵拉及用钻去骨时误伤。

2.预防方法

术前通过X线检查观察牙根形态及其与下颌管关系,必要时可使用CT或CBCT以便更加准确地了解局部信息,操作时应根据影像学资料设计显露方式,合理去除各种阻力,使用合适器械使牙根能按其长轴方向脱位,避免暴力操作。

3.处理原则

如果有牙根移位、骨质塌陷压迫神经,则尽早手术去除压迫,术后使用激素和神经营养药;其他原因导致的神经损伤处理方法包括早期(1～2周)应用糖皮质激素以抑制组织肿胀,配合使用较长一段时间(1～3个月)的维生素B_1、维生素B_6、维生素B_{12}和地巴唑等,也可使用理疗促进神经恢复。

(六)术中出血

1.出血原因

切开翻瓣时误伤血管(如下颌第三磨牙远中磨牙后垫区、颏血管神经束、腭大血管神经束、鼻腭血管神经束等);拔牙操作时激惹牙周、根尖等部位的慢性炎性肉芽组织;使用钻切割骨质时引起颌骨内滋养血管破裂出血(如下颌血管神经束、第三磨牙远中滋养动脉等);患者患有全身出血性疾病(如高血压、各种血液性疾病等)。

2.预防方法

掌握术区的解剖结构特点,切开翻瓣时避开血管神经束区(如:下颌第三磨牙远中切口避免靠近舌侧,设计的切口应避开颏孔区、腭大血管神经束区、鼻腭孔区等);拔牙操作时尽量避免激惹牙周、根尖等部位的慢性炎性肉芽组织,留待患牙拔除后处理;使用切割钻时要尽量在患牙内或沿着患牙周围进行,在危险区域操作时,要尽量少去骨,可较多地磨除患牙组织;处理全身出血性疾病的患者时,术前要详细了解患者病史,掌握好拔牙适应证和禁忌证,并积极采取相应的术前处置方法(使用控制血压药物、凝血药物或输血等)。术中应尽量减少刨伤,对需拔除多个患牙的患者应分次拔除,尽量缩短手术时间。

3.处理原则

如果因切开时误伤血管,应及时对切开的软组织进行分离、翻瓣,术中使用吸引器及时吸净创口渗血,对明显的出血点可用血管钳钳夹止血,拔除患牙后,伤口缝合止血;如果因激惹牙周、根尖等部位的慢性炎性肉芽组织引起,应用吸引器及时吸净渗血和唾液,保持术野清晰,尽快拔除患牙后搔刮去净肉芽组织(拔除位置较深的残根时应尽快使用外科拔牙方法);当使用钻头导致牙槽骨滋养血管出血时应根据患牙状况分别处理,如果患牙可在较短的时间内拔除,则使用吸引器吸净术区的血液、唾液等,在保持术野清晰的情况下,尽快拔除患牙,如果术中出血很快,术野受影响,而患牙在短时间内难以拔除时,应停止拔牙,止血后再实施拔牙操作;对因患有全身出血性疾病的患者应在保持术野清晰的状况下,尽快拔除患牙,拔牙后局部使用止血药物。

(七)邻牙或对颌牙损伤

1.原因

术者未重视和未严格执行拔牙器械的选择和使用原则;未充分去除邻牙阻力、牙挺以邻牙为支点、牙钳钳喙太宽或放置牙钳时钳喙长轴未与患牙长轴平行而误伤邻牙,以及使用暴力牵引患牙脱位而损伤健康邻牙或对颌牙等;邻牙有修复体或较大范围龋坏等情况时,容易出现修复体脱落或者残冠崩裂。

2.预防方法

严格执行标准拔牙器械的选择和使用原则;在拔牙时用左手实施保护是防止邻牙或对颌牙损伤最有效的方法;术前仔细检查邻牙,如发现邻牙本身有缺陷时应制订对策并向患者及时说明,获得患者理解后再实施拔牙。

3.处理原则

邻牙牙冠崩裂或充填物脱落可先暂时修复,待拔牙创愈合后再整体设计永久性修复;邻牙松动者可适当降低咬合,必要时可辅助结扎固定,待其愈合;损伤牙为活髓牙时,术后定期检查牙髓情况,必要时行牙髓治疗。

(八)颞下颌关节脱位、损伤及下颌骨骨折

1.原因

使用传统的劈冠拔牙方法;术中暴力操作,如在拔除阻力较大的下颌磨牙时,在没有去除阻力的情况下,暴力使用牙钳或牙挺;患者本身原因:年老体弱患者导致颞下颌关节易发生脱位或损伤、患者患有全身性骨代谢疾病、埋藏阻生牙位置过深导致局部骨质强度减弱。

2.预防方法

避免使用传统的拔牙方法;选择合适的拔牙器械,操作要规范,动作要轻柔,避免使用暴力;尽量使用钻对患牙进行增隙、分牙,充分消除阻力后再分块拔除;术中可用橡胶咬合垫辅助患者张口,并尽量缩短拔牙时间等。

3.处理原则

对脱位的关节应及时复位,用绷带包扎、固定 2 周;造成关节损伤的可局部热敷、理疗;引起下颌骨骨折的可根据情况行颌间固定或内固定。

二、拔牙术后并发症

(一)拔牙术后出血

拔牙术后出血可分为原发性出血和继发性出血。原发性出血为拔牙后当天出血未停止,继发性出血为拔牙当天出血已停止,以后因各种因素引发的出血。局部检查常见到拔牙伤口表面有高出牙槽窝的松软血凝块伴随周围出血。

1.出血原因

(1)局部因素:软组织撕裂、牙槽窝内炎性肉芽组织残留、牙槽骨内小血管破裂、牙槽骨骨折、

牙槽窝血凝块脱落等。

（2）全身因素：患者患有凝血功能异常等血液性疾病、心血管疾病或长期口服抗凝药物等。

2.预防方法

有出血倾向的患者拔牙后可及时给予缝合或用止血材料填塞后缝合；如发现患者在拔牙过程中渗血较多，拔牙后应给予缝合或填塞止血。

3.处理方法

局部麻醉后将血凝块用棉签轻轻拭去，并吸净口腔内唾液和血液，检查出血点，如出血来自牙槽窝周围软组织，可将两侧牙龈做水平褥式或"8"字交叉缝合止血；如出血来自牙槽窝内骨壁，可用止血材料或碘仿纱条加压填塞止血，如能配合缝合两侧牙龈，则止血效果更佳。

有一种情况是拔牙导致牙槽骨折裂引起出血，术后未填塞止血材料而仅将牙龈严密缝合，牙槽窝内出血渗入到颌周间隙，表现为明显组织肿胀伴剧烈疼痛，此时应拆除部分缝线，建立牙槽窝引流口，避免组织内部压力继续增大，并辅以抗生素治疗，防止产生深部血肿导致严重的间隙感染。

（二）拔牙术后疼痛、肿胀及感染

拔牙术后疼痛、肿胀、感染等常见并发症属于机体对拔牙创伤的生理反应及其继发过程，此三者是相互关联的，并且都可能导致张口受限，故在此一并叙述。

1.疼痛原因

术后当天疼痛主要为拔牙创伤破坏牙槽窝及相邻组织神经末梢所致；术后中期疼痛为机体创伤应激炎症反应导致的肿胀和局部组织压力增高引起；拔牙3天后疼痛可能是牙槽窝血凝块脱落或局部感染导致的干槽症或软组织炎症未能控制，发展为间隙感染。

2.预防方法

严格遵守无菌操作理念；尽量减小拔牙创伤；下颌切口尽量选用袋型瓣（三角型切口术后易在前颊部出现肿胀）、切口和翻瓣不要靠近舌侧（避免激惹颞肌深部肌腱下段和翼内肌前部产生反射性肌痉挛而引起术后开口困难）、切口不要越过移行沟底、缝合不要过紧（有利渗出物的排出）、术后冷敷等；使用类固醇激素、抗生素、非甾体抗炎药等。

3.处理方法

应根据疼痛原因选择恰当的治疗方法；术后当天疼痛可口服非甾体抗炎药；因局部软组织感染引起应首先处理局部感染，配合使用抗生素和非甾体抗炎药；因干槽症导致应主要处理干槽症。

（刘　倩）

第五章　牙髓病与根尖周疾病

第一节　牙髓病概述

一、病因

根据病原刺激的种类,牙髓病的病因可分为以下几类。

(一)微生物感染

在病变牙髓中发现的细菌有需氧菌、厌氧菌。需氧菌中多见的是链球菌和葡萄球菌;厌氧菌中常见的是产黑色素类杆菌。此外,还分离出许多其他的微生物,例如霉菌、放线菌和病毒等。引起牙髓病的微生物感染大多是混合感染,尚未发现特异性致病菌。微生物感染侵入牙髓组织的途径主要有以下 3 条。

1.通过牙本质损伤处侵入牙髓

(1)直接感染牙髓:龋病、牙体重度磨损、楔形缺损、酸蚀症、外伤性牙折、牙隐裂、畸形中央尖折断、畸形舌侧窝或畸形舌侧沟等牙体硬组织疾病未得到及时治疗而任其发展,导致牙髓暴露或牙体手术钻磨时意外露髓,口腔环境中的微生物即可直接引起牙髓感染,造成牙髓病。

(2)间接感染牙髓:有些牙体硬组织疾病虽未造成牙髓暴露,但覆盖在牙髓外围的牙本质很薄时,细菌及其毒素可以穿过牙本质小管到达牙髓,从而导致牙髓感染。

2.通过牙周袋侵入牙髓

口腔黏膜上皮的连续性是防止异物、细菌及其他抗原物质侵袭机体的重要屏障之一。一旦该处的防御屏障被破坏,就会成为引起牙周病的突破口。

根尖孔、副根管、根管侧支等把牙髓组织和牙周组织联系起来,同时也提供了一个细菌从牙周进入牙髓的通道。重度牙周病患者牙周袋中的细菌、毒素等便可以通过根尖孔等进入牙髓而引起牙髓感染。这种通过牙周感染牙髓的途径称为逆行性感染,所引起的牙髓炎为逆行性牙髓炎。

3.通过血源感染侵入牙髓

细菌通过血液循环到达牙髓的感染途径极为少见。微生物通过血源感染侵入牙髓,多发生在牙髓本身因其他原因有营养代谢紊乱或已受损伤的情况下,由于暂时性的菌血症,血液中的细菌、毒素等经血液循环定植于牙髓,如果细菌、毒素等毒力较强而牙髓组织又受到损伤或营养代谢障碍、防御功能不足以清除这些细菌、毒素时,则会造成牙髓感染,引起血源性牙髓炎症。

(二)物理因素

1.机械性创伤

机械性创伤对牙髓组织的影响,主要取决于创伤的程度、持续的时间等。一般而言,轻微的、偶然的机械性牙创伤,不会引起牙髓病变或仅造成牙髓轻度充血。以下主要指较重的或持续性的对牙齿的机械性创伤。

(1)急性牙外伤:常见的有交通事故、运动竞技、暴力斗殴、异物撞击、摔伤、跌伤等,轻者可使牙周膜损伤引起急性创伤性牙周膜炎症,重者甚至引起根尖血管的挫伤或断裂,使牙髓的血供受阻,引起牙髓退变、变性或坏死;有的可使牙体硬组织折裂、牙髓暴露,口腔内微生物可直接侵入牙髓,造成牙髓炎症,甚至发展为牙髓坏死;有的可造成牙齿脱位、内陷或完全脱出等,导致牙髓的急性损伤。

(2)慢性咬合创伤:牙齿重度磨损、创伤性咬合、夜磨牙、牙体制洞后修复物或冠过高和早接触等都可能引起咬合创伤而使根尖周血管受损或断裂,从而影响牙髓的血液供给,引起血液循环障碍,造成牙髓变性、炎症或坏死。

(3)医源性损伤:由于医疗工作中的意外事故而引起的牙髓损伤,称为医源性损伤。

2.温度刺激

牙髓对温度刺激有一定的耐受范围,过冷、过热等都可能造成对牙髓的刺激,尤其是严重磨耗的牙齿。牙本质外露时对牙髓的刺激主要有:①高速或持续钻磨牙齿且缺乏降温措施。②金属材料修复未采取保护措施。

3.电流刺激

(1)临床上使用牙髓活力电测仪进行牙髓活力测试,或使用离子导入法治疗牙本质敏感症时,如果操作不正确,使用了过量的电流也会引起对牙髓的刺激,导致牙髓炎症、变性等反应。

(2)口腔内相邻牙或对颌牙使用了两种不同的金属材料修复,咬合时两种金属接触,通过唾液可产生电位差,从而对牙髓产生一定的刺激性损害。

4.气压变化的刺激

在高空(飞机)或深水(潜泳)中时,气压变化可导致牙髓病变急性发作。

(三)化学因素

当釉质重度磨损导致牙本质暴露时,牙髓腔通过牙本质小管与外界相通,因此,除了微生物感染、物理因素可造成对牙髓组织损伤外,不良的化学因素也会通过牙本质小管对牙髓组织产生刺激,常见的有:①药物刺激。②酸蚀剂刺激。③修复材料刺激。

(四)全身疾病的影响

某些全身疾病,例如糖尿病、结核病、淋病、白血病等,也可导致牙髓组织发生退变、牙髓炎症等。

(五)特发性因素

某些患牙出现特发性牙根内吸收,即牙根部的硬组织从内部开始吸收,多见于有外伤史者,但其确切病因仍不清楚。

二、分类及临床表现

目前对牙髓疾病的分类尚缺乏统一的标准,按照临床表现将其分为可复性牙髓炎、不可复性牙髓炎(急性牙髓炎、慢性牙髓炎、逆行性牙髓炎、残髓炎)、牙髓坏死、牙髓钙化、牙内吸收。

(一)可复性牙髓炎

可复性牙髓炎为早期牙髓炎,范围局限,无自发痛及夜间痛,无咀嚼痛,但受到冷热刺激时,可产生短暂、尖锐的疼痛,延迟反应轻微甚至不易察觉。去净龋坏组织后未见穿髓孔,冷热刺激痛阳性,延迟反应可疑,牙髓电测试反应值与正常值相似或稍高。

(二)不可复性牙髓炎

不可复性牙髓炎可因可复性牙髓炎未及时治疗发展而来,也可由慢性牙髓炎急性发作而来。

1.急性牙髓炎

急性牙髓炎可依其炎症发展的过程,分为浆液期及化脓期,由于病变程度不同,各期又各具特征。急性牙髓炎的临床表现特点是发病急骤、疼痛剧烈。具有以下特点:①自发性、阵发性疼痛。②疼痛常在夜间发作。③疼痛常不能定位。④温度刺激使疼痛加重。

急性牙髓炎浆液期临床表现为自发性疼痛明显,温度刺激(尤其是冷刺激)或酸、甜食物掉入龋洞中,都会引起或加重疼痛。刺激除去后,疼痛并不消失。疼痛发作时间短,间歇时间长;炎症早期病变多局限于冠部,无叩痛。但疼痛可反射至对颌牙或邻牙,后牙的疼痛还可反射到耳部、颞部。

急性牙髓炎化脓期临床表现为疼痛较浆液期为重,有自发性、搏动性跳痛。此时疼痛发作时间长,间歇时间短,程度逐步加重,对热刺激疼痛加剧,对冷刺激反可使疼痛缓解。病变波及全部牙髓时,根尖部可出现反应性叩痛和咀嚼不适。

2.慢性牙髓炎

慢性牙髓炎病程较长,缺乏剧烈的自发性疼痛,有轻微的钝痛。但长时间遇冷热刺激,除去刺激后疼痛要持续比较长的时间才能逐渐消失。由于长期的发炎,炎症可波及全部牙髓,根尖孔附近的牙周膜也可有充血及水肿的情况,可有轻微的叩痛,患者感觉咬合时患牙不适。

慢性牙髓炎可分为两种类型:慢性闭锁性牙髓炎和慢性增生性牙髓炎。

慢性闭锁性牙髓炎为临床最常见的一型,由龋坏感染而引起,往往龋洞很深,接近或已达牙髓。慢性增生性牙髓炎多发生于青少年的乳、恒磨牙龋洞穿髓孔较大者。因为这些牙齿的根尖孔较大,牙髓血供丰富,抗体修复能力强,在缓慢而持久的微弱刺激下,牙髓发生增生性反应,向髓腔外生长形成息肉,成为牙髓息肉。其临床表现一般无自发性痛,但有咀嚼痛,以致患者不愿用患牙咀嚼。临床检查可见患侧牙石堆积,在大而深的龋洞中有红色肉芽组织。

3.逆行性牙髓炎

逆行性牙髓炎是牙周病患牙的牙周组织破坏后,感染通过根尖孔或侧支根管进入牙髓引起的牙髓炎症。因为它与一般的牙髓炎感染途径相反,故名逆行性牙髓炎。其临床表现为患牙同时具有牙周袋、根尖周炎和牙髓炎的多种特征。牙髓炎症一般为急性炎症,也可为慢性炎症。

4.残髓炎

经过牙髓治疗后,仍有残存的牙髓组织发生炎性反应。残髓炎的发生是由于炎性牙髓组织未完全清除所致。多见于干髓治疗后的患牙。根管治疗时根髓未除净也可发生残髓炎。根管发生变异也易造成根髓的残留,导致残髓炎。临床特点常表现为自发性钝痛,疼痛持续时间较短,温度刺激明显,有咬合不适感或较轻咬合痛。

(三)牙髓坏死

牙髓坏死指非细菌感染引起的牙髓组织活力丧失。多由于外伤,也可能是由于修复材料中的化学刺激所引起。临床表现一般无疼痛症状,前牙牙冠可变色。患者常由于合并根尖周炎而就诊。

(四)牙髓钙化

牙髓钙化可发生于健康或老年牙髓,发生率随年龄增加。临床上牙髓钙化没有自觉症状,有极少病例发生自发性放射性疼痛,与温度刺激无关。类似三叉神经疼痛,但无扳机点和神经痛史。

(五)牙内吸收

牙内吸收又称为特发性吸收,其病因不明。急性创伤或慢性牙髓炎症可能激活牙髓中未分化的间质细胞分化为破骨细胞,导致牙本质、牙骨质甚至牙釉质的吸收。临床上一般无自觉症状。多在X射线检查时偶然发现。也有可能出现与牙髓炎相似的症状。牙内吸收晚期,吸收部位已接近牙冠表面时,患牙牙冠变为粉红色。

三、牙髓炎的诊断

牙髓炎的主要症状是疼痛,而且疼痛有其特殊性,因此根据其症状可判断为牙髓炎。但由于牙髓炎时疼痛不易定位,确定患牙是诊断牙髓炎的重要步骤。

(一)常规检查

1.问诊

通过问诊获得患者全身资料及突出症状是最有效、最直接的手段,疼痛是牙髓炎的突出症状,问诊显得十分重要。问诊的内容应该包括以下几方面。

(1)患者的全身情况:包括其患病史、用药史、出血史和既往治疗史。

(2)患者的既往口腔治疗史:通过了解患者既往的治疗情况,可更快地判明目前症状的来源,如出现疼痛的患牙伴有大面积修复时,往往可通过该牙的治疗史明确其原因。

(3)患者疼痛的情况:通过问诊了解疼痛的性质和部位(是自发痛、激发痛、冷热痛或是咀嚼痛,有无夜间痛,有无延迟反应,是锐痛还是钝痛,有无反射痛,引起疼痛加重或减轻的原因),借此可大致推断牙髓所处的状况。

2.望诊及扪诊

望诊能掌握患者的全身情况,对其体态、步态、头发、皮肤、肢体及面部表情的观察,有助于了解其健康状况。再观察口腔内牙体、牙龈、黏膜等情况。通过扪诊也可以初步了解颞下颌关节的情况,有无弹响、开口偏斜。还应注意扪诊头颈部淋巴结,以及有无包块等。扪诊也是判断是否有𬌗创伤的最简单直接的方法,因为牙缺失、牙倾斜和磨耗、颞下颌关节疾病常出现不同程度的𬌗创伤。通过扪诊还可以了解牙齿的松动情况,结合X线检查可决定是否保留患牙。

3.探诊

除对牙体的仔细探诊外,牙周情况的详细检查也至关重要,应注意探诊的力量。

4.叩诊

叩诊是指用镊子或口镜柄轻敲被检查的牙齿,根据牙齿对叩击的反应来进行检查,包括垂直及水平向的叩诊,可以了解根尖周及牙周的情况。

5.咬诊及染色法

咬诊是指通过让患者咬具有一定硬度的物体,从而检查咀嚼的方法。染色法是利用染料对牙体裂纹或裂缝的渗透力而产生的滞留,来诊断隐裂的方法。

(二)牙髓温度测试

牙髓温度测试是一种牙髓的感觉试验,根据牙齿对冷热刺激的反应来判断牙髓的状态。测试部位选择在牙齿的唇颊面近颈 1/3 处,且应与同名牙或邻牙对照,只有当两者明显不同时结果才有意义,但其诊断价值是相对的。

(三)牙髓电测试

牙髓电测试是利用电刺激兴奋牙髓内的神经,使患者产生一定的反应,而牙髓在不同生理、病理状态下的反应不同,从而可对牙髓的状态进行评估。但牙髓电测试不能用于判断牙髓病变的性质,其结果只反应牙髓组织中神经的存活情况。牙髓电测试要求严密隔湿,将电极置于牙的唇(颊)面中份,需预先向患者说明检查的目的和可能出现的情况。对带有心脏起搏器的患者不能进行牙髓电测试,以免影响起搏器的正常工作。

(四)X 线检查

通过 X 线检查可了解患牙邻面、髓腔、牙根及根管、牙周的情况,从而确定患牙的可治疗性、保留价值和既往治疗的情况。

(五)鉴别诊断

牙髓炎应当与深龋鉴别,当深龋尚未引起牙髓病时,不会发生自发痛。慢性牙髓炎虽然也可能无自发痛,但温度刺激会引起较长时间且剧烈的放射痛,同时多有夜间痛及自发痛。此外还需与以下疾病鉴别诊断。

1.牙间乳头炎

由于牙龈退缩,常有食物嵌塞史,卫生措施不得力,可导致牙间乳头炎。表现为牙龈肿胀充血,持续性胀痛。

2.三叉神经痛

每次持续数秒钟至 1～2 分钟,不超过 5 分钟,无夜间痛,患者常有特殊面容。

3.急性上颌窦炎、鼻窦炎

引起头痛、鼻阻、脓涕症状明显,相邻的上颌后牙区可表现持续的胀痛,应注意鉴别。

4.干槽症

发生在拔牙后 3～4 天,为拔牙创的感染性疾病。表现为拔牙区剧烈、持续、进行性加重的疼痛,可向同侧面部及颌骨区放射。可根据拔牙史、疼痛定位准确、与冷热刺激关系不明显等与急性牙髓炎鉴别。

(刘　倩)

第二节　根尖周疾病概述

一、病因

根尖周病的病因从病原刺激的性质看,有感染性和非感染性之分,后者包括物理、创伤和化学刺激;从机体对病原刺激的反应看主要为免疫因素;其中细菌感染和机体的免疫反应是导致根尖周病的主要因子。

（一）细菌因素

细菌感染在根尖周炎中起着重要的作用。牙髓的细菌感染可由龋病、创伤和牙科手术操作等引起。细菌感染常发展为整个牙髓的坏死和根尖周炎，并伴有局部的骨吸收。

在正常情况下，牙髓和牙本质受到外层釉质和牙骨质的保护。当釉质和牙骨质被破坏时，牙髓组织就容易受到外界刺激的影响。细菌感染的途径如下。

1.牙体感染

此通路最常见。龋病、磨损、牙折、楔状缺损、牙隐裂、𬌗创伤等是引起牙髓坏死的主要原因，牙髓坏死的根管可成为一个感染根管，根管内的细菌及代谢产物可通过根尖孔或侧支根管扩散至根尖周围组织，引起根尖周病变。

2.牙周感染

牙周病的患病率和严重性随着年龄增高而增加，老年患者经此途径感染根尖周病变的也较多见。在牙周病时，深牙周袋中的细菌可以直接感染根尖周组织，或经根尖孔或侧支根管、副根管进入牙髓，导致继发于牙周感染后的根尖周病变。

3.血源感染

感染通过血循环进入根尖周围组织，引起感染，临床上比较少见。

（二）创伤和医源性因素

创伤因素包括急性创伤和慢性创伤。牙齿的急性创伤如跌伤、暴力撞击、咀嚼时突然咬到硬物等。根管治疗过程中器械超出根尖孔或根管充填时的超填也直接刺激根尖周组织引起急性根尖周炎。慢性创伤如创伤性咬合、磨牙症等都可损伤根尖周组织引起病变。

（三）化学因素

在治疗牙髓病和根尖周病的过程中，如果使用药物不当，刺激根尖周组织引起的根尖周炎为药物性或化学性根尖周炎。例如，砷剂在牙髓失活时封药时间过长，可引起药物性根尖周炎；在根管内放置腐蚀性药物如酚醛树脂液过多，特别是在治疗根尖孔较大的牙时，药物也能溢出到根尖孔外引起根尖周炎。

（四）免疫因素

坏死牙髓的分解产物和进入根尖周的细菌抗原性物质可诱发机体发生免疫反应。根尖周病就是机体对侵入髓腔内的抗原物质的免疫应答在根尖周组织的局部表现，根尖周病的发生、发展、转归与其局部免疫应答密切相关。

二、分类及临床表现

根尖周病可分为急性根尖周炎和慢性根尖周炎。

（一）急性根尖周炎

急性根尖周炎多由于牙髓感染及机体抵抗力降低导致，可分为两种类型：急性浆液性根尖周炎和急性化脓性根尖周炎。

1.急性浆液性根尖周炎

急性浆液性根尖周炎早期主要症状为咬合痛，患者可无自发痛或有轻微钝痛，以后呈逐渐加重趋势。患者自诉患牙咬紧时疼痛可暂时缓解。随着病变发展，根尖部炎性渗出物增加，患牙浮出和伸长感逐渐加重。轻叩患牙和用患牙咀嚼均会引起疼痛。牙周膜神经受到刺激后，会出现自发性、持续性疼痛，但疼痛范围局限、无放射痛。患者能明确指出患牙。

浆液性炎症过程持续时间不久,当细菌毒力强,身体抵抗力弱,局部引流不畅时,很快可发展为化脓性炎症;当细菌毒力弱,身体抵抗力强,炎症渗出得到引流,则可转为慢性根尖周炎。

2.急性化脓性根尖周炎

急性化脓性根尖周炎又称为急性牙槽脓肿,多由急性浆液性根尖周炎发展而来,也可由慢性根尖周炎转化而来。根尖部牙周膜渗出物增多,是白细胞液化所形成的脓性渗出物。由于渗出物不断增加,破坏了牙周膜纤维,根尖部骨质也有小范围坏死。白细胞坏死溶解形成脓液。在脓肿形成阶段,患牙疼痛剧烈,呈持续性、搏动性跳痛,牙齿明显浮出,不能咀嚼。疼痛可以波及邻牙。严重者出现乏力、发热等全身症状。

急性根尖周炎的脓肿形成经历三个阶段。

(1)根尖脓肿阶段:脓液局限在根尖周围。

(2)骨膜下脓肿阶段:炎症迅速向牙槽骨内扩散,脓液通过骨松质穿破牙槽骨的骨密质到达骨膜下。在这一阶段,患者症状最为严重,因为骨膜坚韧、致密,脓液聚集而形成较大压力,所以疼痛相当剧烈。

(3)黏膜下脓肿阶段:脓液穿破骨膜到达黏膜下或皮下,形成黏膜下脓肿或皮下脓肿。这一阶段,由于脓液穿破骨膜,压力大为降低,所以症状明显减轻,疼痛明显缓解,但肿胀明显。

(二)慢性根尖周炎

与急性根尖周炎不同,慢性根尖周炎病程较长,症状较轻,没有明显的疼痛症状。但当自身抵抗力降低或病变局部环境改变时,慢性根尖周炎则可转为急性根尖周炎。慢性根尖周炎一般无自觉症状,仅觉咀嚼不适,咬合无力。可有反复肿胀病史。

根据病变的性质不同,慢性根尖周炎可以分为以下几种类型。

1.根尖周肉芽肿

根尖周肉芽肿是根尖周组织受到缓和的感染刺激而产生的一团炎症肉芽组织。接近根尖处有坏死区,其周围则有炎症细胞浸润,周围骨质吸收并由肉芽组织所代替。

根尖周肉芽肿的慢性炎症反应可以维持较长的时间和相对稳定状态,且可随机体和牙齿的健康情况发生变化。患者一般无自发痛,仅觉咀嚼不适,咬合无力,叩诊时有异样感,有些病例还有患牙微伸长的感觉。牙髓多已坏死分解,牙齿变色,极少的病例牙髓尚有活力,而呈现慢性牙髓炎症状。肉芽肿活动期,感染扩散、骨质破坏较多时,根尖部有压痛,机体抵抗力下降时,可出现叩痛和咬合痛。X线片显示根尖周有边界清晰的圆形或椭圆形稀疏区。

2.慢性根尖脓肿

慢性根尖脓肿又称为慢性牙槽脓肿,是根尖肉芽肿中心部分的细胞坏死、液化,形成脓液并潴留于根尖部的脓腔内。脓肿中主要是多形核白细胞。慢性牙槽脓肿可以由急性牙槽脓肿转化而来。慢性牙槽脓肿可以分为有瘘型和无瘘型。有瘘型瘘管与口腔黏膜或皮肤表面通连。瘘管开口在皮肤表面的称为皮肤瘘。

慢性牙槽脓肿的患者多无自觉症状,有瘘型可以在牙龈表面发现瘘管口,瘘管开口常常呈粟粒大的肉芽组织状,大多数位于患牙根尖部的唇、颊侧;也有开口于腭、舌侧者;或偶有开口于远离患牙根尖部的地方,这种情况应认真检查,找出瘘管与患牙的关系,避免将瘘管口附近的健康牙误认为是患牙。有瘘型脓液可以从瘘管引流,不易引起急性发作,无瘘型在身体抵抗力减低时,易转为急性脓肿。X线片显示尖周有边界不整齐的弥散性稀疏区。

3.根尖囊肿

根尖囊肿可以由根尖肉芽肿或慢性牙槽脓肿发展而来。在根尖肉芽肿内的上皮增生,形成上皮团块,上皮团中央得不到来自结缔组织的营养,发生变性、坏死、液化,形成小囊腔,囊腔逐渐扩大成较大的囊肿。

根尖囊肿生长缓慢,一般多为死髓牙,无自觉症状。小的囊肿与根尖肉芽肿不易区分,只有在囊肿显著增大时,或通过 X 线检查才被发现。根尖周囊肿的 X 线片显示根尖周有边界清楚、轮廓分明的稀疏区,周围有白线。但正在增大的囊肿或继发感染的囊肿,周围的白线不清楚。囊肿可从豌豆大发展到鸡蛋大,龈黏膜呈半圆形隆起,用手指扪之有乒乓球感,富有弹性,说明在囊肿外壁有一层极薄的骨板存在。囊肿过度增大时,周围骨质吸收,还可压迫邻牙,使被压迫的牙根发生吸收,严重时可使邻牙移位。

根尖周肉芽肿、根尖周脓肿和根尖周囊肿,可相互转变,有着移行的关系。根尖周肉芽肿内的上皮团块中央液化或上皮增殖被覆于肉芽肿内的液化腔,则形成根尖周囊肿;肉芽肿中央部分变性坏死、化脓形成脓腔,则为慢性根尖周脓肿。慢性尖周脓肿在机体防御力量增强、局部引流良好的情况下,由肉芽组织增生,则可转变为根尖周肉芽肿;如果炎症消退,上皮增殖,而脓腔未消失也可发展成根尖周囊肿。

慢性根尖周炎的三种病变方式,在去除根管内感染物质、消除感染之后,病变区的炎症即可逐渐消退,纤维结缔组织成分增多,从而修复破坏的骨组织,形成新的硬骨板,病变愈合。

三、根尖周病的诊断

根尖周病的诊断根据临床表现、临床检查及 X 线检查做出判断。

(一)急性根尖周炎的诊断

(1)多有牙髓病史或外伤史或各种不完善根管治疗史。

(2)症状包括患牙疼痛特征:从初期的轻微痛,逐渐发展到自发性、持续性剧烈跳痛,从初期的咬紧牙疼痛减轻,逐渐发展到咬合剧烈疼痛甚至不敢咬合。患牙浮起、伸长感明显。疼痛能明确定位。

(3)检查时可发现患牙龋坏、充填物存在或脱落、牙冠变色等。叩诊疼痛甚至剧痛。患牙有不同程度松动。

(4)脓肿形成阶段可见根尖区牙龈红肿,龈颊沟变浅,压痛并有波动感。出现全身症状,或全身症状出现后缓解。

(5)牙髓活力检测无反应。

(6)X 线片显示牙周膜间隙增宽,也可无明显改变。

(二)慢性根尖周炎的诊断

(1)既往可有疼痛和肿胀史。

(2)无明显自觉症状,可有咀嚼不适。

(3)叩诊不适,或轻度叩痛。

(4)牙龈或皮肤可有窦道。

(5)牙髓活力测试无反应。

(6)X 线片显示患牙根尖周有不同表现的 X 线透射区。根据病变类型出现多种 X 线特点。①脓肿型:边界不清,呈弥散性不规则形态的骨质破坏区。②肉芽肿型:边界清楚,呈圆形或椭圆形透射区。③囊肿型:边界清楚,透射的囊肿周围有一条阻射的白线。牙龈窦道内插入牙胶尖的X线片可指示通过窦道引流的患牙。

(刘　倩)

第三节　牙髓和根尖周疾病的应急处理

一、牙髓疾病的应急处理

牙髓病的应急处理目的在于缓解疼痛。

(一)无痛技术

患者就诊的主要目的之一即是缓解症状,故治疗应在无痛或尽量减少疼痛的情况下进行,且不可在治疗过程中增加患者的痛苦。

1.局部注射麻醉

用2%普鲁卡因局部浸润或阻滞麻醉,也可用2%利多卡因。新型局部麻醉药——碧兰麻,由4%的阿替卡因和1:100 000的肾上腺素组成,镇痛效果好而持久,且用量少,不需深部的阻滞注射,局部浸润即可获得完好的镇痛效果,但高血压患者在使用时应谨慎。

2.针刺麻醉

针刺麻醉是利用中国传统的针刺疗法,对一定的穴位进行针刺而止痛。针刺穴位以平安穴(口角到耳屏连线中点)为主,指压以合谷穴为主,根据具体牙位辅以其他穴位。

(二)开髓引流

通过穿通髓腔或扩大穿髓孔、降低腔内高压,而达到止痛的目的。对逆行性牙髓炎,需去除牙髓活力方能止痛。对此类患牙,还需进行降低咬的处理,使患牙脱离咬接触。开髓的原则是必须根据髓腔的形态、位置,既充分暴露髓腔(有利于引流),又尽量保留健康的牙体组织。

(三)药物镇痛

口服镇痛消炎药物作为应急处理的一部分有时是必要的。逆行性牙髓炎的病灶在根髓部分,一般急诊的治疗效果不佳,应考虑辅以口服药。对于部分无条件处理的情况,可于穿髓处放置有镇痛作用的药物以起一定的缓解作用。对于一些过于紧张的患者,给以一些适当的镇痛药,在药物本身的作用之外还可起到一定的镇静效果。

(四)拔除患牙

对于无保留价值而又呈急性病变的患牙,急诊拔除加上有效的抗生素控制也可有效地解除患者的痛苦。

二、根尖周疾病的应急处理

根尖周急性炎症期的处理,主要是缓解疼痛及消除肿胀。

(一)开放髓腔

急性浆液性根尖周炎和根尖脓肿阶段,应设法从根管引流。开髓后需拔除牙髓组织,使髓室与根管开放,有利于根尖渗出物和脓液排出,控制炎症局限,使其不再向根尖周组织发展。引流后压力减低,疼痛可迅速缓解。根管开放并将腐质清除干净,暂不封闭窝洞,确保引流通畅。应于窝洞口放一消毒小棉球,以防止食物进入洞中,加重感染和妨碍引流。

(二)脓肿切开

急性化脓性根尖周炎(急性牙槽脓肿),应及时切开排脓。单纯开放根管不能达到引流目的的,因脓液已不再局限于根尖部,发展为骨膜下或黏膜下脓肿。

1.切开指证

脓肿切开过早,可引起剧痛,出血较多;切开过晚,贻误病情。在发病后,自觉有搏动性疼痛,根尖区移行皱襞变平或有半圆形隆起,用手指扪触时有波动感,即可切开脓肿。

2.切开方法

先行局部浸润,注射针切忌注入脓腔内,可在脓肿周围注射。切口要够长,位于脓肿底部,深达骨膜下,方向从后向前,以免切断神经和血管。根据病情,合理选择抗生素的种类、用量等。

(刘　倩)

第四节　牙髓和根尖周疾病治疗中的疼痛控制

牙髓组织富含神经纤维。对刺激反应敏感。在牙髓治疗的过程中,各种操作均可能引起疼痛,使患者难以忍受以致惧怕接受治疗。因此,应该施行无痛技术,使牙髓病和根尖周病的治疗在无痛或减少疼痛的情况下进行。

一、局部麻醉

局部麻醉即通过局部注射麻醉药物以达到牙髓治疗无痛的目的。

(一)局部麻醉前准备

(1)仔细询问患者系统性疾病史、用药史、药物过敏史。对有心血管疾病者,慎用含有肾上腺素的药物;对有过敏史的患者,慎用普鲁卡因类药物。

(2)选择合适的麻醉方法,对有牙槽骨和黏膜炎症的牙尽可能不选择局部浸润麻醉。

(3)对过度紧张的患者,有过度饮酒史的患者,应适当加大局部麻醉药剂量30%～50%。

(4)了解各类局部麻醉药的作用特点和药物特性,避免过量用药。

(5)为减少进针时的疼痛,进行注射麻醉前可先对进针部位的黏膜表面麻醉。

(二)常用局部麻醉药物

局部麻醉药主要分为酯类和酰胺类,前者以普鲁卡因为代表,后者以利多卡因为代表。

1.普鲁卡因

盐酸普鲁卡因局部麻醉使用浓度为2%,1次用量40～100 mg。可用于局部浸润和传导阻滞,注射后3～5分钟起效,维持30～40分钟,加入肾上腺素(1：100 000～1：20 000)可增加血管收缩,减缓吸收速率,麻醉效果延长至2小时。该药偶有变态反应,对心肌有抑制作用,严重低血压、心律失常和患有脑脊髓疾病者禁用,1次最大用量不超过1 g。

2.丁卡因

又称地卡因,为长效酯类局部麻醉药,脂溶性高,穿透力强,毒性较大,适用于黏膜表面麻醉。

常用浓度 2%，3～5 分钟显效。需注意腭侧龈因角化层较厚，药物穿透效果不佳，应改用其他局部麻醉方式。

3.利多卡因

又称赛罗卡因，稳定，起效快，常用于表面麻醉和局部麻醉。1 次用量为 2% 盐酸盐 5～10 mL，最大用量不超过 400 mg。禁用于严重的房室传导阻滞患者及心率＜55 次/分患者。对高血压、动脉硬化、心律失常、甲状腺功能亢进症、糖尿病、心脏病患者，应慎用含肾上腺素的利多卡因。

4.阿替卡因

常用为复方盐酸阿替卡因注射剂，商品名为必兰麻，含 4% 阿替卡因及 1：100 000 肾上腺素。禁用于 4 岁以下儿童、严重肝功能不全、胆碱酯酶缺乏、阵发性心动过速、心律失常、窄角青光眼、甲状腺功能亢进症患者，慎用于高血压、糖尿病及应用单胺氧化药治疗的患者。

(三)常用麻醉方法

1.表面麻醉

适用于黏膜表浅麻醉，常用于局部麻醉前对进针部位黏膜组织的麻醉和阻止患者的恶心反射。操作时应先隔离唾液，用小棉球蘸取药液或将药液喷涂于欲麻醉部位，3～5 分钟或以后将药液拭去，漱口。

2.局部浸润麻醉

又称骨膜上浸润麻醉，是将麻醉药注射到根尖部的骨膜上，通过麻醉药的渗透作用使患牙在牙髓治疗时无痛。由于麻醉药不能渗透密质骨，故骨膜上浸润麻醉仅适用于上、下颌前牙及上颌前磨牙和乳牙。牙髓治疗前，于患牙根尖部骨膜上注射 0.6～0.9 mL 麻醉药，3～4 分钟或以后起效。当患牙处于急性炎症期时，骨膜上浸润麻醉效果一般不佳，需采用其他麻醉方法。

3.阻滞麻醉

阻滞麻醉是将局部麻醉药物注射到神经干或其主要分支附近，以阻断神经末梢传入的刺激，是在组织的神经分布区域产生麻醉效果。进行阻滞麻醉时，应熟悉口腔颌面局部解剖，掌握三叉神经的行径和分布及注射标志与有关解剖结构的关系。上颌磨牙常用上牙槽后神经阻滞麻醉，进针点为上颌第二磨牙远中颊侧口腔前庭沟，下颌磨牙及局部浸润麻醉未能显效的下颌前牙常用下牙槽神经阻滞麻醉，进针点为张大口时，上、下颌牙槽突相距的中点线与翼下颌皱襞外侧3～4 mm 的交点。

4.牙周韧带内注射

适用于牙周组织的麻醉和牙髓麻醉不全时的补充麻醉，某些特殊病例如血友病患者也常做牙周韧带内注射。严重牙周疾病的患牙不宜使用该法。操作中首先严格消毒龈沟或牙周袋，将麻醉针头斜面背向牙根刺入牙周间隙缓缓加压。若注射时无阻力感，药液可能漏入龈沟，应改变位置再次注射，但每个牙根重复注射的次数不应超过 2 次。由于麻醉药不能渗过牙槽间隔，对多根牙每一牙根都应做上述注射，一般每个牙根可注入麻醉药 0.2 mL，不超过 0.4 mL。

5.牙髓内注射

将麻醉药直接注入牙髓组织，多用于浸润麻醉和阻滞麻醉效果不佳的病例，或作为牙周韧带内注射的追加麻醉。操作时先在髓腔的露髓处滴少许麻醉药，待表面麻醉后将注射针从穿髓孔处插入髓腔。边进入边注射麻醉药，麻醉冠髓至根髓。由于注射时需要一定的压力，故穿髓孔不能太大，以免麻醉药外溢，必要时可用牙胶填塞穿髓孔。

6.骨内注射和中隔内注射

骨内注射是将麻醉药直接注入根尖骨质的方法。首先做浸润麻醉使牙根尖部软组织和骨麻醉,然后在骨膜上做 1～3 mm 切口,用球钻在骨皮质上钻洞直至骨松质,将针头刺入患牙远中牙槽中隔,缓缓加压,使麻醉药进入骨松质。一般注射 0.3～0.5 mL 麻醉药。

(四)局部麻醉失败的原因

临床上出现局部麻醉效果不佳时,应考虑以下原因。

(1)注射点不准确。

(2)药量不足。

(3)局部炎症明显。

(4)部分麻醉药注入血管。

(5)解剖变异或由于患者体位改变没有掌握正确的解剖标志。

(6)嗜酒、长期服用镇静药、兴奋药患者。

(五)局部麻醉并发症及急救

在局部麻醉过程中,患者可能发生不良反应,常见的并发症包括:晕厥、变态反应、中毒、注射区疼痛、血肿、感染、注射针折断、暂时性面瘫等。

严重的并发症需采取急救措施。急救措施主要包括:①患者卧位;②基本的生命支持,如空气流通、输氧、心肺复苏等;③控制生命体征。

二、失活法

失活法是用化学药物制剂封于牙髓创面,使牙髓组织坏死失去活力的方法。失活法用于去髓治疗麻醉效果不佳或对麻醉药过敏的患者。

(一)失活药

使牙髓失活的药物称为失活药。多为剧毒药物,常用金属砷、三氧化二砷、多聚甲醛等。金属砷可使牙髓发生溶血反应,对细胞有强烈的毒性。作用无白限性,因此临床上已逐渐淘汰。多聚甲醛失活药主要成分为多聚甲醛、适量的表面麻醉药(如可卡因、丁卡因等)和氮酮等,作用于牙髓可使血管壁平滑肌麻痹,血管扩张,形成血栓,引起血供障碍而使牙髓坏死。其凝固蛋白的作用,能使坏死牙髓组织无菌性干化,作用缓慢,安全性较高,封药时间为 2 周左右。

(二)操作步骤

若牙髓已暴露,可将失活药直接放在暴露的牙髓表面,并暂封窝洞。需保证失活药不渗透至窝洞以外,保证封闭材料不脱落,同时要求患者按期复诊。对于未露髓或穿髓孔较小的病例,应在局部麻醉下开髓,引流充分后将失活药轻放牙髓表面,在其上放一小棉球,并暂封窝洞。

(三)失活药烧伤的处理

当发生失活药溢出造成黏膜甚至骨组织坏死时,应首先清理坏死组织,避免残留的失活药造成组织进一步损伤。清理后的创面以生埋盐水大量冲洗,碘仿糊剂覆盖,,如尤新生组织生长,应继续清除表面坏死组织,直至出现新鲜创面。

(刘　倩)

第五节　活髓保存治疗

一、间接盖髓术

(一)原理

间接盖髓术的原理是用具有保护和治疗作用的药物、材料(盖髓剂),使因深龋或其他牙体疾病所致的牙髓充血(可复性牙髓炎)恢复正常。

(二)适应证

(1)深龋或其他牙体疾病伴有牙髓充血(可复性牙髓炎)的患牙。

(2)深龋和其他牙体缺损,在备洞时洞底近髓或大面积牙体预备后且患牙感觉极敏感者。

(3)牙冠折断在牙本质深层而未露髓的患牙。

(三)操作步骤

(1)按常规去净腐质,预备窝洞,温水冲洗。

(2)隔离唾液,棉球擦干窝洞。

(3)放置盖髓剂:深龋伴牙髓充血的窝洞,用氧化锌丁香油酚糊剂密封即可。如果窝洞或折断面近髓,在最近髓处放置少量氢氧化钙制剂,再以氧化锌丁香油糊剂封闭窝洞,或用聚羧酸锌水门汀涂覆断面。

(4)十天到两周后复诊,如无症状,换永久充填。无牙髓症状的近髓龋洞也可在盖髓剂上方直接垫底,作永久充填。

(四)注意事项

(1)窝洞近髓或有可疑穿髓点的部位,切勿探入和加压。

(2)两周内如出现自发痛则作进一步的牙髓治疗。两周后症状减轻,但仍有遇冷不适者可继续观察两周,如症状不改善或加重,则作进一步的牙髓治疗。

(3)深龋与慢性闭锁性牙髓炎鉴别诊断不明确时,也可用氧化锌丁香油糊剂暂封,根据症状改变的动向辅助诊断。

(五)术后组织变化和疗效判断

成功的间接盖髓术后,充血状态的牙髓恢复正常,洞底近髓处成牙本质细胞增生并开始形成修复性牙本质(在术后 30 天左右),100 天后形成修复性牙本质的厚度可达 0.12 mm。如果牙髓的充血状态不能恢复正常,则会发展为慢性牙髓炎或发生急性牙髓炎,均为失败的病例。

治疗后六个月和一年复查,患牙无自觉症状,功能良好。临床检查无异常所见,牙髓活力正常(与对照牙比较),X 线片示根尖周组织正常,则为成功病例。

二、直接盖髓术

(一)原理

直接盖髓术的原理是在严密消毒条件下,用药物覆盖牙髓的意外露髓孔,以防止感染,保存牙髓活力;还可能诱导或促进牙本质桥形成,封闭露髓孔。

（二）适应证

（1）治疗牙体疾病预备窝洞时的意外穿髓，窝洞为𬌗面洞或龈壁有足够宽度的复面洞，穿髓孔直径在 1 mm 以内者。

（2）年轻恒牙外伤露髓者。

（三）操作步骤

（1）去净腐质，隔离唾液。

（2）用 75％乙醇或 2.5％氯亚明消毒窝洞，棉球擦干。

（3）穿髓孔处放置少量新配制的氢氧化钙糊剂，其上方以氧化锌丁香油糊剂密封。牙冠折断的露髓牙需先作带环，以利盖髓剂固位。

（4）两周后如无症状，牙髓活力正常，则保留紧贴洞底的暂封物，上方以磷酸锌水门汀垫底，然后作永久性充填（图 5-1）。

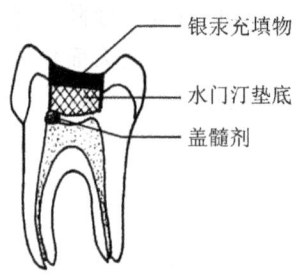

图 5-1　直接盖髓术

（四）注意事项

（1）治疗中注意无菌操作，应用橡皮障隔离。尽量减少对髓腔的压力和温度刺激。

（2）术后可酌情使用全身消炎药物。

（3）术前、术后和定期复查时均应测试并记录牙髓活力，如发生牙髓炎或牙髓坏死则及时作进一步的牙髓治疗。

（4）重度磨损或老年人的患牙，意外穿髓时不宜作直接盖髓术。

（五）术后组织变化和疗效判断

意外露髓的牙髓组织，因治疗前无炎症，修复愈合较好。首先在露髓处有血块形成，以后血块机化，下方成牙本质细胞形成牙本质基质，矿化后形成牙本质桥将穿髓孔封闭。这种矿化组织一般在术后 100 天左右形成，其下方牙髓组织正常。如果盖髓剂为氢氧化钙制剂，则在其下方出现一层凝固坏死层，下方牙髓组织中成牙本质细胞新生。3～6 个月后，可有牙本质桥封闭穿髓孔，其余部分牙髓组织正常。这些均为成功病例的修复情况。

但是，牙本质桥的出现并不代表牙髓组织完全正常。部分病例中经过直接盖髓治疗后的牙髓，无论术前是否有炎症，都可以发展为慢性牙髓炎；有的可能变为肉芽组织，并可引起牙内吸收；也有的引起牙髓退行性变、钙变，甚至发生渐进性坏死。这些都是治疗失败的病例。

术后一年复查，如果患牙无自觉症状，功能良好，临床检查无异常表现，牙髓活力正常（与对照牙比较），X 线片见根尖周组织正常，穿髓孔处有或无，或有部分牙本质桥形成，均可列为治疗成功的病例。

三、活髓切断术

(一)原理

活髓切断术的原理是在严密消毒条件下,切除有局限病变的冠髓,断髓创面用盖髓剂覆盖以防止根髓感染;并诱导或促进牙本质桥形成,封闭根管口,以保存根髓的活力和功能,使患病的年轻恒牙根尖继续发育形成。

(二)适应证

(1)外伤露髓而不宜作盖髓治疗的年轻恒牙。

(2)年轻恒牙早期或局部性牙髓炎。

(3)不具备盖髓条件的意外穿髓患牙。

(三)操作步骤

(1)局部麻醉:要求效果确实,必要时可辅以髓室内麻醉。

(2)去净腐质:常规预备窝洞并清洗,用75%乙醇消毒窝洞。

(3)橡皮障或棉卷隔湿:用2.5%碘酊和75%乙醇消毒牙面。

(4)用消毒裂钻扩大穿髓孔,揭除髓室顶。

(5)用锐利挖匙由根管口或低于根管口处切除冠髓,前牙在相当于牙颈部水平切除冠髓。

(6)用温热生理盐水冲洗髓腔,棉球吸干。如出血不止,用0.1%去甲肾上腺素棉球止血。

(7)将新鲜调制的盖髓剂放置根髓断面,氧化锌丁香油糊剂密封。

(8)2～4周后复诊,无自觉症状,无叩痛,牙髓活力正常或略低于对照牙,则可去除大部分暂封剂,垫底后作永久充填;也可在断髓和盖髓后当时垫底和作永久充填(图5-2)。

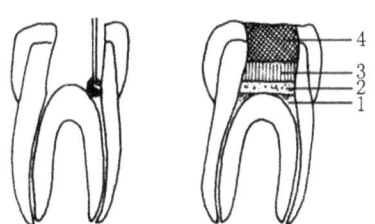

1.盖髓剂;2.氧化锌丁香油糊剂;3.垫底材料;4.永久充填材料

图5-2　活髓切断术

(9)年轻恒前牙:在术后6个月,一年和两年复查时,如根尖部已形成,则改作根管充填。

(四)注意事项

(1)结合年龄和全身情况,严格选择适应证;年轻恒患牙可适当放宽选择。

(2)严格无菌操作,最好用橡皮障隔湿。

(3)去髓室顶和切断冠髓时,切忌压碎和撕裂根髓。

(4)术中避免温度刺激,严防加压。

(5)术后3天仍有明显自发痛和叩痛,应改作根管治疗。

(五)术后组织变化和疗效判断

成功的活髓切断术后,牙髓创面可出现暂时的炎症,盖髓剂(氢氧化钙制剂)下方可有程度不同的凝固坏死层。两周后炎症逐渐消退,断面血块机化形成肉芽组织和瘢痕组织;成牙本质细胞向创面聚集,可形成牙本质桥封闭根管口,根髓组织正常。

如果术后牙髓内有持续的轻度感染存在,日后根髓内可发生营养不良性矿化,甚至发生根管闭塞。如果根髓内发生了急性炎症、化脓、坏死或者长期慢性炎症,根髓成为充血性肉芽组织,出现根管侧壁牙本质吸收,均为治疗失败病例。

治疗后6个月和1年、2年复查,患牙无自觉症状,功能良好;临床检查无异常所见,牙髓活力正常或迟钝;X线片可见根管口处有牙本质桥形成,根管正常或闭塞而根尖周组织正常,则为成功病例。

(刘　倩)

第六节　牙髓塑化治疗和干髓术

一、原理

牙髓塑化治疗是将处于液态未聚合的塑化剂导入已基本去除牙髓的根管内,塑化剂渗入侧副根管和根管壁的牙本质小管内,在形成酚醛树脂聚合物的过程中将根管系统内剩留的感染物质及残髓组织包埋,凝聚后变为无害物质并严密封闭根管系统,达到消除病源,防止根尖周炎发生或治愈根尖周病损的目的。

二、适应证

(1)成年人后牙不可复性牙髓炎、残髓炎、牙髓坏死。

(2)后牙急性根尖炎消除急性炎症后;有瘘或无瘘型慢性根尖周炎而根尖孔未吸收破坏的患牙。

(3)根管内器械断离,不能取出而又未出根尖孔的患牙。

(4)老年人已变色而根管又过分细窄的上述患病前牙。

三、塑化剂的配制与理化生物学性质

目前采用的塑化剂为甲醛配制的酚醛树脂。酚醛树脂聚合(凝固)反应的时间受以下因素影响。①酚和醛的体积比例:醛占比例过大,凝固时间延长。②氢氧化钠(催化剂)体积比例大则凝固快。③温度(室温)高则凝固快,故在小而深的、不易散热的容器中凝固较快,浅碟状易散热的容器中则凝固较慢。④还与配制的总体积有关,体积大,凝固较快。

与牙髓塑化治疗原理有关的酚醛树脂的性质有以下几点。

(一)对组织的塑化作用

酚醛树脂可以渗透到生活组织、坏死组织及组织液中,与组织一起聚合,成为酚醛树脂与组织的整体聚合物。镜下见组织和细胞保持原来的形态,但分不出酚醛与组织的界限。组织液与酚醛树脂混合时,也能聚合,但塑化剂的体积必须超过被塑化物质的体积方能塑化。

(二)抑菌作用

酚醛树脂在凝聚前和凝聚后均有较强的抑菌作用,塑化后数月的牙髓也仍有抑菌作用。

(三)渗透作用

酚醛树脂在未聚合时,渗透性较强,可以渗透到残髓组织中、侧支根管和牙本质小管中(达管壁1/3~全长)。

(四)体积改变

酚醛树脂凝固后在密封的环境中不发生体积改变。但若暴露于空气中则可逐渐失水,从树脂中心部出现裂缝,向根管壁方向收缩。

(五)刺激作用

酚醛树脂凝固前对组织有刺激作用,对软组织也有腐蚀性,因此在塑化治疗的操作过程中要防止塑化剂对黏膜的灼伤,避免将塑化剂压出根尖孔。

(六)无免疫源性

临床条件下,酚醛树脂的应用不会引起系统性免疫反应。

(七)无致癌性

遗传毒理学三种短期致突变筛检试验的结果显示基因突变、DNA 损伤和 SOS 反应均为阴性,初步预测酚醛树脂为非致突变、非致癌物。

四、操作步骤

(1)开髓、去髓室顶、尽量去除牙髓和根管内感染物。牙髓炎患牙可使用失活法,失活剂以金属砷封药两周为宜;也可在局麻下一次拔髓后完成下一步塑化操作,若拔髓后出血较多,应先予以止血或行髓腔封樟脑酚(CP)棉球,3~5 天后再次就诊完成塑化。

根尖周炎患牙,如叩诊疼痛,根尖部牙龈扪痛、红肿,或根管内渗出物较多,应先行应急处理,待急性症状消除后经髓腔封甲醛甲酚(FC)棉球再进行下一步骤塑化;慢性根尖周炎患牙也可在髓腔封甲醛甲酚(FC)棉球无症状后再行塑化。

(2)隔湿,在消毒液伴随下通畅根管,但不要扩大根管,对根管的要求仅为能用 15 号或更小号根管器械通畅到达近根尖处。操作过程中尤忌扩通根尖孔。干燥髓腔,较粗大的根管应擦干根管。原龋洞位于远中邻面牙颈部,龈壁较低者,为了防止塑化剂流失灼伤软组织,需用较硬的氧化锌丁香油糊剂做出临时性的远中壁(假壁)。

(3)用镊子尖端夹取塑化剂送入髓腔,也可用光滑髓针或较细的根管扩大器蘸塑化剂直接送入根管内,伸入至根尖 1/3~1/4 处,沿管壁旋转和上下捣动,以利根管内的空气排出及塑化剂导入。然后用干棉球吸出髓腔内的塑化剂。重复上述导入过程,如此反复 3~4 次即可。最后一次不要再吸出塑化剂。

(4)以氧化锌丁香油糊剂封闭根管口,在糊剂上方擦去髓腔内剩余的塑化剂。擦干窝洞壁,用磷酸锌水门汀垫底,作永久充填。如需观察或窝洞充填有困难,可于塑化当日用氧化锌丁香油糊剂暂封,过1~2 周就诊,无症状后,除去大部分暂封剂,作磷酸锌水门汀垫底及永久充填。

五、术中和术后并发症及其处理

(一)塑化剂烧伤

塑化剂流失到口腔软组织上或黏膜上,颜色改变、起皱,应即刻用干棉球擦去流失的塑化剂,并用甘油棉球涂敷患处。

(二)根尖周炎

因塑化剂少量出根尖孔引起的化学性根尖周炎常于塑化后近期发生。患者叙述该牙持续性痛,不严重,轻度咀嚼痛。检查有轻度叩痛,但牙龈不红,无扪痛。同时还应检查充填物有无高点,适当地调𬌗观察而不作其他处理;如疼痛较重,可用小剂量超短波处理,同时口服消炎止痛药。

如因治疗时机选择不当,感染未除净或器械操作超出根尖孔所致的急性根尖周炎,则疼痛较重,牙龈红肿、扪痛或已有脓肿形成,应按急性根尖周炎处理。同时应重新打开髓腔,检查各根管的情况,是否有遗漏未做处理或塑化不完善的根管等。待急性炎症消退后,分别情况重作治疗。

(三)残髓炎

塑化治疗后近期或远期均可出现,多为活髓拔髓不充分或遗漏有残余活髓的根管未作处理或塑化不完善。须打开髓腔,仔细找出有痛觉的根髓,拔髓后再作塑化治疗。

(四)远期出现慢性根尖周炎

X线片出现根尖周 X 线透射区或原有病损区扩大,出现窦道或原有窦道未愈合。除因为遗漏根管未作处理或塑化不完善以外,还可能因原根尖周炎症造成根尖孔有吸收、破坏,致使塑化剂流失,根尖部封闭不严密,感染不能控制。依根尖孔粗细决定再治疗方法:根尖孔粗大的患牙,改作根管治疗,必要时作根尖手术治疗。

六、术后组织反应与疗效判断

根管内残髓组织被塑化,以及塑化剂限制在根尖孔内时,与其邻近处的牙周膜内早期有轻度炎症细胞浸润,并有含酚醛树脂颗粒的吞噬细胞。3 个月后,炎症细胞逐渐消失,原炎症组织被正常的结缔组织代替,根尖孔附近有牙骨质沉积,组织修复过程与成功的根管充填后相似。但若未被塑化的残髓较多,或塑化剂未达到根尖 1/3 部分,则可出现残髓炎或根尖周炎,导致治疗失败。

如果少量塑化剂超出根尖孔,根尖周部分组织被塑化,其外围组织出现局限性的化学性炎症反应。3～6 个月后炎症逐渐消退,9～12 个月后开始修复。延缓了根尖周组织的修复过程。

牙髓塑化治疗后两年复查,如果患牙无自觉症状,功能良好;临床检查正常,原有窦道消失;X 线片见根尖周组织正常,原根尖周病损消失,或仅有根尖周牙周膜间隙增宽,硬骨板清晰,根周牙槽骨正常,则为治疗成功病例。

如果要观察根尖周组织病损修复的动态过程,可在术后 3 个月、6 个月、1 年、2 年分别复查患牙。在术后 3～6 个月时,如果临床无明显症状,但 X 线片却发现根尖周病变较术前似有扩大,这不一定表明病变在发展,可能是根尖周组织对溢出根尖孔的塑化剂的反应。应该继续观察,部分病例的根尖周病损可能以后仍会逐渐缩小,直至消失。

七、干髓术

(一)原理

干髓术是用失活剂将牙髓失活后,或在局麻下除去冠髓,保留无菌坏死的根髓,用多聚甲醛制剂(干髓剂)使其木乃伊化成为无害物质,以制止牙髓炎症的蔓延和根尖周病的发生,从而保留患牙。

(二)适应证

(1)成年人后牙牙髓炎的早期阶段,即炎症主要在冠髓,未出现化脓或坏死。

(2)无对殆牙而过长或下垂的后牙,因修复需要而保留者。

(3)老龄患者意外露髓的后牙。

(三)操作步骤

1.麻醉下开髓,失活牙髓

去净洞内腐质,穿通髓腔,明显暴露穿髓孔,止血,隔湿,擦干窝洞,将失活剂做成小球形,准确地放到穿髓孔处,然后用暂封剂(如氧化锌丁香油糊剂)严密封闭洞口。对邻殆面窝洞封药时,如果龈乳头出血,先止住出血,并在龈壁及邻面先放小块暂封剂,留出穿髓孔部位放置失活剂棉球,再压贴暂封剂,最后用暂封剂密封窝洞(图5-3)。

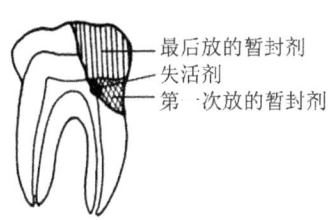

最后放的暂封剂
失活剂
第一次放的暂封剂

图5-3　邻殆面窝洞砷剂封药法

2.取失活剂

使用三氧化二砷失活剂,需间隔48小时再次就诊;如使用金属砷失活剂,则间隔10～14天再次就诊。第二次就诊时,首先检查有无因失活剂渗漏而损坏牙龈的情况,并确实取出失活剂,勿使其遗留在窝洞或牙间隙内。

3.揭髓室顶和去冠髓

用700号裂钻从穿髓孔开始,沿髓顶外形揭去髓室顶,并用圆钻提拉检查修整;用锐利的相应大小的挖匙去除冠髓,同时修整窝洞外形。

上述步骤也可在局麻下去冠髓,一次完成。

4.初步固定根髓

隔离唾液,干燥髓腔,将甲醛甲酚棉球放置根管口处1分钟后取出。

5.放置干髓剂并充填窝洞

适量干髓剂分别放于各根管口,贴住根髓断面,用磷酸锌水门汀垫底,银汞合金充填(图5-4)。

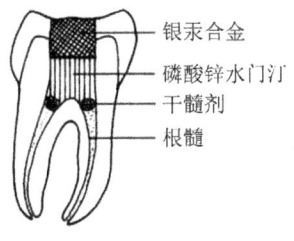

银汞合金
磷酸锌水门汀
干髓剂
根髓

图5-4　干髓术

(四)注意事项

(1)严格选择适应证。

（2）封失活剂时,穿髓孔的直径应大于 1 mm,封药时用的氧化锌丁香油糊剂稠度要适中,压贴暂封物不应用过大的压力。

（3）注意去净髓室顶,避免磨及髓室底。

（4）干髓剂不应放到髓室底处。

（5）第一次就诊封失活剂后告知患者注意以下事项:①封药后可能出现疼痛症状,一般持续数小时,可服用止痛片或指压合谷穴位止痛。②进食时,避免将该患牙的暂封物咬碎或使其脱落。③按预约日期准时就诊。

（6）使用砷制剂或甲醛制剂时,应特别注意避免泄漏烧伤,如有疏漏可造成患牙牙周组织的不可复性的化学坏死。砷剂漏出,临床表现为患区持续地自发胀痛,龈缘或龈乳头呈暗紫色或灰黑色坏死。在去除暂封物后,应彻底刮除变色的和无感觉的龈组织。如果牙槽骨已外露,死骨呈灰白色,用高速涡轮圆钻磨去死骨,直至创面出鲜血和有触觉;大量盐水冲洗,创面填塞碘仿糊剂或纱条。于 1 天后复诊,若牙龈组织不再继续坏死,则每隔 3～6 天复诊换药,直至龈组织恢复正常颜色和感觉后再作进一步治疗。坏死广泛者应使用抗生素。干髓剂外漏可引起自发地持续性木胀痛,龈缘或龈乳头呈白色凝固性坏死,界限清楚。刮除变色的龈缘或龈乳头,如果创面较深,可填塞碘仿纱条。除去原充填体,检查干髓剂漏出的部位,重新垫底,银汞合金充填窝洞,近期复诊直至牙龈组织正常。

(五)术后组织变化与疗效判断

干髓术后,根髓组织被固定,成为无菌干性坏死状的无害物质保留在根管内,根尖周组织如果对干髓后的牙髓组织生物相容性良好,则根尖部牙周组织保持正常,根尖孔周围有牙骨质沉积使根尖孔缩小或封闭;如果牙髓组织已有部分坏死或化脓,则干髓剂不能起到固定、干化的作用,可出现急、慢性根尖周炎。如果干髓剂的作用不能固定全部根髓,若干年之后根尖部仍残留炎症牙髓,出现残髓炎或继而发生根尖周炎。这些都是干髓治疗的失败病例。

干髓术后 2 年复查病例,如果患牙无自觉症状,功能良好;临床检查正常,X 线片见根尖周组织正常,则为治疗成功病例。

（刘　倩）

第七节　现代根管治疗

根管治疗术(rootcanaltherapy,RCT)是治疗牙髓坏死及根尖周病最有效的方法。彻底清除根管内炎症牙髓和坏死物质,扩大成形根管,并对根管进行适当消毒,最后严密充填根管,以去除根管内感染性内容物对根尖周组织的不良刺激,防止根尖周病的发生或促进根尖病变愈合。

近年来,由于根管治疗术引入超声、激光和显微治疗等技术,使之更趋于规范、微观、精细和高效。根管治疗发展的总趋势仍然表现在以下三个方面:一是努力设计制造更好的根管扩大器械;二是研制合成强力有效的杀菌剂;三是研究生物相容性好的、能够严密堵塞根管并具有消毒作用的充填材料。

一、适应证

除可复性牙髓炎或新生恒牙可能保持活髓外,各型牙髓炎、牙髓坏死、坏疽及各型根尖周炎都适用。

二、根管预备

去除髓腔的刺激源,并将根管预备成特定的形状,便于根管充填。包括开髓拔髓、测量根管工作长度、根管清理及扩大成形。根管预备为根管充填创造良好条件,保证根管治疗的效果。

(一)术区隔离

橡皮障是口内术区隔离的重要装置,提高根管治疗的效率与预后,是开展非手术显微牙髓治疗的基本条件。

1.橡皮障隔离的目的

大量研究证实,微生物感染是导致根管治疗失败的最主要原因,橡皮障为治疗区域提供一个隔离唾液的封闭环境,减少术区感染的机会。此外,在根管治疗过程中,橡皮障的应用还具有以下优点。

(1)提供一个洁净、干燥、无污染的区域,提高术区可视性。

(2)防止患者误吞根管器械、冲洗药物、充填材料碎屑等。

(3)保护患者口腔软组织,避免受到器械、药物、冲洗剂等的损伤。

(4)减少患者在操作中频繁漱口的需要,提高治疗效率。

2.橡皮障隔离技术

橡皮障系统主要包括橡皮障布、用于支撑橡皮障布的橡皮障架、将橡皮障固定于患牙的橡皮障夹、夹持橡皮障夹的橡皮障钳以及打孔器。安装橡皮障的方法主要有以下两种。

(1)将橡皮障夹的弓形部分穿过橡皮障上的孔,并将橡皮障置于橡皮障夹的翼上。以橡皮障钳将橡皮障夹撑开,保持橡皮障夹在橡皮障上的位置,并用橡皮障架固定橡皮障布。橡皮障夹就位于牙后,将橡皮障伸展固定于橡皮障夹翼下。此方法可将橡皮障、橡皮障夹和橡皮障架以一体化的方式放置于牙,简便易行。

(2)先将橡皮障夹安置于牙,用手指轻压障夹的颊舌侧板,以检查其与牙贴合的稳固程度,再将橡皮障拉开套在橡皮障夹的下方。此方法便于操作者观察橡皮障夹的夹片与牙接触的部位,避免损伤牙龈。

(二)开髓拔髓

正确开髓的基本要求是使根管器械能尽可能地循直线方向进入根管。前牙在舌面,后牙在面开髓。洞口大小一般以去除髓室顶后,不妨碍器械进入根管为准。开髓后应将洞壁修整光滑,使之与根管壁连成一线。修整时应避免使髓室壁形成台阶,注意寻找根管口。

磨牙应先除去冠髓,再拔根髓。活髓牙应在麻醉下或采用牙髓失活法去髓,最好将牙髓完整拔出,如拔髓针进入不够深或牙根弯曲,牙髓易被拉断。一般拔髓针插入根管深约2/3处,轻轻旋转使根髓绕在拔髓针上,然后抽出。如果未能拔出完整根髓,则需要反复拔髓,务必拔净。

(三)测量根管工作长度

根管的工作长度,是从切缘或牙尖到根尖止点的长度。应该预备到根尖部的牙本质牙骨质界,该处距根尖 $0.5 \sim 1.0$ mm。因此,器械到达根尖的实际长度应比牙长度短 1 mm 左右。

测量根管工作长度有下列5种方法：根据牙平均长度和冠根比例来计算；根管器械探测法；X线透视或照片法；根管长度电测法；根管工作长度测量板。

（四）根管清理及扩大成形

根管清理及扩大的目的是尽量去除髓腔及根管内的刺激物，如细菌及其代谢产物、炎症或坏死牙髓、食物碎屑和感染牙本质，同时将根管制备成特定形状，便于根管充填。在根管扩大前，用3%过氧化氢液或其他消毒液冲洗，并用光滑髓针或细的扩孔钻在根管内轻轻捣动，通过冲洗清理根管。扩大根管主要使用扩孔锉和扩孔钻，由细到粗，依号顺序进行。临床上常用手工操作器械进行根管预备，但费时且术者易于疲劳。自动化根管预备设备及其配套技术的应用，大大地改变了这种状况。现代观点认为，根管清理是手术成败的关键性环节。由于根管解剖结构的复杂性和扩大器械本身的局限性，特别是老年根管钙化，使得根管在弯曲、狭小、分歧部位及侧副根管很难彻底清理，可配合根管超声协同系统来清理扩大根管。超声波在溶液内产生空穴效应、热效应、切削及声流作用，极大地增强了抗菌冲洗液的功能，有效地溶解和松动根管内的坏死组织，彻底清除附着在根管壁上的污染层，从而获得高效的冲洗和清理效果。

三、根管消毒

根管预备结束后，根管内的细菌、坏死牙髓组织和根管内壁的感染物，大部分已被去除，但牙本质小管深层和根管侧支等器械和冲洗液达不到的细微结构内还有残余的细菌，再经过根管消毒这一步骤，可进一步控制微生物，缓解疼痛，减少尖周组织的炎性渗出，从而巩固和加强根管预备的效果，并为下一步的根管充填创造条件，提高RCT的成功率。

（一）根管内用药的理想性能

有广谱且强有力的杀菌作用；渗透力强，以便能达到牙本质小管和根管侧支内；作用时间较长，一般要求在24小时以上；药物不因接触脓、血等而明显减弱；对尖周组织无明显的刺激和损害；不会造成牙齿变色；贮存和使用方便；成本价格可为大众所接受。

（二）根管内用药的作用

破坏病原微生物；止痛；控制渗出；诱导根尖发育完成。

（三）根管内用药的种类

常用的根管消毒剂有氢氧化钙制剂、酚制剂、碘制剂和抗生素等。临床上要根据具体情况，选择适当的药物。机体对药物的反应也不一致，因此，在采用某种药物无效时，可适当更换，也可轮换使用。

感染轻的根管：多选用较缓和的药物消毒根管，如氢氧化钙、樟脑酚、麝香草酚等。这些药物具有消毒力和镇痛作用，刺激性小，但抑制作用较弱。

感染较重的根管：如化脓腐败根管，可选用甲醛甲酚、木馏油等。甲醛甲酚释放出甲醛气体，消毒力强，有凝固蛋白的作用，具有高度穿透性，但对根尖周组织有一定的刺激性，因此，不可过量或多次连续使用，否则易引起化学性根尖周炎。木馏油有特殊焦臭味，有较强的消毒力和渗透性，刺激性较小，适用于一般根管和感染较重的根管。根管内渗出物较多或牙齿遇外伤长期叩痛不消失时，可选用碘仿糊剂。

四、根管充填

根管充填的目的是消灭术后遗留的无效腔，隔绝根尖周组织与根管的通连，借助根充材料缓慢而持续的消毒作用,杜绝再感染及炎症发生。要求充填严密,根管充填材料应严密封闭根管内根尖 1/3 区。

(一)根管充填材料的性能要求

根管充填后有持续的消毒作用;与根管壁能密合;能促进根尖周病变的愈合;根管充填后不收缩;易于消毒、使用和去除;不使牙变色;对机体无害;X 线阻射,便于检查。

(二)根管充填材料

(1)硬性类根管充填材料:牙胶尖、银尖、钴铬合金丝、塑料尖等,均配合根管糊剂使用。

(2)糊剂类根管充填材料:由粉和液调拌成糊状,充填后可硬化,有根管糊剂、氢氧化钙及其制剂、含三聚甲醛的新三锌糊剂、碘仿糊剂、氧化锌丁香油酚黏固剂、氯仿牙胶等。氢氧化钙糊剂能促进肉芽组织纤维化、类牙本质及类牙骨质组织形成,促进牙槽骨生长,促进根尖周组织的愈合,在临床上广泛应用。对老年患者,根管一般都较细小或弯曲,所以选的牙胶尖不必太粗,糊剂也不要太多。

(三)根管充填方法

常用的根管充填方法有冷侧压法、垂直加压法、混合加压法和热牙胶充填法。

糊剂加牙胶冷侧压充填法:①充填前首先进行试尖,即按根管工作长度和所预备的根管大小选择合适的主牙胶尖。②用扩孔钻或螺旋形根管充填器将糊剂送入根管内。③已选好的主牙胶尖插入根管,直至应到达的长度。④如果根管内尚未填紧,可加用 1 根或数根副牙胶尖,在原来的牙胶尖旁侧插入并压紧。⑤用热器械将髓室内的牙胶尖末端切去,并擦净多余的糊剂。⑥充填窝洞。热牙胶尖侧方加压法:是对冷牙胶侧方加压法的改良,将扩器加热后再放入根管。牙胶软化后容易加压,结果会充填得更紧密。热牙胶尖垂直加压法:是一个很好的方法,但操作困难、费时,而且需要充分的根管预备。

热牙胶注入塑形法:为许多使用者所接受,因为使用方便。一种是高熔点的牙胶尖"Obtura",另一种为低熔点的牙胶尖"Ultrafil"。用物理加热方法控制热牙胶的流动是个难题,而且热牙胶遇冷收缩的特点也可能影响根管充填的质量。

混合法:①牙胶的侧方加压和热加压法,先在根管的根尖部分对牙胶进行加压,然后用加压器在根管的冠方对牙胶尖进行侧方加压。根管的根尖 1/2 处压紧的牙胶可有效地防止尖周渗出液进入根管。②侧方加压、注入成形、牙胶热成法,预先将牙胶软化,用侧方加压牙胶的方法充填根尖 1/2 的根管,然后用加热软化了的牙胶注入的方法充填冠方 1/2 的根管.此法对有根管内吸收的患牙尤为适用。

五、根管治疗术的成败

(1)临床上根据自觉症状、临床检查和 X 线片显示来确定根管治疗是否成功。

患者的自觉症状:有无自发痛或咬合痛;有无肿胀史、化脓史;每次疼痛持续的时间,疼痛的情况、范围和程度;疼痛的诱发因素及缓解因素;咀嚼功能是否良好;病史和治疗史。

临床检查。①牙体情况:牙冠修复是否合适、完整、有无叩痛。②牙周情况:软组织颜色及结构、肿胀、牙周袋、窦道、松动度、有无触痛。③全身情况:包括心理和生理两个方面。

X 线片:根管充填是否严密、合适;尖周牙周膜腔是否增宽,骨板是否连续;牙槽骨的密度、纹理是否正常;尖周稀疏区的大小、形态、密度和周边情况(术前后对比);根尖有无吸收现象;根管有无旁穿及器械折断。

（2）成功：无症状和体征，咬合功能正常，有完整的咬合关系，X线片显示根管充填严密合适，尖周透射区消失，牙周膜间隙正常，硬板完整；或无症状和体征，咬合功能良好，X线片显示根尖周透射区缩小，密度增加。

（3）失败：无症状和体征，咬合有轻度不适，X线片显示根尖周透射区变化不大；或有较明显症状和体征，不能行使正常咀嚼功能，X线片显示根尖周透射区变大或原来尖周无异常者出现了透射区。

（4）根管治疗的成功率：因各人观察的标准、时间、例数等不同而异。

（5）疗效观察的时间：1年内只能作为初步疗效观察，难以定论；2～3年或更长时间的观察资料则更有价值。

六、常见问题和偶发事件及其对策

RCT的操作主要是用纤细的器械在狭小的空间中进行的。受器械的种类或患牙的条件的影响，有些问题是常见的，随着基本理论和基本技能水平的提高，问题会越来越少；还有些问题是很少遇到的，但却是有害的，甚至是危险的，术者的态度和技能以及患者的心理状态等多方面的影响，可能会出现这样或那样的问题。

（一）常见问题

1.牙科畏惧症

牙科畏惧症（dentalfear，DF）也称牙科焦虑症（dentalanxiety，DA），是指患者对牙科诊治过程或其中某些环节的害怕，表现为烦躁不安、心悸、出汗等交感神经功能亢进的症状。DF的存在会导致诊治质量的降低和疾病负担的提高。防治措施有以下几点。

（1）心理方面：通过"术前教育"，让患者对口镜、探针、牙科椅等器械设备以及诊室环境有个心理适应过程，候诊室可播放轻松幽默的相关科教片；治疗过程中，进行耐心地解释以转移患者的注意力；美化医师、护士的仪表和诊室环境；对儿童患者，治疗过程中，医患间的身体接触以及催眠术等也有一定效果。

（2）技术方面：RCT是外科与牙体美容修复的综合性技能，要求医师有广博的医学、美学知识，扎实的外科操作功底，对各种口腔器械、材料娴熟操作的技能以及多年的临床经验，这些素质无疑是高效、高质量实施RCT的保障，也是获得患者信任的前提。

（3）药物：必要时可用局部浸润或阻滞麻醉药物，还有口服镇痛、镇静类药物，目的是通过镇痛或镇静的途径减轻或消除DF。

2.进路准备中的问题

一个视野良好，能使器械顺利到达根管根尖1/3处的进路是非常重要的。对磨牙进行RCT时，有效的判断方法是看患者张口时其上下颌切牙间能否放下操作者并排的至少两个手指。不良的进路会导致不完善的RCT，进一步的牙冠修复也就劳而无功了。

3.细小根管的寻找和处理

细小根管的寻找是RCT的难题之一。有些牙齿的髓腔钙化或有大的髓石存在，尤其是老年人牙齿的根管极细，很难寻找X线片包含许多信息：根管的粗细、弯曲程度与牙髓腔的位置关系。但X线片的分辨率有限，因此仅凭X线片判断根管的消失与否不可靠。

一旦找到根管口后，细小根管的处理就成为主要矛盾。选用细小的器械，按根管形态将器械尖端做预先弯曲，这样可在极小的阻力下进入根管深处。器械逐渐地深入根管，伴1/4～1/2的逆时针旋转,切记不要施加根向压力。锉的反复提拉动作和大量的冲洗交替进行,可逐渐消除根管冠部的阻力,达到工作长度。

4.根管台阶和阻塞

不正确的操作会造成牙本质碎屑阻塞根管,还可能造成根管壁台阶.如果已造成根管壁台阶者,用次氯酸钠液冲洗根管,将器械缓缓伸入根管,避开台阶,伴轻微的反时针旋转,逐渐深入。器械越过台阶,做反复提拉可消除或基本消除台阶。根管一旦被牙本质碎屑阻塞,很难处理,可通过大量的冲洗、EDTA 润滑剂和细小的器械缓缓操作。

5.去除原有的根管充填物

由于各种原因,有时必须重做 RCT。重做 RCT 的前提是去除原有根管充填物,但去除有时并不容易,根管充填物的种类决定了取出它的方法。

(二)偶发事件

1.急性炎症反应

RCT 治疗期间或术后,少数患者会出现局部肿胀、咬合痛、自发痛等症状。原因是术者操作不当或个体差异。轻微者暂不处理,可适当给予止痛药,观察 1~2 天,如果有高点,一定要消除,没有高点也可考虑适当降,使患牙休息。如果 2 天以后患牙仍持续剧痛,可考虑去除封药和根管充填物,引流、消炎后重做 RCT。如果出现前庭沟处肿胀、蜂窝组织炎甚至全身症状时,要进行局部切开引流并给予抗生素。

预防:要有高度的责任心和受伤观点;要具备根管解剖形态学和生理学、病理学、免疫学、药理学等基本知识;严格按照操作要领进行:有菌观念和无菌操作要贯穿诊治过程的始终;尽可能多地掌握患者的病史,注意患者术中的反应,对过敏体质者要采取相应措施。

2.皮下气肿

(1)症状:患者颜面部或颈部出现突发性肿胀,有捻发音但无明显的发红和疼痛,如果先前用过氧化氢液大量冲洗过根管,就容易诊断。

(2)原因:根管冲洗液为过氧化氢液,且冲洗液的量较大,冲洗针头插入根管过深、过紧,使冲洗液不能回流,致使大量冲洗液溢出根尖孔到达尖周组织,与尖周组织过氧化物酶接触后产生新生态氧,进入软组织便可形成皮下气肿。

(3)处理:操作中一旦发现有形成皮下气肿的趋势,要立即停止使用过氧化氢液冲洗根管而改用其他冲洗液,最为安全的是生理盐水,同时进行根管开放,使注入的气体得以释放。

(4)预防:冲洗针头要松松地插入根管。冲洗时的压力不要太大。最后一次冲洗必须用生理盐水或蒸馏水,以免残留过氧化氢液。避免用压缩空气长时间持续吹干根管。

七、根尖外科手术

(一)适应证

较大的根尖周囊肿经根管治疗后,需用手术刮除囊壁,病变才能修复。受外伤后根尖折断,(经根管治疗后,需取出折断的根尖者;根管治疗时,器械折断超出根尖孔者;根管充填物超填过多,引起根周刺激症状者;慢性根尖周炎的患牙经治疗后病变扩大或长期不愈后者。上颌前磨牙根尖近上颌窦者,下颌前磨牙根尖近颏孔者,都不宜做根尖刮治术。急性炎症期应先消除炎症,否则易将感染扩散,延迟愈合;全身健康不良,如风湿病、活动性结核病、肝炎等,都影响创口的愈合。

(二)手术步骤

(1)术前仔细观察 X 线片,了解牙根的形态、病变的部位和邻近的解剖关系等,确定手术范围。

(2)常规消毒,术区根据具体情况,采用局部麻醉或传导阻滞麻醉。

(3)术前或术中行根管充填,都可收到良好效果。术前先行充填,可能更有利于手术的无菌操作;若为较大的囊肿,根管内不断有囊液渗出者,最好在术中刮除囊肿后再充填根管。

(4)一般可用弧形切口,即在患牙唇侧根尖部黏膜上距离龈缘 6~7 mm 处,做半月形切口,长度约为 2 cm,即可包括左右各一个邻牙,以使根尖区充分暴露。注意切口的凸面应向龈缘,深度应达骨面,同时避免切断唇系带。

(5)用骨膜剥离器将黏膜骨膜片分离,翻瓣暴露破坏的根尖区牙槽骨板。剥离的骨膜要完整,手术操作过程中,要注意保护骨膜,不要过度牵拉和压迫。

(6)翻开龈片后,暴露根尖区。如果骨质已有破坏,可顺着破坏区扩大;如果唇面骨板完整,同时可用骨凿除去骨板,先凿一小孔,然后逐渐扩大,直至露出根尖为止,然后用裂钻或骨凿除去一部分根尖,注意不要损伤过多骨组织,同时也要少切根尖,至少要保留牙龈的 2/3,否则影响牙齿的稳固。

(7)根尖切除后,用挖匙仔细搔刮根周病变组织。若为囊肿,应将囊壁完整刮除,不要残留上皮组织。如病变范围较小,根面牙骨质没有破坏时,可只刮除根周的炎症肉芽组织而不需切除根尖,但要注意将舌侧面的炎症组织彻底刮净。刮治后,用生理盐水冲洗骨腔,不要遗留碎骨片或异物于伤口内,以免妨碍伤口的愈合。

(8)搔刮骨面,待血液充满骨腔时,将龈片复位、缝合。

(9)术后可在面部加压包扎或冷敷,防止术后水肿。保持口腔清洁,暂不刷牙,多漱口,为预防感染,可适当给予消炎药。5~7 天后拆线,伤口一般在 2 周内完成愈合。为了缩短疗程,可考虑根管治疗和根尖手术一次完成,但要注意控制急性炎症,避免术后肿胀疼痛,延缓愈合。

八、显微根管治疗术

显微根管治疗术是在牙科显微镜下,采用显微器械、超声工作尖等进行的根管治疗术。牙科显微镜能提供非常充足的光源进入根管,并可以将根管系统放大,使术者能看清根管内部的结构,直视下进行根管预备、根管消毒和根管充填。与传统的根管治疗术比较,显微根管治疗术具有明显优势,微创、精确、疗效高,可以完成传统方法很难甚至无法处理的病例。

(一)认清根管系统、避免根管遗漏

根管系统变异较大,同名牙的根管形态也不尽一致。由于增龄性变化以及龋病等外源性疾病的影响,根管系统会有较大变化。显微镜下可以清晰显示髓室底、根管口及根管壁的情况。

(二)疏通钙化根管

显微镜下可见修复性和继发性牙本质的颜色较暗,呈黑色或褐色,高倍放大时,可见修复性牙本质中央处的根管。显微镜下引导机用器械、超声工作尖等精确切削修复性或继发性牙本质,避免根管偏移和根管壁穿孔的发生。

(三)预备和充填 C 形根管

在显微镜的直视下,使用小号锉及 5.25% 的次氯酸钠结合超声冲洗彻底清理 C 形根管峡区,并通过垂直加压充填技术完成 C 形根管系统的充填。

（四）取出根管内分离器械

分离器械定位后,首先在显微镜下采用超声工作尖或 GG 钻等建立直线通路,暴露折断器械断端,采用超声工作尖建立旁路,震松后随水流取出。

（五）修补髓室底穿通和根管旁穿

使用显微镜精确定位穿孔及穿孔周围组织,将具有生物相容性的不可吸收性材料(如 MTA 等)修复穿孔。

（六）根管再治疗

在根管显微镜的辅助下,可以有效清除根管充填物和/或阻塞物,发现弯曲根管的台阶并修整,完成根管预备。

（七）制备根尖屏障

根尖狭窄破坏时不能建立根尖止点,常规方法难以完成根管充填。需要采用 MTA 等材料在显微镜下完成根尖段屏障制备,以有效封闭根尖孔。

（刘　倩）

第八节　根管治疗后的牙体修复

一、根管治疗后前牙的修复

前牙根管治疗后的修复可因患牙的不同而有所不同。对于保存有大部分牙冠组织的前牙,可以利用复合树脂进行直接修复;对于外伤后仍保留有断裂牙冠的患牙,可以采用断冠再接技术进行修复;对于牙体组织已经变色的前牙,可以采用贴面技术进行修复;而对于牙体组织严重缺损的患牙,可以利用纤维桩核技术进行修复。

（一）复合树脂直接修复

当前牙牙冠组织缺损在 1/2 以内时,可以采用复合树脂直接修复的方法。对于缺损超过 1/2 的前牙牙冠,由于进行了根管治疗,宽大的髓室以及大量暴露的牙本质小管,使得树脂修复时可以获得比活髓牙更大的黏结面积和更好的固位形,此时也可以考虑直接复合树脂修复。

在复合树脂直接修复过程中,要考虑到美观和生物力学的要求,要尽量保留健康的牙体组织特别是唇面,对于薄弱的无基釉仍应尽量去除,以便增加修复体和牙体组织的抗折性。牙体缺损要制备短斜面,宽度可以在 1～2 mm,以保证树脂和牙体组织之间有足够的黏结面积,同时还可以形成良好的过渡,获得优秀的美学效果。牙体外形必须与同名牙对称,与邻牙协调,要有良好的邻接关系。牙体形态的修复,还要考虑到牙体的局部解剖结构,如近远中边缘、切角、唇面颈 1/3 凸度、发育沟等。

在修复过程中要准确选色。色彩三属性包括色相(hue)、明度(value)、彩度(chroma)。色相是色彩本身固有的颜色,如红、黄、蓝等颜色的名称。彩度是指色彩饱和的最高浓度或是纯净程度。明度指色彩的明亮程度。目前临床常用的比色法是视觉比色法,常用国际通用的 Vita 比色板作为比色参照系,来确定牙的颜色。牙和树脂的颜色按照色相可以分为 A、B、C、D 系列,其中 A 代表红棕色,B 代表红黄色,C 代表灰色,D 代表红灰色。在每个系列中,又按其亮度与彩度的大小分为 1 至 4 等颜色标号。

选色应在治疗前进行,选色时速度要快,一般不超过 5 秒,以免视力疲劳,并注意第一视觉效应。选色时应与同名牙、邻牙尽可能一致。比色可根据比色板进行,也可利用复合树脂原材料进行比色。由于牙釉质与牙本质的透射率不同,天然牙的颜色来自牙内部而不是表面,如果一颗牙为 A3 色,实际上亮度高的釉质色只是 A1、A2 色,而相对较暗的牙本质则为 A3.5 或 A4 色。因此,选色时最好能够将釉质与牙本质分别选色,用不透明的"牙本质复合树脂"替代牙本质,用透明或半透明的"釉质复合树脂"替代牙釉质,切缘部分采用透明的复合树脂可以获得特殊效果,即"前牙分层修复"概念。

(二)贴面修复

1.复合树脂贴面

复合树脂贴面可分为直接贴面和间接贴面。直接贴面是利用复合树脂在口内直接进行患牙修复,将树脂完全覆盖患牙的唇侧,形成贴面。直接贴面不需要或者仅需要进行适当的牙体预备,并且修复体在使用一段时间后能重新修补及磨光,它还特别适用于青少年牙根发育未成熟的患牙。间接法贴面是利用成品化的树脂贴面进行适当磨改后,黏附于前牙牙面上;或者对患牙进行精细印模,在体外模型上利用复合树脂制备个性化的贴面并完全固化后,黏附于前牙牙面上。

2.瓷贴面

瓷贴面具有磨除牙体组织少、美观、耐磨耗、色泽稳定、边缘密合、对牙龈组织无刺激等优点,是前牙牙体美容修复中较受欢迎的一种方法。瓷贴面技术根据制作方法不同分为烤瓷贴面、铸瓷贴面、铝瓷贴面、CAD/CAM 瓷贴面等,其中以烤瓷贴面和铸造陶瓷贴面最为多见。瓷贴面与牙体组织的黏结是瓷贴面成功的关键因素,氢氟酸、偶粘剂的出现和树脂黏结剂的发展大大提高了瓷贴面的黏结效果。Peumans 等(2004)的报道表明,瓷贴面 5 年成功率为 92%,10 年成功率为 64%。

(三)断冠再接

1.断冠脱水对修复效果的影响

断片的脱水状况对断冠的成功黏结有重要的影响。断冠脱水时间越长再接后的黏结强度越弱。对断冠进行再水化可以增强断冠黏结的强度。Farik 等分析了断片脱水时间从 5 秒到 24 小时行断冠再接后的强度,发现断片脱水时间超过 1 小时后其黏结强度明显降低。对脱水 24 小时的断片置于生理盐水中再水化 1 天以后可以保证其原有的黏结强度(图 5-5)。

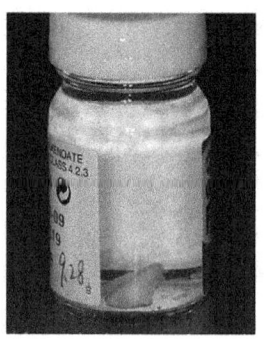

图 5-5　断冠的保存

2.黏结技术

自从断冠再接术应用于临床以来,出现了很多不同的黏结技术,常见的主要有以下几种。

(1)釉质斜面技术:在断片和牙冠上预备釉质斜面,通过改变釉柱方向使酸蚀更加有效以提高黏结效果,并可提高短期美学效果。釉质斜面的制备有两种方式:一种是环绕整个冠折区360°制备;另一种是只在舌侧面断缘进行预备。

(2)V形釉质内沟技术:在断缘的釉质层内制备V形的沟槽,以容纳黏结树脂材料。该技术同样也可以用于牙本质层内。由于前牙釉质层厚度有限使该技术的操作难度增加。

(3)外部肩台技术:上述几种技术在黏结之前对患牙和断片进行了釉质和/或牙本质的预备可能会导致患牙和断片间精确对位的丧失,使得断片很难确定其正确的位置。有学者提出在断片和患牙对位黏结后再在冠折线部位用金刚砂钻针制备外部肩台,特别是冠折线在黏结一周后仍清晰可见的情况下,一方面可以增大黏结的强度,另一方面也可改善美学效果。

(4)Overcontour技术:黏结后在唇面用金刚砂针在冠折线切方和根方各2.5 mm范围内磨除约0.3 mm,然后用薄树脂层恢复牙外形。对于黏结后冠折线仍然明显的患牙有很好的效果,并避免了磨除过多的牙体组织。但因树脂变色可能会影响长期的美学效果。

(5)直接黏结技术:近年来随着疏水黏结剂的发展,有学者试图在不进行任何牙体预备的情况下而直接对断片进行黏结。

3.预后

断冠再接的强度和稳定性目前还缺乏长期的临床病例研究。Andreasen等对334例断冠再接病例的长期研究发现,2.5年和7年的成功率分别为50%和25%。有学者比较了直接修复和断冠再接两种修复技术,5年后断冠再接在美观和强度等方面都明显优于直接修复技术。

(四)纤维桩、树脂核、冠修复

当牙冠缺损超过2/3后,复合树脂修复不能获得足够的固位力,临床上常需要用根管桩增加修复体的固位,利用桩核冠系统进行修复。纤维桩与传统的金属桩相比,具有如下优势:①强度和弹性模量更接近牙本质,并且可以通过树脂类黏结剂,与牙本质之间达到很强的黏结效果,降低了根折的危险性,有利于保护剩余牙体组织;②纤维桩颜色透光性好,能够反射牙体组织的自然色泽,减少了透射阴影;③抗腐蚀,不影响磁共振等影像检查;④使用时就诊次数少,操作简单方便,提高了医师的效率;⑤相对易于去除。因此纤维桩在前牙修复中得到越来越广泛的应用。

1.纤维桩的组成和分类

纤维桩是在环氧树脂聚合基质中加入各种无机或有机纤维,纤维沿着桩的长轴呈单一方向紧密排列,直径为6~8 μm,约占桩体积的60%,环氧树脂聚合基质约占桩体积的40%。环氧树脂聚合基质具有高度的转化性和高度交联结构,通过其赋予纤维相同的张力,使纤维桩具有物理性能上的高强度。

根据加入的纤维不同,可将纤维桩分为碳纤维桩、玻璃纤维桩、石英纤维桩及聚乙烯纤维直接增强的树脂桩等。前牙修复通常采用透光性能好的玻璃纤维桩和石英纤维桩(图5-6)。

2.纤维桩的物理性能

(1)纤维桩的机械强度:虽然有学者认为,相同直径的碳纤维桩的强度要低于同等直径的不锈钢桩,但大部分研究还是证实纤维桩的强度与金属桩相似甚至更好。Sidor等实验证明纤维桩的抗弯曲强度和抗拉伸强度比同直径的金属桩大,因此有比金属桩更好的抗疲劳能力。2008年Nishimura等对不同桩核系统修复上颌中切牙的断裂负荷值和断裂模式进行了实验研究。结果表明:纤维桩树脂核在静止加载的情况下,其断裂负荷值与预成金属桩和铸造金属桩核在同一水平,但是纤维桩树脂核的断裂模式往往具有可修复性,有利于保护剩余牙体组织;金属桩核更容易引起根部折断,说明纤维树脂桩核不但具有较高的强度,而且其断裂模式也正是人们所期待的可修复性,根折发生率低。

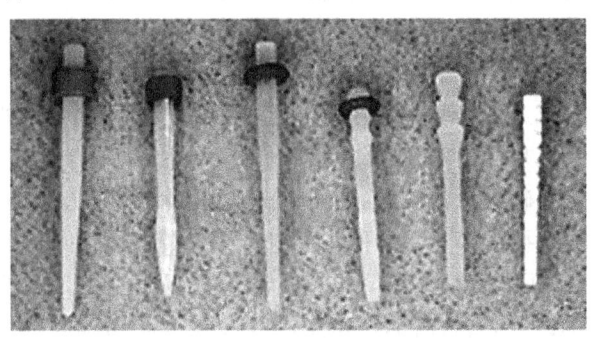

图 5-6 市面上常见的纤维桩

纤维桩的失败模式是桩断裂,而金属桩的失败模式往往是根部折断(图 5-7)。提示纤维桩具有更好的抗弯曲强度,是更为理想的根管桩材料。

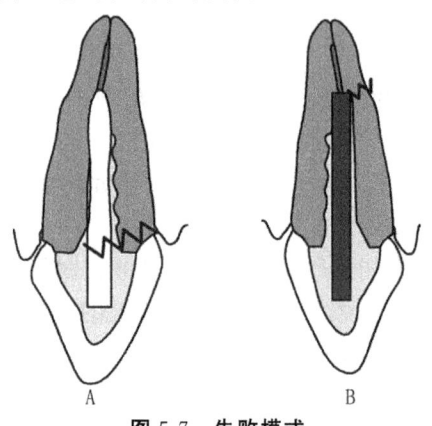

A   B
图 5-7 失败模式
A.纤维桩为桩的颈部断裂;B.金属桩应力集中位于根尖部,导致根折

(2)弹性模量。桩材料的弹性模量大于牙本质的弹性模量是引起根折的重要原因之一。桩材料的弹性模量在接近或稍大于天然牙本质的弹性模量时,才能使应力沿着根管牙本质均匀分布,防止牙根的破坏。天然牙本质的弹性模量大约为 18 GPa,金属桩的弹性模量为 150~210 GPa 而碳纤维桩的弹性模量为 21 GPa,玻璃纤维桩的弹性模量比碳纤维桩略低,因此与金属桩相比,纤维桩的弹性模量更接近天然牙本质。

Akkayan 等对使用桩核修复的患牙进行力学分析证实,当承受负荷时,牙根的冠 1/3 部位应力最为集中,特别是桩与牙体组织界面处,因两者弹性模量不同,应力更容易集中。当受到较大作用力时,弯曲应力超过一定的数值,金属桩将不再随着牙的弹性变形,杠杆作用会使桩和根管壁之间由原来充分的面接触变成点接触,应力直接传导至桩与牙本质的接触点,从而在根管内造成局部应力峰值的出现,这些应力峰值可能会导致根折等最终引起修复失败。在使用纤维桩时,应力能沿着根管壁均匀传导,减少应力集中,而且碳纤维桩可以随着外部力量的变化而改变它们在桩内部的方向,从而降低应力,有效地降低了根折的发生。

3.纤维桩的应用要点

(1)纤维桩的长度选择:纤维桩长度的选择类似于普通桩的选择原则(图5-8)如下。①对于长根牙,桩的长度应该为根长的3/4;②对于一般长度牙根,桩应该延伸至根尖部保留4~5 mm牙胶;③桩核根方长度大于冠方长度;④桩在骨内的长度大于根在骨内长度的1/2。

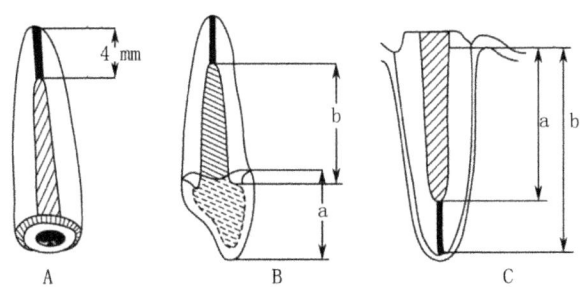

图 5-8　纤维桩长度的选择原则
A.根尖部保留4~5 mm牙胶;B.桩核根方长度大于冠方长度(b>a);
C.桩在骨内的长度大于根在骨内长度的1/2(a>1/2b)

(2)纤维桩的直径选择:Krupp 等认为桩的长度是影响固位的重要因素,而桩的直径是次要因素。Mattsion 发现随着桩直径增加,牙的应力也增加。Trabert 等实验发现桩直径增加后降低了患牙的抗折力。一般认为桩的直径不超过根牙直径的1/3。桩道预备时,应根据牙根直径的大小选择合适的预备器械,防止过度预备导致根管侧穿。

(3)桩冠修复的时机:临床试验研究显示根管治疗后立即预备桩道,根管充填材料无明显渗漏。Bourgeois 等认为当根管内保留4 mm的牙胶时,即刻预备和1周后预备无显著差异。由于树脂黏结可以提供更好的根尖封闭,因此根管治疗后可以即刻去除牙胶进行桩道预备。

(4)纤维桩的黏结材料:纤维桩的黏结包括两个界面,即纤维桩-黏结剂界面和黏结剂-牙本质界面。目前常用的黏结材料包括磷酸锌、聚羧酸锌、玻璃离子、树脂加强型玻璃离子和复合树脂等。由于纤维桩属于被动式黏结固位,其固位力主要依赖于黏结剂,其次就是桩就位后与根管壁尽可能密合。因此黏结剂自身黏结力的大小对纤维桩的固定效果至关重要。Ohlmann 等指出,采用树脂黏结剂黏结纤维桩可以提高黏结力,对桩进行一定的化学处理和采用自固化黏结系统可以提高黏结的拉伸强度。Sahmali 等用不同种类的黏结剂黏结碳纤维桩,测其拉伸黏结强度,结果树脂类黏结组显著高于玻璃离子组。其原理是纤维桩的环氧树脂基质,可与黏结剂形成化学黏结,同时树脂黏结剂向脱矿的牙本质中渗透,致树脂突和黏结性侧支形成,使黏结剂—牙本质之间形成微机械嵌合。

(5)纤维桩核材料的选择:纤维桩的上部核结构材料包括复合树脂、树脂加强型玻璃离子及玻璃离子等。实验表明复合树脂作为核材料比玻璃离子或银汞材料具有更强的固位力和抗折力。复合树脂可以通过黏结材料与牙体组织黏结,其颜色与牙相近。当使用玻璃纤维桩或石英纤维桩及全瓷冠进行美学修复时,采用复合树脂核,能达到非常好的美观效果和半透明特性。

(6)牙本质肩领:当牙冠、桩核等修复体包绕在牙本质肩领周围时,牙根可产生抗力效应,降低牙根内的综合应力,减轻牙颈部应力集中,即箍效应。研究证实具有此结构的桩核修复体比传统修复体抗折性能有明显提高。不同肩领高度的抗折性能:2 mm>(0.5~2)mm>无肩领组。

(7)纤维桩、树脂核、冠修复过程。该过程主要包括:①根管预备;②试桩;③根管壁处理;④涂黏结剂;⑤光照固化;⑥完成树脂核;⑦全冠修复。

二、根管治疗后后牙的修复

目前认为,牙体组织缺损是影响后牙根管治疗后患牙修复效果的最关键因素。因此,临床医师在对患牙进行治疗之前,应该做一个综合评价。后牙经根管治疗后,如果仅有小范围的牙体缺损,可以采用复合树脂直接修复。但是如果牙体缺损较多,剩余牙体组织薄弱,就需要根据具体情况选用嵌体、冠或桩冠等修复。

(一)复合树脂直接修复

在过去 10 多年里,由于现代牙色材料的发展,黏结性能的改进,强度的提升,牙体修复的概念发生了根本性转变,特别是在保留更多牙体组织结构的基础上使黏结技术得到了广泛的应用,牙体修复学进入了"黏结牙科学"的新时代。牙色修复材料即复合树脂的黏结性修复可以最大限度地保留原有的牙体组织,使其生物力学、组织结构、色彩学和光学视觉等接近原有的天然牙,这种修复方法正是基于保守和生物学性能这两个原则之上。当然,较大牙体缺损行复合树脂直接充填后,会出现固化收缩、边缘微渗漏、磨损或抗折性能不足等问题。

复合树脂修复应选用分层充填技术,它包含分层充填和分色充填。分层充填对于减少收缩应力,改善边缘密合度具有重要意义。在分层充填时,树脂的填压需紧密,否则在各层之间易存留气泡形成微小间隙,第一层厚度<1 mm,以后每层厚度<2 mm。分色充填有相应的牙本质色和牙釉质色树脂。直接复合树脂黏结修复的成功与否取决于患者的选择,窝洞的位置和大小,树脂材料的选择,精确的操作等。

(二)嵌体修复

嵌体是指用直接或间接的方法将修复材料制备成与窝洞相适应的固体团块,在体外经固化处理后黏固于窝洞中的一种牙体修复技术。目前随着高黏结强度、低渗漏黏结材料的普遍应用,以及专用的后牙树脂和嵌体树脂的应用,能够为嵌体修复方式提供足够的固位力和抗力。现代牙体修复学的发展,逐渐出现了牙体缺损修复的嵌体化趋势。

有学者对上颌第一前磨牙根管治疗后瓷嵌体、高嵌体、全冠及复合树脂充填 4 种修复方式的应力进行了比较,发现全瓷 MOD 高嵌体在预防牙折方面优于其他修复方式,更适合修复根管治疗后的上颌前磨牙。Lin 等研究了上颌第二前磨牙大面积缺损的标准 MOD 嵌体修复,认为辅助固位槽沟设计能够增加修复体与牙体之间的固位力,可应用于经常受到侧向咬合力的前磨牙。通过对不同材料进行研究发现,用后牙树脂、通用树脂、陶瓷和 Co-Cr 合金制作的嵌体修复根管治疗后的后牙缺损,在垂直加载时,牙体应力分布趋势相似,应力集中在加载处(即中央窝),并向颊舌侧递减,45°加载时树脂材料嵌体的应力明显低于陶瓷和合金的修复体。

复合树脂嵌体的特点包括:①树脂固化聚合均匀完全;②树脂固化收缩被转移到体外,消除了收缩应力对修复体与牙界面的影响,提高了修复体的边缘密封性,减少微渗漏;③体外处理提高了单体转化率,物理机械性能得以提高;④可使患牙缺损区得到最佳的解剖外形和邻接点修复,可以更好地恢复咬合接触关系;⑤树脂嵌体和瓷嵌体具有更好的美学性能。由于采用了二期处理,复合树脂嵌体的极限强度即抗应变能力得到了大幅提高,其中包括径向抗张强度、抗弯强度、抗冲击强度、抗压强度、抗折裂强度等参数。Irie 证实二期处理提高了复合树脂的抗压性和抗弯曲强度。Anhart 等对复合树脂嵌体和瓷嵌体的临床效果进行了观察,发现前者 2 年成功率为 90%,后者 2 年成功率为 100%。

Naeselius 等对 91 名患者 130 颗后牙全瓷高嵌体的使用寿命进行了调查,经过 4 年时间有

59 名患者的 81 颗全瓷高嵌体仍可追踪:75 颗(93%)全瓷高嵌体仍在正常发挥功能;6 颗全瓷高嵌体(7.3%)修复失败,其中 1 颗由于产生继发龋造成修复体脱落,5 颗由于修复体折裂而失败,并且全部失败病例均发生于磨牙。Felden 对 287 颗全瓷嵌体和全瓷 MOD 高嵌体修复体进行了 7 年的跟踪调查,总的保存率为 94%,年均失败率为 0.8%。

研究显示树脂嵌体、瓷嵌体修复术可以降低由于牙尖水平位移产生的应力,一定程度上防止牙尖的折裂。对于经过根管治疗的后牙,在临床修复时可以考虑利用嵌体或者高嵌体对患牙进行保护,减少牙体组织的破坏,恢复患牙的美观和功能。

(三)桩核修复

目前临床上使用率最高的根管治疗后患牙的修复方法是全冠修复。对于大多数经过根管治疗后的患牙,由于龋坏、牙体预备等磨除大量的牙体组织,需要利用桩核冠系统来提供固位和支持,完成牙体恢复,获得良好的疗效。

长期以来,临床上主要用成品金属螺纹桩核、银汞合金桩核、金属铸造桩核来恢复牙体高度和基本外形,为后期冠修复提供固位。成品金属螺纹桩核由于密合性差,容易脱落,临床已较少使用。金属铸造桩核由于具有较好的物理性能和机械性能,并且可以获得与根管壁较高的适合性,目前仍在临床上应用,但是其弹性模量远远高于牙体组织,容易导致局部应力集中,引发根折。近年来纤维桩由于其美观性好,耐腐蚀、生物相容性好,弹性模量与牙体组织接近,受到载荷时应力分布均匀,同时易于二次修复,是目前较常用的桩核材料。Jung 等比较了铸造金属桩、预成金属桩、纤维桩和铸瓷桩 4 种桩核材料修复根管治疗后患牙的抗折性能,结果显示纤维桩和铸瓷桩的折裂模式比较理想,有利于再治疗。Salameh 分析了根管治疗后下颌磨牙使用或不使用纤维桩,随后全冠修复时患牙抗折性和折裂模式的变化,发现在没有使用纤维桩的情况下,全冠修复体可以承受一定的垂直负荷,其破坏时会出现烤瓷冠和树脂核的结构破坏,部分患牙还出现牙体组织折裂;而加有纤维桩核的烤瓷冠修复,在加载一定的垂直负荷时,主要出现崩瓷或者烤瓷冠破裂,牙体组织并不出现破坏。因此,对于根管治疗后的后牙在冠修复之前,需要进行纤维桩核的准备。有研究表明使用纤维桩恢复的患牙,32 个月的成功率可以达到 98%,4 年成功率可以达到 95%。

桩核系统的密封性对于根管治疗和牙体修复的最终成功至关重要。Jung 等比较了动态负载下铸造金属桩、预成金属桩、纤维桩和铸瓷桩的微渗漏情况,发现铸造金属桩微渗漏最严重,而纤维桩和铸瓷桩的微渗漏较小。研究表明,用同种黏结材料黏结的铸造桩和纤维桩之间,微渗漏未见明显差别;而用不同黏结剂黏结的桩钉,微渗漏量有显著差别,如用树脂黏结剂黏结的桩钉,其微渗漏值显著低于用玻璃离子和磷酸锌黏结者。

纤维桩能够获得良好的密闭性与选择合适的黏结剂和其自身的黏结性能有关。纤维桩一般采用树脂类黏结剂,黏结时包括两个界面,即纤维桩—黏结剂界面和黏结剂—牙本质界面。纤维桩被树脂包绕,可与黏结剂形成化学结合;黏结剂和牙本质之间是微机械嵌合作用,树脂向脱矿的牙本质中渗透,形成树脂突和黏结性侧支。研究表明由于全酸蚀系统可以形成更多的树脂突和树脂牙本质交互渗透区,因此三步法黏结系统的黏结强度高于一步法系统。Bell 等将玻璃纤维桩、碳纤维桩和成品钛桩分别利用树脂黏结剂黏结入 1 mm、2 mm、4 mm 的牙本质小洞内,直径均为 1.5 mm,加力后观察黏结情况的变化发现:玻璃纤维桩具有最好的黏结效果。Sahmali 等利用不同种类的黏结剂黏结碳纤维桩,并测试其微拉伸强度,证实树脂类黏结剂的微拉伸强度显著高于玻璃离子。

对于一些根管治疗难度大、经济条件有限、有良好的髓室固位等患牙,银汞合金桩核修复技术也是一种可以选择的方法。银汞合金桩核可以充分利用根管和髓室倒凹产生良好的固位,抵抗各种方向的咬合力,同时银汞合金可以与剩余的牙体组织产生良好的封闭效果,从而取得较理想的临床效果。近年有学者提出黏结银汞合金桩核,即利用银汞合金黏结剂加强其固位和防止微渗漏。Nayyar 报道了 400 例患者的随访情况,其中大部分在银汞合金桩核外制备了全冠,4 年后随访 100％成功。国内学者报道了 62 例患者的随访情况,在 1 年内修复体保存率及临床可接受率为 100％;全冠及桩核无松动,边缘密合,可发挥正常的咀嚼功能,根尖 X 线片未显示根折及桩折,银汞合金桩与根管壁、根端牙胶紧密接触。关于银汞合金桩在根管内的长度以多长为宜,Nayyar 认为可在 2~4 mm,以 4 mm 较好;多数学者也主张 4 mm,而 Plasmans 认为应该是 3 mm。

总之,后牙进行根管治疗后利用桩核系统、全冠修复,或利用高嵌体进行修复,均能获得良好的美学效果和生物力学性能,可以减少拔牙,提高根管治疗后的患牙特别是残根残冠的保存。

(宋培培)

第九节　显微根尖手术

随着根管治疗术的普遍开展,由于根管解剖系统的复杂性、医源性错误(如器械分离)等原因导致根管治疗术的失败,需要进行根管外科。显微根尖外科是在手术显微镜下,采用超声工作尖和显微器械等进行的治疗复杂、疑难根尖周病的根尖部手术。相比传统的根尖外科,显微根尖外科具有明显优越性,治疗牙位全(包括前牙、前磨牙和磨牙),操作精确、创伤小,并发症少,成功率高。

一、适应证

(1)经完善的根管治疗而仍有症状、体征。
(2)由于解剖性因素或医源性因素而不能完成根管治疗,如粗大根管桩、根管钙化等。
(3)根管治疗术并发症,如器械分离等。
(4)传统根尖外科失败。
(5)其他:如根折伴移位、根尖孔敞开等。

二、基本配置

(一)手术显微镜

主要由 5 个部分组成:支架、光学放大系统、照明系统、影像系统及附件。

一个典型的手术显微镜应该具有以下配置:带网格刻度的 12.5 倍目镜、200 mm 或 250 mm 物镜、可 180°倾斜的双目镜、五级手动放大率转换器。高端显微镜焦距范围 200~400 mm 且可连续变焦和变倍。

(二)显微手术器械

1.检查器械

包括口镜、牙周探针、牙髓探针和显微探针。

2.翻瓣器械

包括刀柄、15C 刀片、软组织或骨膜剥离器。

3.组织牵拉器械

KP-1、2、3、4 拉钩。

4.去骨开窗、截根器械

反角手机、H161 Lindemann 车针。

5.刮治器械

包括显微 Jacquette34/35 刮治器、Columbia13/14 刮治器、显微 molten 刮治器等。

6.探查器械

显微口镜。

7.充填器械

MTA 成形器、显微输送器、显微充填器。

8.缝合器械

显微持针器、显微剪刀、5-0 缝线。

9.其他

Stropko 三用枪、显微咬骨钳。

(三)超声工作仪和工作尖

根管逆行预备时,需采用特殊设计的超声工作尖进行。超声工作仪主要有赛特力和 EMS 两大类。超声工作尖根据材质、表面设计等不同主要有 KiS、Jetip、CT 等几种类型。

三、规范化操作

(一)术前准备

(1)拍摄 X 线片,必要时拍摄牙科 CT,明确牙根情况,上颌窦、下颌神经管等重要解剖结构。

(2)术前给药:镇静剂、抑制唾液分泌药物、非激素类抗炎药。

(3)氯己定漱口。

(二)麻醉

有效的止血是手术成功的先决条件,彻底的麻醉是有效止血的关键。推荐使用含 1∶5 万肾上腺素的 2% 利多卡因,或者含 1∶10 万肾上腺素的 4% 阿替卡因。对于上颌患牙,行患牙和近远中邻牙的颊侧浸润麻醉以及患牙腭侧浸润麻醉;对于下颌患牙行下牙槽神经阻滞麻醉、患牙和近远中邻牙的颊侧浸润麻醉以及患牙舌侧浸润麻醉。

(三)翻瓣

多采用龈沟内切口全厚瓣膜,前牙因为牙根较长,通常采用矩形瓣,即在患牙近远中邻牙远中行垂直松弛切口,后牙多采用三角形瓣(图 5-9)。

由于美容的原因,避免牙龈退缩导致全冠边缘暴露,已做全冠的前牙宜采用膜龈瓣,即在附着龈行波浪形水平切口(图 5-10)。

(四)去骨开窗

首先需要定位根尖。若患牙存在窦道而皮质骨破坏,循窦道即可发现根尖,比较简单。但是,由于解剖学结构的原因,窦道开口可能远离患牙根尖区,如下颌磨牙因唇侧皮质骨板较厚,炎症常常破坏根分叉区而窦道位于近牙冠部牙龈(图 5-11)。

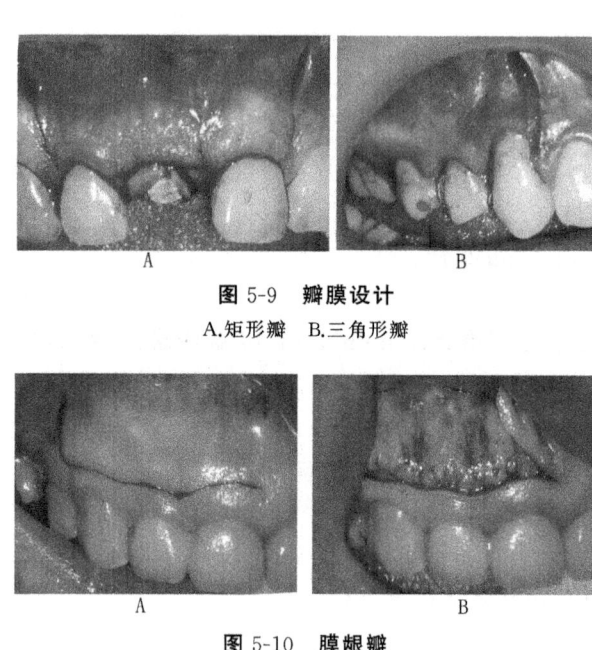

图 5-9　瓣膜设计
A.矩形瓣　B.三角形瓣

图 5-10　膜龈瓣
A.切口设计　B.翻瓣

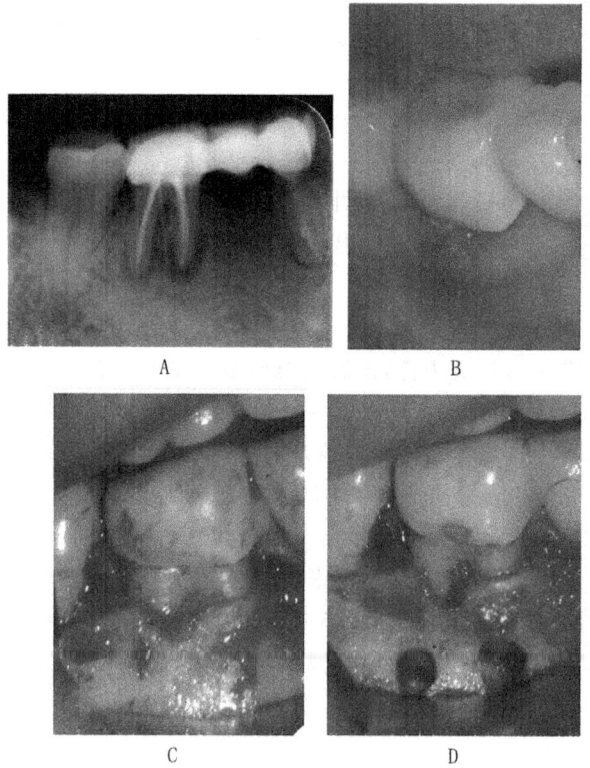

图 5-11　根尖定位
A.术前牙片;B. 术前口内像;C.翻瓣后;D.去骨开窗

骨皮质完整且伴有明显根尖周病变是最常见的情况,用探针穿透变薄的骨壁即可到达病变区,发现根尖(图 5-12)。

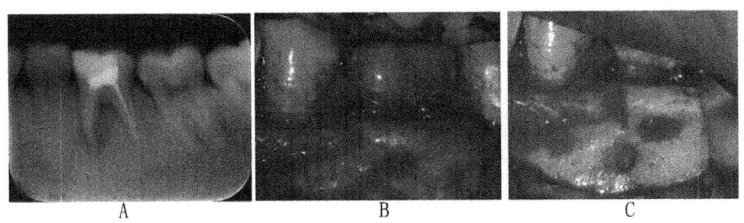

图 5-12　根尖定位

A.术前牙片;B.翻瓣后骨皮质完整;C.探针穿透后开窗发现根尖

若骨皮质完整且无明显根尖周病变则比较困难,可联合应用 CBCT/多角度牙片、亚甲蓝染色、X 线阻射标志物等方法。在显微镜下可以发现牙根颜色较暗、微黄、质较硬,而周围骨质白色、质较软、探出血(图 5-13)。

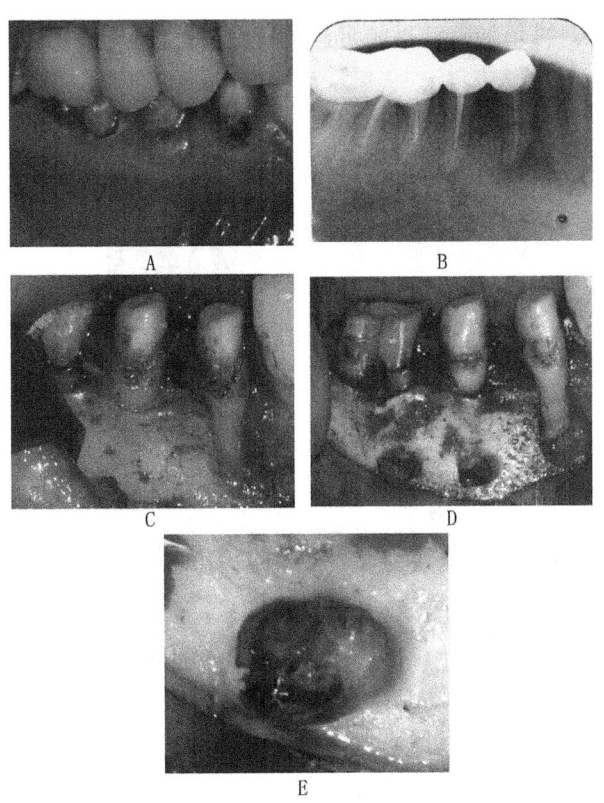

图 5-13　根尖定位

A.术前口内像;B.术前牙片;C.翻瓣后;D.45、46 牙根尖定位;E.区别骨、牙根、分离器械

骨开窗直径尽量小,若皮质骨完整,开窗直径约 4 mm,能容纳 3 mm 超声工作尖即可,以最大限度保存健康组织(图 5-14)。

(五)根尖切除

单纯的根尖刮治只能短暂缓解症状,不能去除原因。根尖刮治、根尖切除、根管逆行预备和充填是根尖外科的系列步骤,必须完整进行。

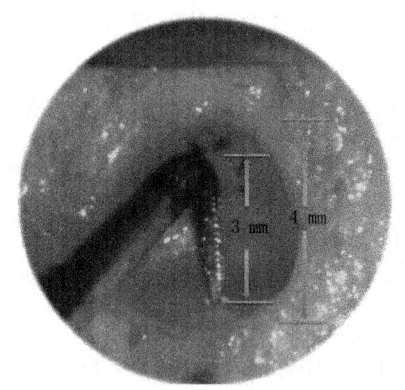

图 5-14　骨开窗直径

根尖切除长度通常为 3 mm。因为研究显示距根尖 1 mm 处切除使根尖分歧发生率减少 52%,侧副根管发生率减少 40%;距根尖 2 mm 的切除则分别减少 75%和 86%;3 mm 时则分别减少 98%和 93%。切除量再增加时已不能明显提高百分比(图 5-15)。

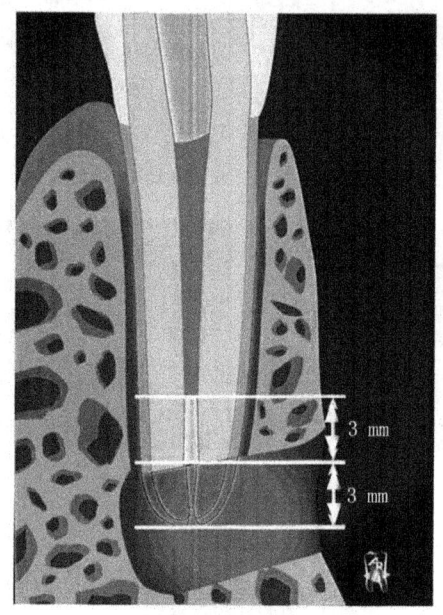

图 5-15　截根长度和角度

根切角度应尽量垂直于牙根长轴,0°～10°。这样,不仅减少了颊侧骨板的去除量,防止可能的牙周尖周相通,牙齿更牢固、骨去除术后愈合更快;而且牙本质小管暴露更少,防止了微渗漏和污染。尽管 0°角最理想,但是在有些情况下做不到,如下颌第一磨牙的远中舌根和上颌磨牙腭根,在这些情况下,手术医师为了观察和操作,可以采用 10°的斜面角。

(六)止血和探查

通常采用肾上腺素干棉球填塞骨腔止血(图 5-16)。若不能有效止血,当骨开窗直径小于 5 mm时,采用硫酸铁溶液涂抹;当骨开窗直径大于 5 mm 时,采用硫酸钙糊剂填塞骨腔。

Stropko 三用枪吹干根尖切除后的牙根表面,亚甲蓝染色,高倍镜下使用显微口镜观察,特殊解剖结构如根管间峡部(isthmus)、侧副根管,以及病变结构如微裂隙、旁穿、微渗漏等,常常是根管治疗失败的原因。后牙较多根管间峡部,如下颌磨牙近中根和上颌磨牙的近中根。未经处理的 isthmus 常导致治疗失败,必须清理、成形、充填(图 5-17)。

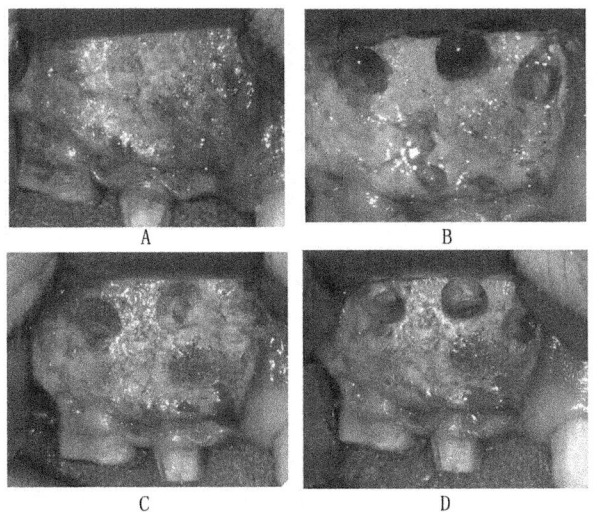

图 5-16　肾上腺素干棉球填塞骨腔止血
A.翻瓣后;B.去骨开窗;C.棉球填塞;D.取出棉球止血

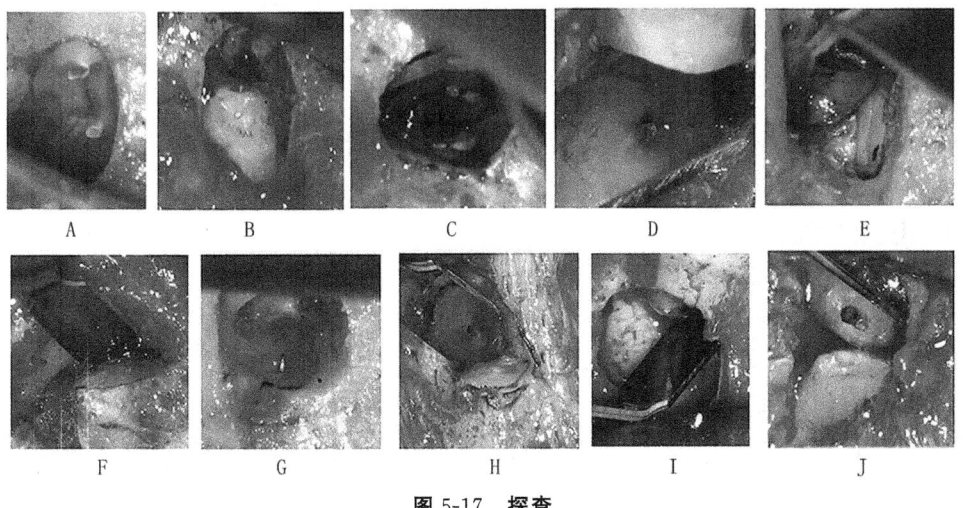

图 5-17　探查
A.峡部;B.副根管;C.微裂;D. 微渗漏;E. 旁穿;F.钙化;G.分离器械;H.根管未填充;I.根管遗漏;J.根管性

(七)根管逆行预备

根管逆行预备的深度通常为 3 mm,可以确保有效的根尖封闭。超过 3 mm 的预备不会显著提高疗效。从颊侧根端在较小的放大倍数(4 倍)下放置超声工作尖,确保顺牙根长轴,且位于根管内;在 10~12 倍的放大下开始预备;高倍放大(20~24 倍)下使用显微口镜查看,确保根管洞型中的牙胶尖已全部去净(图 5-18)。超声预备法有许多优点:良好的手术进路,可以预备常规方法难以到达的位置,如舌腭根;可彻底清除根管内组织碎屑和细菌等,彻底去除病原;可准确沿牙齿长轴逆行预备根管达 3 mm。

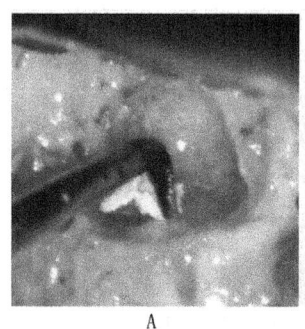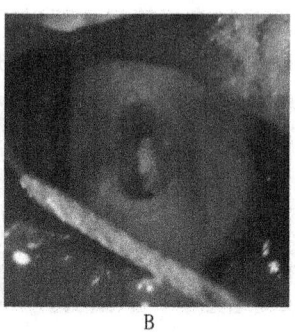

图 5-18　逆行预备
A.预备；B.牙胶尖清理完毕

(八)根管逆行充填

根管逆行充填材料首选 MTA,粉液双组分,其粉剂为亲水颗粒,主要成分为磷酸三钙、铝酸三钙、氧化三钙和氧化硅。MTA 具有许多优点：高 pH,可诱导硬组织形成；根管封闭性优于银汞合金、Super EBA 等材料；毒性最小；生物相容性优异；具有亲水性；合理的 X 线阻射性。银汞合金已被淘汰,主要原因是银汞合金逆行充填根管的远期效果较差。银汞合金无黏附性,因而对洞的固位形要求较高,而且空间稳定性差,与洞缘的密合性不好,有边缘渗漏现象；还有学者认为,银汞合金长期处在湿润的环境中,体积会膨胀,会增加根尖牙本质折裂的可能性；银汞合金的组织相容性也比较差,而且无牙骨质诱导作用。另外,银汞合金还可以使邻近软组织着色,导致色素沉着(tattoo)。

操作时使用 MTA 成形器,在中等放大倍数下进行,放置 MTA 至根管后,勿冲洗。

对于一些特殊病例,如上颌窦穿孔的上颌后牙根管外科手术中,为避免 MTA 散落于上颌窦腔中,可使用生物陶瓷。

(九)缝合和术后护理

用生理盐水冲洗术区后,用刮匙轻轻搔刮骨腔壁,使新鲜血液充满骨腔,可加少许止血粉,然后用湿纱布在唇颊面由根方滑向冠方挤压数分钟,使瓣与骨面紧密贴合,将瓣膜复位。采用 5-0 合成单纤维缝合线,愈合速度快,瘢痕少。如为弧形切口,则先缝合最凸处,然后缝合两侧；如为矩形切口,先缝合两侧牙间乳头,再缝合两侧松弛切口。注意必须将瓣膜对好,缝合要贴紧,不能打褶,更不要松弛。常用的缝合方法有间断、褥式和悬吊等缝合法。

术后用浸湿的生理盐水纱布轻压术区 10～15 分钟,有助于减少凝血块厚度和促进止血。缝合后可在口外加压绷带包扎 1～2 天。嘱患者暂不刷牙,术后第 2 天用 1∶5 000 氯己定溶液含漱。手术过程中,组织损伤特别是瓣膜的损伤较小时,术后疼痛一般较轻,无需特殊处理。若去骨较多、血凝块较大,或发生上颌窦穿通等情况,应在手术后服用抗生素以及止痛药物如吲哚美辛、阿司匹林等。48～72 小时可拆线,通常 5 天拆线。

(十)复查和疗效评估

术后第 6 个月,应复查一次,第 2 次和第 3 次复查分别在术后第 12 个月和第 24 个月。复查包括临床表现和 X 线检查两个方面。一般情况下,术后 6 个月～1 年骨腔可被新生骨质填满。理想的修复是牙根断面上形成硬骨板,并且和根周硬骨板相连接。如果患牙无临床症状和体征,

X线片显示骨缺损已经部分或全部修复,甚至有牙周膜形成,可视为成功。如果患牙出现咬合痛、松动、瘘管或X线片显示骨缺损扩大,则视为失败。如果患牙无临床症状或异常体征,X线片示骨缺损未扩大,也未明显缩小,可以继续观察。

(马萌萌)

第十节 牙髓与根尖周疾病的疗效评定

观察牙髓病治疗效果,是对临床工作成绩的总结。即验证治疗方法所产生的结果。通过追踪观察才能不断地总结经验教训,使治疗技术得到不断的提高。

一、疗效评定方法

牙髓与根尖周病治疗效果有近期与远期之分,近期效果可因原发病种类及就诊时的症状不同,治疗后观察指标也不可能相同。故较难统一评定标准。但近期疗效可归纳为两方面的问题:①对有症状及检查有阳性体征的患牙,在治疗后观察其加重、减轻乃至消失的时间与程度;②对无症状及检查无阳性体征的患牙,在治疗后观察其是否出现症状及阳性体征、程度如何、持续多长时间等。

近期疗效优劣对远期疗效不一定有影响。例如,急性牙髓炎经去髓术后疼痛立即消失,为良好的近期疗效,但远期疗效如何仍难以肯定,只有经过较长时间的观察才能得出结论。但为了更好地减轻患者痛苦,也需要在治疗工作中对近期疗效加以认真总结。例如,对急性牙髓炎、急性根尖周炎治疗后自发痛的消失情况。采用不同的方法可出现不同的结果。对术前无症状的各型慢性根尖周炎,近期疗效应包括如何减少诊疗间的炎症反应率及反应程度等。

远期疗效是指患牙在治疗超过1年后。经临床观察及X线摄片复查对比得出的结论。

二、近期疗效评定内容

(1)患者自觉症状包括有无自发痛、激发痛、咬合痛或咬合不适、肿胀溢脓等,以及患牙治疗后咀嚼功能是否恢复。其中激发痛主要针对术前为急性或慢性牙髓炎病例。激发痛应包括冷、热、酸、甜饮食及空气流动等刺激因素。

(2)临床检查结果包括修复体是否松脱、缺损;患牙松动度;有无叩痛或叩诊不适;有无窦道;有无牙周袋形成;有无牙龈退缩等。其中窦道应排除邻牙或邻近的其他牙齿所致,包括下颌阻生智齿冠周炎产生的远距离窦道,以及邻近其他组织器官慢性炎症产生的窦道。叩诊不适要排除食物嵌塞致龈乳头炎、急性创伤等。松动度应注意邻牙是否有相同的情况。并结合术前X线片观察是否为治疗失败继发的牙髓牙周联合病变。

(3)X线摄片检查:观察根尖周有无骨质稀疏区、牙周膜影是否增宽、牙槽嵴是否吸收等情况,并对照术前X线片。观察治疗后组织变化在X线片上的表现,应注意排除诸如投照角度不同可能出现的某些失真影像。

三、远期疗效评定标准

牙髓与根尖周病远期疗效评定标准不同,将影响疗效中成功与失败的比例。慢性根尖周病分为成功、进步、无变化和失败 4 种结果。急性根尖周炎及各型牙髓炎因无骨质破坏,亦可仅取成功及失败 2 项标准。

(一)成功

牙髓与根尖周病治疗 1 年以后。患牙无自觉症状,咀嚼功能良好。检查无叩痛.无窦道或原有窦道已闭合,无牙周袋及溢脓。X 线片显示根尖周硬骨板完整、膜腔正常,无稀疏区或原有稀疏区已消失.或显著缩小呈新月形,且周围骨质致密。多根牙根侧或根分叉处骨质无稀疏区,或原有稀疏区已消失。原牙根未发育完全者现已发育完全,或虽未发育完全,但根尖端已有钙化物封闭。

(二)进步

X 线片显示原有根尖周稀疏影已显著缩小,其余情况与成功相同。

(三)无变化

X 线片显示原有根尖周膜腔增宽,硬骨板破损或稀疏区既未缩小也未扩大。或牙根仍未发育完全,与术前片对比无变化,其余情况与成功相同。

(四)失败

患牙出现自觉症状。咀嚼功能不良。有叩痛或叩诊不适;出现窦道或原有窦道未闭合;有深牙周袋;X 线片显示根尖周有稀疏区或原有稀疏区已扩大;或牙根仍未发育完全且有其他不良征象。

按疗效归纳,成功和进步属于有效,而无变化及失败属无效。

在成功的病例中,上述各项缺一不可;但在失败的项目中,只要出现一项即可成立。

对牙体修复中出现的继发性龋、修复体破裂或脱落、牙冠折断等,经重新修复能恢复功能者不影响疗效评定,若无法重新修复则归于失败。

(马萌萌)

第六章　牙　周　病

第一节　牙　龈　病

牙龈病指发生于牙龈组织而不侵犯深部其他牙周组织的一组疾病,其中牙龈炎最常见。几乎所有的牙龈疾病中均有慢性炎症存在,因为龈牙结合部总是存在牙菌斑及其他激惹因素。除炎症外,也可伴有增生、变性、萎缩、坏死等病理变化。在有些牙龈病中,炎症可以为原发和唯一的变化,如最常见的菌斑性龈炎;炎症也可以是后发生或伴发于某些全身因素所致的疾病,如药物性牙龈增生常因伴有菌斑引起的炎症而加重;有些全身情况本身并不引起牙龈疾病,但它们可改变机体对微生物的反应性,从而促发或加重牙龈的炎症,如妊娠期的牙龈炎。

一、慢性缘龈炎

慢性缘龈炎是局限于边缘龈和龈乳头的慢性炎症性疾病,无结缔组织附着丧失,没有明显的骨质破坏,X线诊断结果通常为阴性。

患者自觉症状不明显,常有刷牙、咀嚼、吮吸等引起牙龈出血的现象。最早的临床改变是牙龈颜色由粉红转为亮红,龈乳头变钝或轻度水肿。进一步发展,颜色改变更明显,患处牙龈充血发红,变为深红色乃至紫红色,表面光亮水肿,点彩消失,质地松软,龈缘变厚、圆钝,不再与牙面贴附,龈沟液的分泌增加。龈沟一般较浅,不超过 2 mm,但有的部位由于牙龈的炎性肿胀,龈沟加深,此时龈沟底仍位于釉牙骨质界的冠方,附着上皮并无根向移位。加深了的龈沟与发生炎性反应的龈组织一起合称为龈袋。在龈炎中,袋的形成是由于牙龈的增生,而不是袋底的根方移位,因此称为假性牙周袋。袋上皮可有溃疡或糜烂,触诊易出血。病变范围可以是全口的边缘龈和龈乳头,也可能只影响局部牙龈。一般以前牙区最为明显,其次为上后牙颊侧及下后牙舌侧,常常在相应部位有菌斑、牙石、软垢堆积。

慢性缘龈炎是持续的、长期存在的牙龈炎症。在程度上起伏波动,常常是可复性的。组织破坏和修复同时或交替出现,破坏与修复的相互作用影响了牙龈的临床外观,因此牙龈的颜色可表现为淡红、深红或紫红色。牙龈的颜色还与上皮组织角化程度、血管密度、扩张血管周围纤维结缔组织的量、血流量及局部血液循环障碍的严重程度相关。牙龈的外形也取决于组织破坏与修复的相互作用。纤维组织大量破坏,牙龈质地软;当修复反应产生大量纤维组织,有时甚至是过量的纤维组织时,牙龈质地较硬、边缘宽而钝。因此,龈缘变钝可能是因为水肿,也可能是因为纤维增生。另外,如果牙龈组织较薄,炎症反应可能导致牙龈退缩,胶原丧失,探诊龈沟深度变浅甚至为零。

显微镜下可见菌斑及钙化沉积物沉积于牙面,并与沟内上皮相接触,龈组织内有大量浆细胞、淋巴细胞及中性粒细胞浸润,牙龈纤维组织被溶解,有时可见纤维结缔组织增生成束。结合上皮及龈上皮均增生,白细胞迁移出血管,穿过结合上皮进入龈沟。发炎的牙龈血管扩张,血管周围可见炎性细胞。超微结构的研究显示,上皮细胞的细胞间隙增大,部分细胞间联合被破坏,有时淋巴细胞和浆细胞均会进入增大了的细胞间隙。牙龈内血管周围纤维组织溶解,炎症区成纤维细胞显示退行性改变,包括明显的胞质水肿、内质网减少、线粒体的嵴减、胞质膜破裂等。这些细胞病理改变常伴随淋巴细胞的活性增高,在龈炎初期,血管周围纤维组织的丧失更易于在电镜下发现,淋巴细胞、浆细胞在胶原纤维破坏处大量存在,肥大细胞、中性白细胞、巨噬细胞也常见。

龈炎的这些改变被认为是菌斑内抗原及趋化因子造成的宿主反应。通常情况,炎症和免疫反应对宿主起到保护作用,然而在一定条件下,炎症和免疫反应也可造成宿主的损害。

在发病因子中,菌斑诱导的效应机制是龈炎病理发生的主要原因,尤其是靠近牙龈边缘处的龈上菌斑及龈下菌斑。在牙龈健康部位,龈上菌斑薄而稀疏,主要含有革兰阳性球菌和丝状菌,其中以革兰阳性放线菌居多,研究发现引起龋病的菌斑细菌与引起龈炎的菌斑细菌不一样,附着在牙冠上的菌斑主要含有能合成葡聚糖的链球菌,而附着在牙颈部的菌斑主要含有能合成果聚糖的链球菌。随着菌斑的成熟,菌斑增厚,细菌数量增多,并逐渐有革兰阴性菌定植,如韦荣球菌、类杆菌、纤毛菌等,但从总的比例来看,仍然是革兰阳性球菌、杆菌和丝状菌占优势。在近龈缘的成熟龈上菌斑的外表面上,常见到细菌聚集成"玉米棒"样或"谷穗"状,研究证实其中心为革兰阳性丝状菌,如颊纤毛菌、放线菌,表面附着较多的球菌,如链球菌、韦荣球菌。龈下菌斑厚度和细菌数目明显增加,在龈炎初期,由正常的革兰阳性球菌为主变为以革兰阴性杆菌为主,其中的黏性放线菌可能发挥重要作用。在实验性龈炎形成过程中,菌斑中的黏性放线菌数量明显增多,比例增加,且发生在临床炎症症状出现之前。黏性放线菌借助菌毛与合成的果聚糖,可黏附于牙面,与变形链球菌有共凝集作用,产生种间黏合,聚集成菌斑,在动物实验中,黏性放线菌可造成田鼠牙周的破坏。由人类中分离的黏性放线菌已证实可造成人类和啮齿动物实验性牙周损害和根面龋。一般认为黏性放线菌是早期龈炎的主要致病菌之一,与龈组织的血管扩张充血、牙龈出血有关。随着牙龈炎症的长期存在,龈下菌斑中革兰阳性球菌和杆菌比例减少,革兰阴性厌氧杆菌的比例增加,如具核梭杆菌、牙龈卟啉单胞菌等。

除了菌斑成分对牙龈组织的刺激以外,其他的外源性和内源性因素也影响慢性缘龈炎的临床表现及发生、发展。外源性因素常见的是组织创伤和张口呼吸,牙龈的创伤一般是由刷牙或使用牙签不当、咀嚼硬物等造成,如果创伤是短暂的,牙龈可迅速恢复正常,如果创伤反复发生或持续存在,比如下颌切牙反复创伤上颌腭侧黏膜,可能导致牙龈长期肿胀发炎,甚至发展成急性龈炎。食物嵌塞或不良牙科修复体造成的慢性创伤也很常见。张口呼吸或闭唇不全者,牙龈常肿大、流血,受损区域常常与唇外形一致。内源性因素,如不良修复体、食物嵌塞等,纠正不良习惯如张口呼吸,发炎的牙龈可以在短期内恢复正常。更重要的是教会患者正确的刷牙方法,养成刷牙习惯,防止龈炎的再次发生。

二、青春期龈炎

青春期龈炎是与内分泌有关的龈炎,在新分类中隶属于菌斑性龈病中受全身因素影响的牙龈病。

牙龈是性激素作用的靶器官。性激素波动发生在青春期、月经期、妊娠期和绝经期。女性在生理期和非生理期(如性激素替代疗法和使用性激素避孕药)时,激素的变化可引起牙周组织的变化,尤其是已存在菌斑性牙龈炎时变化更明显。这类龈炎的特点是非特异性炎症伴有突出的血管成分,临床表现为明显的出血倾向。青春期龈炎为非特异性的慢性炎症,是青春期最常见的龈病。

(一)病因

青春期龈炎与牙菌斑和内分泌明显有关。青春期牙龈对局部刺激的反应往往加重,可能是激素(最重要的是雌激素和睾丸激素)水平高使得龈组织对菌斑介导的反应加重。不过这种激素作用是短暂的,通过口腔卫生措施可逆转。这一年龄段的人群,乳牙与恒牙的更替、牙齿排列不齐、口呼吸及戴矫治器等,造成牙齿不易清洁。加之该年龄段患者一般不注意保持良好的口腔卫生习惯,如刷牙、用牙线等,易造成菌斑的滞留,引起牙龈炎,而牙石一般较少。

成人后,即使局部刺激因素存在,牙龈的反应程度也会减轻。但要完全恢复正常必须去除这些刺激物。此外,口呼吸、不恰当的正畸治疗、牙排列不齐等也是儿童发生青春期龈炎的促进因素。青春期牙龈病的发生率和程度均增加,保持良好的口腔卫生能够预防牙龈炎的发生。

(二)临床表现

青春期发病,牙龈的变化为非特异性的炎症,边缘龈和龈乳头均可发生炎症,好发于前牙唇侧的牙间乳头和龈缘。其明显的特征:龈色红、水肿、肥大,轻刺激易出血,龈乳头肥大常呈球状突起。牙龈肥大发炎的程度超过局部刺激的程度,且易于复发。

(三)诊断

(1)青春期前后的患者。

(2)牙龈肥大发炎的程度超过局部刺激的程度。

(3)可有牙龈增生的临床表现。

(4)口腔卫生情况一般较差,可有错𬌗、正畸矫治器、不良习惯等因素存在。

(四)治疗

(1)口腔卫生指导。

(2)控制菌斑洁治,除去龈上牙石、菌斑和假性袋中的牙石。

(3)纠正不良习惯。

(4)改正不良修复体或不良矫治器。

(5)经上述治疗后仍有牙龈外形不良、呈纤维性增生者可行龈切除术和龈成形术。

(6)完成治疗后应定期复查,教会患者正确刷牙和控制菌斑的方法,养成良好的口腔卫生习惯,以防止复发。对于准备接受正畸治疗的青少年,应先治愈原有的牙龈炎,并教会他们掌握正确的控制菌斑的方法。在正畸治疗过程中,定期进行牙周检查和预防性洁治,对于牙龈炎症较重无法控制者应及时中止正畸治疗,待炎症消除、菌斑控制后继续治疗,避免对深部牙周组织造成损伤和刺激。

三、妊娠期龈炎

妊娠期龈炎是指妇女在妊娠期间,由于女性激素水平升高,原有的牙龈炎症加重,牙龈肿胀或形成龈瘤样改变(实质并非肿瘤)。分娩后病损可自行减轻或消退。妊娠期龈炎的发生率报告不一,在30%~100%。有文献报告,孕期妇女的龈炎发生率及程度均高于产后,虽然孕期及产后的菌斑指数均无变化。

(一)病因

妊娠期龈炎与牙菌斑和患者的黄体酮水平升高有关。妊娠本身不会引起龈炎,只是由于妊娠时性激素水平的改变,原有的慢性炎症加重。因此,妊娠期龈炎的直接病因仍然是牙菌斑,此外与全身内分泌改变即体内性激素水平的变化有关。

研究表明,牙龈是雌性激素的靶器官,妊娠时雌激素水平增高,龈沟液中的雌激素水平也增高,牙龈毛细血管扩张、淤血,炎症细胞和液体渗出增多。有文献报告,雌激素和黄体酮参与调节牙龈中花生四烯酸的代谢,这两种激素刺激前列腺素的合成。妊娠时雌激素和黄体酮水平的增高影响龈上皮的角化,导致上皮屏障的有效作用降低,改变结缔组织基质,并能抑制对菌斑的免疫反应,使原有的龈炎临床症状加重。

有学者发现妊娠期龈炎患者的牙菌斑内中间普氏菌的比率增高,并与血浆中雌激素和黄体酮水平的增高有关。因此在妊娠期炎症的加重可能是由于菌斑成分的改变而不只是菌斑量的增加。分娩后,中间普氏菌的数量降至妊娠前水平,临床症状也随之减轻或消失。有学者认为黄体酮在牙龈局部的增多,为中间普氏菌的生长提供了营养物质。在口腔卫生良好且无局部刺激因素的孕妇,妊娠期龈炎的发生率和程度均较低。

(二)临床病理

组织学表现为非特异性、多血管、大量炎细胞浸润的炎症性肉芽组织。牙龈上皮增生、上皮钉突伸长,表面可有溃疡,基底细胞有细胞内和细胞间水肿。结缔组织内有大量的新生毛细血管,血管扩张充血,血管周的纤维间质水肿,伴有慢性炎症细胞浸润。有的牙间乳头可呈瘤样生长,称妊娠期龈瘤,实际并非真性肿瘤,而是发生在妊娠期的炎性血管性肉芽肿。病理特征为明显的毛细血管增生,血管间的纤维组织可有水肿及黏液性变,并有炎症细胞浸润,其毛细血管增生的程度超过了一般牙龈对慢性刺激的反应,致使牙龈乳头炎性过长而呈瘤样表现。

(三)临床表现

1.妊娠期龈炎

患者一般在妊娠前即有不同程度的牙龈炎,从妊娠2个月后开始出现明显症状,至8个月时达到高峰,且与黄体酮水平相一致。分娩后约2个月时,龈炎可减轻至妊娠前水平。妊娠期龈炎可发生于个别牙或全口牙龈,以前牙区为重。龈缘和龈乳头呈鲜红或暗红色,质地松软、光亮,呈显著的炎性肿胀,轻触牙龈极易出血,出血常为就诊时的主诉症状。一般无疼痛,严重时龈缘可有溃疡和假膜形成,有轻度疼痛。

2.妊娠期龈瘤

妊娠期龈瘤亦称孕瘤。据报告,妊娠期龈瘤在妊娠妇女的发生率为1.8%~5%,多发生于个别牙列不齐的牙间乳头区,前牙尤其是下前牙唇侧乳头较多见。通常在妊娠第3个月,牙间乳头出现局限性反应性增生物,有蒂或无蒂、生长快、色鲜红、质松软、易出血,一般直径≤2 cm。有的病例在肥大的龈缘处呈小分叶状,或出现溃疡和纤维素性渗出。严重病例可因巨大的妊娠瘤妨碍进食,但一般直径不超过 2 cm。妊娠期龈瘤的本质不是肿瘤,不具有肿瘤的生物学特性。分娩后,妊娠瘤大多能逐渐自行缩小,但必须除去局部刺激物才能使病变完全消失。

妊娠妇女的菌斑指数可保持相对无改变,临床变化常见于妊娠期 4～9 个月时,有效地控制菌斑可使病变逆转。

(四)诊断

(1)孕妇,在妊娠期间牙龈炎症明显加重且易出血。

(2)临床表现为牙龈鲜红、松软、易出血,并有菌斑等刺激物的存在。

(3)妊娠瘤易发生在孕期的第 4～9 个月。

(五)鉴别诊断

(1)有些长期服用避孕药的育龄妇女也可有妊娠期龈炎的临床表现,一般通过询问病史可鉴别。

(2)妊娠期龈瘤应与牙龈瘤鉴别。牙龈瘤的临床表现与妊娠期龈瘤十分相似,可发生于非妊娠的妇女和男性患者。临床表现为个别牙间乳头的无痛性肿胀、突起的瘤样物、有蒂或无蒂、表面光滑、牙龈颜色鲜红或暗红、质地松软极易出血,有些病变表面有溃疡和脓性渗出物。一般多可找到局部刺激因素,如残根、牙石、不良修复体等。

(六)治疗

(1)细致认真的口腔卫生指导。

(2)控制菌斑(洁治),除去一切局部刺激因素(如牙石、不良修复体等),操作手法要轻巧。

(3)一般认为分娩后病变可退缩。妊娠瘤若在分娩以后仍不消退则需手术切除,对一些体积较大妨碍进食的妊娠瘤可在妊娠 4～6 个月时切除。手术时注意止血。

(4)在妊娠前或早孕期治疗牙龈炎和牙周炎,并接受口腔卫生指导是预防妊娠期龈炎的重要举措。

虽然受性激素影响的龈炎是可逆的,但有些患者未经治疗或不稳定可引发牙周附着丧失。

四、药物性牙龈增生

药物性牙龈增生又称药物性牙龈肥大,是指全身用药引起牙龈完全或部分的肥大,与长期服用药物有关。近年来,临床上经常发现因高血压和心、脑疾病服用钙通道阻滞剂,以及用于器官移植患者的免疫抑制剂——环孢素等引起的药物性牙龈肥大,而苯妥英钠引起的龈肥大相对少见。目前我国高血压患者已达 1.34 亿,心、脑血管疾病亦随着我国社会的老龄化进一步增加,最近这些疾病又出现低龄化的趋势。依据中国高血压协会的统计,目前我国高血压患者接受药物治疗者约 50% 使用钙通道阻滞剂,其中约 80% 的高血压患者服用硝苯地平等低价药,由此可见,钙通道阻滞剂诱导的药物性牙龈增生在口腔临床工作中会越来越多见。

药物性龈肥大的存在不仅影响到牙面的清洁作用,妨碍咀嚼、发音等功能,有时还会造成心理上的障碍。

(一)病因

与牙龈增生有关的常用药物有 3 类。①苯妥英钠:抗惊厥药,用于治疗癫痫病。②环孢素:免疫抑制剂,用于器官移植患者以避免宿主的排异反应,以及治疗重度牛皮癣等。③钙通道拮抗剂:如硝苯地平,抗高血压药。长期服用这些药物的患者易发生药物性龈增生,其增生程度与年龄、服药时间、剂量有关,并与菌斑、牙石有关。

1.药物的作用

上述药物引起牙龈增生的真正机制目前尚不十分清楚。据报告,长期服用苯妥英钠治疗癫痫者有40%～50%发生牙龈纤维性增生,年轻人多于老年人。组织培养表明苯妥英钠能刺激成纤维细胞的分裂活动,使合成蛋白质和胶原的能力增强,同时,细胞分泌无活性的胶原溶解酶。合成大于降解,致使结缔组织增生。有学者报告药物性龈增生患者的成纤维细胞对苯妥英钠的敏感性增高,易产生增殖性变化,此可能为基因背景。环孢素A为免疫抑制剂,常用于器官移植或某些自身免疫性疾病患者。有学者报告该药会引起牙龈肥大,服用此药者有30%～50%发生牙龈纤维性增生,另有研究发现服药量＞500 mg/d会诱导牙龈增生。硝苯地平为钙离子通道阻断剂,对高血压、冠心病患者具有扩张外周血管和冠状动脉的作用,对牙龈也有诱导增生的作用,约有20%的服药者发生牙龈增生。环孢素和钙通道阻滞剂两药联合应用,会增加牙龈增生的发生率和加重严重程度。这两种药引起牙龈增生的原因尚不十分清楚,有学者报告两种药物以不同的方式降低了胶原酶活性或影响了胶原酶的合成。也有学者认为牙龈成纤维细胞可能是钙离子通道阻断剂的靶细胞,硝苯地平可改变其细胞膜上的钙离子流动而影响细胞的功能,使胶原的合成大于分解,从而使胶原聚集而引起牙龈增生。

最近的研究表明,苯妥英钠、环孢素可能通过增加巨噬细胞的血小板生长因子的基因表现而诱导牙龈增生。这些药物能抑制细胞的钙离子摄入(钙是细胞内ATP酶活动所必需的)导致牙龈的过度生长。此外,药物对牙龈上皮细胞凋亡的影响作用不可忽视,甚至有的与药物剂量和用药时间呈正相关。这些相关凋亡蛋白的异常表达,可破坏上皮组织的代谢平衡,最终导致龈组织增生。

2.菌斑的作用

菌斑引起的牙龈炎症可能促进药物性牙龈增生的发生。长期服用苯妥英钠,可使原来已有炎症的牙龈发生纤维性增生。有研究表明,牙龈增生的程度与原有的炎症程度和口腔卫生状况有明显关系。人类和动物实验也证实,若无明显的菌斑微生物、局部刺激物及牙龈的炎症或对服药者施以严格的菌斑控制,药物性牙龈增生可以减轻或避免。但也有学者报告,增生可发生于无局部刺激物的牙龈。可以认为,局部刺激因素虽不是药物性牙龈增生的原发因素,但菌斑、牙石、食物嵌塞等引起的牙龈炎症能加速和加重药物性牙龈增生的发展。

(二)病理

不同药物引起的龈肥大不仅临床表现相似,组织病理学表现也相同。上皮和结缔组织有显著的非炎症性增生。上皮棘层增厚,钉突伸长到结缔组织深部。结缔组织内有致密的胶原纤维束,成纤维细胞和新生血管均增多。炎症常局限于龈沟附近,为继发或伴发。

(三)临床表现

药物性龈增生好发于前牙(特别是下颌),初起为龈乳头增大,继之扩展至唇颊龈,也可发生于舌、腭侧牙龈,大多累及全口龈。增生龈可覆盖牙面1/3或更多。病损开始时,点彩增加并出现颗粒状和疣状突起,继之表面呈结节状、球状、分叶状,色红或粉红,质地坚韧。口腔卫生不良、创伤殆、龋齿、不良充填体和矫治器等均能加重病情。增生严重者可波及附着龈并向冠方增大,以致妨碍咀嚼。当牙间隙较大时,病损往往较小,可能由此处清洁作用较好所致。无牙区不发生本病损。牙龈肥大、龈沟加深,易使菌斑、软垢堆积,大多数患者合并有牙龈炎症。此时增生的牙龈可呈深红或暗红色,松软易于出血。增生的牙龈还可挤压牙齿移位,以上、下前牙区较多见。

苯妥英钠性牙龈增生一般在停药后数月之内增生的组织可自行消退。切除增生牙龈后若继续服药,病变仍可复发。

(四)诊断与鉴别诊断

1.诊断

(1)患者有癫痫或高血压、心脏病或接受过器官移植,并有苯妥英钠、环孢素、硝苯地平或维拉帕米等的服药史。一般在用药后的 3 个月即发病。

(2)增生起始于牙间乳头,随后波及龈缘,表面呈小球状、分叶状或桑椹状,质地坚实、略有弹性。牙龈色泽多为淡粉色。

(3)若合并感染则有龈炎的临床表现,存在局部刺激因素。

2.鉴别诊断

药物性龈增生主要应与伴有龈增生的菌斑性龈炎和龈纤维瘤病相鉴别。

(1)伴有龈增生的菌斑性龈炎:又称为增生性龈炎,是慢性炎症性肥大,有明显的局部刺激因素,多因长期接触菌斑所引起。增生性龈炎是牙龈肿大的常见疾病,好发于青少年。龈增生一般进展缓慢,无痛。通常发生于唇颊侧,偶见舌腭侧,主要局限在龈乳头和边缘龈,可限于局部或广泛,牙龈的炎症程度较药物性龈增生和遗传性牙龈纤维瘤病重。口呼吸患者的龈增生位于上颌前牙区,病变区的牙龈变化与邻近未暴露的正常黏膜有明显界线。牙龈增生大多覆盖牙面的1/3～2/3,一般分为两型。①炎症型(肉芽型):炎症型表现为牙龈深红或暗红,松软,光滑,易出血,龈缘肥厚,龈乳头呈圆球状增大。②纤维型:纤维型表现为牙龈实质性肥大,较硬而有弹性,颜色接近正常。临床上炎症型和纤维型常混合存在,病程短者多为炎症型,病程长者多转变为纤维型。

(2)龈纤维瘤病:龈纤维瘤病可有家族史,而无服药史。龈增生较广泛,大多覆盖牙面的2/3以上,以纤维性增生为主。

(五)治疗

(1)停止使用或更换引起牙龈增生的药物是最根本的治疗,然而大多数患者的病情并不允许停药。因此必须与相关的专科医师协商,考虑更换使用其他药物或与其他药物交替使用,以减轻不良反应。

(2)去除局部刺激因素:通过洁治、刮治去除菌斑、牙石,消除其他一切导致菌斑滞留的因素,并指导患者切实掌握菌斑控制的方法。治疗后多数患者的牙龈增生可明显好转甚至消退。

(3)局部药物治疗:对于牙龈炎症明显的患者,除了去除菌斑和牙石外,可用 3％过氧化氢液冲洗龈袋,并在袋内置抗菌消炎的药物,待炎症减轻后再进行下一步的治疗。

(4)手术治疗:对于虽经上述治疗但增生的牙龈仍不能完全消退者,可进行牙龈切除并成形的手术治疗;对于重度增生的患者为避免角化龈切除过多可采用翻瓣加龈切术的方法。术后若不停药和忽略口腔卫生,则易复发。

(5)指导患者严格控制菌斑,以减轻服药期间的牙龈增生程度,减少和避免手术后的复发。

对于需长期服用苯妥英钠、硝苯地平、环孢素等药物的患者,应在开始用药前先治疗原有的慢性牙龈炎。

(宋培培)

第二节 牙 周 炎

一、慢性牙周炎

慢性牙周炎原名成人牙周炎或慢性成人牙周炎,更改名称是因为此类牙周炎虽最常见于成年人,但也可发生于儿童和青少年,且由于本病的进程缓慢,通常难以确定真正的发病年龄。大部分慢性牙周炎呈缓慢加重,但也可出现间歇性的活动期。此时牙周组织的破坏加速,随后又可转入静止期。大部分慢性牙周炎患者根本不出现爆发性的活动期。

本病为最常见的一类牙周炎,约占牙周炎患者的95%,由长期存在的慢性牙龈炎向深部牙周组织扩展而引起。牙龈炎和牙周炎之间虽有明确的病理学区别,但在临床上,两者却是逐渐、隐匿地过渡。因此早期发现和诊断牙周炎十分重要,因为牙周炎的后果远比牙龈炎严重。

(一)临床表现

本病一般侵犯全口多数牙齿,也有少数患者仅发生于一组牙(如前牙)或少数牙。发病有一定的牙位特异性,磨牙和下前牙区,以及邻接面由于菌斑牙石易堆积,故较易患病。牙周袋的炎症、附着丧失和牙槽骨吸收在牙周炎的早期即已出现,但因程度较轻,一般无明显不适。临床主要的症状为刷牙或进食时出血,或口内有异味,但通常不引起患者的重视。及至形成深牙周袋后,出现牙松动、咀嚼无力或疼痛,甚至发生急性牙周脓肿等,才去就诊,此时多已为晚期。

牙周袋处的牙龈呈现不同程度的慢性炎症,颜色暗红或鲜红、质地松软、点彩消失、边缘圆钝且不与牙面贴附。有些患者由于长期的慢性炎症,牙龈有部分纤维性增生、变厚,表面炎症不明显,但牙周探诊后,袋内壁有出血,也可有脓。牙周袋探诊深度超过3 mm,且有附着丧失。如有牙龈退缩,则探诊深度可能在正常范围,但可见釉牙骨质界已暴露。因此,附着丧失能更准确地反映牙周支持组织的破坏。

慢性牙周炎根据附着丧失和骨吸收的范围及其严重程度可进一步分型。范围是指根据患病的牙数将其分为局限型和广泛型。全口牙中有附着丧失和骨吸收的位点数占总位点数≤30%者为局限型;若>30%的位点受累,则为广泛型。也可根据牙周袋深度、结缔组织附着丧失和骨吸收的程度来分为轻度、中度和重度。上述指标中以附着丧失为重点,它与炎症的程度大多一致,但也可不一致。一般随病程的延长和年龄的增长而使病情累积、加重。流行病学调查资料表明,牙周病的患病率虽高,但重症牙周炎只发生于10%~15%的人群。

(1)轻度:牙龈有炎症和探诊出血,牙周袋深度≤4 mm,附着丧失1~2 mm,X线片显示牙槽骨吸收不超过根长的1/3。可有轻度口臭。

(2)中度:牙龈有炎症和探诊出血,也可有脓。牙周袋深度≤6 mm,附着丧失3~4 mm,X线片显示牙槽骨水平型或角型吸收超过根长的1/3,但不超过根长的1/2。牙齿可能有轻度松动,多根牙的根分叉区可能有轻度病变。

(3)重度:炎症较明显或发生牙周脓肿。牙周袋>6 mm,附着丧失≥5 mm,X线片示牙槽骨吸收超过根长的1/2,多根牙有根分叉病变,牙多有松动。

慢性牙周炎患者除有上述特征外,晚期常可出现其他伴发症状:①牙松动、移位和龈乳头退缩,可造成食物嵌塞;②牙周支持组织减少,造成继发性合创伤;③牙龈退缩使牙根暴露,对温度敏感,并容易发生根面龋,在前牙还会影响美观;④深牙周袋内脓液引流不畅时,或身体抵抗力降低时,可发生急性牙周脓肿;⑤深牙周袋接近根尖时,可引起逆行性牙髓炎;⑥牙周袋溢脓和牙间隙内食物嵌塞,可引起口臭。

(二)诊断特征

(1)多为成年人,也可见于儿童或青少年。

(2)有明显的菌斑、牙石及局部刺激因素,且与牙周组织的炎症和破坏程度比较一致。

(3)根据累及的牙位数,可进一步分为局限性(<30%位点)和广泛型(>30%);根据牙周附着丧失的程度,可分为轻度(AL 1~2 mm)、中度(AL 3~4 mm)、和重度(AL≥5 mm)。

(4)患病率和病情随年龄增大而加重,病情一般缓慢进展而加重,也可间有快速进展的活动期。

(5)全身一般健康,也可有某些危险因素,如吸烟、精神压力、骨质疏松等。

中度以上的慢性牙周炎诊断并不困难,但早期牙周炎与牙龈炎的区别不甚明显,须通过仔细检查而及时诊断,以免贻误正确的治疗(表 6-1)。

表 6-1　牙龈炎和早期牙周炎的区别

项目	牙龈炎	早期牙周炎
牙龈炎症	有	有
牙周袋	假性牙周袋	真性牙周袋
附着丧失	无	有,能探到釉牙骨质界
牙槽骨吸收	无	嵴顶吸收,或硬骨板消失
治疗结果	病变可逆,牙龈组织恢复正常	炎症消退,病变静止,但已破坏的支持组织难以完全恢复正常

在确诊为慢性牙周炎后,还应通过仔细的病史询问和必要的检查,发现患者有无牙周炎的易感因素,如全身疾病、吸烟等,并根据病情确定其严重程度、目前牙周炎是否为活动期等,并据此制订针对性的治疗计划和判断预后。

(三)治疗原则

慢性牙周炎早期治疗的效果较好,能使病变停止进展,牙槽骨有少量修复。只要患者能认真清除菌斑并定期复查,则疗效能长期保持。治疗应以消除菌斑、牙石等局部刺激因素为主,辅以手术等方法。由于口腔内各个牙的患病程度和病因刺激物的多少不一致,必须针对每个患牙的具体情况,制订全面的治疗计划。

1.局部治疗

(1)控制菌斑:菌斑是牙周炎的主要病原刺激物,而且清除之后还会不断在牙面堆积。因此必须向患者进行细致的讲解和指导,使其充分理解坚持不懈地清除菌斑的重要性。此种指导应贯穿于治疗的全过程,每次就诊时均应检查患者菌斑控制的程度,并做记录。有菌斑的牙面占全部牙面的20%以下才算合格。牙周炎在龈上牙石被刮除以后,如菌斑控制方法未被掌握,牙石重新沉积的速度是很快的。

(2)彻底清除牙石,平整根面:龈上牙石的清除称为洁治术,龈下牙石的清除称为龈下刮治或深部刮治。龈下刮治除了刮除龈下结石外,还须将暴露在牙周袋内的含有大量内毒素的病变牙骨质刮除,使根面平整而光滑。根面平整使微生物数量大大减少,并搅乱了生物膜的结构,改变了龈下的环境,使细菌不易重新附着。牙龈结缔组织有可能附着于根面,形成新附着。

经过彻底的洁治和根面平整后,临床上可见牙龈的炎症和肿胀消退,出血和溢脓停止,牙周袋变浅、变紧。袋变浅是由于牙龈退缩及袋壁胶原纤维的新生,牙龈变得致密,探针不再穿透结合上皮进入结缔组织内,也可能有新的结缔组织附着于根面。洁治和刮治术是牙周炎的基础治疗,任何其他治疗手段只应作为基础治疗的补充手段。

(3)牙周袋及根面的药物处理:大多数患者在根面平整后,组织能顺利愈合,不需药物处理。对一些炎症严重、肉芽增生的深牙周袋,在刮治后可用药物处理袋壁。必要时可用复方碘液,它有较强的消炎、收敛作用,注意避免烧灼邻近的黏膜。

近年来,牙周袋内局部放置缓释型的抗菌药物取得了较好的临床效果,药物能较长时间停留于牙周袋内,起到较好的疗效。可选用的药物如甲硝唑、四环素及其同族药物如米诺环素、氯己定等。有学者报道,用含有上述药物的凝胶或溶液冲洗牙周袋,袋内的微生物也消失或明显减少。但药物治疗只能作为机械方法清除牙石后的辅助治疗,不能取代除石治疗。

(4)牙周手术:上述治疗后,若仍有较深的牙周袋,或根面牙石不易彻底清除,炎症不能控制,则可进行牙周手术。其优点是可以在直视下彻底刮除根面的牙石及不健康的肉芽组织,必要时还可修整牙槽骨的外形或截除患根、矫正软组织的外形。手术后牙周袋变浅、炎症消退、骨质吸收停止,甚至可有少量骨修复。理想的手术效果是形成新附着,使牙周膜的结缔组织细胞重新在根面沉积牙骨质,并形成新的牙周膜纤维束和牙槽骨。这就是牙周组织的再生性手术,是目前临床和理论研究的热点,临床取得一定的成果,但效果有待提高。

(5)松动牙固定术:用各种材料和方法制成牙周夹板,将一组患牙与其相邻的稳固牙齿联结在一起,使𬌗力分散于一组牙上,减少了患牙承受的超重力或侧向扭转力的损害。这种固定术有利于牙周组织的修复。一般在松牙固定后,牙齿稳固、咀嚼功能改善。有些病例在治疗数月后,X线片可见牙槽骨硬骨板致密等效果。本法的缺点是,对局部的菌斑控制措施有一定的妨碍。因此,一定要从有利于菌斑控制方面改善设计,才能使本法持久应用。如果患者有缺失牙齿需要修复,而基牙或邻近的患牙因松动而需要固定,也可在可摘式义齿上设计一定的固定装置,或用制作良好的固定桥来固定松动牙。并非所有松动牙都需要固定,主要是患牙动度持续加重、影响咀嚼功能者才需要固定。

(6)调𬌗:如果X线片显示牙槽骨角形缺损或牙周膜增宽,就要对该牙做有无𬌗干扰的检查。如有扣诊震颤,再用蜡片法或咬合纸法查明早接触点的部位及大小,然后进行选磨。如果不能查到𬌗干扰,说明该牙目前并不存在创伤,可能是曾经有过创伤,但由于早接触点已被磨损,或由于牙周组织的自身调节,创伤已经缓解,这种情况不必做调𬌗处理。

(7)拔除不能保留的患牙:严重而无法挽救的患牙必须及早拔除,以免影响治疗和增加再感染的机会。拔牙后的愈合可使原来的牙周病变区破坏停止而出现修复性改变,这一转机对邻牙的治疗有着良好的影响。

(8)坚持维护期治疗:牙周炎经过正规治疗后,一般能取得较好的效果,但长期疗效的保持取决于是否能定期复查和进行必要的后续治疗,患者的自我菌斑控制也是至关重要的。根据患者的病情及菌斑控制的好坏来确定复查的间隔时间,每次复查均应对患者进行必要的口腔卫生指导和预防性洁治。若有病情未被控制的牙位,则应进行相应的治疗。总之,牙周炎的治疗绝非一劳永逸的,维护期治疗是保持长期疗效的关键。

2.全身治疗

慢性牙周炎除非出现急性症状,一般不需采用抗生素类药物。对严重病例可口服甲硝唑0.2 g,每天3～4次,共服1周,或服螺旋霉素0.2 g,每天4次,共服5～7天。有些患者有慢性系统性疾病,如糖尿病、心血管疾病等,应与内科医师配合,积极治疗和控制全身疾病。成功的牙周治疗对糖尿病的控制也有积极意义。

大多数慢性牙周炎患者经过恰当的治疗后,病情可得到控制,但也有少数患者疗效很差。有报告显示,对600名牙周炎患者追踪观察平均22年后,83%患者疗效良好、13%病情加重、4%则明显恶化(人均失牙10～23个)。过去把后两类患者称为难治性牙周炎或顽固性牙周炎。这些患者可能有特殊的致病菌,或牙体和牙周病变的形态妨碍了彻底地清除病原刺激物。有学者报告此类患者常为重度吸烟者。

二、侵袭性牙周炎

侵袭性牙周炎是一组在临床表现和实验室检查(包括化验和微生物学检查)均与慢性牙周炎有明显区别的、相对少见的牙周炎。它包含了1989年旧分类中的3个类型,即青少年牙周炎、快速进展性牙周炎和青春前期牙周炎,一度曾将这3个类型合称为早发性牙周炎。实际上这类牙周炎虽多发于年轻人,但也可见于成年人。本病一般来说发展较迅猛,但也可转为间断性的静止期,而且临床上对进展速度也不易判断。因此在1999年的国际研讨会上建议更名为侵袭性牙周炎。

(一)危险因素

对侵袭性牙周炎的病因尚未完全明了,大量的病因证据主要源于过去对青少年牙周炎的研究结果。现认为某些特定微生物的感染及机体防御能力的缺陷是引起侵袭性牙周炎的主要因素。

1.微生物

大量的研究表明伴放线嗜血菌是侵袭性牙周炎的主要致病菌,其主要依据如下。

(1)从局限性青少年牙周炎患牙的龈下菌斑中可分离出伴放线嗜血菌,阳性率为90%～100%,而同一患者口中的健康牙或健康人则检出率明显得低(<20%),慢性牙周炎患者伴放线嗜血菌的检出率也低于局限性青少年牙周炎。但也有些学者(尤其是中国和日本)报告未能检出伴放线嗜血菌,或是所检出的伴放线嗜血菌为低毒性株,而主要分离出牙龈卟啉单胞菌、腐蚀艾肯菌、中间普氏菌、具核梭杆菌等。这可能是重症患者的深牙周袋改变了微生态环境,使一些严格厌氧菌成为优势菌,而伴放线嗜血菌不再占主导,也可能确实存在着种族和地区的差异。广泛型侵袭性牙周炎的龈下菌群主要为牙龈卟啉单胞菌、福赛拟杆菌、腐蚀艾肯菌等。也有学者报告,在牙周健康者和儿童口腔中也可检出伴放线嗜血菌,但占总菌的比例较低。

(2)伴放线嗜血菌产生多种对牙周组织有毒性和破坏作用的毒性产物,例如白细胞毒素,能损伤乃至杀死中性粒细胞和单核细胞,并引起动物的实验性牙周炎。伴放线嗜血菌表面的膜泡脱落可使毒素播散,还产生上皮毒素、骨吸收毒素、细胞坏死膨胀毒素和致凋亡毒素等。

(3)引发宿主的免疫反应:局限性侵袭性牙周炎患者的血清中有明显升高的抗伴放线嗜血菌抗体,牙龈局部和龈沟液内也产生大量的特异抗体甚至高于血清水平,说明这种免疫反应发生于牙龈局部。伴放线嗜血菌产生的内毒素可激活上皮细胞、中性粒细胞、成纤维细胞和单核细胞产生大量的细胞因子,引发炎症反应。

（4）牙周治疗可使伴放线嗜血菌量明显减少或消失，当病变复发时，该菌又复出现。有学者报告，由于伴放线嗜血菌能入侵牙周组织，单纯的机械治疗不能消除伴放线嗜血菌，临床疗效欠佳，口服四环素后，伴放线嗜血菌消失，临床疗效转佳。

近年来有些学者报告，从牙周袋内分离出病毒、真菌甚至原生动物，可能与牙周病有关。

2.全身背景

（1）白细胞功能缺陷：已有大量研究证明本病患者有周缘血的中性粒细胞和/或单核细胞的趋化功能降低。有的学者报告，吞噬功能也有障碍，这种缺陷带有家族性，患者的同胞中有的也可患侵袭性牙周炎，或虽未患牙周炎，却也有白细胞功能缺陷。但侵袭性牙周炎患者的白细胞功能缺陷并不导致全身其他部位的感染性疾病。

（2）产生特异抗体：研究还表明与伴放线嗜血菌的糖类抗原发生反应的抗体主要是 IgG_2 亚类，在局限性侵袭性牙周炎患者中水平升高，而广泛性侵袭性牙周炎则缺乏此亚类。提示 IgG_2 抗体起保护作用，可阻止病变的扩散。

（3）遗传背景：本病常有家族聚集现象，也有种族易感性的差异，本病也可能有遗传背景。

（4）牙骨质发育异常：有少量报道，发现局限性青少年牙周炎患者的牙根尖而细，牙骨质发育不良，甚至无牙骨质，不仅已暴露于牙周袋内的牙根如此，在其根方尚未发生病变处的牙骨质也有发育不良。说明这种缺陷不是疾病的结果，而是发育中的问题。国内有报告侵袭性牙周炎患者发生单根牙牙根形态异常的概率高于牙周健康者和慢性牙周炎患者；有牙根形态异常的牙，其牙槽骨吸收重于形态正常者。

3.环境和行为因素

吸烟的量和时间是影响年轻人牙周破坏范围的重要因素之一。吸烟的广泛型侵袭性牙周炎患者比不吸烟的广泛型侵袭性牙周炎患者患牙数多、附着丧失量也多。吸烟对局限型患者的影响较小。口腔卫生的好坏也对疾病有影响。

总之，现代的观点认为牙周炎不是由单一种细菌引起的，而是多种微生物共同和相互作用。高毒性的致病菌是必需的致病因子，而高易感性宿主的防御功能低下和/或过度的炎症反应所导致牙周组织的破坏是发病的重要因素，吸烟、遗传基因等调节因素也可能起一定的促进作用。

（二）组织病理学改变

侵袭性牙周炎的组织学变化与慢性牙周炎无明显区别，均以慢性炎症为主。免疫组织化学研究发现，本病的牙龈结缔组织内也以浆细胞浸润为主，但其中产生 IgA 的细胞少于慢性牙周炎者，游走到袋上皮内的中性粒细胞数目也较少，这两种现象可能是细菌易于入侵的原因之一。电镜观察到在袋壁上皮、牙龈结缔组织甚至牙槽骨的表面可有细菌入侵，主要为革兰阴性菌及螺旋体。近年还有学者报告，中性粒细胞和单核细胞对细菌的过度反应，密集的白细胞浸润及过量的细胞因子和炎症介质表达，可能导致严重的牙周炎症和破坏。

（二）临床表现

根据患牙的分布可将侵袭性牙周炎分为局限型和广泛型。局限型大致相当于过去的局限型青少年牙周炎，广泛型相当于过去的弥漫型青少年牙周炎和快速进展性牙周炎。局限型侵袭性牙周炎和广泛型侵袭性牙周炎的临床特征有相同之处，也各有其不同处。在我国，典型的局限型侵袭性牙周炎较为少见，这一方面可能由于患者就诊较晚，病变已蔓延至全口多个牙，另一方面可能有种族背景。

1.快速进展的牙周组织破坏

快速的牙周附着丧失和骨吸收是侵袭性牙周炎的主要特点。严格来说,"快速"的确定应依据在两个时间点所获得的临床记录或 X 线片来判断,然而此种资料不易获得。临床上常根据"严重的牙周破坏发生在较年轻的患者"来作出快速进展的判断。有人估计,本型患者的牙周破坏速度比慢性牙周炎快 3～4 倍,患者常在 20 岁左右即已须拔牙或牙自行脱落。

2.年龄与性别

本病患者一般年龄较小,发病可始于青春期前后,因早期无明显症状,患者就诊时常在 20 岁左右。有学者报告,广泛型的平均年龄大于局限型患者,一般也在 30 岁以下,但也可发生于 35 岁以上的成年人。女性多于男性,但也有人报告年幼者以女性为多,稍长后性别无差异。

3.口腔卫生情况

本病一个突出的表现是局限型患者的菌斑、牙石量很少,牙龈表面的炎症轻微,但却已有深牙周袋,牙周组织破坏程度与局部刺激物的量不成比例。牙龈表面虽然无明显炎症,实际上在深袋部位是有龈下菌斑的,而且袋壁也有炎症和探诊后出血。广泛型的菌斑、牙石量因人而异,多数患者有大量的菌斑和牙石,也可很少。牙龈有明显的炎症,呈鲜红色,并可伴有龈缘区肉芽性增殖,易出血,可有溢脓,晚期还可以发生牙周脓肿。

4.好发牙位

1999 年新分类法规定,局限型侵袭性牙周炎的特征是"局限于第一恒磨牙或切牙的邻面有附着丧失,至少波及两个恒牙,其中一个为第一磨牙。其他患牙(非第一磨牙和切牙)不超过两个"。换言之,典型的患牙局限于第一恒磨牙和上下切牙,多为左右对称。X 线片可见第一磨牙的近远中均有垂直型骨吸收,形成典型的"弧形吸收"(图 6-1),在切牙区多为水平型骨吸收。但早期的患者不一定波及所有的切牙和第一磨牙。广泛型的特征为"广泛的邻面附着丧失,侵犯第一磨牙和切牙以外的牙数在三颗以上"。也就是说,侵犯大多数牙。

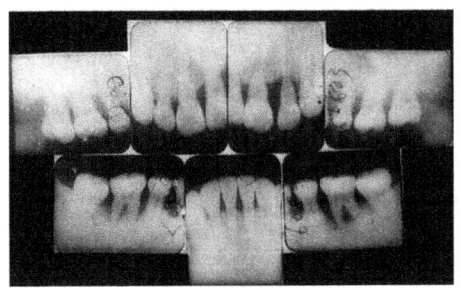

图 6-1　局限型侵袭性牙周炎的 X 线表现
第一恒磨牙处牙槽骨的弧形吸收

5.家族聚集性

家族中常有多人患本病,患者的同胞有 50％患病机会。其遗传背景可能与白细胞功能缺陷有关,也有学者认为是 X 连锁性遗传或常染色体显性遗传等。但也有一些学者认为是由牙周致病菌在家族中的传播所致。临床上并非每位侵袭性牙周炎患者均有家族史。

6.全身情况

侵袭性牙周炎患者一般全身健康,无明显的系统性疾病,但部分患者具有中性粒细胞和/或单核细胞的功能缺陷。多数患者对常规治疗,如刮治和全身药物治疗,有明显的疗效,但也有少数患者经任何治疗都效果不佳,病情迅速加重直至牙齿丧失。

广泛型和局限型究竟是两个独立的类型,抑或广泛型侵袭性牙周炎是局限型发展和加重的结果,尚不肯定。但有不少研究结果支持两者为同一疾病不同阶段的观点。①年幼者以局限型较多,而年长者患牙数目增多,以广泛型为多。②局限型患者血清中的抗伴放线嗜血菌特异抗体水平明显地高于广泛型患者,起保护作用的 IgG_2 亚类水平也高于广泛型。③有些广泛型侵袭性牙周炎患者的第一磨牙和切牙病情较重,且有典型的"弧形吸收"影像,提示这些患者可能由局限型病变发展而来。

(四)诊断特点

本病应抓住早期诊断这一环,因患者初起时无明显症状,待就诊时多已为晚期。如果一名青春期前后的年轻患者,菌斑、牙石等刺激物不多,炎症不明显,但发现有少数牙松动、移位或邻面深袋,局部刺激因子与病变程度不一致等,则应引起重视。重点检查切牙及第一磨牙邻面,并拍摄 X 线片,殆翼片有助于发现早期病变。有条件时,可做微生物学检查,发现伴放线菌嗜血菌或大量的牙龈卟啉单胞菌,或检查中性多形核白细胞有无趋化和吞噬功能的异常,若为阳性,对诊断本病十分有利。早期诊断及治疗对保留患牙和控制病情极为重要。对于侵袭性牙周炎患者的同胞进行牙周检查,有助于早期发现其他病例。

临床上常以年龄(35 岁以下)和全口大多数牙的重度牙周破坏,作为诊断广泛型侵袭性牙周炎的标准,也就是说牙周破坏程度与年龄不相称。但必须明确的是,并非所有年轻患者的重度牙周炎均可诊断为侵袭性牙周炎,应先排除一些明显的局部和全身因素:①是否有严重的错殆导致咬合创伤,加速了牙周炎的病程。②是否曾接受过不正规的正畸治疗,或在正畸治疗前未认真治疗已存在的牙周病。③有无食物嵌塞、邻面龋、牙髓及根尖周病、不良修复体等局部促进因素,加重了菌斑堆积,造成牙龈的炎症和快速的附着丧失。④有无伴随的全身疾病,如未经控制的糖尿病、白细胞黏附缺陷、HIV 感染等。上述①~③的存在可以加速慢性牙周炎的牙槽骨吸收和附着丧失,如有④则应列入伴有全身疾病的牙周炎中,其治疗也不仅限于口腔科。如有条件检测患者周缘血的中性粒细胞和单核细胞的趋化及吞噬功能、血清 IgG_2 水平,或微生物学检测,则有助于诊断。有时阳性家族史也有助于诊断本病。

最近有学者提出,在有的年轻人和青少年,有个别牙齿出现附着丧失,但其他方面不符合早发性牙周炎者,可称为偶发性附着丧失。例如个别牙因咬合创伤或错殆所致的牙龈退缩、拔除智齿后第二磨牙远中的附着丧失等。这些个体可能为侵袭性牙周炎或慢性牙周炎的易感者,应密切加以复查和监测,以利早期诊断。

(五)治疗原则

1.早期治疗,防止复发

本病常导致患者早年失牙,因此特别强调早期、彻底的治疗,主要是彻底消除感染。治疗原则基本同慢性牙周炎,洁治、刮治和根面平整等基础治疗是必不可少的,多数患者对此有较好的疗效。治疗后病变转入静止期。但因为伴放线嗜血菌及其他细菌可入侵牙周组织,单靠机械刮治不易彻底消除入侵的细菌,有的患者还需用翻瓣手术清除组织内的微生物。本病治疗后较易复发(国外报道复发率约为 1/4),因此应加强定期的复查和必要的后续治疗。根据每位患者菌斑和炎症的控制情况,确定复查的间隔期。开始时为每 1~2 个月 1 次,半年后若病情稳定,可逐渐延长。

2.抗菌药物的应用

有报告,本病单纯用刮治术不能消除入侵牙龈中的伴放线嗜血菌,残存的微生物容易重新在牙根面定植,使病变复发。因此主张全身服用抗生素作为辅助疗法。国外主张使用四环素0.25 g,每天4次,共服2~3周。也可用小剂量多西环素(强力霉素),50 mg,每天2次。这两种药除有抑菌作用外,还有抑制胶原酶的作用,可减少牙周组织的破坏。近年来还主张在龈下刮治后口服甲硝唑和阿莫西林,两者合用效果优于单一用药。在根面平整后的深牙周袋内放置缓释的抗菌制剂,如甲硝唑、米诺环素、氯己定等,也有良好疗效。文献报道,可减少龈下菌斑的重新定植,减少病变的复发。

3.调整机体防御功能

宿主对细菌感染的防御反应在侵袭性牙周炎的发病和发展方面起重要的作用。近年来人们试图通过调节宿主的免疫和炎症反应过程来减轻或治疗牙周炎。例如多西环素可抑制胶原酶,非甾体抗炎药(NSAIDs)可抑制花生四烯酸产生前列腺素,阻断和抑制骨吸收,这些均有良好的前景。中医学强调全身调理,国内有些学者报告用六味地黄丸为基础的固齿丸(膏),在牙周基础治疗后服用数月,可提高疗效和明显减少复发率。服药后,患者的白细胞趋化功能、吞噬功能及免疫功能也有所改善。吸烟是牙周炎的危险因素,应劝患者戒烟。还应努力发现和调整其他全身因素及宿主防御反应方面的缺陷。

4.综合治疗

在病情不太重而有牙移位的患者,可在炎症控制后,用正畸方法将移位的牙复位排齐,但正畸过程中务必加强菌斑控制和牙周病情的监控,加力也宜轻缓。牙体或牙列的修复也要注意应有利于菌斑控制。

总之,牙周炎是一组临床表现为慢性炎症和支持组织破坏的疾病,它们都是感染性疾病,有些人长期带菌却不发病,而另一些人却发生牙龈炎或牙周炎。牙周感染与身体其他部位的慢性感染有相同之处,但又有其独特之处,主要由牙体、牙周组织的特点所决定。龈牙结合部直接暴露在充满各种微生物的口腔环境中,细菌生物膜长期不断地定植于表面坚硬且不脱落的牙面上,又有丰富的来自唾液和龈沟液的营养。牙根及牙周膜、牙槽骨则是包埋在结缔组织内,与全身各系统及组织有密切的联系,宿主的防御系统能达到牙周组织的大部分,但又受到一定的限制。这些都决定着牙周炎的慢性、不易彻底控制、容易复发、与全身情况有双向影响等特点。

牙周炎是多因素疾病,决定着发病与否和病情程度的因素有微生物的种类、毒性和数量;宿主对微生物的应战能力;环境因素(如吸烟、精神压力等);某些全身疾病和状况的影响(如内分泌、遗传因素)等。有证据表明牙周炎也是一个多基因疾病,不是由单个基因所决定的。

牙周炎在临床上表现为多类型。治疗主要是除去菌斑及其他促进因子,但对不同类型、不同阶段的牙周炎及其并发病变,需要使用多种手段(非手术、手术、药物、正畸、修复等)的综合治疗。

牙周炎的治疗并非一劳永逸的,而需要终身维护和必要的重复治疗。最可庆幸和重要的一点是,牙周炎和牙龈炎都是可以预防的疾病,通过公众自我保护意识的加强、防治条件的改善及口腔医务工作者不懈的努力,牙周病是可以被消灭和控制的。

三、反映全身疾病的牙周炎

属于本范畴的牙周炎主要有两大类,即血液疾病(白细胞数量和功能的异常、白血病等)和某些遗传性疾病。以下介绍一些较常见而重要的全身疾病在牙周组织的表现。

(一)掌跖角化-牙周破坏综合征

本病特点是手掌和足跖部的皮肤过度角化,牙周组织严重破坏。有的病例还伴有硬脑膜的钙化。患者全身一般健康,智力正常。本病罕见,患病率为 1‰～4‰。

1.临床表现

皮损及牙周病变常在 4 岁前共同出现,有学者报告,可早在出生后 11 个月。皮损包括手掌、足底、膝部及肘部局限的过度角化、鳞屑、皲裂,有多汗和臭汗。约有 1/4 患者易有身体其他部位感染。牙周病损在乳牙萌出不久即可发生,深牙周袋炎症严重,溢脓、口臭,骨质迅速吸收,在5～6 岁时乳牙相继脱落,创口愈合正常。待恒牙萌出后又发生牙周破坏,常在 10 多岁时自行脱落或拔除。有的患者第三磨牙也会在萌出后数年内脱落,有的则报告第三磨牙不受侵犯。

2.病因

(1)本症的菌斑成分与成人牙周炎的菌斑较类似,而不像侵袭性牙周炎。在牙周袋近根尖区域有大量的螺旋体,在牙骨质上也黏附有螺旋体。有学者报告,患者血清中有抗伴放线嗜血菌的抗体,袋内可分离出该菌。

(2)本病为遗传性疾病,属于常染色体隐性遗传。父母不患该症,但可能为血缘婚姻(约占23%),双亲必须均携带常染色体基因才使其子女患本病。患者的同胞中也可有患本病者,男女患病机会均等。有学者报告本病患者的中性粒细胞趋化功能异常。

3.病理

与慢性牙周炎无明显区别。牙周袋壁有明显的慢性炎症,主要为浆细胞浸润,袋壁上皮内几乎见不到中性粒细胞。破骨活动明显,成骨活动很少。患牙根部的牙骨质非常薄,有时仅在根尖区存在较厚的有细胞的牙骨质。X 线片见牙根细而尖,表明牙骨质发育不良。

4.治疗原则

对于本病,常规的牙周治疗效果不佳,患牙的病情常持续加重,直至全口拔牙。近年来有学者报告,对幼儿可将拔除全部乳牙,当恒切牙和第一恒磨牙萌出时,再口服 10～14 天抗生素,可防止恒牙发生牙周破坏。若患儿就诊时已有恒牙萌出或受累,则将严重患牙拔除,重复多疗程口服抗生素,同时进行彻底的局部牙周治疗,每 2 周复查和洁治 1 次,保持良好的口腔卫生。在此情况下,有些患儿新萌出的恒牙可免于罹病。这种治疗原则的出发点是基于本病是伴放线嗜血菌或某些致病微生物的感染,而且致病菌在牙齿刚萌出后即附着于该牙面。在关键时期(如恒牙萌出前)拔除一切患牙,创造不利于致病菌生存的环境,以防止新病变的发生。这种治疗原则取得了一定效果,但病例尚少,仍须长期观察,并辅以微生物学研究。患者的牙周炎控制或拔牙后,皮损仍不能痊愈,但可略减轻。

(二)Down 综合征

本病又名先天愚型,或染色体 21-三体综合征,为一种由染色体异常所引起的先天性疾病。一型是典型的染色体第 21 对三体病,有 47 个染色体,另一型为只有 23 对染色体,第 21 对移到其他染色体上。本病可有家族性。

患者有发育迟缓和智力低下。约一半患者有先天性心脏病,约 15%患儿于 1 岁前夭折。患者面部扁平、眶距增宽、鼻梁低宽、颈部短粗,常有上颌发育不足、乳牙萌出较迟、错殆畸形、牙间隙较大、系带附着位置过高等。几乎 100%患者均有严重的牙周炎,且其牙周破坏程度远超过菌斑、牙石等局部刺激物的量。本病患者的牙周破坏程度重于其他非先天愚型的弱智者。全口牙齿均有深牙周袋及炎症,下颌前牙较重,有时可有牙龈退缩。病情迅速加重,有时可伴坏死性龈炎。乳牙和恒牙均可受累。

患者的龈下菌斑微生物与一般牙周炎患者并无明显区别。有学者报告,产黑色素普雷沃菌群增多。牙周病情的快速恶化可能与中性粒细胞的趋化功能低下有关,也有报告白细胞的吞噬功能和细胞内杀菌作用也降低。

本病无特殊治疗,彻底的常规牙周治疗和认真控制菌斑,可减缓牙周破坏。但由于患儿智力低下,常难以坚持治疗。

(三)糖尿病

糖尿病是与多种遗传因素有关的内分泌异常。由于胰岛素的生成不足、功能不足或细胞表面缺乏胰岛素受体等机制,产生胰岛素抵抗,患者的血糖水平升高,糖耐量降低。糖尿病与牙周病在我国的患病率都较高,两者都是多基因疾病,都有一定程度的免疫调节异常。

专家们认为糖尿病可以影响牙周组织对细菌的反应性。他们把"伴糖尿病的牙龈炎"列入"受全身因素影响的菌斑性牙龈病"中,然而在"反映全身疾病的牙周炎"中却未列入糖尿病。在口腔科临床上看到的大多为 II 型糖尿病患者,他们的糖尿病主要影响牙周炎的发病和严重程度。尤其是血糖控制不良的患者,其牙周组织的炎症较重,龈缘红肿呈肉芽状增生,易出血和发生牙周脓肿,牙槽骨破坏迅速,导致深袋和牙松动,牙周治疗后也较易复发。血糖控制后,牙周炎的情况会有所好转。有学者提出将牙周炎列为糖尿病的第六并发症(其他并发症为肾病变、神经系统病变、视网膜病变、大血管病变、创口愈合缓慢)。文献表明,血糖控制良好的糖尿病患者,其对基础治疗的疗效与无糖尿病的、牙周破坏程度相似的患者无明显差别。近年来国内外均有报道,彻底有效的牙周治疗不仅使牙周病变减轻,还可使糖尿病患者的糖化血红蛋白(HbA1c)和 TNF-a 水平显著降低,胰岛素的用量可减少,龈沟液中的弹力蛋白酶水平下降。这从另一方面支持牙周炎与糖尿病的密切关系。但也有学者报告,除牙周基础治疗外,还需全身或局部应用抗生素,才能使糖化血红蛋白含量下降。

(四)艾滋病

1.临床表现

艾滋病患者的牙周炎,患者在 3～4 个月牙周附着丧失可达 90%。目前认为与 HIV 有关的牙周病损主要有两种。

(1)线形牙龈红斑:在牙龈缘处有明显的、鲜红的、宽 2～3 mm 的红边,在附着龈上可呈瘀斑状,极易出血。此阶段一般无牙槽骨吸收。现认为该病变是由白色念珠菌感染所致,对常规治疗反应不佳。对线形牙龈红斑的发生率报告不一,它有较高的诊断意义,可能为坏死性溃疡性牙周炎的前驱。但此种病损也可偶见于非 HIV 感染者,需仔细鉴别。

(2)坏死性溃疡性牙周病:1999 年的新分类认为尚不能肯定坏死性溃疡性牙龈炎和坏死性溃疡性牙周炎是否为两个不同的疾病,因此主张将两者统称为坏死性溃疡性牙周病。

艾滋病患者所发生的坏死溃疡性牙龈炎临床表现与非 HIV 感染者十分相似,但病情较重,病势较凶。需结合其他检查来鉴别。坏死性溃疡性牙周炎则可由患者抵抗力极度低下而从坏死性溃疡性牙龈炎迅速发展而成,也可能是在原有的慢性牙周炎基础上,坏死性溃疡性牙龈炎加速和加重了病变。在 HIV 感染者中坏死性溃疡性牙周炎的发生率在 4%～10%。坏死性溃疡性牙周炎患者的骨吸收和附着丧失特别重,有时甚至有死骨形成,但牙龈指数和菌斑指数并不一定相应的高。换言之,在局部因素和炎症并不太重,而牙周破坏迅速,且有坏死性龈病损的特征时,应引起警惕,注意寻找其全身背景。有学者报告,坏死性溃疡性牙龈炎与机体免疫功能的极度降低有关,T 辅助细胞(CD4$^+$)的计数与附着丧失程度呈负相关。正常人的 CD4$^+$ 计数为 600～

$1\ 000/mm^3$,而艾滋病合并坏死性溃疡性牙周炎的患者则明显降低,可达$100/mm^3$以下,此种患者的短期病死率较高。严重者还可发展为坏死性溃疡性口炎。

艾滋病在口腔黏膜的表现还有毛状白斑、白色念珠菌感染、复发性口腔溃疡等,晚期可发生Kaposi肉瘤,其中约有一半可发生在牙龈上,必要时可做病理检查以证实。

如上所述,线形牙龈红斑、坏死性溃疡性牙龈炎、坏死性溃疡性牙周炎、白色念珠菌感染等均可发生于正常的无HIV感染者,或其他免疫功能低下者。因此不能仅凭上述临床表征就作出艾滋病的诊断。口腔科医师的责任是提高必要的警惕,对可疑的病例进行恰当和必要的化验检查,必要时转诊。

2.治疗原则

坏死性牙龈炎和坏死性牙周炎患者均可按常规的牙周治疗,如局部清除牙石和菌斑,全身给以抗菌药,首选为甲硝唑200 mg,每天3~4次,共服5~7天,它比较不容易引起继发的真菌感染,还需使用0.12%~0.2%的氯己定含漱液,它对细菌、真菌和病毒均有杀灭作用。治疗后疼痛常可在24~36小时消失。线形牙龈红斑(LGE)对常规牙周治疗的反应较差,难以消失,常需全身使用抗生素。

四、根分叉病变

根分叉病变是牙周炎的伴发病损,指病变波及多根牙的根分叉区,可发生于任何类型的牙周炎。下颌第一磨牙患病率最高,上颌前磨牙最低。

(一)病因

(1)本病只是牙周炎发展的一个阶段,菌斑仍是其主要病因。只是由于根分叉区一旦暴露,该处的菌斑控制和牙石的清除比较困难,使病变加速或加重发展。

(2)𬌗创伤是本病的一个加重因素,因为根分叉区是对𬌗力敏感的部位,一旦牙龈的炎症进入该区,组织的破坏会加速进行,常造成凹坑状或垂直型骨吸收。尤其是病变局限于一个牙齿或单一牙根时,更应考虑𬌗创伤的因素。

(3)解剖因素:约40%的多根牙在牙颈部有釉突,有的可伸进分叉区,在该处易形成病变。约有75%的牙齿,其根分叉距离釉牙骨质界较近,一旦有牙周袋形成,病变很容易扩延到根分叉区。在磨牙的髓室底常有数目不等的副根管,可使牙髓的炎症和感染扩散到根分叉区。尤其在患牙的近远中侧牙槽骨完整,病变局限于分叉区者,更应考虑此因素。

(二)病理

根分叉区的组织病理改变并无特殊性。牙周袋壁有慢性炎症,骨吸收可为水平型或垂直型,邻近部位可见不同程度的骨质修复。牙根表面有牙石、菌斑,也可见到有牙根吸收或根面龋。

(三)临床表现

根分叉区可能直接暴露于口腔,也可被牙周袋所遮盖,须凭探诊来检查。除用牙周探针探查该处的牙周袋深度外,还需用弯探针水平方向地探查分叉区病变的程度。Glickman提出根据病变程度可分为四度。

1.一度

牙周袋深度已到达根分叉区,探针可探到根分叉外形,但分叉内的牙槽骨没有明显破坏,弯探针不能进入分叉区。X线片上看不到骨质吸收(图6-2)。

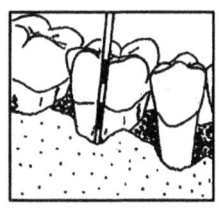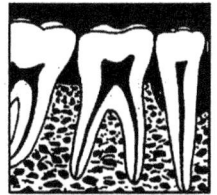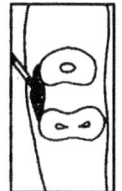

图 6-2　一度分叉区病损

2.二度

分叉区的骨吸收仅局限于颊侧或舌侧,或虽然颊、舌侧均已有吸收,却尚未相通。X 线片显示该区仅有牙周膜增宽,或骨质密度略减低。根据骨质吸收的程度,又可将二度病变分为早期和晚期。早期二度为探针水平方向探入根分叉的深度小于 3 mm,或未超过该牙颊舌径的 1/2;晚期二度病变则探针水平探入超过 3 mm,或超过颊舌径的 1/2,但不能与对侧相通,也就是说,分叉区尚有一部分骨间隔存在(图 6-3)。

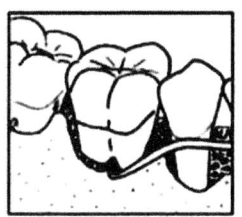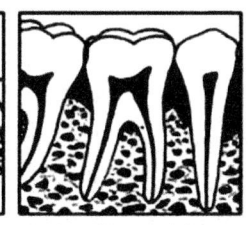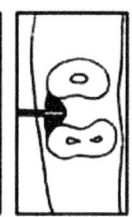

早期二度分叉病根

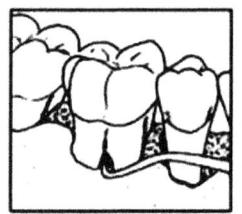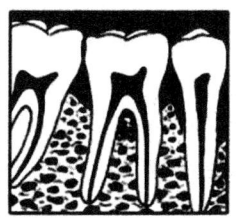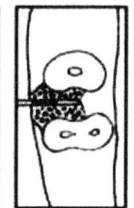

晚期二度分叉病根

图 6-3　二度分叉区病损

3.三度

病变波及全部根分叉区,根间牙槽骨全部吸收,探针能通过分叉区,但牙龈仍覆盖分叉区。X 线片见该区骨质消失呈透射区(图 6-4)。

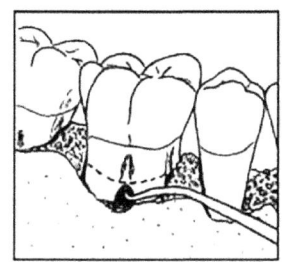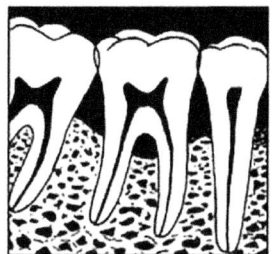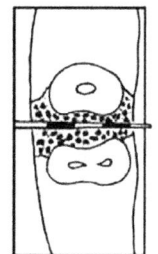

图 6-4　三度分叉区病损

4.四度

病变波及全部根分叉区,根间骨间隔完全破坏,牙龈退缩而使分叉区完全开放而能直视(图 6-5)。

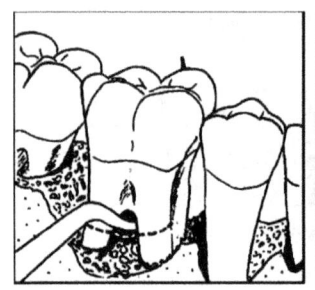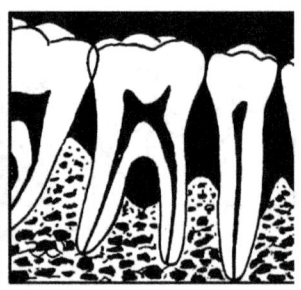

图 6-5　四度分叉区病损

以上分度方法同样适用于上颌的三根分叉牙。但由于三根分叉在拍摄 X 线片时牙根重叠，因而影像模糊不清。临床检查时可用弯探针从腭侧进入，探查近中分叉及远中分叉是否尚有骨质存在，或已完全贯通。通过此法来辨别是二度或三度病损。但这些检查都只能探查水平向的根分叉骨缺损。

X 线片在根分叉病变的诊断中只能起辅佐作用，实际病变总是比 X 线片所显示的要严重些。这是由影像重叠、投照角度不同及骨质破坏形态复杂所造成的。当见到分叉区已有牙周膜增宽的黑线，或骨小梁略显模糊时，临床上已肯定有二度以上的病变，应仔细检查。当磨牙的某一个牙根有明显的骨吸收时，也应想到根分叉区可能已受波及。

根分叉区易于存积菌斑，故此处牙周袋常有明显的炎症或溢脓。但也有时表面似乎正常，而袋内壁却有炎症，探诊后出血常能提示深部存在炎症。当治疗不彻底或其他原因使袋内引流不畅时，能发生急性牙周脓肿。当病变使牙根暴露或发生根面龋，或牙髓受累时，患牙常可出现对温度敏感直至自发痛等症状。早期牙齿尚不松动，晚期牙齿松动。

（四）治疗原则

根分叉区病变的治疗原则与单根牙病变基本一致，但由于分叉区的解剖特点，如分叉的位置高低，两根（或三根）之间如过于靠拢，则妨碍刮治器械的进入。根面的凹槽，骨破坏形态的复杂性等因素，使分叉区的治疗难度大大提高，疗效也受到一定影响。治疗的目标：①消除或改善因病变所造成的缺损，形成一个有利于患者控制菌斑和长期保持疗效的局部形态。②对早期病变促使其有一定程度的新附着，这方面尚有较大难度。

（1）对一度根分叉病变处的浅牙周袋，做彻底的龈下刮治和根面平整即可，袋深且牙槽骨形态不佳者则做翻瓣术并修整骨外形。

（2）二度病变牙周袋较深者不宜做单纯的袋切除术，因会使附着龈丧失，且效果不持久。此时应做翻瓣术，必要时修整骨外形，并将龈瓣根向复位，使袋变浅，根分叉区得以充分外露，便于患者自我控制菌斑，防止病变复发。若牙齿、牙槽骨的形态较好，分叉区能彻底进行根面平整，则可用引导性组织再生手术加植骨术，促使分叉处新骨形成。此法为目前研究的热点。

（3）三度和四度根分叉病变，因分叉区病变已贯通，单纯翻瓣术难以消除深袋和保持分叉区的清洁。可将病变最严重的牙根截除或用分牙术等消除分叉区，以利患者自我保持清洁。

（王　静）

第三节 种植体周病

一、种植体周黏膜炎

(一)概述

种植体周黏膜炎的病变局限于种植体周的软组织,不累及深层的骨组织,类似牙龈炎。适当的治疗可使疾病逆转,恢复至正常。

(二)临床表现

(1)在种植修复体上和种植体与基台连接处有沉积的菌斑、牙石。

(2)刷牙、咬物或碰触时种植体周软组织出血。

(3)种植体周黏膜充血发红,水肿光亮,质地松软,乳头圆钝或肥大,探诊后出血;严重时可有溢脓,并可能出现疼痛。

(4)种植体不松动。

(5)X线检查显示种植体与牙槽骨结合良好,无透影区及牙槽骨吸收。

(三)诊断要点

(1)种植体周软组织红肿,探诊后出血。

(2)X线检查显示无种植体周骨吸收。

(四)治疗原则及方案

1.机械性清除菌斑

如果在种植修复体上有沉积的菌斑、牙石,种植体周黏膜探诊出血,无溢脓,探诊深度≤4 mm,则采用机械方法清除天然牙齿及种植义齿各个部分的菌斑、牙石,包括种植体颈部、种植体基台、上部结构软组织面等处的菌斑、牙石。

2.氯己定的应用

如果种植体部位探诊出血、探诊深度 4~5 mm,则在机械性清除菌斑和牙石基础上,再配合使用氯己定治疗。

二、种植体周炎

(一)概述

种植体周炎的病变不仅侵犯种植体周软组织,还累及深层的骨组织,类似牙周炎。适当的治疗可阻止疾病的发展。

(二)临床表现

(1)种植体周黏膜炎的前三项症状和表现。

(2)种植体周袋形成,探诊深度较种植修复后时的探诊深度增加,探诊深度>4 mm;种植体周袋溢脓,可能会有窦道形成。

(3)X线检查显示种植体周围牙槽骨吸收。

(4)种植体松动:病变严重者可发生种植体松动,甚至出现种植体脱落。

(三)诊断要点

1.种植体周软组织发生附着丧失

用轻力(0.25 N)探诊时探诊深度较前次探诊时加深,种植体周软组织沟底发生了根向移位。

2.种植体周骨吸收

通过 X 线检查来观察种植体周支持骨的高度,并与种植修复体完成时骨的高度相比较,如果骨嵴顶高度降低 2 mm 以上,则为种植体周骨吸收。

(四)治疗原则及方案

(1)机械性清除菌斑。

(2)氯己定的应用。

(3)抗菌药物治疗:如果种植体部位有探诊出血、溢脓或无溢脓、探诊深度≥6 mm 且 X 线检查显示有骨吸收,但骨吸收≤2 mm,应首先进行机械治疗和应用氯己定抗感染治疗,同时配合使用抗菌药物,全身给药或局部使用控释药物。

(4)手术治疗:对种植体周感染已得到控制,但骨缺损>2 mm 者,须进行手术治疗。

(5)一旦种植体出现松动,则认为种植失败,需取出种植体,进行其他修复或考虑重新种植修复。

(宋培培)

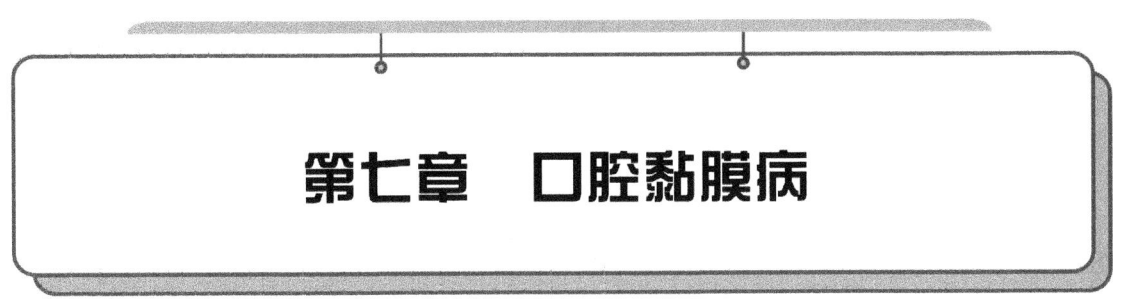

第七章　口腔黏膜病

第一节　口腔念珠菌病

口腔念珠菌病是真菌——念珠菌感染引起的口腔黏膜疾病,多发于哺乳期婴幼儿及体弱儿童,亦称雪口病或鹅口疮。

一、病因

病原菌为白假丝酵母菌,常存在于正常人口腔、肠道、阴道、皮肤等处,一般情况下不致病。当口腔感染、机体抵抗力低下或全身长期大量应用广谱抗生素及免疫抑制剂导致菌群失调时,该菌就会大量繁殖而致病。婴儿常在分娩过程中被阴道念珠菌感染或通过被念珠菌污染的哺乳器及母亲乳头感染。

二、临床分型

由于念珠菌病患病诱因、临床症状、体征及病程长短不同,表现多种多样,无论全身或口腔念珠菌病均易与其他疾病混淆。为了有利于诊断和治疗,应进行分型、分类。

(一)口腔念珠菌病分型

目前通用的分型是按 Lehner(1966)提出的分型法。我们根据临床情况将 Lehner 分型与易感因素结合进行分型,发现更有利于疾病的诊治和预防。

1.原发性口腔念珠菌病

原发性口腔念珠菌病是指发病无任何全身性疾病和口腔黏膜病的影响,仅与局部因素,如义齿、吸烟及短期用抗生素有关。此型治疗效果好,不易复发。

2.继发性口腔念珠菌病

继发性口腔念珠菌病是指在有全身性疾病及其他口腔黏膜疾病的基础上发生的念珠菌感染。此型治疗较困难,易复发。

原发及继发性念珠菌病均再分四型。①急性假膜型念珠菌病(鹅口疮、雪口病);②急性萎缩(红斑)型念珠菌病;③慢性萎缩(红斑)型念珠菌病;④慢性增殖型念珠菌病:念珠菌性白斑、念珠菌性肉芽肿。

(二)全身念珠菌病分类

1.急性黏膜皮肤念珠菌病

此类是由于全身大量应用抗生素、激素，久病后全身抵抗力降低，或因局部创伤，皮肤潮湿使局部抵抗力降低等引起的局部或全身的黏膜和皮肤的念珠菌病。口腔念珠菌病中的急性假膜型和急性萎缩型均属此类。这类仅为表层感染，一般并不发展为播散性的内脏器官感染。

2.急性全身性念珠菌病

此类是由于全身严重的疾病，如白血病、恶性肿瘤等，使全身极度衰竭，抵抗力低下而引起的致命性内脏器官的感染。一般表层的感染并不严重。在口腔科临床上很少见。

3.慢性黏膜皮肤念珠菌病

此类病因复杂，除常见引起念珠菌病的易感因素外，还可能有遗传因素。可以是家族性，有些患者一家几代数人有病。通常在婴幼儿期发病，偶见于成人期发病。其临床表现多样化，可以有组织萎缩或组织增生。在黏膜、皮肤、指(趾)甲等部位有慢性或反复发作性念珠菌感染。有些患者还可发生内分泌障碍，常见甲状腺、甲状旁腺、肾上腺皮质等功能低下，则称为念珠菌内分泌病综合征。口腔的慢性萎缩型和慢性增殖型念珠菌病属于此类。

三、临床表现

(一)急性假膜型念珠菌病

急性假膜型念珠菌病又称鹅口疮或雪口病多见于婴儿，可因母亲阴道有念珠菌感染，出生时被传染。成人较少见，但久病体弱者也可发生。病程为急性或亚急性。病损可发生于口腔黏膜的任何部位。表现为口腔黏膜上出现乳白色绒状膜，为白假丝酵母菌的菌丝及坏死脱落的上皮汇集而成。轻时，病变周围的黏膜无明显变化，重则四周黏膜充血发红。这些绒状膜紧贴在黏膜上不易剥离，如强行剥离则发生渗血，且不久又有新的绒膜形成。自觉症状为口干、烧灼不适、轻微疼痛。小儿哭闹不安。艾滋病患者常见有口腔黏膜急性假膜型念珠菌感染，有些可呈慢性假膜型。

(二)急性萎缩型念珠菌病

此型又称抗生素性口炎，近年来又称为慢性红斑型，多见于大量应用抗生素或激素的患者。临床表现为黏膜上出现外形弥散的红斑。以舌黏膜多见，严重时舌背黏膜呈鲜红色并有舌乳头萎缩。但两颊、上腭及口角亦可发生红斑。唇部有时可见，但不如上述部位多发。由于上皮萎缩变薄故使黏膜表现发红。往往白假丝酵母菌菌丝已穿透到上皮层内，多在上皮浅层，故涂片时不易发现菌丝，但有时同急性假膜型同时发生，如取绒膜做涂片则可见大量菌丝。自觉症状主要为口干，亦可有烧灼感及疼痛。少数人有发木不适等。艾滋病患者常见有口腔黏膜急性红斑型念珠菌感染。

(三)慢性萎缩型念珠菌病

此型又称为义齿性口炎、慢性红斑型念珠菌病，因其多发生于戴义齿的患者。临床表现为义齿的承托区黏膜广泛发红，形成鲜红色界限弥散的红斑。基托组织面和承托区黏膜不密合时，可在红斑表面有颗粒形成。患者大多数为老年女性，晚上没有摘下义齿的习惯，但无明显的全身性疾病或免疫缺陷。有些患者合并铁质缺乏或贫血。绝大多数伴有口角炎。义齿性口炎按其原因及表现又可分为三型。①Ⅰ型义齿性口炎：是由于局部创伤或对牙托材料过敏引起的病变，与白假丝酵母菌感染关系不大。其表现为黏膜有点状充血或有出血点，或为局限性的小范围红斑。

②Ⅱ型义齿性口炎:表现为广泛的红斑,整个基托相应黏膜区均发红,形成的红斑表面光滑。患者有口干、烧灼痛症状,与白假丝酵母菌感染有关。③Ⅲ型义齿性口炎:为基托面与黏膜组织不贴合时在红斑基础上有颗粒形成。患者有口干及烧灼痛症状,此型亦与白假丝酵母菌感染有关。

有些患者有完整的牙列,未戴义齿,亦可发生慢性萎缩性白假丝酵母菌感染。在舌、腭、颊等处黏膜上同时有萎缩性红斑,亦可伴有口角炎及唇炎,有的学者称此类病例为慢性多灶性念珠菌病。患者的自觉症状有口干、烧灼感及刺激性痛。病程可数月至数年,病变反复发作,时好时坏。艾滋病患者常见有口腔黏膜慢性红斑型念珠菌感染。

(四)慢性增殖型念珠菌病

慢性增殖型念珠菌病由于临床表现不同,又可分为两种亚型。

1.念珠菌性白斑

临床表现为黏膜上有白色斑块,为白斑样增生及角化病变,黏膜上亦见有红色斑块。严重者白斑表面有颗粒增生,黏膜失去弹性,与其他原因引起的白斑不易区别。病变常见部位为颊黏膜、口角内侧的三角区最多见,腭部、舌背等亦可发生,约半数患者伴有口角炎。自觉症状为口干、烧灼感及轻微疼痛。

2.念珠菌性肉芽肿

临床表现为口腔黏膜上发生结节状或肉芽肿样增生,以舌背、上腭多见。有时颊黏膜亦可见到,颜色较红,在各型中比较少见。常与红斑同时存在,有时亦可同时伴发念珠菌性白斑。

以上所述各型口腔念珠菌病的临床表现,主要特点为形成白色绒膜及红斑,其次为白斑及结节状增生。糜烂较少见,仅在口角,极少数在唇红部偶有糜烂。口角及唇红部仍以红斑病损为主,多在红斑的基础上出现皲裂及糜烂。发病部位主要在舌背、上腭及口角,约占80%,颊部占10%,唇及龈发病较少,在10%以下。

四、诊断

(1)根据各型口腔念珠菌病的临床特点。

(2)在病损处或义齿的组织面做直接涂片,滴加10%氢氧化钾或用PAS染色法或革兰染色法染色,在镜下查看菌丝和孢子,如为阳性可以诊断为感染。义齿性口炎者在义齿的组织面取标本做涂片比在黏膜上取标本阳性率更高。

(3)收集患者非刺激性混合唾液1~2 mL,接种于Sabouraud培养基,分离培养可得阳性结果。此法比棉拭子法阳性率能提高10%。对口干患者,可选用含漱浓缩培养法。必要时可用API生化鉴定试剂盒鉴定念珠菌菌种,以及动物接种等鉴定其致病性,并进行抗真菌药物敏感试验,为临床选择药物治疗提供依据。

(4)检测患者血清和唾液抗念珠菌荧光抗体滴度。如血清抗念珠菌荧光抗体滴度>1:16,唾液抗念珠菌荧光抗体滴度>1:1,可以作为念珠菌感染的辅助诊断依据。

(5)检查血清铁含量部分患者可有血清铁降低,可作为辅助诊断的一个指标。

(6)对于慢性增殖型念珠菌病应作活检,用高碘酸-希夫(PAS)染色找白假丝酵母菌菌丝,并观察上皮有无异常增生。

(7)仔细询问用药史,是否曾大量应用抗生素、激素等,有无潜在疾病,了解可能引起念珠菌感染的诱因,为诊断提供线索。

五、治疗

念珠菌病的治疗原则是改善口腔环境,使口腔 pH 偏碱性。用抗真菌药物治疗并纠正身体的异常状态,免疫功能低下者应提高免疫功能,特别是细胞免疫功能。缺铁者给予补铁治疗。各型念珠菌病有相应的治疗特点。

(一)急性念珠菌病的治疗

(1)对于婴儿的鹅口疮应注意卫生,奶瓶应严密消毒,哺母乳者喂奶前应洗净奶头。

(2)用弱碱性含漱剂,如 3%～5%碳酸氢钠水溶液,清洗口腔,亦可用 2%硼砂溶液或 0.05%氯己定液清洗口腔病损,可以抑制真菌生长。

(3)病损处可涂 1%甲紫溶液或敷养阴生肌散、冰硼散等。

(4)病情严重者应给予抗真菌药物。临床常用制霉菌素,成人用量为每次 50 万 U,每天 3 次。1 岁以下儿童每次 7.5 万 U,1 至 3 岁每次 10 万 U,3 岁以上每次 25 万 U,每天 3 次。对急性感染者疗程不必太长,一般用 7～10 天即可有效。此药肠道不易吸收,可以将药物在口腔内含化后吞服,以增加药物对局部病损的作用。婴幼儿不宜含化,可将制霉菌素配成混悬液,每毫升含 10 万 U 于局部涂擦。制霉菌素一般在体内不易产生耐药性,但口服有肠道反应,如恶心、呕吐、食欲缺乏、腹泻等。也可选用氟康唑口服,每次 100 mg,连续服用 7～14 天,首次剂量加倍。

(5)成人的急性念珠菌病多有诱发的全身因素,治疗时应注意,酌情暂时停用抗生素及激素等药物。

(二)慢性萎缩型念珠菌病的治疗

(1)首先除去发病的诱发因素。如有全身性疾病,或代谢、内分泌紊乱者给予相应治疗。口腔不洁者改善口腔卫生状况。吸烟者最好戒烟。

(2)对义齿的灭菌很重要。可用 5%碳酸氢钠水溶液或每毫升 10 万 U 新鲜配制的制霉菌素混悬液浸泡义齿。如果义齿组织面上的念珠菌不易杀灭,病情得不到控制,并经常复发时应重衬义齿或重新做义齿。晚上睡觉时应摘下义齿并浸泡在 5%碳酸氢钠水溶液中。

(3)抗真菌治疗用制霉菌素含化后吞服。如有口角炎及唇炎,可用 3%克霉唑软膏、咪康唑软膏或制霉菌素混悬液局部涂抹。

(4)病损表面有颗粒增生时,将病损切除,除去增生的病变组织,并观察组织学变化。

(5)铁缺乏者应补充铁。根据情况口服硫酸亚铁,剂量为每次 0.3～0.6 g,每天 3 次,直至纠正铁质缺乏。

(三)慢性增殖型念珠菌病的治疗

(1)首先除去发病诱因,如有全身异常情况,予以纠正。吸烟者严格戒烟。

(2)抗真菌药物治疗,同前述。

(3)对念珠菌性白斑应作活检以确定有无异常增生。最好手术切除病损,并定期复查。严密观察病情的变化以防癌变。

(四)慢性黏膜皮肤念珠菌病的治疗

(1)此型念珠菌病治疗较困难,易复发。治疗时首先要处理潜在性疾病,特别是铁质缺乏的纠正。如果缺铁得到补偿,有些病例免疫功能低下可得以恢复。如为免疫功能低下或缺陷,可使用转移因子,每次 1 mg 于腋窝或腹股沟淋巴回流较丰富的部位皮下注射。每周 1～2 次,1 个疗程一般 10 次,根据情况用药1~3 个疗程。

（2）抗真菌治疗。因本型较顽固,不易治愈,常反复发作,故使用抗真菌药物一定要治疗彻底,同时也应注意全身用抗真菌药物的肝肾毒性。根据情况可选择应用下列药物 1~2 种。①制霉菌素:用法同其他型。可连续使用数月,一般不易产生耐药性。②克霉唑:用量为每千克体重每天 30~60 mg,成人一般每天 1~3 g,可服用1~2 个月。③两性霉素 B:口服每次 200 mg,每天 1 次,5 天为 1 个疗程。口腔念珠菌感染可用 2~3 个疗程。④氟康唑:根据病情严重程度,首日剂量可用 100~200 mg 口服,以后每天 50~100 mg,连续用药 7~21 天能收到较好疗效。

以上各型念珠菌病用药均应至症状和病损消失,病原菌检查转阴为止,并应在停药 1 周后复查临床表现及病原菌涂片培养。

（王云虹）

第二节　复发性口腔溃疡

复发性口腔溃疡（recurrent oral ulceration,ROU）又称复发性阿弗他溃疡（recurrent aphthous ulcer,RAU）、复发性口疮,专指一类原因不明、反复发作但又有自限性的、孤立的、圆形或椭圆形溃疡。阿弗他一词本是希腊文"烧灼痛"的译音。但现在已普遍把它译为"小溃疡"或"口疮"。

一、病因

多数学者认为 RAU 的发生是多种因素综合作用的结果。免疫、遗传和环境可能是 RAU 发病的"三联因素",即遗传背景与适当的环境因素（包括精神神经体质、心理行为状态以及生活、工作和社会环境等）可引发异常的免疫反应而出现 RAU 特征性病损。也有人提出"二联因素"论,即外源性因素（病毒和细菌）和内源性诱导因素（激素变化、精神心理因素、营养缺乏系统性疾病及免疫功能紊乱）相互作用而致病。以下因素一般被认为是该病的诱因:口部创伤;精神压力;内分泌失调,例如激素分泌不平衡;身体免疫系统失调;肠胃功能失调;B 族维生素、叶酸、铁质、微量元素缺乏以及病毒感染等。

二、病理

组织病理变化为非特异性炎症。早期表现为上皮水肿,继之上皮破坏脱落形成溃疡。表面有纤维素性渗出物。固有层及黏膜下层有炎症细胞浸润,大多为淋巴细胞,还有浆细胞及中性多形核白细胞。胶原纤维分解断裂。毛细血管扩张充血。小血管管壁增生,管腔可闭塞坏死。其中疱疹样口疮急性炎症表现较明显。重型口疮溃疡病变深达黏膜下层,黏膜腺泡可被炎症破坏,有许多淋巴细胞浸润。腺导管上皮增生变性,且周围有小范围坏死。

三、临床表现

临床表现为反复发作的圆形或椭圆形溃疡,具"黄、红、凹、痛"特征,即损害表面覆有黄色或灰白色假膜;周边有约 1 mm 的充血红晕带;中央凹陷,基底柔软;灼痛明显。发作周期约数天或数月,具有不治而愈的自限性。目前分为轻型溃疡、重型溃疡和疱疹样溃疡。

(一)轻型(小型)口疮

该型最多见,好发于唇、颊、舌,口底等非角化黏膜区,牙龈及硬腭少见。病损开始为小充血点,局部有烧灼感,持续 1～3 天后形成小溃疡,此时疼痛加重。溃疡逐渐扩大,一般为直径 2～4 mm 的小圆形或椭圆形,在唇颊沟处则为条状。溃疡数目每次 1～5 个,边缘光整,基底不硬,中心凹陷,周围有红晕。一般持续 7～14 天,不治而愈,愈合后不留瘢痕。患者复发的间隔期因人而异,一般在开始时较长,以后缩短,甚至连绵不断,无间歇期。溃疡数目可增多或减少,严重影响患者的身心健康。

(二)重型(大型)口疮

该型又称腺周口疮、复发坏死性黏膜腺周围炎或腺周口疮,较少见,发病情况与前者相似,好发于口腔的后部、颊、咽旁、硬软腭交界处、舌腭弓、悬雍垂。溃疡一般为单发,直径 10～30 mm,深及黏膜下层或肌层,周围红肿,边缘隆起,基底偏硬,溃疡持续时间较长,可达 3～6 个月,药物治疗效果欠佳,愈合后留有瘢痕或有组织缺损。溃疡数目为 1～2 个大溃疡,周围或有数个小溃疡,患者全身情况好。

(三)疱疹样口疮

疱疹样口疮又叫口炎型口疮、疱疹样口炎。溃疡小,直径仅 1～2 mm,但数目多,有数十个或更多,散在分布于黏膜的任何部位,以舌腹,口底多见。

四、诊断

溃疡发作具有周期性复发史,且病程有自限性。表现为散在分布孤立的圆形或椭圆形小浅溃疡。轻型口疮溃疡数目不多,一般为 1 个或数个,灼痛明显。疱疹样口疮溃疡数目多,可达十几个至几十个,散在分布,不成簇,疼痛明显。腺周口疮表现为深而大的溃疡,愈合时间长,部分患者预后可有瘢痕形成。无身体其他部位的病损。

五、鉴别诊断

疱疹样口疮应与单纯性疱疹病毒感染的疱疹性口炎相鉴别。疱疹性口炎原发病损为明显的疱疹,疱破溃后形成溃疡。腺周口疮应与癌性溃疡、结核性溃疡、压疮性溃疡等相鉴别。

六、治疗

目前没有有效根治方法,主要是局部对症治疗,以消炎、止痛、促进愈合为目的。对病情较重者,可考虑全身治疗尤其是针对性的病因治疗以减少复发并促进愈合。

(一)局部治疗

主要是消炎、止痛并促进愈合,常使用消炎药膜如用金霉素药膜、氯己定药膜等贴于患处;也可使用中药散剂如锡类散、冰硼散、养阴生肌散等,散于溃疡面上,每天数次;还可使用漱口液如氯己定液、复方硼砂含漱液、复方氯己定漱口液、西帕依固龈液等,每次含漱 1～2 分钟,每天多次。

临床上还可使用止痛剂,0.5%达克罗宁、0.1%普鲁卡因、2%利多卡因、利多卡因凝胶等在进食前使用,以减轻疼痛;腐蚀剂如三氯醋酸、硝酸银、氯化锌等烧灼溃疡表面,使其变为创伤性溃疡,加速愈合;口含片如西地碘含片、草珊瑚含片等,每天 3～5 次,每次 1 片。

物理疗法也常用于局部治疗,如在口内使用紫外线灯、激光等照射,可以止痛并促进溃疡愈合。还可使用皮质激素局部封闭,用 2.5％醋酸泼尼松龙混悬液 0.5～1.0 mL,加入普鲁卡因0.5～1.0 mL;以浸润方式注射于溃疡下方,主要用于重型口疮。

(二)全身治疗

病情较重者可考虑全身治疗。

1.肾上腺皮质激素

泼尼松,每次 5～15 mg,每天 4 次;地塞米松,每次 0.75～1.5 mg,每天 2～4 次。

2.免疫增强剂

转移因子(TF),一次一支,每周 1～2 次;左旋咪唑每天 150～250 mg,分 3 次服,连服 2 天,停药 5 天,4～8 周为 1 个疗程,注意监测白细胞计数;胸腺素每次 1～10 mg,每天或隔天一次;胎盘脂多糖每次 0.5～1.0 mg,每天 1 次,20 天为 1 个疗程。

临床上,还使用免疫抑制剂,但均有毒副作用,长期应用时应特别注意。严重的口疮患者为控制症状,首选皮质激素,对疗效不理想或不耐受的少数病例,可考虑合用免疫抑制剂,常用的有小剂量环磷酰胺或硫唑嘌呤、昆明山海棠等。

(王云虹)

第三节　唇部疾病

皮肤及黏膜共同构成唇,从解剖上看唇红缘是从皮肤到黏膜的过度,有人称其为半黏膜,因此,虽然黏膜皮肤病均可发生于唇,但临床表现有其自身的特点。唇在面部及患者心理中占特殊重要的位置,唇暴露在外,易受外界物理化学刺激而发病。检查时应注意其形态、颜色,有无水肿、皲裂、脱屑、糜烂、色素、质地、结节、压痕和运动情况。

一、慢性唇炎

慢性唇炎为唇部疾病中常见的慢性非特异性炎症性疾病。

(一)病因

有时原因不明,多与各种慢性长期持续刺激有关,如气候干燥、风吹、寒冷以及机械、化学、温度、药物等因素,或嗜好烟酒、舔唇、咬唇等不良习惯。有人观察由舔唇、咬唇等不良习惯引起的"人工性唇炎",可能与患者心理障碍有关,病情反复发作,在唇部形成干燥、皲裂、渗出、结痂等慢性损害。

(二)临床表现

病情特点为反复发作、时轻时重、寒冷干燥季节易发,唇部干燥、灼热或疼痛。唇肿、充血,唇红部脱屑、皲裂,表面渗出结痂。有的糜烂、脓肿或血性痂皮,疼痛明显。这些症状贯穿整个病程。部分患者唇周皮肤亦可受累。慢性反复发作时,肿胀渗出、炎症浸润,可引起持久的淋巴回流障碍,致使唇部长期肿胀,局部淋巴组织可因反复慢性感染而增生。下唇为好发部位,有时局部干胀发痒,患者常伸舌舔唇,试图用唾液湿润干唇。发痒时用手揉搓唇,用牙咬唇,唇部出现脱屑时用手撕扯屑皮,使唇破溃裂口、出血渗出,继发感染后唇部充血肿胀明显,甚至影响唇部的活动。

(三)病理

黏膜上皮部分有剥脱缺损及角化不全,上皮内层细胞水肿。固有层有炎症细胞浸润,以淋巴细胞、浆细胞等为主,血管充血。

(四)诊断

本病根据反复发作、时轻时重、寒冷干燥季节易发,唇部干燥脱屑、灼热或胀痒疼痛等特点不难作出诊断。严重者可有水肿渗出结痂。

(五)治疗

首先应除去一切刺激因素,改变舔唇、咬唇等不良习惯。避免风吹、寒冷等刺激,忌食辛辣食物。对有心理障碍者应进行心理治疗。干燥、脱屑、皲裂损害,可涂以抗炎软膏或激素类软膏,亦可用维生素 A、维生素 B$_6$ 及鱼肝油类软膏,以改善上皮代谢,减少鳞屑干裂症状。有急性渗出肿胀、糜烂结痂等损害时,可用 0.1% 依沙吖啶溶液湿敷,也可用金霉素液或金霉素甘油涂擦。在炎症较重时,可酌情给予抗生素以控制感染,或局部注射泼尼松龙混悬液等,以消除炎症、促进愈合。

二、腺性唇炎

腺性唇炎比较少见。特征是下唇肿胀,偶为上唇或上下唇同时发病。

(一)病因

病因尚不明了,一般认为有先天遗传及后天性两种可能。后天性可与龈炎、牙周炎、梅毒等口腔病灶或局部因素长期慢性刺激有关,如牙膏、吸烟、辛辣刺激及某些局部药物等。

(二)临床表现

1.单纯型

单纯型以唇黏液腺增生为主,临床最常见。唇部肿胀增厚,自觉有紧胀感,唇红缘及唇内黏膜可见散在的针头大小紫色斑点,中心有凹陷的黏液腺导管口,边缘清晰,用手触之,黏膜下有多个粟粒大小硬韧结节,为肿大的唇腺,挤压或轻轻向外牵拉患唇,可见露珠样黏液由导管口流出。由于黏液不断分泌,在唇部常形成胶性薄膜,睡眠时,唇部运动减少,唾液分泌降低,常使上下唇互相粘连。表面可有干燥脱屑,糜烂结痂。

2.化脓型

化脓型是由单纯型继发感染而成,又称脓肿性腺性唇炎。感染表浅时局部形成浅溃疡、表面结痂、痂下有脓液、疼痛明显。感染较深时,可有脓肿和窦道形成。挤压唇部,有脓性分泌物从导管口排出。病程持久时可形成巨唇。

(三)病理

黏液腺体明显增生,腺管肥厚变大,黏膜深层有异位黏液腺,在黏液腺体及小叶内导管的周围有淋巴样细胞、组织细胞、浆细胞浸润。唾液腺导管扩张,并含有嗜伊红物质。部分有纤维化。在脓肿性腺性唇炎,除上皮结缔组织有较多的炎症细胞浸润,部分有小脓肿形成。

(四)诊断

本病依据临床表现,唇部肿胀、增厚,黏液腺体增大,有黏稠或脓性液体从腺导管口溢出,黏膜表面常有痂膜附着可以诊断。

（五）治疗

目前无满意的治疗方法，首先应去除诱因，治疗口腔病灶，保持口腔卫生。10％碘化钾每次10 mL口服，每天2次。化脓感染时，用抗生素消除感染控制炎症。局部可注射激素或涂氟轻松软膏、金霉素甘油等。因本病多为慢性非特异性炎症，一般抗感染治疗多不理想。另外去除诱发因素及不良刺激也很必要。

对唇肿明显外翻，疑有癌变可能时，应及时切除作活检，唇肿明显外翻时，可考虑手术成形，亦可考虑放疗。

三、肉芽肿性唇炎

肉芽肿性唇炎特征是单发于上唇或下唇，而以上唇多见，上下唇也可同时受累。慢性反复性肿胀肥厚，最后形成巨唇或硬结。有认为此病与结节病有关但未能证实。男性较多见，但性别无明显差异。20～40岁发病较多，但也可见于儿童或老年人，一般多在青春期后发病。

（一）病因

病因不明确，有人认为与根尖炎、冠周炎、扁桃体炎有关，可能是对病灶、脂膜炎特发性迟发型变态反应，或对组织变性特别是皮下脂肪变性的一种异物反应。与局部血管运动性障碍及局部淋巴管系统闭塞性炎症有关。有人认为是结核或结节病，因为病理表现相似，但动物接种、细菌培养、结核菌素试验均未能证实。有人认为是硅肉芽肿，推测是由于使用含二氧化硅的牙膏或创伤时沾染含硅的污物，有人用偏光检查肉芽肿性唇炎的组织，发现其中有水晶样微粒，但若要确定是矽引起该病还缺少证据。亦有人认为是克罗恩病的局部表现。有人观察病损局部主要是T辅助淋巴细胞浸润和IgM沉积，推测局部有细胞免疫反应增加伴体液免疫参与，为免疫调节治疗提供依据。有人在患者血清中发现抗伯氏疏螺旋体抗体，BB抗体（Borrelia Burgdorferi），认为与螺旋体感染有关。

（二）临床表现

多在青春期后发生，先从一侧开始，唇肿发展较快，但病程缓慢持久。呈弥散性肿胀，肥厚而有弹性。早期触之柔软无压痛，亦无可凹性水肿，不出现糜烂溃疡。自觉厚胀感，可有轻微发痒。早期皮肤呈淡红色，日久呈暗红色，唇红部可有纵行裂沟，左右对称呈瓦楞状。可有渗出结痂，扪诊可触及颗粒样结节。病情时轻时重，早期多能恢复正常，多次反复发作则难恢复。若持续肿胀，可从一侧扩展至另一侧，发展成不同程度的巨唇。如同时伴有舌裂及面神经麻痹，应考虑为梅-罗综合征。如除口唇肿胀外，在前额、颏部、颊部、硬腭、眼睑或舌黏膜发生肿胀，称为复发性水肿性结节性肉芽肿症。

（三）病理

为非特异性炎症，上皮下肉芽肿，上皮细胞形成的结节及朗格汉斯细胞，间质水肿及血管炎，血管周围上皮细胞、淋巴细胞、浆细胞形成结节样聚集。

（四）诊断

根据临床症状，上唇多见，外翘突起增厚，初起色红，炎症明显，并伴有沟裂，反复肿胀，不能完全恢复正常，色呈暗红，无可凹性水肿，不难诊断。

（五）治疗

无特效疗法，去除可能的诱因，如口腔内及口腔周围各种慢性炎症病灶，治疗龋齿、牙周炎，拔除残根，给予适当的抗生素治疗，如甲硝唑、青霉素、四环素。可酌情应用X线浅层照射，皮质类固醇激素口服或局部注射,亦有采用氯喹治疗的报道。亦可采取唇整形术。

四、梅-罗综合征

梅-罗综合征(Melkersson-Rosenthal syndrome)又称唇肿-面瘫-舌裂三联征,肉芽肿性唇炎综合征等。本征最早因由瑞士医师 Melkersson(1928)与德国医师 Rosenthal(1930)所报告而命名。有些学者认为肉芽肿性唇炎是梅-罗综合征不全型,也有认为梅-罗综合征可能是结节病的变异型。这三者具有共同的发病因素及性质,组织病理学表现相似。

梅-罗综合征病因不明,青春期以后发病较多,男性略多于女性。唇肿、面瘫、舌裂病损多不同时出现,可相隔较长时间。唇部呈弥漫性肿胀,单侧或双侧,呈棕红色,触之有弹性,无凹陷,也无触压痛。可有沟裂但无溃烂结痂,唇周皮肤正常。颊、腭、牙龈也可发生肿胀。舌表面有深沟裂纹,使舌呈皱褶状。面神经麻痹多在青春期前后突然发生,属外周性麻痹,与周围性面神经炎所致麻痹难以区别。麻痹可为部分或全部,也可为双侧,开始可为间歇性,以后则呈永久性。面瘫与唇肿可不在同侧。还可出现嗅神经、听神经、舌咽神经和舌下神经麻痹的症状,以及嗅觉异常、头痛头晕等。

组织病理表现上皮增厚,结缔组织明显水肿,胶原纤维紊乱断裂,血管周围有淋巴细胞浸润,在肌层可见孤立性肉芽肿。

三大症状俱全诊断为完全型,有两项症状诊断为不完全型,但唇肿为多数具备的症状。

可口服皮质激素,或泼尼松龙混悬液加普鲁卡因局部注射。也有应用 X 线照射或物理治疗取得疗效者。

五、光化性唇炎

光化性唇炎是因过多接受日光照射而引起的唇黏膜损害,又称日光性唇炎。

(一)病因

本病为对紫外线过敏所致。正常人经受一定强度日光照射吸收紫外线后,皮肤暴露部位可以变黑产生晒斑,颈、颧、鼻及下唇都可发生。少数人对紫外线具有特殊敏感性而发生本病。夏季多发,下唇多见。

卟啉对紫外线具有高度敏感性,植物中含的叶绿素为卟啉衍生物,故食用一些蔬菜、生药等,可影响卟啉代谢,增强对日光敏感性而致病。肝脏疾病也可引起卟啉代谢障碍,使对日光敏感性增加。

有人认为,日光照射的最初时,细胞中的 DNA、RNA 与蛋白质合成及有丝分裂均被抑制,24 小时后逐渐恢复。细胞功能加速进行,有丝分裂明显增加,长期反复的照射可不断促进 DNA 合成和分裂,造成棘层肥厚以致癌变。

(二)临床表现

以下唇红部黏膜损害多见。按其发作程度分为急性和慢性两种类型。

1.急性型

突然发作,整个唇红部水肿充血明显,灼热刺痛。有散在或成簇的小水疱,疱破溃形成表浅糜烂面,渗出结痂,并易于破裂出血,使加剧疼痛。损害重而深者,预后留有瘢痕。轻而表浅者,预后可留有色素沉着。

2.慢性型

反复持久日光照射,唇部反复持续损害,症状逐渐加重。表现为干燥脱屑,充血肿胀,皲裂,血管扩张。唇红部不断出现灰白色秕糠状鳞屑,较少瘙痒和结痂。时间久之,口周皮肤可脱色,或有灰白色角化条纹和肿胀。

(三)病理

急性者表现为细胞内及上皮细胞间水肿和水疱形成,慢性者表现有不全角化、棘层增厚、基底细胞空泡变性,突出表现是胶原纤维嗜碱性变。在地衣红染色下,呈弹性纤维状结构。有人发现偶有异型核和异常有丝分裂区域存在,这部分最终导致浸润鳞癌。

(四)诊断

依据临床表现,结合病史可以诊断。除唇部肿胀水疱、糜烂结痂损害外,结合皮损及日光照射史可明确诊断。慢性则表现为黏膜增厚脱落,口周粗糙等特点。

(五)治疗

有人认为,由于光化性唇炎可能转变成鳞癌,因此,要尽快制订治疗方案。

物理性遮光:避免日光直接照射,采取避光遮阳措施,如戴帽遮光和戴口罩等。

化学性遮光:涂避光软膏,如5％奎宁软膏、50％二氧化钛软膏或20％水杨酸霜等。立即停止食用诱发本病的蔬菜和药物。

渗出水肿明显者应用1％依沙吖啶溶液湿敷,去除痂膜,涂以激素类软膏及抗生素软膏。口服氯喹,氯喹能吸收280～350 nm紫外线,稳定溶酶体膜,与体内外卟啉结合迅速排出体外,减轻光敏作用。避免长期直接的紫外线照射。其次是涂液状、胶状、防水、防光物品对唇部起到保护作用。含有对氨基苯甲酸及其脂类物作用较好。5％奎宁软膏、50％二氧化钛软膏、20％水杨酸霜。

立即停用可能使卟啉代谢障碍的食物、药物,服用氯喹。

渗出结痂时用0.1％依沙吖啶溶液湿敷去痂,涂激素软膏或抗生素软膏。

光化性唇炎的治疗重点之一是防止鳞癌的发生。氟尿嘧啶通过抑制胸腺嘧啶合成酶,在DNA合成方面起到抗代谢作用,用于有白色角化处。亦可用冷冻、CO_2激光治疗。

六、口角炎

口角炎是上下唇联合处口角区发生的各种炎症的总称。可单侧或双侧对称性发生,病损多由口角黏膜皮肤连接处向外扩散发生。如无明显充血水肿炎症,称为口角症。

(一)病因

口角炎发病因素较为复杂,如营养不良、维生素缺乏、感染,尤其是白假丝酵母菌感染、创伤、变态反应,主要是接触药物、化学物质,以及牙齿磨耗或缺牙过多,而造成颌间垂直距离过短、口角流涎等,均可成为发病因素。其致病因素不同,临床表现和治疗也有差别。

(二)临床表现

上下唇联合处潮红充血、干燥脱屑、皲裂糜烂、渗出结痂,张口裂开,可有出血,可伴继发感染,引起灼热疼痛。一般1～3周愈合,损害重者可留有灰色瘢痕。

1.营养不良或维生素缺乏性口角炎

两侧口角皮肤黏膜区呈对称性非特异性炎症。有湿白糜烂、平行横纹皲裂,糜烂面覆以灰黄色或黄褐色黏痂。多无明显自发性疼痛。核黄素缺乏者还同时伴有唇炎、舌炎等症状。

2.颌间垂直距离过短性口角炎

由于牙齿重度磨耗、牙齿大部分缺失或义齿修复不良等,造成颌间垂直距离过短,两侧口角凹陷下垂,常有唾液溢出,刺激局部组织发生炎症。局部浸软和潮红、干燥脱屑、充血渗出,可有横纹或向外下裂口和糜烂,伴有灼痛,在进食时更为明显。

3.细菌、真菌感染性口角炎

这种感染性口角炎主要为链球菌、葡萄球菌和白假丝酵母菌感染,在两侧口角区出现红色炎症,上皮发白状如被浸软化,局部皮肤黏膜变厚,伴有细小横行或放射状裂纹,覆以薄的结痂,疼痛不重,可长期不愈。

4.反应性口角炎

可由于变态性或毒性反应而发生的口角炎。局部炎症明显,充血水肿、糜烂渗出均较为突出,发病迅速,疼痛明显。

(三)诊断

依据临床病损特点,结合口腔和全身情况,以及病史过程,有无接触变态原、有无造成营养不良的客观条件或全身有营养不良的表现、是否曾长期服用抗生素或免疫抑制剂、是否有多牙缺失。亦可进行细菌、真菌涂片镜检或培养,或采用除外法试探性治疗以明确诊断。

(四)治疗

主要针对发病原因进行治疗。去除局部刺激因素和对症处理。如给予多种维生素,尤其是维生素 B_2;修改修复体,矫正过短垂直距离,恢复正常颌间高度。

口角局部用0.1%依沙吖啶溶液湿敷,小檗碱软膏外涂。亦可外用抗生素软膏。在渗出皲裂结痂时,可于湿敷后涂以甲紫。

七、血管神经性水肿

血管神经性水肿亦称巨型荨麻疹或 Quincke 水肿,是变态反应的一种,属第 1 型变态反应局部反应型。特点是突然发作、局限性水肿,消退也较迅速。

(一)病因

引起发作的因素,如食物、肠道寄生虫、药物、寒冷刺激、感染、外伤、情绪波动等,都是致病诱发因素。某些抗原或半抗原物质第一次进入机体后作用于浆细胞,产生 IgE(反应素),这些抗体附着于黏膜下方微血管壁附近肥大细胞表面。当相同抗原第二次进入机体时,则立即与附着在肥大细胞表面的 IgE 相结合并发生反应,引起肥大细胞脱颗粒,释放出组胺、慢反应物质(SRS-A)、激肽等,使血管扩张通透性增加,引起水肿等相应症状。

(二)临床表现

多发于面部疏松组织,唇部好发,尤以上唇多见,表现为肥厚翘突,可波及鼻翼和颧部,反复发作则可形成巨唇。可发生于下唇,或上下唇同时受累。可发生于眼睑、耳垂、阴囊、舌、咽等组织疏松部位,手足也可发生。舌部肿胀如巨舌,影响饮食说话及吞咽活动。局部表现广泛弹性水肿,光亮如蜡,扪之有韧性,无凹陷性水肿。边界不清,皮肤颜色正常或微红,有灼热微痒或无不适。全身多无明显症状,偶有头晕之力。肿胀常突然发生,亦可缓慢发作,持续数小时或半天以上,逐渐消退。一般消退较快,不留痕迹,但也可持续较长时间。慢性者往往在同一部位反复发作,持续更长时间,并难以恢复正常状态。

(三)病理

血管及淋巴管扩张,充血渗出,形成局限性水肿,伴有炎性细胞浸润,病理改变可波及皮下组织。

（四）诊断

发病突然，好发于面部疏松组织，水肿而有弹性，色泽正常或微红，无压痛。根据病史及临床症状不难诊断。

（五）治疗

寻找变态原，避免接触，但有相当数量的患者难以找到变态原。可用肾上腺素、激素、抗组胺等药物治疗。

咽喉发生水肿而窒息者，则需进行气管插管或气管切开手术，以保证呼吸道通畅。

（王云虹）

第四节　舌 部 疾 病

舌是构成口腔的重要器官之一，也是口腔黏膜疾病最易发生的部位，它有着随意活动的肌群。舌的血管神经丰富，故能十分灵敏地反映机体的很多变化，并有感觉、触觉、温度觉及特殊的味觉。

舌诊是中医望诊的一个组成部分，人体有病时，可以反映于舌，出现各种病理舌象。临床常结合辨舌来诊断和治疗各种疾病。

一、地图舌

地图舌是一种非感染性炎症性疾病，损害具有不定性和游走性，乳头在舌不同部位出现萎缩和恢复，故又称游走性舌炎。

（一）病因

尚不清楚，部分患者有遗传倾向，有认为与遗传因素有关。因儿童患病较多，由于患儿神经系统尚不健全稳定；或发作与情绪波动有关，因此，有人认为本病的发生与精神、神经因素有关。另外也有人认为发病与体质因素、寄生虫、月经周期、面部炎症刺激等有一定联系。

（二）临床表现

病变主要发生于舌背部，也可发生于舌尖和舌侧缘。病损特征为丝状乳头萎缩，留下圆或椭圆形红色光滑凹陷剥脱区，周围有丝状乳头增厚黄白色的边缘，相互衔接呈弧形边缘，丝状乳头角化并伸长。正常与病变区形成轮廓鲜明的地图形状，故称地图舌。损害形状大小不一，可单独或多个存在，可相互融合遍及整个舌背。一般多无明显的自觉症状，多为偶然发现，少数患者可有轻度烧灼及痒感。损害可突然出现，可持续多日或几周而无改变，也可一昼夜即发生变化，不断改变其位置和形状，因而常呈现恢复消失和新生萎缩的交替状态，所以又称游走性舌炎。本病有自限性，有间隔缓解期，舌黏膜表面能完全恢复正常。临床50%以上病例合并裂纹舌。

（三）病理

为非特异性炎症，萎缩区上皮变性，乳头消失，基底细胞层无改变，结缔组织有淋巴细胞、浆细胞及组织细胞浸润，损害边缘呈过度角化及角化不全，有上皮细胞碎屑及坏死物质。

（四）诊断

依据病损特征，轮廓形态及位置不断改变，不难作出诊断。有时与舌扁平苔藓不好区分，可借助病理检查确诊。

（五）治疗

无特效治疗方法，一般不需治疗，向患者进行解释和定期观察即可。主要是消除不良刺激因素，去除口腔病灶，注意饮食及消化功能，保持口腔卫生。可用弱碱性溶液含漱，如2%碳酸氢钠液、2%硼酸钠液含漱。有炎症感染疼痛者，可用金霉素溶液含漱，局部涂金霉素甘油或其他抗生素软膏。还可给予B族维生素药物，如烟酰胺等。合并念珠菌感染，口含制霉菌素或其混悬液外涂。必要时口服氟康唑。

二、沟纹舌

沟纹舌又称阴囊舌、裂纹舌或皱褶舌。

（一）病因

目前尚无一致肯定的意见。过去多认为是先天性舌发育异常所致。舌上纵肌发育异常，舌黏膜随舌肌发育的裂隙出现沟纹。不少患者有家族发育倾向，所以认为与遗传因素有关。但通过对患者细胞遗传学分析，未发现患者染色体数目、结构方面有特异性改变和染色体畸变率异常增高现象。也有人认为可能是遗传因素和环境因素共同作用所致。现也不排除后天因素，如地理环境、饮食营养等因素影响。因本病可见地区性发作，常为后天发现，也有人认为病毒感染、迟发性变态反应、自主神经功能紊乱等，可能为其致病因素。

（二）临床表现

特征为舌背表面出现不同形态的裂隙，裂纹大小、数目、形态及深度不一。有时需舌伸出向下卷曲或用牙轻咬才能看得清晰。舌背中央呈前后向深纵行脉纹裂隙，两旁分叉若干但较浅，对称排列，支脉裂隙伸向两旁舌缘，有如叶脉状。脑纹舌沟纹则迂回舌背如大脑沟回。舌裂隙内上皮完整，乳头大部存在，多无明显不适，如上皮受到损伤破坏，经微生物感染，则发生炎症，可有敏感症状。沟纹舌舌体较肥大，可形成巨舌。本病病程发展缓慢，发病可随年龄增长而增加，在性别上无明显差异。

（三）病理

沟纹可深达黏膜下层或肌层，沟纹表面上皮增生角化，上皮钉突增长，形状不规则。炎症时可见淋巴细胞、浆细胞及毛细血管扩张和组织水肿。扫描电镜检查可见丝状乳头、菌状乳头明显改变，乳头呈半球状或矮柱状，形成机制可能是由于上皮细胞内折成裂隙，裂隙逐渐加深增宽和延长。

（四）治疗

应向患者解释，消除恐癌疑虑。平时应保持口腔卫生，以避免裂沟内存在食物残屑和细菌并滋生感染。有继发感染可涂以甲紫或抗生素软膏，也可外用养阴生肌散。有报道采取广泛切除裂沟病灶恢复外形，在舌背前2/3，从边缘向中央呈W形切口。

三、正中菱形舌

正中菱形舌炎为一种先天性发育异常。

（一）病因

正中菱形舌是舌部发育不全的遗迹，为胚胎奇结节留存。正常时舌在发育中邻近的侧突生长超过奇结节，使之陷入舌体内不露出，而两侧突在中线连接起来。假如两侧突联合不全时，则奇结节在舌盲孔前露出舌面,而形成正中菱形舌炎样改变。也有认为系良性炎症反应的结果。

(二)临床表现

1.光滑型

临床以光滑型为多,在舌背人字沟前方,形成界限清楚色泽深红的椭圆形病损,其前后径大于左右径,约 2 cm×1.5 cm 大小,质软、表面光滑。病损区乳头缺失、无硬结,不影响舌的功能,多无自觉症状。成年男性较多见。

2.结节型

表现在菱形病损表面,出现大小不等,由粟粒到绿豆大小的暗红色或浅灰白色突起结节或乳头,一般为数个紧密排列,触之稍有坚韧感,基底无硬结,无功能障碍和明显症状。对结节型正中菱形舌炎应予追踪,如基底出现硬结或其他症状,应及时做活检。有人认为结节型有癌前损害倾向。

沟纹舌、地图舌、正中菱形舌患者,常诉有舌痛症状,应注意与频繁吐舌伸舌、对镜反复自检观察,造成舌肌筋膜劳损而引起舌钝痛灼痛区别。如精神紧张、疑虑加重,则症状更趋明显。

(三)病理

光滑型病损表面乳头消失,上皮萎缩,细胞形态无改变,固有层有少量炎症细胞浸润。结节型上皮有不同程度增生和不全角化,棘层增殖,上皮钉突伸长。有的上皮有异常增生,或伴有白假丝酵母菌感染。

(四)治疗

无症状者一般不需治疗。局部应保持清洁。若合并感染,局部可涂抗生素软膏或硼酸软膏、养阴生肌散等。如合并白假丝酵母菌感染,可涂克霉唑软膏,口含制霉菌素。如病损基底变硬,应做活检明确诊断。也可试用电凝烧灼或液氮冷冻。对患者应予以解释病情,并嘱避免伸舌吐舌及自检,避免精神过度紧张。有人认为对结节型要追踪观察,因此型有发生癌变的可能。

四、毛舌

毛舌是舌背人字沟前方丝状乳头密集区域,丝状乳头过度伸长形成丝毛状改变,呈黑色或黑褐色称黑毛舌,如为白色称为白毛舌。

(一)病因

一般认为与口腔局部环境改变有关,如口腔卫生不良、过度吸烟、长期应用抗生素或某些含漱剂等,影响角蛋白酶的功能而延缓丝状乳头角化上皮细胞的脱落,上皮增生成毛状。唾液 pH 降低偏酸也有利于真菌生长繁殖。最常见的是黑根霉菌,由黑根霉菌孢子产生黑色素,将丝状乳头染成黑色,使舌背呈黑色绒毛状。吸烟过多或食用含有色素的食物,可加重色素沉着。有人认为与化学因素刺激有关,如长期使用发氧剂可诱发本病。如牙膏、含漱剂等内含过氧化氢、过硼酸钠、高锰酸钾等药物,因刺激舌而发生微小损伤,使口内硫化氢与血液结合,产生硫化物形成沉积着色。

此外某些全身性疾病,如发热、慢性炎症、放线菌病、贫血、糖尿病、放射治疗等,都会导致黑毛舌的发生。

(二)临床表现

在舌背中部和后部,可见丝状乳头伸长呈丛毛状,颜色呈黑或黑褐色,越接近中心颜色越深。用探针可拨开伸长的乳头,有如麦浪倒伏,如乳头过度增生伸长,可刺激软腭或腭垂,引起恶心不适。病损由后向前逐渐向中央发展,汇合于中线,多呈三角形,可波及全舌大部,靠近边缘则丛毛物减少。毛长由数毫米到 1 cm 以上,表面可有食物残渣停留而显污秽。多无自觉症状,也可伴有口臭、口干和口苦等。如只有黑色积滞而无长的丛毛,则称黑舌。少数患者毛舌呈黄绿白等色丛毛,但以黑色毛舌最多。

(三)病理

舌丝状乳头角质细胞明显伸长,乳头之间有细菌和真菌团块及剥脱角质和其他残渣,上皮钉突显著伸长,固有层有淋巴细胞和浆细胞浸润,为非特异性炎症。

(四)诊断

根据临床表现,舌背丝状乳头呈毛状伸长,不难诊断。

(五)治疗

应找出诱发因素,采取相应措施,避免与之接触。停止吸烟与进食可疑食物或药物,加强口腔卫生,毛舌可逐渐恢复正常。亦可用 5% 水杨酸酒精溶液涂布局部以溶解角质。还可用 1% 鬼臼树脂(足叶树脂)丙酮酒精溶液涂擦后冲洗。或涂 4% 尿素溶液后漱口刷牙。如为真菌感染,可用制霉菌素含化或混悬液外涂。

五、舌乳头炎

舌背有 4 种乳头,即丝状、菌状、轮廓、叶状乳头。当乳头受到刺激可发生炎症,并产生不同程度的疼痛和不适。

(一)病因

引起舌乳头产生炎症的以全身因素较为多见,如营养不良、维生素缺乏、内分泌失调、月经周期影响、贫血、血液疾病及真菌感染、滥用抗生素等。局部因素如锐利牙尖边缘、不良修复体、不良习惯及其他外界刺激因素。

(二)临床表现

舌乳头炎为一组疾病,发病部位和致病因素各有不同,因之其临床表现也有差别。

1.光滑舌

光滑舌为慢性舌乳头萎缩性炎症,多系全身性疾病的口腔表现。可见于贫血(缺铁性贫血、恶性贫血)、B 族维生素缺乏、营养吸收障碍、绝经期、妊娠期,以及真菌感染、大量使用抗生素等。丝状乳头萎缩、上皮变薄,舌背呈火红色、有浅沟裂隙。菌状乳头可无萎缩,并可显得突出,晚期菌状乳头也可萎缩而成光滑舌。可伴有口干、麻木、灼痛、遇刺激食物可激惹疼痛。

2.菌状乳头炎

菌状乳头分布于舌前及舌尖部,因有痛觉感受器,故对疼痛较敏感。发炎时表现为红肿光亮、上皮薄而呈深红充血状,与贫血、维生素缺乏有关。局部刺激因素如牙石、不良修复体、锐利牙缘,以及辛辣食物、烟酒、牙膏等刺激均可引起本病。

3.叶状乳头炎

叶状乳头位于舌两侧缘后部,在舌根部较明显,呈上下垂直排列的皱褶,因接近咽部、富于淋巴样组织,因此,咽部炎症可波及此处。局部刺激亦可激惹和加重炎症。发炎时叶状乳头明显充血肿大,伴有轻度疼痛。如炎症长期不退、局部破溃长期不愈,则应取活检,明确诊断。

4.轮廓乳头较少发炎肿大,多无明显不适

因有味觉功能,在其受损发炎时,可有味觉障碍。部分患者常因偶然发现而误认为肿物而来就诊,应予检查除外后给予解释以消除顾虑。

(三)治疗

主要针对其发病原因进行对症治疗,给予维生素。炎症明显时,给予抗生素。要去除各种局部刺激因素,保持口腔清洁。

六、舌痛症

舌灼痛引起的原因很多,有全身因素和局部因素,表现症状和轻重程度不一。

(一)病因

舌痛原因是多方面的,可由系统病引起,如贫血、糖尿病、肝病、硬皮病、营养不良、维生素缺乏、慢性酒精中毒、肿瘤等。局部性因素如牙齿锐利边缘、不良修复体、长期伸吐舌自检、微生物感染及牙膏、药物等刺激因素。另外为神经、精神因素,如三叉神经舌支及舌咽神经痛引起的舌痛。还有主诉舌痛,而无客观检查指标的,如Costen综合征舌痛,更年期妇女常见的舌灼痛等。

(二)临床表现

全身系统性疾病引起的舌痛,除有全身症状外,局部可见某些表征,如舌干质红少津、舌乳头萎缩,上皮变薄、充血发红,或上皮浅层剥脱等。局部因素引起的,多见于舌某些部位表现充血水肿、糜烂溃疡等炎症。神经性因素引起的则可有阵发性短暂的剧烈疼痛,说话、进食等动作可激发疼痛,病史较长,可用局部麻醉法确定诊断。由颞下颌关节功能紊乱和咀嚼功能障碍引起的舌痛,从临床检查、X线片、肌电图等可确诊。精神因素舌痛,以更年期妇女多见,但舌部多无任何异常可见。有灼痛、钝痛或刺痛,短暂或持续性。发作时间、部位可固定也可不固定,多不影响进食和睡眠。舌部无触痛和味觉异常,舌体运动自如,局部无刺激因素。全身可有兴奋性增高或情绪抑郁、失眠忧虑及恐癌心理。严重者可有奇特感觉异常、游走性舌痛,常固执认为有严重躯体疾病,影响正常生活。

(三)治疗

主要针对不同病因,进行相应处理。去除局部刺激因素,停用可能致敏药物、牙膏、含漱剂及刺激性食物。精神因素性舌痛,应进行心理治疗,消除悲观恐癌心理,适当应用调整神经功能和镇静药物,如谷维素,维生素 B_1、维生素 B_6 等,以及维生素 B_{12}、烟酰胺、罗通定等。亦可用 $0.5\% \sim 1\%$ 普鲁卡因或加维生素 B_{12} 局部或舌神经封闭。

(王云虹)

第五节 细菌感染性疾病

一、球菌性口炎

球菌性口炎是急性感染性口炎的一种,主要是以各种球菌感染为主。由于细菌种类不同,引起的病损特征也有差别。临床表现虽常以某种细菌感染为主,但常为混合性感染。本病损害以假膜为特征,所以又称为膜性口炎或假膜性口炎。多见于婴幼儿,偶见于成人。

（一）病因

在正常人口腔内存在一定数量的各种细菌,为人群共有常驻菌,一般情况下并不致病。但当内外环境改变,身体防御能力下降时,如感冒发热、传染病、急性创伤、感染,以及滥用激素、化疗和放疗后等,口内细菌增殖活跃、毒力增强、菌群失调,即可发病。以金黄色葡萄球菌、溶血性链球菌或肺炎链球菌致病为多。

（二）临床表现

发病急骤,多伴有头痛、发热、白细胞增高、咽痛和全身不适等症状。口腔黏膜和牙龈充血发红、水肿糜烂,或表浅溃疡,散在或聚集融合成片。由于疼痛影响进食,唾液增多,有较厚纤维素性渗出物,形成灰白或黄色假膜。多伴有轻度口臭和尖锐疼痛。局部淋巴结肿大压痛。经过数天体温恢复正常,口腔病损需持续 1 周左右愈合。

1.葡萄球菌性口炎

葡萄球菌性口炎为金黄色葡萄球菌引起的口炎,多见于儿童,以牙龈为主要发病区。牙龈充血肿胀,有暗灰白色薄的假膜,由纤维素性渗出物组成,易被拭去,牙龈乳头及龈缘无破溃糜烂。在舌缘、颊咬合线处可有充血水肿,多有尖锐灼痛。涂片可见大量葡萄球菌,进行细菌培养可明确诊断。

2.链球菌性口炎

链球菌性口炎儿童发病率较高,常伴有上呼吸道感染、发热、咽痛、头痛、全身不适。呈弥散性急性龈口炎,受累组织呈鲜红色。唇、颊、软腭、口底、牙槽黏膜可见大小不等的表浅上皮剥脱和糜烂,有略微高起的假膜,剥去假膜则留有出血糜烂面,不久重新被假膜覆盖。有轻度口臭和疼痛。涂片可见大量革兰阳性链球菌,培养可见大量链球菌,即可明确诊断。

3.肺炎球菌性口炎

肺炎球菌性口炎好发于硬腭、口底、舌下及颊黏膜。在充血水肿黏膜上出现银灰色假膜,呈散在斑块状。涂片可见大量肺炎链球菌。有时并发肺炎,但也可在口内单独发生。本病不常见,好发于冬末春初,老人及儿童易罹患,体弱成人也可发生。

（三）病理

口腔黏膜充血水肿,上皮坏死糜烂,上覆大量纤维素性渗出物和坏死组织,以及细菌、白细胞等组成的假膜,固有层有大量白细胞浸润。

（四）治疗

主要是消炎控制感染,可给予抗生素或磺胺类药,如青霉素、乙酰螺旋霉素、交沙霉素、头孢拉定、头孢氨苄、增效联磺片等。也可根据细菌药物敏感试验选用抗生素,则效果更好。止痛也是对症处理的重要措施,局部用 1% 丁卡因溶液外涂,或用 1%～2% 普鲁卡因(奴弗卡因)溶液饭前或痛时含漱。局部病损可外用抗生素软膏和药膜,亦可外用中药散剂以消肿止痛促进溃疡愈合。口腔局部含漱或病损局部湿敷也是不可缺少的,保持口腔卫生,消炎止痛。

二、坏死性溃疡性龈口炎

坏死性溃疡性龈口炎本病同义词病名很多,如奋森口炎、战壕口炎、假膜溃疡性口炎、Plant-Vincent 口炎、梭螺菌龈口炎、腐败性口炎等。中华人民共和国成立前本病常有流行,中华人民共和国成立后随着人民生活条件改善,营养水平提高,卫生状况好转,已很少见,但由于 20 世纪 80 年代后艾滋病的全球流行,坏死性溃疡性龈口炎已成为艾滋病的重要口腔表现之一。

（一）病因

本病病原体为梭状杆菌和螺旋体，在病变部位涂片，可见大量这些细菌。在口内两菌共生，单独一般不易感染致病。但在局部或全身抵抗力下降时，则可使这两种细菌大量繁殖而发病。在口腔卫生不良，营养状况不佳时则发病迅速，病损严重。本病常是复杂混合感染，可合并其他细菌，如链球菌、丝状菌、黑色素类杆菌等。

（二）临床表现

本病为急性感染性炎症，发病急骤，症状显著，多见于儿童及青壮年。好发于前牙牙龈，主要特征为牙龈缘及龈乳头形成穿掘性坏死溃疡，可波及多个牙齿，溃疡边缘不整，互相融合成大片溃疡面，并向周围及深层侵犯。

除牙龈病损外，可波及唇、颊、舌、腭、咽、口底等处黏膜，局部形成不规则形状的坏死性深溃疡，上覆灰黄或灰黑色假膜，周围黏膜有明显的充血水肿，触之易出血。

本病因有剧烈疼痛而影响进食、说话，常伴有流涎、发热、头痛、全身乏力，颏下或下颌下淋巴结肿大压痛等症状。

（三）组织病理

为非特异性炎症改变，上皮破坏有大量纤维素性渗出，坏死上皮细胞、多形核白细胞及多种细菌和纤维蛋白形成假膜。固有层有大量炎症细胞浸润。基层水肿变性，结缔组织毛细血管扩张。

（四）诊断

突然发病，牙龈坏死溃疡，牙间乳头消失，有特殊腐败臭味，自动出血，唾液黏稠混有血液，有剧烈疼痛或持续钝痛。唇、颊、舌、腭、咽、口底等处黏膜，可有不规则形状坏死性溃疡。涂片有大量梭状杆菌和螺旋体。白细胞数增加，淋巴结肿大。

（五）治疗

为急性感染性炎症，全身状况不佳，口腔黏膜、牙龈损害广泛而深在，所以应及早进行治疗，给予抗感染治疗和支持疗法，以控制感染，消除炎症，防止病损蔓延和促进组织恢复。

全身抗感染可给予广谱抗生素，如青霉素、氨苄西林、头孢拉定、乙酰螺旋霉素、红霉素及交沙霉素等。也可使用抗无芽孢厌氧菌活性较强药物，如甲硝唑（灭滴灵）等。

全身应给予高维生素、高蛋白饮食，加强营养。必要时给予输液，补充液体和电解质。

局部治疗、局部处理对缓解症状、消除感染、减少疼痛、防止病变蔓延和促进组织愈合有重要作用。针对病因应用氧化剂反复冲洗、含漱、湿敷，如1%～3%过氧化氢溶液、1/5 000～1/2 000过锰酸钾溶液。

另外除去一切刺激因素和对使用器具清洁消毒，也是很重要的。

（六）预后

预后一般良好。如全身状况极度衰弱、营养不良、口腔卫生不佳，合并产气荚膜杆菌与化脓性细菌、腐败细菌等，病变可迅速坏死崩解，甚至造成组织破溃穿孔，穿腮露颊成坏疽性口炎，口角及颊部发生感染较为多见。由于组织分解毒性产物和细菌毒素，被机体吸收可发生全身中毒症状。

（七）预防

经常保持口腔卫生，除去一切刺激因素，注意合理营养，增强抗病能力。

三、口腔结核

结核病是常见的慢性传染病之一。在人体抵抗力降低时因感染结核菌而发病。结核病为全身性疾病,各个器官均可发病,而以肺结核最为多见。口腔结核虽有原发病例,但结核初疮极少见,大多继发于肺结核或肠结核等。在口腔黏膜多表现为结核性溃疡、结核性肉芽肿。少数口周皮肤的结核性寻常狼疮可向口腔黏膜发展。

(一)病因

病原菌为结核杆菌,是一种革兰阴性杆菌。往往在身体免疫功能低下、抵抗力降低时易被感染而发病。口腔病损多因痰中或消化道的结核菌而引起。

(二)临床表现

1.结核初疮

临床上少见。可发于牙龈、拔牙窝、咽、舌、移行皱襞、颊、唇等处。多见于缺乏免疫及体质较差的儿童,口腔黏膜可能是结核杆菌首先侵入的部位。一般经2～3周的潜伏期后,在入侵处出现一小结节,并可发生顽固性溃疡,周围有硬结。患者无明显疼痛感。

2.结核性溃疡

结核性溃疡多为继发性感染。溃疡可发生于口腔黏膜任何部位,为慢性持久性溃疡。病变由浅而深逐渐发展,成为口腔黏膜的深溃疡。一般面积均较大,直径可达1 cm。特征是溃疡底和壁有许多粟粒状小结节,溃疡边缘不齐并微隆起呈倒凹状,表面多有污秽的假膜覆盖。溃疡基底及四周无明显硬结。早期即可感到疼痛。溃疡外形不规则,有时成线状深溃疡病程较长,常在数月以上。

3.结核性寻常狼疮

寻常狼疮是皮肤的原发性结核,由口周皮肤可向口腔黏膜发展,表现为黏膜上有发红的小结节,且结节不断扩大,融合,破溃后形成狼疮的原始溃疡。如感染未得到及时控制,则溃疡面逐渐扩大成为结核性溃疡。病程十分缓慢,一般疼痛不很明显。

因口腔黏膜结核多为继发感染,所以患者常有口腔以外的结核病灶,主要是肺结核或肠结核等,或有结核接触史。

(三)病理

病变组织中可见结核结节,为一种增殖性病变。结节的中心有干酪样坏死,其外环绕着多层上皮样细胞和朗格汉斯细胞(多核巨细胞)。最外层有密集的淋巴细胞浸润,并伴有成纤维细胞增生。老化的结核结节中细胞成分减少而逐渐形成瘢痕。结节中心的干酪样物质不能被吸收而发生钙化。

(四)诊断

(1)根据临床表现及全身的结核病灶。

(2)病变组织涂片用抗酸染色法能找到结核杆菌,但有时因取材关系未找到结核菌,亦不能轻易否认结核感染,可进一步作结核菌培养。

(3)最后可作活检,病理表现为结核的特殊病变,即形成结核结节。

(五)治疗

1.全身抗结核治疗

全身抗结核治疗,现多采用化疗方案,即几种抗结核药同时应用,可提高疗效,缩短疗程。如同时应用异烟肼和利福平,根据病情严重程度还可同时加用链霉素,或再加用吡嗪酰胺等4种药同时应用。亦可选用链霉素、异烟肼及对氨基水杨酸钠等同时应用。用药至少6个月。

2.局部抗结核治疗

口腔局部除注意控制继发感染及对症治疗外,还可于病损处用抗结核药物。用链霉素0.5 g,隔天1次,于病损处局部注射。

（王云虹）

第六节　病毒感染性疾病

一、单纯疱疹

单纯疱疹是由单纯疱疹病毒引起的皮肤和黏膜疾病。单纯疱疹病毒（herpes simplex virus, HSV）的天然宿主是人,侵入人体可引起全身性损害及多种皮肤黏膜疾病。口腔、皮肤、眼、会阴、中枢神经等都是该病毒易于侵犯的部位。儿童成人均可罹患,有自限性,但也可复发。

（一）病因

单纯疱疹病毒原发感染后一般转为潜伏感染,神经节中的神经细胞是病毒潜伏的场所,正常情况下不发病,在宿主免疫力下降时,潜伏的病毒被激活,病毒增殖,沿神经纤维下行至神经末梢支配的上皮细胞内继续增殖,并造成损害,引起局部的疱疹。

（二）病理

上皮内疱是由上皮退行性变引起,即气球样变性和网状变性。气球变性为上皮细胞显著肿大呈圆形,胞浆嗜酸性染色均匀,胞核为1个或多个,或无胞核,细胞间桥可消失,细胞彼此分离形成水疱,气球变性的上皮细胞多在水疱底部。网状液化为上皮细胞内水肿,细胞壁膨胀破裂,相互融合成多房水疱,细胞核内有嗜伊红病毒小体（包涵体）,上皮下方结缔组织伴有水肿和炎症细胞浸润。

（三）临床表现

临床上可表现为两种类型,急性疱疹性龈口炎和唇疱疹。

急性疱疹性龈口炎多发生于婴幼儿,有较重的全身前驱症状,如发热、头痛、流涎、拒食等,口腔黏膜、口周皮肤出现小疱,一般成簇,疱易破溃,融合成不规则糜烂面,全口或局部灼痛明显,牙龈红肿,易出血,愈合期7～14天。

唇疱疹主要侵犯唇部,儿童、成人均可发生,口唇及口周皮肤出现成簇小水疱,局部有刺痛、烧灼、麻痹感,疱破后形成糜烂面,上结痂壳,全身症状轻,7～14天愈合。

（四）诊断

根据临床病史及症状表现,婴幼儿多发,急性黏膜疱疹口炎特征,全身伴有发热咽痛,淋巴结肿大压痛,病程有自限性和自行愈合特点,不难作出诊断。发病期可取疱疹液或唾液作病毒接种证实诊断,或取疱疹基底涂片,可见气球变性细胞、多核巨细胞及核内包涵体,但特异性不高。血液抗单纯疱疹病毒抗体效价明显升高,如成人血液中有这种抗体,说明有过原发感染。病毒分离培养对诊断有重要意义,但需在实验室进行。

（五）预防

因患者唾液、粪便中有病毒存在，所以对患儿应予休息隔离，避免与其他儿童接触，对体内潜伏的单纯疱疹病毒尚缺少预防其复发的方法。

（六）治疗

目前还缺少抗病毒的特效疗法。主要是对症治疗以缩短疗程，减轻痛苦，促进愈合。

1.支持疗法

应充分休息，给予高能量、易消化、富于营养的流食或软食。口服大量多种维生素。损害重、疼痛显著影响进食者，酌情静脉滴注葡萄糖溶液及维生素。

2.对症治疗

体温升高、炎症明显、痛重者，给予解热、镇痛、消炎药物，以控制病情，缓解症状，消除感染，促进恢复。

3.局部治疗

可用1%～2%普鲁卡因溶液含漱，或0.5%～1%达克罗宁溶液、1%丁卡因局部涂敷，均可达到减轻疼痛的作用。0.1%依沙吖啶或0.025%～0.05%硫酸锌溶液局部湿敷，有助于消除继发感染。也可用0.5%金霉素液漱口。用1%金霉素甘油局部涂敷，亦可用新霉素或杆菌肽或硼酸软膏外用。唇疱疹可用氦氖激光照射，10 mW，光斑3 mm照5分钟，可止痒镇痛，促进疱疹液体吸收结痂，缩短疗程。局部还可外用0.1%疱疹净（碘苷）。

二、带状疱疹

带状疱疹是病毒感染性疾病。特点是剧烈疼痛，沿神经走向发生水疱、溃疡，呈单侧性分布。疱疹单独或成簇地排列并呈带状，故而得名。本病预后很少复发，很少发生于婴幼儿及青少年，中年以上较为多见，性别无明显差别。

（一）病因

本病由带状疱疹病毒引起，病原体为水疱带状疱疹病毒（herpes zoster virus，HZV）属DNA病毒，可引起水痘或带状疱疹。一般认为第一次接触带状疱疹病毒可发生全身原发性感染——水痘。病毒可通过唾液飞沫或皮肤接触而进入人体，病毒可经皮肤黏膜进入血管，侵犯神经末梢，以后潜伏于脊髓神经的后结节或脑神经髓外节、三叉神经节，病毒被激活则引起带状疱疹。激活因素如上呼吸道感染、传染病、外伤、药物、恶性肿瘤、免疫缺陷病等。有人认为儿童感染本病毒，则可发生水痘，也可不发生症状成为隐性感染。

（二）临床表现

本病多发于春秋季节，发生前可有发热、倦怠、全身不适、食欲缺乏等前驱症状。患侧皮肤有烧灼感，神经性疼痛，疼痛程度不一，亦可无前驱症状，直接出现疱疹。疱疹与疼痛沿着神经分布发生，开始发病时皮肤可见不规则红斑，继而出现密集成簇的疱疹，呈粟粒大小透明小水疱，疱壁紧张，周围有红晕。几天之内陆续出现水疱，继而疱疹变为混浊，逐渐吸收干涸结痂。小水疱亦有破裂成糜烂面，最后结痂脱落。

口腔颌面部带状疱疹与三叉神经被侵有关，损害可见于额、眼、面颊、唇口、颏部，口内如腭、舌、颊、龈等部位，可侵犯1支或2支以上，但多为单侧不超过中线。

胸、腰、腹、背部及四肢也可发生，多局限于一侧，少数可超过中线。全身可有发热不适等症状。重者可并发肺炎、脑炎等，甚至导致死亡。病毒侵犯眼部，可发生结膜炎、角膜炎。病毒侵犯运动神经、睫状神经节,随部位不同,而有面瘫、外耳道疼痛、耳聋、唾液腺分泌障碍等症状。

本病随着年龄增长,症状也多加重,病程亦随之延长。有的患者痊愈后神经症状可迁延数月或更长时间。

(三)诊断

根据临床病史和症状表现,疱疹成簇沿神经呈带状排列,单侧发生,疼痛剧烈等特点,易于作出诊断。

(四)治疗

减少疼痛、缩短疗程、促进愈合为其治疗目的。抗病毒治疗可选用阿昔洛韦,宜早期使用。也可用干扰素每天 100～300 万 U 肌内注射。免疫增强治疗可选用转移因子、胸腺肽素治疗。皮质激素虽可抑制炎症,减少神经疼痛后遗症发生率,但因可抑制免疫功能,有使带状疱疹扩散的可能,因此,应慎用。

针对疼痛可用苯妥英钠,每天 300 mg,或卡马西平每天600～800 mg,分 3 次服用。每天或隔天肌内注射维生素 B_1 100 mg,维生素 B_{12} 500 μg,隔天肌内注射 1 次。局部激光照射,有止痛和缩短疗程作用。

针对病毒,也可肌内注射板蓝根注射液、口服吗啉胍等。

病损局部可涂 1%甲紫,炉甘石溶液可帮助水疱吸收、干燥、脱痂。有继发感染者可使用抗生素,并注意休息支持疗法。

三、手足口病

手足口病是由小核酸类病毒中的柯萨奇 A16 病毒引起的流行性皮肤黏膜病。为侵犯手、足、口部的疱疹性疾病,主要发于儿童。自 1957 年在新西兰流行以来,各国也先后多有报道,我国报道也在增多。

(一)病因

本病主要是柯萨奇 A16 病毒感染,亦可由柯萨奇 A5、A10、B5、B2 等所致。有报道与肠道病毒 E71 有关。本病传染性很强,飞沫经空气由呼吸道直接传播,亦可由消化道间接传播。

(二)临床表现

本病多发于儿童,男女无明显差异,发病多无季节性。春季发病稍多。婴幼儿易患此病。潜伏期 2～5 天。全身症状轻微,可有低热、头痛、咳嗽、流涕、食欲缺乏等症状。口腔、颊、龈、硬腭、舌部、唇和咽部黏膜出现疼痛性小水疱,周围绕以红晕。水疱可相互融合,疱很快破裂,形成灰白色糜烂或表浅溃疡。因疼痛影响进食、吮乳,并有流涎。皮损和口腔损害同时或稍后出现,呈散在或密集分布于手、足,包括手背、手掌、足底及指、趾,以外侧、伸侧多见。皮损为红斑、丘疹、水疱,丘疹呈黄白色椭圆形,水疱米粒至豌豆大,孤立而不融合,疱壁厚而紧张,周围有红晕。有时可在足背、肘、膝、臂、下肢出现斑丘疹。本病一般在 2 周内痊愈。有时可伴腹痛、腹泻等症状。

(三)诊断

本病发生具有特征部位及病损形态,根据发病季节、流行性及患儿易发等特点,即可确定诊断。必要时可进行病毒分离检查。

(四)治疗

一般可用抗病毒药物,如可选用板蓝根等中药抗病毒治疗。严重者可酌情用阿昔洛韦、左旋咪唑、聚肌胞等药物。

局部主要防止继发感染,局部湿敷和外涂抗炎软膏。保持口腔卫生。对患者进行隔离,以免发生流行。

(王云虹)

第七节 口腔理化性损害

口腔理化性损害是指由于机械性、化学性及物理性刺激等明确的原因而引起的口腔黏膜疾病损。

一、创伤性血疱及溃疡

(一)病因

由于机械性刺激因素对口腔黏膜的损伤可形成创伤性血疱或创伤性溃疡,按刺激时间不同又可分为持久性及非持久性刺激因素。持久性机械刺激如口腔内龋齿破坏后的残冠、残根、尖锐的牙尖、经磨耗后的牙齿锐缘、不良修复体的卡环、义齿的牙托等均是长期存留在口腔内可以引起创伤性损害的因素。非持久性机械刺激如脆、硬食物的刺激,咀嚼不慎时的咬伤、刷牙时用力不当、口腔科医师使用器械操作不当等均可对黏膜造成损伤,而成为非持久性的刺激因素。

(二)临床表现

由于机械性刺激因素的力量大小和受刺激的时间长短不同,机体对刺激的反应亦不完全相同,故形成各有特点的病损。

1.压疮性溃疡

由持久性机械刺激引起的一种口腔黏膜深溃疡。多见于成年人,尤其是老年人。病损多发生在刺激物的邻近或与刺激物接触的部位。早期受刺激处黏膜发红,有轻度的肿胀和疼痛,如及时除去刺激,黏膜可恢复正常,否则形成溃疡,溃疡外形与刺激物形状一致。因为黏膜长期受刺激,故溃疡可波及黏膜下层形成深溃疡。溃疡边缘轻微隆起,中央凹陷。如有继发感染则溃疡表面有淡黄或灰白色假膜。局部淋巴结可触及。

儿童乳牙的慢性根尖炎,当牙槽骨已遭受破坏,再加以恒牙萌出时的压力,有时可使乳牙根尖部由牙槽骨的破坏部位穿破牙龈表面黏膜而暴露在口腔内,形成对黏膜的刺激,引起压疮性溃疡。牙根尖部往往直插入溃疡当中,此种情况以上唇及颊黏膜多见。

因为形成压疮性溃疡的刺激是缓和而长期的,故溃疡表面多为炎性肉芽组织而缺少神经纤维,所以疼痛不很明显,但有继发感染时疼痛可加重。

2.Riga病或称 RigaFede溃疡

RigaFede溃疡是专指婴儿舌系带由于创伤而产生的增殖性溃疡。多见于舌系带短的婴儿。因为舌系带较短,初萌出的下切牙切缘又较锐,所以当吸吮、咳嗽或伸舌时,舌系带易受下切牙切缘刺激。因长时间的摩擦就可形成溃疡。开始时在舌系带处充血、发红、肿胀,久之,上皮破溃即形成溃疡。由于持续不断的摩擦,溃疡面渐扩大,长久得不到治疗即可转变为增殖性、炎症性、肉芽肿性溃疡。触之较坚韧,因此,影响舌的运动,患儿啼哭不安。

3.增殖性病损

增殖性病损多见于老年人。由于义齿的牙托边缘不合适引起的长期而缓和的慢性刺激使组织产生增殖性炎症病变。常见于腭部及龈颊移行部。黏膜呈坚韧的肉芽肿性增生,有时伴有小面积溃疡。有时仅有炎症性增生而无溃疡面。患者一般无明显的疼痛症状。

4.Bednar 口疮

Bednar 口疮专指婴儿硬腭后部由于创伤引起的擦伤。如婴儿吮吸拇指或吮较硬的人工奶头,或大人给婴儿清洗口腔时力量太大,可造成对上腭的擦伤,形成浅溃疡。病损多为双侧对称分布。婴儿常哭闹不安。

5.自伤性溃疡

自伤性溃疡好发于青少年,性情好动,常用铅笔尖捅刺黏膜,右利手者,溃疡好发于左颊脂垫尖或磨牙后垫处;左利手者,反之。咬唇颊者,溃疡好发于下唇、双颊或口角处。溃疡深在,基底略硬或有肉芽组织,疼痛不明显。

6.黏膜血疱

黏膜血疱常因咀嚼时不慎咬伤或脆硬食物的重力摩擦而引起。咬伤者多见于颊及口角和舌黏膜,形成的血疱较小。而食物摩擦引起者多见于软腭或咽部黏膜,形成的血疱较大,且易破裂。血疱破裂后可形成溃疡,比较疼痛。小血疱不易破。如将疱中血液吸出且无继发感染,1～2 天即可愈合。

(三)病理

创伤性溃疡的组织病理变化为非特异性溃疡。可见上皮破坏,溃疡区凹陷。结缔组织中有多形核白细胞、淋巴细胞及浆细胞浸润。增殖性病损可见慢性炎症肉芽组织增生。

(四)诊断

(1)在病损附近或对颌可发现机械性刺激因素。如为溃疡,则溃疡外形往往同刺激物的形态一致。且在上、下颌静止或运动状态时,溃疡与刺激物的摩擦部位有相对应关系。

(2)如未发现刺激物,可仔细询问患者,往往有受创伤的病史,而无溃疡反复发作史。

(3)除去刺激因素,局部用药后,溃疡在 1～2 周即可愈合。如果仍不愈合,溃疡又较深大,或基底有硬结等要考虑做活检,以便进一步明确诊断,除外特殊性病损。

(五)鉴别诊断

需与一些不易愈合的特异性深溃疡相鉴别。

1.复发性坏死性黏膜腺周围炎

(1)口腔内无机械刺激因素,亦无创伤史,但有较长期的口腔溃疡反复发作史。

(2)溃疡深大,但常为多发性,多时为 1 个或 2 个深大溃疡,同时可伴有数个小溃疡。

(3)疼痛明显,溃疡持续数周以上不易愈合。往往在口腔内能见到愈合后遗留的瘢痕。

2.癌性溃疡鳞状细胞癌

癌性溃疡鳞状细胞癌是口腔常见的恶性病变,其以溃疡形式表现的又最多,所以应注意其特征,做到早诊断早治疗。其特点如下。

(1)口腔内虽然有深溃疡但无刺激因素,无创伤史,亦无口腔溃疡反复发作史。

(2)溃疡深大,呈弹坑样,溃疡底有细颗粒状突起,似菜花样,或有人形容像天鹅绒样。溃疡边缘翻卷高起,并发硬。周围组织迅速被浸润,基底有较广泛的硬结。溃疡持久不愈。如无继发感染,疼痛不明显。

（3）病变进展迅速，病程无自限性，没有组织修复现象。

（4）病变初起时淋巴结无明显改变，但很快病变相应部位淋巴结肿大，触之较硬，早期能推动，晚期则和周围组织粘连不能推动。

（5）用甲苯胺蓝染色法做筛选试验为阳性的部位取活检，易见癌的组织病理变化。

（六）治疗

1.除去刺激因素

如拔除残冠、残根，调磨尖锐牙尖、牙缘，修改不合适的义齿等。轻度的创伤只要除去刺激因素，甚至不需药物治疗，几天内即可愈合。

2.局部治疗

局部治疗以预防继发感染，促进溃疡愈合为原则。用0.1％依沙吖啶溶液含漱。局部用养阴生肌散或收敛性药物如1％甲紫溶液，或抗菌消炎的药膏均可。

3.继发感染

如局部淋巴结肿大、疼痛等，要根据情况给予抗生素。

4.对 Riga 病亦按压疮性溃疡治疗

首先消除刺激改变吮奶方式，暂时用勺喂奶，以免吸吮时牙齿切缘刺激舌系带。对增生性溃疡有人主张局部用5％～10％硝酸银溶液烧灼，如溃疡表面有坏死时可考虑使用，以除去表面的坏死组织。用药时应隔离好唾液。用药次数不宜太多，1～2次即可。溃疡愈合患儿稍大时可结合手术治疗，矫正舌系带过短。

二、化学性灼伤

（一）病因

某些化学物质，如强酸、强碱等，误入口腔，或口腔治疗用药不慎，将酚、硝酸银、三氧化二砷等药物接触了正常口腔黏膜，可使黏膜发生灼伤。

（二）临床表现

化学物质引起损伤的特点是使组织坏死，在病损表面形成一层易碎的白色坏死的薄膜。如拭去此坏死层即露出出血的红色糜烂面。病损不深，但非常疼痛。

（三）治疗

首先要用大量清水冲洗病损处，尽量稀释和洗净致伤的化学物质。因病损往往为大面积的浅溃疡或糜烂，故非常疼痛，局部可使用表面麻醉药，如0.5％达克罗宁液或1％～2％利多卡因液等含漱止痛。病损处涂抗菌消炎的药物或收敛性药物。如无继发感染，1周左右可痊愈。

三、热损伤

（一）病因

口腔黏膜的热损伤并不多见。偶因饮料、茶水或食物过烫时引起黏膜的烫伤。

（二）临床表现

轻度烫伤仅见黏膜发红，有轻微疼痛或麻木感，并不形成糜烂或溃疡。但热损伤严重时可形成疱疹。疱破溃后变为糜烂或浅溃疡，疼痛明显。

（三）治疗

病损仅发红未糜烂时，一般局部不需用药，数小时内症状可渐缓解。如有疱疹或已糜烂则局部应用抗菌消炎药物。最初 1～2 天疼痛较重时,局部可用 0.5% 达克罗宁液或 1%～2% 利多卡因液含漱止痛。如无继发感染一般在 1 周左右可痊愈。

四、放射线损伤

放射性口炎又称放射性黏膜炎,是因放射线电离辐射引起的口腔黏膜损伤,多为头颈部恶性肿瘤用放射线治疗的患者。根据 X 线照射剂量、患者年龄和健康状况等不同,可发生程度不同的口腔黏膜损伤。一般可分为急性损害和慢性损害。

(一)病因

各种电离辐射(X 线、α、β、γ 射线及电子、核子和质子)作用于人体,细胞核的 DNA 吸收辐射能,导致可逆或不可逆 DNA 合成和细胞分化方面的变化,破坏了细胞正常代谢,引起细胞基因突变,导致细胞组织和器官发生一系列反应和损伤。放射线在杀死癌细胞的同时,也不同程度地损伤了正常组织。放射性口腔炎是头颈部放疗最常见的并发症。

(二)临床表现

放射性口腔损害的程度和过程取决于电离辐射的性质、照射剂量及其面积和总疗程、个体差异等。放射线照射后短时间内的黏膜变化称为"急性损害",照射后 2 年以上出现的症状及变化称为"慢性损害"。

一般在照射后第 2 周,当剂量达到 10 Gy 时可出现黏膜反应。急性放射性口炎主要表现为口腔黏膜充血、水肿糜烂、白膜形成、溃疡、疼痛、进食困难,甚至影响到放射治疗的正常进行及治疗效果。口腔黏膜急性放射性损伤依据照射剂量不同可分为 4 级。①Ⅰ级:黏膜充血水肿,轻度疼痛;②Ⅱ级:口腔黏膜充血水肿,点状溃疡及散在白膜,中度疼痛;③Ⅲ级:口腔黏膜充血水肿,片状溃疡及融合白膜,疼痛严重并影响进食;④Ⅳ级:口腔黏膜大面积溃疡,剧痛,不能进食。

慢性放射性口炎以唾液腺破坏,口腔干燥为主要症状。口干症状能长时期存在,并伴有烧灼痛。白假丝酵母菌感染是常见的并发症。

(三)病理

急性放射线损害可见组织水肿、毛细血管扩张、黏膜上皮细胞坏死、纤维素渗出等。慢性放射线损害可见上皮连续性破坏、炎细胞浸润、毛细血管扩张、黏膜下小唾液腺萎缩等。

(四)诊断

头颈部肿瘤接受放射治疗的患者接触射线后短期内或较长时间后出现口腔黏膜损伤。

(五)预防

1.保持口腔卫生

应嘱患者使用氟制牙膏,保持口腔卫生,养成餐后刷牙漱口的习惯,使用波浪形软毛牙刷,有效清洁牙齿和牙间隙,保持口腔清洁。

2.多喝水

患者开始放疗的当日起,每天要饮水大于 2 500 mL,也可用金银花、麦冬泡水喝,以保持口腔湿润。应多嚼口香糖,多作咀嚼运动,可减轻张口困难。

3.放疗前的口腔检查

放疗前先去口腔科作详细检查,如有口腔溃疡、脓肿、龋齿、牙周炎等,治疗后再行放疗。如有不合适的义齿,应先矫正,尽量避免对口腔黏膜的不良刺激。

4.放疗期间饮食

放疗期间,加强营养,给予高蛋白、高维生素、高热量的饮食,勿食过冷、过热、过硬及油炸食物,忌辛辣刺激性的食物。遵医嘱用淡盐水或多贝尔溶液漱口预防口腔感染。淡盐水的配制方法是:在 500 mL 温开水中加盐 3～4 g(约小半匙)即可;如发生真菌感染,选用 2％～4％碳酸氢钠溶液漱口,并含化制霉菌素。

5.中药漱口液

中药漱口液有清热解毒之功效,作用缓和且口感好,不但可以预防口腔感染,而且对上呼吸道感染也有一定的预防作用。

(六)治疗

以对症治疗为主。

1.急性放射性损害的治疗

可根据口腔内 pH 选择正确的漱口液,给予超声雾化吸入,每天 2 次,可减轻黏膜水肿、稀释分泌物、促进溃疡愈合、减少疼痛。溃疡处可用锡类散或口腔溃疡膜等贴敷。疼痛剧烈可用局麻药 1％利多卡因饭前含漱,可起到镇痛、消炎、消肿的作用。

2.慢性放射性损害的治疗

有真菌感染者,可用制霉菌素或氟康唑片。但长期使用抗真菌药应注意肝肾功能。口干症状明显者可用人工唾液或促进唾液分泌的药物,如胆碱受体激动剂或采用中药活血生津冲剂等。

3.全身支持治疗

加强营养,给予高蛋白、高维生素、高热量的饮食。不能进食者给予营养支持,必要时可给鼻饲饮食。

(王云虹)

第八章 口腔颌面部损伤与畸形

第一节 口腔颌面部损伤的特点

口腔颌面部因其解剖位置及周围比邻结构的特殊性,以及其自身结构的特点和独特的生理功能,使其在损伤过程中对外力的反应、损伤类型及其并发症,伤口的处理和愈合,以及后遗症及其处理上,都有其特殊性。

一、解剖部位的特殊性

(一)口腔紧邻呼吸道的起始部

鼻腔作为呼吸道的起始段,由于鼻道窄小,在外伤后容易肿胀阻塞,口腔和鼻腔紧邻,口腔作为呼吸的备用通道则显得尤为重要。同时,口腔颌面部的许多器官在维持上呼吸道管腔的通畅上,发挥着重要作用。

舌根部紧邻会厌,处于呼吸要道咽喉的前方,舌根部可因口腔外伤后自身肿胀而后移,也可因口底肿胀或血肿而被推后,还可因下颌骨骨折后骨折片后移,特别是下颌颏部粉碎性骨折后,舌肌失去了在颏部的附着,整个舌体后退,上述情况均导致咽喉部通道缩小,是口腔颌面部损伤后上呼吸道梗阻最常见的原因。

面中份骨沿颅底骨折后,受重力作用和翼内肌的牵引向后下移位,也可造成咽腔狭窄。上颌骨内壁构成鼻道外壁,上颌骨骨折后移位也会波及鼻腔黏膜,黏膜肿胀后鼻道变窄。上述几种情况均因损伤后造成软组织自身肿胀,体积的变化挤压了上呼吸道,也因骨折使骨骼失去其支架作用,使周围附着软组织移位,呼吸道缩窄。

另外,口腔内的牙齿,在外伤中极易折断,牙折片落入口腔;口腔也作为血液的聚集地而在口腔内形成血凝块,石块,泥土也易进入口腔。这些牙折片、血凝块、异物等可能落入咽喉部,直接阻塞呼吸道,造成完全性呼吸道梗阻,伤员常因窒息死亡。对口腔内这些块状异物要引起高度重视,在现场急救无任何器械的情况下,用手取出这些异物,是最简便有效的办法。

(二)与颅脑关系密切

颌面部紧邻颅骨和大脑,颌面部受到的暴力沿面中份直接传到颅底和大脑,面中份骨折常伴颅底骨折和脑组织损伤,脑脊液鼻漏和耳漏。在处理浅表的颌面部损伤时要严密观察颅脑损伤的情况,特别是颅内血肿、脑水肿及脑干损伤,一旦发现,应及时处理。

二、解剖结构的特殊性

(一)面骨结构的复杂性

颌面部的上颌骨、下颌骨、颧骨及鼻骨,解剖形状均很不规则,多呈一定的曲度并和周围结构形成不规则的多面连接。这种连接有助于分散应力,具有缓冲外力和保护邻近组织少受损伤的优点。面中份骨支架的横形结构,构成了面部的支撑柱(supporting pillars),是面中份骨骼骨皮质增厚的部分。一部分构成垂直支撑柱,包括眶内缘、眶外缘、颧牙槽嵴;眶上缘、眶下缘、颧弓则构成面部的水平支柱。这些弓形支柱可缓冲、对抗一定强度的暴力而避免面骨骨折。

强大的暴力造成的面骨支撑柱骨折,则易出现面形改变,同时,这种不规则的骨架一旦骨折移位后,要从多个邻接面达到解剖学的准确复位,仅采用传统的手法或牵引复位,要重建面部外形,几乎是不可能的。

邻面部骨折复位,既要求功能性复位,又要力争达到精确的解剖复位。也就是复位后上、下牙之间有正常的咬合关系,具有良好的咀嚼功能,上、下颌骨有协调的空间位置关系;又要求面部没有明显的不对称或局部塌陷畸形。对面部支撑柱必须进行精确的解剖复位,重建面部骨骼的完整性,才能避免伤后的面部畸形。随着开放复位、微型夹板内固定技术的日趋成熟和广泛应用,面部骨折能否达到形态和功能良好的恢复,已成为衡量口腔颌面部骨折治疗效果的基本标准。

(二)血供丰富

颌面部血供丰富,颌骨的血供方式不同于四肢长骨的离心性血供。颌骨血供以向心性血供为主,除了骨髓腔内的上、下牙槽动脉离心性向骨髓腔、骨皮质供血外,附着于骨面上的粘骨膜和肌肉组织内有密集的微小血管网经骨皮质上的密集的微小骨孔,向心性供应骨皮质和髓质营养,并与骨髓腔血管相交通。在中央血供完全阻断的情况下,附着的粘骨膜和肌肉的血管穿支足以保证骨块的营养,而不会出现骨块的坏死。故在颌面部骨折的清创术中,凡是有粘骨膜附着的游离骨块均不宜去除,应细致复位,绝大多数可存活获得正常骨愈合。

三、口腔颌面部功能的特殊性

(一)特有的咀嚼功能

咀嚼功能是口腔最独特的功能。颌骨骨折错位后,位于骨折段上的牙齿也随之错位,患者不能咀嚼食物,影响进食和伤后营养,是患者最急于解决的问题,也是颌面部骨折错位治疗中要解决的主要问题。

骨折复位是否到位,主要是看有无完善的咬合关系,能否行使正常的咀嚼功能作为标准。

(二)呼吸功能

在颌面部损伤的初期,极易因口咽部软组织肿胀、骨折片移位,以及牙、骨碎片、血块、石块等异物误入呼吸道,造成急性上呼吸道阻塞,呼吸困难,甚至死亡。

单纯的口腔颌面部损伤,一般不会导致伤者死亡,但很有可能因呼吸功能障碍窒息而亡。故损伤后保持呼吸道通畅,维持正常的呼吸功能,在急诊抢救时应放在首位。

(三)容貌的美观功能

颌面部处于突出、显著的位置,颌面部损伤后颜面部软组织瘢痕的大小、形状及走行方向,直接影响面容。应力争在一期清创缝合中,将创口准确对位,特别是唇部红、白唇交界线等,明显影响容貌的部位,更应精细操作。

对锯齿状的皮肤创口应予以修剪,以便创缘对合,但切勿修剪过多,造成组织缺损。

采用细针、细线,用 3-0 或 5-0 的整形缝合线,力争使伤口愈合后瘢痕较小。

(李明旭)

第二节　上颌骨骨折

颜面部以口角、眼角连线分为三等份,其中面中 1/3 为口角连线以上,眼角连线以下的颜面部。而面中份骨折所指的部位,范围略有扩展,常包括眼角水平面稍上方的眶内壁、筛骨和眶外壁等整个眶部。

面中份骨骼的解剖结构和形态复杂。骨块多扁平不规则,骨块间相互交错、嵌接,且与口腔、鼻腔、眼眶、上颌窦、筛窦等多个窦腔相邻接。面中份骨折多为直接暴力所致,常累及多个骨块和多个解剖部位。骨折线多不规则,且多伴有邻近窦腔骨壁破坏,给骨块的复位和固定造成了很大的困难,骨折后常常有不同程度的错位愈合,是颌面部骨折治疗中的一大难点。

传统的治疗方法多采用较为保守的方法,进行颅颌牵引复位和颌间牵引复位、固定。比较注重咬合关系的恢复,忽视了面骨的解剖形态的复位,未能恢复面中份骨骼结构的完整性和较精确的位置,常常给患者遗留一些形态和功能方面的后遗症,如:面部不对称畸形、复视等,常需进行二期手术,给患者造成了很大的痛苦。

近年来,随着对颌面部解剖结构和功能的重新认识,骨折移位造成的面部畸形问题受到了更多的重视。随着骨折治疗中新的手术式、新材料的开发应用,特别是冠状切口的应用,可以较好地显露眶周、筛窦、颧弓、颧骨骨折块,再辅以上颌前庭沟切口,基本上能暴露面中份的所有结构,为面中份多发性骨折的复位、固定,提供了良好的手术视野,为直视下进行骨折块的精细拼对,创造了良好的条件,使解剖复位成为可能。金属微型夹板坚固内固定技术的应用,使复位后骨块的稳定性明显优于非坚固内固定,很少发生骨折块的再移位,保证了面部各骨块在正确的解剖位置上的愈合,大大减少了伤后的颌面部畸形和复视等后遗症。

随着内固定材料的研制开发和内固定装置的制作工艺水平的提高,以及内固定系统的不断改进和完善,坚强内固定在颌面部骨折治疗中应用越来越广泛,使传统的骨折治疗方法发生了根本的转变。切开复位,微型夹板坚强内固定,使面骨的框架得以精确的重建,在恢复面部外表上较传统的方法有着无可比拟的优越性。

一、面中部骨骼的解剖生理特点

面中部骨骼由上颌骨、颧骨、鼻骨、筛骨、泪骨、蝶骨、腭骨、腭骨、犁骨等诸骨构成。形态及边界均不规则,相互嵌合,大量的骨缝成为抵抗外力的薄弱环节,为面中份骨折的好发部位。

面中部的骨性支架主要由上颌骨、颧骨和鼻骨组成。上颌骨居中,左右各一,是构成面中1/3 骨架的核心;颧骨、颧弓是面部较为突出的部位,在形成和维持面部外形轮廓上起着重要作用;鼻骨塌陷也会引起容貌的明显改变。上颌骨眶突与颧骨眶突以眶下管为界,大约各占眶底的

1/2,颧骨眶突除构成眶底外1/2,还构成眶外侧壁下 1/2。如果上颌骨和颧骨骨折后移位,可能造成眶内眼球的移位而出现不同程度的复视。

面中份骨骼在结构上相当薄弱。在上颌骨内还含有上颌窦,骨块大都菲薄,最薄部位可透光,约 1 mm,见于上颌窦壁和眶底以及眶内外侧壁,是面中份骨骼的薄弱部位和骨折好发部位。

面中份骨骼在结构上的稳定性主要依赖骨皮质的局部增厚,构成拱形支柱式结构,或称之为"支撑柱"(supporting pillars and buttresses),包括垂直向和水平向支柱。垂直向支柱由鼻额柱、颧颌柱(起自眶外缘,向下止于颧上颌隆凸、颧牙槽嵴)、翼颌柱构成,在面中部的前内部、侧部和后内部,将面中部与颅底相连,以维持纵向结构的稳定。水平向支柱则由眶上缘、眶下缘、颧弓组成。这些呈弓形的支柱结构可以抵抗一定的外力而避免骨折。这些支柱以及面中份诸多的窦腔和骨缝在面中份遭受轻度暴力时,可使外力得以分散消失,对外力有一定的缓冲作用,对面部以及相邻的颅脑等重要结构起到了保护作用。但当遭遇较大暴力时,各骨缝和窦腔成为薄弱区,常造成面中份多发性骨折。支撑柱骨折后,上颌骨、颧骨失去了支撑,可能出现垂直向和前后向的移位。导致面部轮廓改变、面形对称性改变、面中份增宽等。面中份骨折的治疗关键,是对这些支柱结构的恢复和重建,尽可能进行准确的解剖复位。由于大部分面中份骨骼菲薄,面中份骨折复位后微型夹板的内固定必须固定在这些支柱部位,方能有足够的固位力,保证和维持骨块的稳定性。

二、面中份骨折的特点

(一)常见多发性骨折

面中部骨骼众多,各骨块之间相互交错,嵌接点多,如位于面中份中心位置的上颌骨,有一体四突,其中额突、颧突、腭突,分别与额骨、颧骨、鼻骨、梨骨、筛骨、泪骨、蝶骨和腭骨相连。颧骨也有四个突起,其上颌突、眶突、额突、颞突分别与上颌骨、蝶骨大翼、额骨和颞骨颧突相接。当面中部受到较大暴力时,暴力沿这些突起传递到邻近骨骼,引起相连诸骨同时骨折。

(二)常伴颅脑损伤

面中部骨骼与颅骨及颅脑紧邻,外力易传导到相邻的颅底,引起颅底骨折,脑膜破裂,出现脑脊液鼻漏和脑脊液耳漏,甚至更严重的脑组织损伤。严重的颅脑损伤可引起伤者意识障碍,呼吸中枢和心血管中枢损伤后可出现呼吸、循环功能障碍,生命体征不平稳。不能耐受伤后治疗中必须的麻醉和手术操作,是面中部骨折后迟迟不能复位和固定的最主要原因。

近年来,随着颅脑外科的迅速发展,颌面外科医师对颅脑伤知识的进一步了解,麻醉技术和监护手段的不断更新,伴发颅内损伤的面中部骨折伤员,伤后早期行骨折复位固定的禁忌逐渐开放。有的学者认为:如果颅内压维持在 3.3 kPa(25 mmHg)以内,颅脑伤员仍能耐受较长时间的麻醉并不增加并发症。合并较严重颅脑伤的患者,面中份骨折的治疗常可以和开颅探查同时进行,这样既可以赢得治疗时机又可避免患者再次手术的痛苦和风险。

(三)对骨折线及骨块移位程度的评判较困难

由于面中份骨骼结构复杂,形态不规则,腔窦多,且有颅底、颈椎等重叠,X 线片各结构重叠多,使传统的 X 线摄片对面中部骨折的诊断,特别是在骨折线走行方向、骨折片的移位情况的诊断上,受到了很大的限制。要明确诊断还必须结合临床检查和具备相当的临床经验。近年来,三维 CT 的出现,为骨折诊断提供了有效的手段。三维 CT 是将所摄平面,经计算机处理,可将任意部位形成三维立体图像。避免了各骨骼结构之间的重叠,也能清晰显示各结构、骨折片之间的空间位置关系。三维CT不但对骨折类型的判定,而且对骨三维结构的改变,以及骨缺损部位和量的评估均极有帮助。在有三维CT的医院,面中份骨折的诊断应首选三维CT。清晰的立体图像不但能使诊断准确性大大提高,而且,它对制订手术方案及疗效评价均极有帮助,是传统的颌面部骨折诊断的一个飞跃。

(四)血运丰富,骨折愈合较快

面中份诸骨血供丰富,组织愈合快。一般情况下3周左右即形成纤维愈合。如不及早复位,很快会发生错位愈合,容易延误最佳治疗时机。因此,对于面中份骨折,在全身状况许可的情况下,应尽早地予以精确的复位和固定。对全身状况不稳定,伴有颅脑损伤或其他严重合并伤的患者,应尽可能抓紧时间,创造条件,使全身状况早日改善,尽可能在伤后1~2周使伤员过渡到稳定期,能耐受麻醉和手术操作,在纤维愈合前进行骨折的复位和固定。

三、上颌骨骨折的类型

法国学者Le Fort根据上颌骨骨骼结构与邻近骨的联合,及其对生物力学的反应,认为上颌骨存在的几条薄弱线,是上颌骨遭受外力后容易骨折的部位。根据这几条常见的骨折线,将骨折线分为Ⅰ、Ⅱ、Ⅲ型骨折,是目前上颌骨骨折最常采用的分类法。

(一)Le Fort Ⅰ型骨折

又称上颌骨低位骨折或水平骨折。骨折沿上颌骨下薄弱线,在梨状孔平面,水平向后,沿上颌牙槽突与上颌窦交界处,在牙根的上方,延伸至上颌翼突,造成牙槽突、腭骨、上颌结节以下的整块骨折。骨折块仅借助口腔、鼻腔及上颌窦的粘骨膜与周围骨相连,摇动上颌牙,整个牙弓及骨折块随之移动。

(二)Le Fort Ⅱ型骨折

又称上颌骨中位骨折或椎形骨折。骨折沿上颌骨中薄弱线,从鼻额缝横过鼻梁、泪管、眶底至颧颌缝,沿颧颌缝斜向下外,达颧牙槽嵴,再沿上颌骨侧壁折向后,到达翼腭窝。

(三)Le Fort Ⅲ型骨折

又称上颌骨高位骨折。骨折沿上薄弱线,从鼻额缝,水平向后,沿眶内侧壁、额骨与筛骨之间的骨缝,眶外壁的颧额缝,向内后沿眶下裂达翼腭窝顶部、翼突根部。造成面中1/3与颅底完全分离(又称颅面分离)。分离的骨块包括内上方的鼻骨,外上方的颧骨与上颌骨连成一整体,仅靠软组织悬吊与颅底相连,面中份骨骼有很大的活动度。

上述骨折线和骨折类型是上颌骨遭受外力后较常见的几种典型骨折。它们可以是单侧上颌骨骨折,也可能是双侧同时骨折,两侧的骨折线可能不完全对称,在走行上略有差别,甚至可能是两侧分别为不同类型的骨折,或同时伴有几种类型的骨折。

总之,上颌骨的骨折类型比较复杂,不同大小、方向的暴力,作用于不同的部位,都会出现不同类型的骨折。事实上,除了上述的三种典型骨折外,上颌骨骨折常与相邻骨骼同时受累,形成面中份甚至面下1/3在内的多发性复合骨折,粉碎性骨折也很常见。有人建议对这种常见的复合性骨折进行分类和命名。在Le Fort分型的基础上,根据伴随的其他骨折进行亚型的命名。即使如此,仍然不能概括所有的骨折类型。应根据实际的伤情,具体分析。

四、临床表现特点

上颌骨骨折除了有一般损伤的特点外,还可能因骨折段移位出现咬合紊乱、面中份塌陷、面中份变长。周围骨骼和软组织损伤,出现口、鼻腔出血,脑脊液漏、眶周淤血、复视、嗅觉障碍、眶下神经麻木等。

(一)骨折段移位、面中份凹陷畸形和长面畸形

上颌骨上附着的肌肉少,骨折后骨段的移位受附着肌牵拉的作用较弱,主要受创伤时暴力的大小、方向,以及骨折线走向重力的影响。

由于上颌骨骨折时遭受的暴力多来自面前方和侧向,向后、向内击打所致,上颌骨骨折沿作用力的方向向后、内移位,造成面中份凹陷畸形;同时,骨折段在自身重力的作用下下垂,使面中1/3变长,造成长面畸形;附着于上颌骨后方,翼内、外板的翼内肌、翼外肌的牵拉也使上颌骨骨折段向下、向后移位,加重了面部畸形和咬合紊乱。如上颌骨仅为裂纹骨折,则不发生移位。由于上颌骨附着肌肉大多力量薄弱,在骨折早期容易手法复位,应抓紧时机,进行复位和固定。

(二)咬合关系错乱

上颌牙随上颌骨折段的向下、向后移位,而导致患侧后牙早接触,前牙开𬌗。如果上颌骨受前方外力打击而向后移位,则会出现前牙反𬌗。

(三)眶周淤血

上颌骨 Le Fort Ⅱ、Ⅲ 型骨折常伴眶壁骨折。眶部组织疏松,血供丰富,外伤后组织内易出血,淤积于眶周区域而呈靛青色或紫红色,好似眼镜框,故形象称此体征为"眼镜征",是上颌骨中、高位骨折后较早出现的、也较常见的体征,并可伴随一系列症状,如:眼睑及结膜下出血,眼球突起或内陷、复视等。眶周眼镜征提示眶壁可能有骨折,在进行诊断和治疗时应引起注意,切勿漏诊,耽误治疗时机。

(四)脑脊液鼻漏、耳漏

上颌骨严重骨折时,常波及相邻的颅底,引起颅底骨折和硬脑膜破裂,脑脊液外漏。当颅前凹骨折,骨折线经过筛窦、额窦,可伴硬脑膜撕裂,出现脑脊液鼻漏。表现为鼻腔内持续有清淡的血水流出;当颅中凹骨折合并耳岩部损伤时,脑脊液常经外耳道流出。如检查中发现外耳道湿润,应警惕脑脊液耳漏。

(五)眶下神经麻木

见于 Le Fort Ⅱ 型骨折。骨折线经过眶下管,骨折片压迫经过眶内管的神经干,也见于上颌窦前壁骨折,骨折片压迫眶下神经,出现眶下区皮肤感觉消失。骨折片复位后,感觉多能自行恢复。

五、上颌骨骨折的诊断

上颌骨骨折后的检查与诊断方法与其他颌面部骨折有许多相同之处。首先,应问明受伤史,特别是暴力作用部位和方向。其次,应作详细的临床检查:口腔内的咬合关系,骨折段动度、移位情况以及眼、鼻、耳的相关情况,作出初步诊断。再结合 X 线片、CT 片进行骨折线走行、骨折段移位的判断,一般可以明确诊断。但因面中份骨骼众多,上颌骨骨折时多伴其他骨骼损伤,故对多发性复合性骨折,漏诊某一部位的骨折,也较常见。应加以注意。

六、上颌骨骨折的治疗

上颌骨骨折的治疗,与其他颌面部骨折的治疗原则基本相同。应行早期的复位固定,越早越好。但上颌骨骨折大都伴有不同程度的颅脑损伤,伤情较重。在伤后早期,生命体征尚未稳定

时,要有全局观念,局部处理应服从全局的稳定。在优先保证生命体征稳定的前提下,在伤员能耐受麻醉和手术时,尽早处理上颌骨骨折。

(一)维持生命体征的平稳

对任何一处的局部创伤的早期处理,均要有全局观念。首先检查和处理全身重要器官的损伤,保障伤员的生命安全。

单纯的颌面部损伤,不会引起伤员的死亡。但只注重颌面部损伤的处理,忽略了全身性合并伤的抢救,特别是颅脑、胸、腹部、脊柱、大血管等器官的损伤,继发呼吸、循环衰竭而死亡的教训时有发生,应引以为戒。上颌骨严重骨折,大多伴发颅脑损伤,对颅脑损伤伤情的判断和及时处理,应作为上颌骨骨折治疗的常规和重要内容之一。

意识障碍是颅脑损伤程度最重要的指标。一般的颌面部损伤中,大多数昏迷时间短暂,仅为轻型颅脑损伤;昏迷超过 1 小时者,多为中、重型颅脑损伤。

单纯性上颌骨折引起呼吸困难者较少见,程度也轻;但如果是双侧上颌骨 Le Fort Ⅲ型骨折造成颅面分离,上颌骨向下后移位,软腭随之下移,压迫舌根会厌,则可能出现较明显的上呼吸道梗阻;如有上、下颌骨联合骨折,则呼吸道梗阻更易出现,应在整个抢救过程中警惕窒息的发生,随时保持呼吸道通畅。

单纯的颌面部骨折,引起创伤性休克少见。但如果失血较多,有效血容量不足,可引起失血性休克。脑干受伤,心血管中枢功能不稳定也可能出现血循环衰竭。

在上述几项指标均处于稳定状态后,方可进行局部处理。

(二)复位和固定

复位和固定,是上颌骨骨折治疗中的重要内容和疗效好坏的关键。

1.复位的时机

在全身状况良好,生命体征基本稳定,伤员能耐受麻醉和手术的前提下,越早越好。伴软组织开裂的开放性骨折,可在清创缝合术中同时行骨折块的复位和内固定,可减少手术创伤。

2.复位标准

形态和功能并重。既要恢复上颌牙与下颌牙之间的正常咬合关系,又要尽量做到解剖复位。在垂直向、前后向和水平向三维空间上恢复面中 1/3 的正常构架,恢复和重建面部外形。

3.复位方法

可分为手法复位、牵引复位和切开复位三大类。传统的方法是牵引复位,而切开复位以其准确的复位、良好的固定,应用越来越广。方法的选用依骨折的具体情况而定。优选的方法应达到简单,有效,稳定,安全,创伤最小。每种方法都各有其优缺点和适应证。

(1)手法复位:用手的力量,使骨折段恢复到正常位置。由于上颌骨附着的肌肉力量薄弱,单纯的上颌骨骨折多数用手即可复位。尤其在骨折初期,骨折尚未发生纤维愈合时。手法复位方法简便、快捷,对软、硬组织损伤小,在局麻下甚至不用麻醉即可完成。缺点是手法复位力量有限,骨折时间较久,已有纤维连接者,常不易手法复位。对多发性骨折、粉碎性骨折,则不易使多数骨块同时复位,对此手法复位效果差。

(2)牵引复位:多用于手法不能完全复位者,或复位时机延误,骨折已呈部分纤维愈合,不能手法复位者。面中份骨骼血供丰富,骨愈合快,在两周左右已纤维愈合,可利用橡皮筋强大而持续的牵引力,使骨折段复位。根据牵引时的支撑位置可分以下几类。

颅颌牵引:先在头部制作石膏帽,并将牵引支撑杆固定在石膏帽上,金属支撑杆在面部前方的位置依牵引方向而定。在骨折的上颌牙上行单颌牙弓夹板固定,用弹性橡皮筋将上牙弓夹板与支撑杆连接,将移向内、后的上颌骨复位。

颌间牵引:在上、下颌牙列上固定带挂钩的牙弓夹板,将橡皮圈分别套在上、下颌弓杠的挂钩上。橡皮圈的方向依复位方向而定,使上颌骨复位到正常的咬合位置上。该法适用于部分或单侧上颌骨骨折。移位后的上下牙呈反𬌗者,由于上颌牙与下牙之间有一定的超𬌗关系,颌间牵引需与颅颌牵引配合,方能使上颌牙复位到正常超𬌗位置;颅颌牵引使上颌骨大致复位后,精确的复位调整也需要配合颌间牵引,使上颌牙精确复位到正常的咬合关系位,二者常配合使用。

(三)非开放复位后的固定

手法复位和牵引复位后,均需进行骨折段固定。常用的固定方法为上颌牙单颌固定或上、下颌之间的颌间固定。

1.单颌牙弓夹板固定

仅适用无明显移位或手法易复位的单侧上颌骨或牙槽突骨折。在复位后,将骨折块上的牙与上颌其他部位牙用牙弓夹板连接成一整体,以限制骨块活动。

2.颌间固定

在上、下颌牙弓上分别放置牙弓夹板,在上颌骨折处断开夹板,利用下颌骨作支持点,对位牵拉,达到上颌骨的复位固定。

以上两种固定均需借助上、下颌骨上的牙作固位体,必须有较整齐而且牢固的牙列方能获得稳定的固位。如果患者为儿童,且处于乳牙期或乳恒牙交替期,乳牙牙冠短而圆,不易放置牙弓弓杠,换牙期的乳牙松动,不能获得稳定的固位;老年人牙列部分缺失者,余留牙数目少,弓杠放置不牢,牵拉力由少数牙承担,容易导致余牙牙周受损而松动;上颌外伤多系直接暴力,常伴牙齿损伤,牙折断、松动,甚至脱落,部分牙列缺失也较多见。牙周病患者多数牙松动,也不能承受颌间牵引。牙弓夹板固定,需要牙齿具有较好的条件。

颌间牵引固定还有一个最大的缺点就是伤者不能张口,不能进半流质或普食;不能进行正常的语言交流。在长达4周以上的固定期间,社会交际和日常生活均将受到很大的影响。

另外牙弓夹板固定后,口腔清洁困难,食物容易堆积在弓杠周围的间隙内,大多数患者常出现不同程度的牙龈炎症。

3.颅颌固定

利用头颅部固定上颌骨。先在头部制作石膏帽,并在制作石膏帽时预置牵引、固位用的金属支架。在上颌骨复位后,再用直径0.5 mm左右的不锈钢丝连接支架与上颌牙弓夹板进行固定。钢丝的方向要能对抗上颌骨折段移位的倾向。有时,钢丝需穿过面颊部进行固定。

石膏帽的制作:用一弹性线套套于头部面上1/3处,并在额部及枕部骨隆突处加垫薄棉垫,将石膏绷带(成品或临时制作,在普通纱布绷带上均匀撒布薄层石膏后,松松卷起即可)置于水中。浸透后即水平缠绕头部。下缘平眉弓、耳根部及枕骨粗隆稍下方(如果在枕部骨突下方太多,则倒凹入,石膏帽凝固后很难从头部取下),上缘露出头顶。绷带缠绕5层左右,预置金属支架。支架的位置可根据牵引方向而定。支架基部应制作固位形,如矩形等,并有一定的曲度,使之与头部外形一致。继续缠绕石膏绷带,并在支架基部局部加厚加固,以防牵引时支架松动。在石膏凝固之前,将弹性线套的上、下部分翻转至石膏帽上,再缠绕一层石膏绷带,以固定线套,迅速修整上、下缘,使之圆润平滑。过低的下缘应适当调整,以免压迫眼球及耳郭。缠绕绷带时,注意不要过松或过紧,石膏帽的直径在凝固过程中,有一定程度收缩。太紧常致难以忍受的头痛,太松则固位差。将石膏绷带以自然状态展开、缠绕即可。石膏帽制作完毕后让其留在头部,凝固成形后方可取下,否则容易变形。24小时后再加力牵引,固定。

4.金属丝组织内悬吊固定

用0.5 mm直径的不锈钢丝将活动的上颌骨折段固定在上方的骨骼上。骨骼部位必须有足够的强度,通常选择面中份骨质增厚的支撑柱,作为钻孔、拴结的部位。如梨状孔边缘、眶下缘、眶外缘、额骨、颧突等部位。需在接近梨状孔的口腔前庭沟尖牙凹处或睑缘下皮肤皱褶处或眶外缘皮肤作一 1.5～2.0 cm的小切口,暴露骨面并钻孔。不锈钢丝穿入骨孔后,再穿过面颊深部组织,最后与上颌牙弓夹板拴结,使下方的骨折段固定在上方骨骼上。该法仅适用于单一骨折线的上颌骨骨折,且能通过手法复位完全复位者。该固定方式固位力和稳定性有限。

5.克氏针骨内固定

适用于上颌骨骨折后无明显移位或易于复位者。将克氏针经皮肤钻入正常骨骼和已复位的骨折段,使二者通过克氏骨针串联成一个整体。有时,为防止骨折段的旋转或移位,可插入两根钢针。钢针插入经过的部位,必须有厚实的骨质,以保证固定的稳固性。钻入骨针时,要很熟悉骨骼的结构和解剖位置,以保证插入位置的准确性。特别是面中份骨骼大都薄而不规则,准确插入有相当的难度。对此,克氏针法现已少用。

(四)开放复位、内固定

手法复位和牵引复位比较适用于上颌骨单纯性骨折。对一分为二的上颌骨下份骨折段,可以用手或弓杠夹板复位。但上颌骨骨折,有相当多的是多骨折线的多发性骨折,或粉碎性骨折。累及面中1/3的多个骨骼,如颧骨、颧弓,眶周及鼻骨、筛骨,这些受累骨骼远离口腔,错位后不能通过移动上颌牙齿来移动错位的骨折段。必须切开软组织,暴露骨骼,使骨折段直接显露,并在直视下对骨折片一块一块地拼对,并立即进行微夹板固定,使之达到精确的解剖学复位,重塑面部原有外形,使面中1/3的骨折做到形态和功能的完全恢复。开放复位、微型夹板内固定技术的广泛应用,使面中份多发性骨折和粉碎性骨折的治疗效果,得到了长足的进步,使面中份多发性复合骨折的治疗取得了突破性进展。切开复位、微型夹板内固定治疗,是面中份复合骨折和粉碎性骨折的首选治疗方案。

手术进路:冠状切口加眼睑下切口或上颌前庭沟切口,骨膜下隧道贯通法。如果是面中1/3上份的骨折复位固定,如眶内、外缘、颧弓骨折,可单纯采用冠状切口;如果是面中份中、下份的骨折,如:上颌骨Le FortⅡ、Ⅲ型骨折合并颧骨鼻骨骨折。可辅以眼睑下切口或口内前庭沟切口,将各切口分离达骨膜下,再由骨膜下将各切口贯通,从而获得广泛的暴露。如果是面中份开放性创口,可直接经创口进路,如果暴露不足,可辅助睑下切口或口内上颌前庭沟切口,而单纯的口内上颌前庭沟切口,即可完成上颌骨Le FortⅠ型骨折,半侧牙槽突骨折,上颌正中分离骨折和部分 Le FortⅡ型骨折的复位和固定。总之,手术进路的确定应以暴露好、创伤小、操作方便、术后瘢痕隐蔽、不影响美观为原则。

固定部位:微型夹板应根据骨折的范围及外形选择与之相适应的夹板。螺钉常选用5～9 mm长度的短钉,应固定在面骨增厚的部位,而且要进行多点固定,以达到三维固定,方能获得良好的稳定性。微型夹板常置于面部支撑柱部位,如眶内、外、下缘,颧牙槽嵴、颧弓,以及鼻底前嵴下,梨状孔两侧。

（吴　思）

第三节　下颌骨骨折

一、下颌骨骨折的常见部位

下颌骨位于面下 1/3,位置突出,易于受伤。是颌面部损伤最常见的骨损伤。下颌骨各部位骨折发生的概率因各家学者的统计资料不同,有些差别。按华西医科大学口腔颌面外科 310 例颌面部骨折的分析,下颌骨折占 60%。该科对最近 10 年收治的 413 例下颌骨骨折部位的分析,颏部(29%),体部(23%),髁突(21%),角部(17%),牙槽突(5%),升支(3%),喙突(2%)。据第四军医大学口腔颌面外科 348 例下颌骨骨折的分析,好发部位依次是:颏部(41%),下颌体部(37%),髁突颈部(16%),下颌升部最少,而口腔颌面外科学高校教材中提供的资料为:下颌骨骨折以髁突颈骨折多见占 36%,其次是下颌体部(21%)、下颌角区(20%)、颏部(14%),下颌升支和牙槽突骨折较少见,各占 3%,偶尔可见喙突骨折(2%)。

虽然各家的资料显示的比例不尽相同,但有一点是共同的,下颌骨骨折常为多发性骨折,特别是下颌颏部和下颌体部受到暴力打击时,常伴发对侧或双侧髁突颈骨折。该处骨折多系外力经下颌骨传导后间接损伤,伤处隐蔽,容易漏诊。

二、下颌骨骨折的特点

(1)下颌骨呈马蹄形,有一弯曲的水平部(下颌体部)和两侧的垂直部(升支部)两骨段之间的角度大,当下颌骨体部外侧受到打击,容易造成下颌体与下颌角同时骨折。

(2)马蹄形的下颌骨,也使其受力后容易产生过度的屈曲而折断。

(3)下颌髁突颈是下颌骨最薄弱的部位。髁状突位于颅底关节窝内,再加上髁突颈以上包裹于关节囊内,使髁突相对固定。当下颌骨颏部正中受到向后上方的外力打击,升支向后上方移位,而髁突因颅底阻挡位置相对恒定,造成髁突与升支之间的非同步移位而致髁颈折断。当下颌颏孔区或升支部遭受侧向暴力后,升支将沿侧向力方向水平移位而髁突受关节窝阻挡,不能随之移动而折断。

(4)下颌骨是颌面部唯一能活动的骨骼,当遭受外力后,容易沿外力方向移位,而髁突受关节窝限制移位小,一个较小的打击力也容易间接造成一侧甚至双侧髁突颈的骨折。髁突颈骨折是下颌骨骨折最常见的部位之一。

(5)髁突颈骨折多因间接暴力所致。有时,下颌骨遭受直接暴力打击的部位并未造成骨折,却因力的传导造成髁突骨折。

(6)下颌骨骨折时直接损伤与间接损伤并存,呈多发性骨折,容易漏诊。

(7)下颌骨正常位置的维持依赖于升颌肌群和降颌肌群的肌力平衡,而这种平衡,又依赖于下颌骨的完整性。一个完整的下颌骨,就像一根杠杆,升、降肌群作用于杠杆的不同部位而达到一个动态的平衡,使下颌骨能行使正常的开、闭口及侧方运动等功能。一旦杠杆折断,力的平衡破坏,骨折片移位将不可避免。

升颌肌群包括咬肌、翼内肌、颞肌,附着于下颌升支,收缩时使下颌骨上移。降颌肌群主要是：颏舌骨肌、下颌舌骨肌、二腹肌前腹，附着于下颌体部，收缩时下降下颌。

（8）下颌骨体上的牙，在骨折后绝大多数均随骨折段移位而致程度不同的咬合紊乱，大多数错𬌗将严重影响伤者的咀嚼效率。部分伤者因后牙早接触，前牙开𬌗而不能闭口，因此语言、吞咽均受影响。

三、下颌骨骨折的常见症状及体征

下颌骨骨折除有一般外伤骨折所具有的软组织肿胀，创口疼痛、出血，骨折段移位和功能障碍外，由于其解剖生理的特点，临床表现也有其特殊性。

(一)咬合错乱

咬合错乱是颌骨骨折最常见、最明显的症状，是判断有无骨折及骨折移位的重要依据，也是颌骨骨折治疗的主要内容之一。

咬合错乱是下颌骨骨折后，下颌体错位的结果。各部位骨折段的移位不同，随之引起的咬合错乱也不同。

(二)骨折段移位

下颌骨处于一种悬空状态，颌骨的位置受颌骨肌群的牵拉，处于一种动态平衡。骨折后，下颌骨的完整性遭受破坏，肌力平衡打破，必然导致下颌骨骨折段的移位。

如上所述，下颌骨骨折段的移位受以下几个因素的影响：①最主要是受肌肉收缩牵拉移位。骨折部位不同，附着的肌肉不同，移位的方向也不同。②骨折线的倾斜方向有时可阻挡骨段移位。③骨折段上牙的存在尤其是对颌牙有咬合者，可减少𬌗向移位。总之，各部位骨段移位有其规律性、相似性，同时又受其他诸因素的影响而有所不同。应结合临床检查和特殊检查，具体问题具体分析。

1.正中颏部骨折

此区有两个薄弱点：①正中联合是两侧下颌骨体在正中线上的结合部。②尖牙区因尖牙根长，致使该区骨质相对薄弱，容易在上述两个部位呈线性骨折。颏部是下颌骨的最前部，也是最突出部，极易受到撞击发生粉碎性骨折。

颏部骨折常见有：①单发的正中联合部线性骨折，由于骨折线两侧的肌肉牵引力对等，方向相反，常无明显移位。②颏部双线骨折，正中骨折段受颏舌肌的牵引向后下移位，舌随之后缩，但正中骨折段多呈梯形，舌侧窄，唇侧宽，后退受到一定限制。③颏部粉碎性骨折，舌后坠明显。加之粉碎性骨折创伤大，可能存在的口底血肿会加重舌及口底组织后缩，而且，两侧骨折段受下颌舌骨肌牵拉向中线移位，牙弓变窄，口底组织挤向后方，故此型骨折极易引起上呼吸道梗阻，呼吸困难，甚至窒息。

2.颏孔区骨折颏孔多位于根尖下方

一般把之间的下颌骨体称为颏孔区。颏孔区骨折的移位情况，可代表尖牙区、前磨牙区和磨牙区下颌体骨折的移位情况。该部位骨折移位，除受肌肉牵拉外还与骨折线的倾斜度有关。下颌体部骨折线，多数是由下颌下缘斜向上、前，由舌侧骨皮质斜向前外。

短骨折段由升颌肌群的牵拉向上移位，并受附着于内斜线后份的下颌舌骨肌牵拉向内移位，并在升颌肌群等诸肌的合力下，发生轻度内旋；长骨折段则主要受降颌肌群的牵拉向下、后移位，健侧下颌舌骨肌还牵拉骨折段略偏向患侧，造成患侧后牙早接触。前牙开𬌗。水平向也有错𬌗、有明显的咬合错乱。但如果骨折线从舌侧斜向前外侧，则水平向移位不明显；骨折线由上后斜向下前,则垂直向移位不明显。双侧下颌体骨折,移位情况同双侧颏部骨折,多有明显舌后坠和呼吸困难。

3.下颌角部骨折

单纯的下颌角部骨折,骨折线多由角部斜向前上,如果骨折线在咬肌和翼内肌附着区内,则多不发生移位;当骨折线在咬肌前缘,则有明显移位。短骨折段受升颌肌群牵拉向上前,长骨折段被降颌肌群拉向下后,向前的升支与下颌体部分重叠,压迫下牙槽神经血管束,伤者多有下唇麻木的症状。

4.髁突骨折

以髁突颈部骨折多见。折断的髁突被翼外肌拉向前内,位于颞下区较深的部位;下颌升支受升颌肌群的牵拉向上,出现典型的咬合紊乱;单侧髁突颈骨折时,患侧后牙早接触,前牙及健侧后牙开𬌗;双侧髁突颈骨折时,则为双侧后牙早接触,前牙开𬌗。由于髁颈骨折常伴下颌骨体部的骨折,移位情况则视具体伤情而定。

5.多发性骨折

下颌骨多发性骨折比较多见。

骨折片的移位和咬合关系的改变,因骨折段的多少、部位不同而有较大的差别。对其移位判断,一般情况下是:有肌肉附着的骨折段随肌肉牵引方向移位;无肌肉附着的骨折段,则沿暴力方向移位。当然,还要考虑骨折线方向,骨折段上牙的情况。真实的移位情况,靠临床检查和三维CT等特殊检查,综合分析。

6.喙突骨折

喙突骨折后,一般不发生移位,但因颞肌肌腱挫伤,可导致颞肌痉挛,出现张口受限。如果喙突折断,因颞肌牵拉向上移位至颞凹,移位至颞肌筋膜间隙内,骨折片在数周后,可由纤维结缔组织包裹,不会妨碍功能,可不处理。如果骨折片大,且明显侧方移位,可影响张口功能。经口内下颌升支前缘切开,取出骨折片,或将骨折片复位,骨内固定。

(三)下颌骨活动异常

下颌运动是整体运动,骨折后,则出现分段活动,即所谓的假关节活动。断端两侧的下颌骨、牙弓动度不一致,发生相对运动。

(四)张口受限

多因下颌运动时骨折断端摩擦而剧痛,咀嚼肌运动失调和反射性痉挛、颞颌关节创伤等,使下颌活动受限,不能张口,影响语言、进食和吞咽。

(五)呼吸困难

见于下颌体粉碎性骨折和双侧下颌体骨折,舌体、口底后坠出现呼吸困难。

(六)下唇麻木

下颌骨内有下牙槽神经,骨折断端的移位、摩擦或重叠,均可能压迫、损伤神经,出现患侧下唇麻木。

四、咬合错乱及对策

上、下颌牙在三维空间上的位置关系,是口颌系统在长期的咀嚼过程中形成和不断完善的结果。上、下颌骨固有的位置关系是正确的咬合关系的解剖学基础。下颌骨升颌肌群和降颌肌群在下颌骨静止状态和运动过程中受神经-肌肉系统的调节,协调作用,并在长期的功能活动中,将协调的肌张力记忆下来,使下颌骨处于正常的颌位,则是正确咬合关系的生物学基础。如果颌骨骨折出现移位,附着于颌骨上的牙齿必将随之移位,上、下颌牙的尖、窝对应关系将会出现颊舌水平向、前后向和垂直向的相对位移,出现早接触、开𬌗、反𬌗、锁𬌗和其他尖、窝位置关系紊乱,以及𬌗干扰和创伤𬌗,将严重影响咀嚼等一系列功能,创伤𬌗还会进行性加重牙周创伤,所以必须在骨折后采取措施,恢复正常咬合。

咬合错乱,是口腔颌面部骨折和牙脱位后最常见的症状,也是损伤治疗的主要内容,同时,也是伤后疗效的重要指标。口腔颌骨损伤后,如果出现单个牙的𬌗紊乱,多为牙脱位致单纯性的牙位改变;如果是相邻多个牙的𬌗紊乱,摇动一个牙,相邻牙同步运动,则可能是牙槽突骨折;如果一侧牙或全口牙咬合错乱,牙弓连续性中断,说明颌骨骨折并有错位。可以说,多数牙的咬合紊乱一定是颌骨骨折后错位的结果。

不同部位的骨折,因错位方向和程度不同,可出现不同的咬合紊乱。

不同程度的咬合紊乱,应采取不同的方法来纠正。损伤后立即出现的𬌗紊乱,多因牙、骨段的错位所致,牙、骨段的准确复位可以起到立竿见影的效果。颌间牵引复位和颌间固定可以保证伤后恢复良好的咬合关系。如果因为治疗上的偏差或治疗时机的延误,造成颌骨的错位愈合,轻度错位形成的轻度错𬌗,可通过调𬌗纠正错𬌗;如果再严重一点,则必须通过正畸方法,才能纠正错𬌗;如果下颌磨牙颊尖与上颌磨牙舌尖呈尖尖相对,甚至无咬合,则必须重新切断骨折处或行正颌外科手术,重建上、下颌骨的正常位置关系,方能重建正常的咬合关系。有时,需根据具体伤情,综合采用上述多种方法,方能获得完善的咬合。

调𬌗是矫正轻度咬合紊乱的主要手段,简便、易行,不增加患者的痛苦,易被患者接受。

(李明旭)

第四节　牙与牙槽骨损伤

牙及牙槽骨损伤较常见,可以单独发生,也可以和颌面其他损伤同时发生。前牙及上颌牙槽骨,因位置较突出,容易受到损伤。

一、牙挫伤

(一)临床表现与诊断

牙挫伤主要是直接或间接的外力作用使牙周膜和牙髓受损伤。由于伤后可发生创伤性牙周膜炎,特别是接近根尖孔处,血管常发生破裂、出血,致使患牙有明显叩痛和不同程度的松动。自觉牙伸长,对咬合压力和冷热刺激都很敏感等。如同时有牙龈撕裂伤,则可有出血及局部肿胀。损害轻者,尤其是青少年患者,损伤多可自行恢复,若损伤较重,甚至根尖孔处主要血管撕裂,则引起牙髓坏死,在临床上表现为牙冠逐渐变色,牙髓活力由迟钝渐渐变为无活力反应。偶然也可以出现牙髓炎症状。此种坏死的牙髓有时除牙冠变色外,可以终生不出现症状,也无危害。但也可以发生继发性感染,并引起根尖周围组织的急性或慢性炎症。

(二)治疗

牙挫伤的治疗比较简单,轻者可不做特殊处理。损伤较重者应使患牙得到休息,在1~2周内避免承受压力,可调磨对殆牙,使其与患牙不接触,也不要用患牙咀嚼食物。如果牙松动较明显,可作简单结扎固定。创伤牙齿定期观察,每月复查 1 次。半年后若无自觉症状,牙冠不变色,牙髓活力正常,可不必处理;如牙冠变色,牙髓活力不正常时,应考虑做根管治疗。

二、牙脱位

较重的暴力撞击可使牙齿发生部分脱位和完全脱位。

(一)临床表现与诊断

牙在牙槽窝内的位置有明显改变或甚至脱出。牙部分脱位,一般有松动、移位和疼痛,而且常常妨碍咬合;向深部嵌入者,则牙冠暴露部分变短,位置低于咬合平面。完全脱位者牙已脱离牙槽窝,或仅有软组织粘连。牙脱位时,局部牙龈可有撕裂伤与红肿,并可伴有牙槽突骨折。

(二)治疗

牙脱位的治疗,以尽量保存牙为原则。如部分脱位,不论是移位、半脱位或嵌入深部,都应使牙恢复到正常位置,然后固定 2～3 周;如牙已完全脱落,而时间不长,可将脱位的牙进行处理后再植。脱位固定的牙要定期复查,当牙冠变色或牙髓活力迟钝时,应做根管治疗。

牙脱位固定的常用方法有以下几种。

1.牙弓夹板固定法

先将脱位的牙复位,再将牙弓夹板弯成与局部牙弓一致的弧度,与每个牙相紧贴。夹板的长短,根据要固定的范围而定。原则上牙弓结扎的正常的固位牙数应大于脱位牙的两倍,注意应先结扎健康牙,后结扎脱位牙。所有结扎丝的头,在扭紧后剪短,并推压在牙间隙处,以免刺激口腔黏膜。

2.金属丝结扎法

用一根长结扎丝围绕损伤牙及其两侧 2～3 个健康牙的唇(颊)舌侧,作一总的环绕结扎;再用短的结扎丝在每个牙间作补充垂直向结扎,使长结扎丝圈收紧,对单个牙的固定用"8"字结扎法。

三、牙折

牙折常由于外力直接撞击而产生;也可因间接的上、下牙相撞所造成。平时由于跌伤致使上前牙、特别是上中切牙的折断为最多见。

(一)临床表现与诊断

按解剖部位,牙折可分为冠折、根折和冠根联合折 3 类。冠折又可分为穿通牙髓与未穿通牙髓两种。冠根联合折也有斜折和纵折两类。冠折如穿通牙髓,则刺激症状明显;未穿通牙髓者,可有轻微的感觉过敏,或全无感觉异常。根折的主要特点是牙松动和触、压痛,折断线愈接近牙颈部,则松动度愈大;如折断线接近根尖区,也可无明显的松动。冠根联合折断,可见部分牙冠有折裂、活动,但与根部相连,在冠部可察见裂隙,并有明显咬合痛或触压痛。测牙髓活力、摄牙X 线片等有助于对牙折的诊断。

(二)治疗

根据牙折的不同类型,采用不同的治疗方法。切缘折断少许只暴露牙本质者,可将锐利边缘磨去,然后脱敏治疗。切缘折断较多,但未露牙髓时,也可用上法保护断面。观察数月后如无症状,即可用套冠或光固化树脂修复缺损部分。牙冠折断已露牙髓,或在牙颈部折断但未到牙龈下时,应行根管治疗,然后用桩冠修复缺损部分。根折可用牙弓夹板或金属丝结扎固定,或用根管钉插入固定。冠根联合纵折,如有条件可行根管治疗后用套冠恢复其功能,否则可拔除。

四、乳牙损伤

乳牙损伤的处理有一定的特殊性,因保存正常的乳牙列,对今后恒牙萌出,颌面部发育及成长都很重要。因此,应当尽量设法保留受损伤的乳牙。

(一)临床表现与诊断

乳牙损伤的部位,多见于乳前牙,特别是上颌乳前牙。其损伤类型亦可分冠折、根折、嵌入、半脱位及脱位等,但以嵌入及半脱位为最多见。

(二)治疗

冠折、根折的处理与恒牙大体相同。儿童乳前牙因损伤而半脱位,若无感染,又距恒牙萌出尚有一定时间,可在局麻下用手法复位,然后用金属丝结扎固定。如有感染,则常需拔除。对向唇侧或腭侧半脱位或脱位的乳前牙,可应用牙弓夹板固定,并应调𬌗,使其暂时脱离咬合关系。

乳前牙因损伤牙冠嵌入牙槽内 $1/3 \sim 2/3$ 者,可应用抗炎药物,预防感染,等待其再萌出;如牙冠完全嵌入,又无感染,复位后固定 $6 \sim 8$ 周;如牙周组织破坏,并有感染者,则应拔除。损伤后经保存疗法处理的乳牙,应严密观察 $3 \sim 6$ 个月,如发现牙髓坏死,应施行根管治疗,但一般只限于前牙;对嵌入的乳牙,应观察对恒牙的萌出有无影响。凡乳牙损伤需要拔除者,4 岁以上儿童,为了防止邻牙向近中移动致恒牙萌出错位,应该做牙列间隙保持器,以保证未来的恒牙列排列整齐,获得正常的咬合关系。

五、牙槽突骨折

牙槽突骨折常因外力直接作用于局部的牙槽突而引起。多见于上前牙,可以单独发生,也可以伴有上、下颌骨或其他部位骨折和软组织损伤。

(一)临床表现与诊断

牙槽突骨折常伴有唇组织和牙龈的肿胀及撕裂伤。骨折片有明显的移动度,摇动单个牙,可见邻近数牙随之活动。出现这一症状,即可证实该部位牙槽突已折断。骨折片移位,取决于外力作用的方向,多半是向后向内移位,从而引起咬合错乱。较少发生嵌入性骨折。牙槽突骨折多伴有牙损伤,如牙折或脱位。在检查时,要注意牙槽突骨折线平面的部位,以便能够及时地诊断出是否存在牙根和上颌窦壁的骨折。为此,可拍摄颌骨正位或侧位 X 线片以助诊断。

(二)治疗

牙槽突骨折的治疗,首先应将移位的牙槽骨恢复到正常的解剖位置,然后根据不同情况,选择适当的固定方法。一般牙槽突骨折,在复位后常选用金属丝牙弓夹板结扎、固定 $2 \sim 3$ 周,如不能立即复位者,也可做牵引复位固定。

(吴 思)

第五节　全面部骨折

全面部骨折主要指面中 1/3 与面下 1/3 骨骼同时发生的骨折。多由于严重的交通事故、高空坠落和严重的暴力损伤造成。由于面骨维持着面部轮廓,一旦发生多骨骨折,面形则遭到严重破坏,且经常累及颅底和颅脑、胸腹脏器和四肢。

一、临床表现

(一)多伴有全身重要脏器伤

首诊时患者常有明显的颅脑损伤症状,如昏迷、颅内血肿以及脑脊液漏等;腹腔脏器如肝脾损伤导致的腹腔出血、休克等;颈椎、四肢和骨盆的骨折。

(二)面部严重扭曲变形

由于骨性支架破坏,面部出现塌陷、拉长和不对称等畸形;可有眼球内陷,运动障碍,眦距不等,鼻背塌陷等改变,严重时常有软组织的哆开或撕裂伤。

(三)咬合关系紊乱

全面部骨折最明显的改变是咬合错乱,患者常呈开𬌗、反𬌗、跨𬌗等状态,伴有张口受限等症状。

(四)功能障碍

患者常伴有复视甚至失明,眶下区、唇部的感觉障碍等。

二、诊断

全面部骨折在首诊时必须早期对伤情做出正确判断,应首先处理胸、腹、脑、四肢伤以及威胁生命的紧急情况,优先处理颅脑伤和重要脏器伤。昏迷的伤员要注意保持呼吸道通畅,严禁作颌间结扎固定,严密观察瞳孔、血压、脉搏和呼吸等生命体征的变化。及时处理出血,纠正休克,解除呼吸道梗阻。

全面部骨折的诊断通过详细的检查与辅助检查不难做出,但由于涉及诸多骨骼骨折,普通平片和 CT 常常容易漏诊,因此常选用更先进的三维 CT 重建,其优点是提供的信息更详细,骨折部位、数量、移位方向一目了然,结合平片可全面了解骨折的全貌。

三、治疗

此类骨折的专科手术应在伤员全身情况稳定、无手术禁忌证后进行。

(一)手术时机

应争取尽早行骨折复位固定,手术可在伤后 2~3 周内进行。可一次手术或分期手术。如伤员伤情稳定,经过充分准备,可与神经外科、骨科联合手术,处理相关骨折。需要指出的是,由于伤情涉及多个专业,所以处理这类伤员时,既要分轻重缓急,又要相互协作,避免延误治疗,给后期手术带来困难。

（二）手术原则

恢复伤员正常的咬合关系；尽量恢复面部的高度、宽度、突度、弧度和对称性；恢复骨的连续性和面部诸骨的连接，重建骨缺损。

（三）骨折复位的顺序

全面部骨折后，常使骨折的复位失去了参照基础，因此复位的顺序和步骤显得非常重要，术前要有成熟的考虑，多采用自下而上或自上而下、由外向内复位的原则，具体要考虑上、下颌骨骨折段的数量、移位的程度、牙存在与否等因素决定。对于有牙颌伤员，复位首先考虑的问题是咬合关系的恢复，先做容易复位、容易恢复牙弓形态的部位，找到参照基础后，再以其他部位的咬合对已复位的咬合关系。

如上颌骨无矢状骨折，牙列完整，而下颌骨骨折错位严重，牙丢失多，可先复位上颌骨，然后用下颌对上颌，恢复正确的咬合关系，最后复位颧骨颧弓和鼻眶骨折。下颌骨因为骨质较厚，强度大，发生粉碎性骨折的黏结较上颌骨少，容易达到较精确的复位与固定，形态恢复较容易，所以也可以先行下颌骨复位后再行上颌骨复位，当上、下颌骨的咬合关系重建后，以颌间固定维持咬合关系，接下来复位颧骨颧弓骨折，恢复面中部的高度、宽度及侧面突度的对称性，最后复位鼻-眶-筛骨折、眶底骨折和内眦韧带（图 8-1）。程序性复位固定在全面部骨折是很好的方法。但对无牙颌伤员则不适用，此时，可根据情况利用原来的义齿参照进行复位，或尽量进行比较接殆近关系的骨折复位。

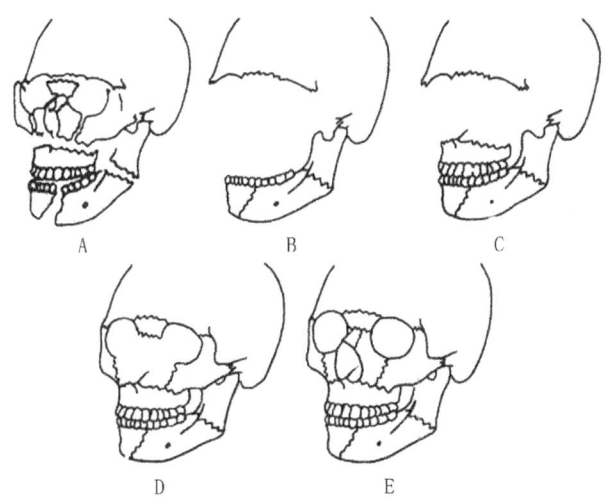

图 8-1 自下而上的全面部骨折复位

A.全面部骨折；B.复位下颌骨骨折；C.复位上颌骨骨折，复位咬合关系；D.复位颧骨颧弓骨折；E.复位鼻眶筛骨折

（四）手术入路

严重的全面部骨折的手术切口应综合设计，如面部有软组织开放创口，可利用创口作骨折的复位内固定。闭合性骨折时，一般上面部和中面部骨折采用全冠状切口，可加用睑缘下切口，下颌骨根据骨折部位选择口外局部切口或口内切口。这样几乎可暴露全面部骨折线，进行复位与固定。全面部骨折常需要植骨，冠状切口可就近切取半层颅骨作为植骨材料，用以修复眶底、上颌骨缺损，可免除另开手术区的缺点。

（李明旭）

第六节 口腔颌面部畸形

一、唇裂

(一)概述

唇裂是胚胎期上颌突与球状突未融合或融合不全所致的口腔颌面部常见的先天性畸形。

(二)临床表现

(1)先天性上唇部分或全部裂开,形成面部畸形。

(2)部分患者伴有吸吮及喂养困难。

(3)部分患者伴有腭裂及语音障碍。

(4)部分患者伴有四肢及其他器官畸形。

(三)诊断要点

(1)上唇裂开,可为完全性裂,也可为不完全性裂;可为单侧裂,也可为双侧裂。

(2)有的上唇皮肤与黏膜完整,但肌发育或连接不全,造成红唇黏膜嵌入白唇皮肤、白唇皮肤凹陷、红唇切迹,称为微小型唇裂。

(3)同时伴有鼻孔、鼻翼、鼻小柱不同程度的异常。

(四)治疗原则及方案

(1)采用外科手术,关闭唇部裂隙,同期行鼻畸形矫正,恢复接近正常的唇鼻部解剖形态。

(2)可在患儿出生后即行术前正畸治疗,以提高唇裂一期整复的效果。

二、腭裂

(一)概述

腭裂是胚胎期腭突融合不全或完全不融合所致的口腔颌面部常见的先天性畸形。

(二)临床表现

(1)先天性腭部部分或完全裂开。

(2)进食困难,吮吸无力。

(3)进食时有液体从鼻腔流出。

(4)语音不清,伴程度不等的鼻音。

(5)部分患者伴有唇裂。

(6)部分患者伴有四肢及其他器官畸形。

(三)诊断要点

(1)腭部裂开,可为完全性裂,也可为不完全性裂;可为单侧裂,也可为双侧裂。

(2)有的为黏膜下裂(隐裂),腭部未见明显裂隙,腭中缝可见发蓝的菲薄黏膜。

(3)完全性腭裂常伴有牙槽突裂及唇裂,牙列错乱。

(4)随着年龄增长,常伴有上颌骨发育不足、面中部凹陷畸形。

(四)治疗原则及方案

(1)在有条件的情况下,采取综合的序列治疗。

(2)采用外科手术,尽量在1岁前关闭腭部裂隙,重建良好的腭咽闭合。

(3)牙槽突裂通过植骨术修复缺损。

(4)配合正畸治疗,矫治牙列错乱。

(5)成人的颌骨畸形可用正畸及正颌外科手术矫治。

(6)通过语音治疗,提高腭裂术后语音效果。

(7)不宜行外科治疗或局部组织缺损严重无法手术修复者,可用腭托、腭咽阻塞器等矫形修复治疗。

三、唇腭裂继发鼻畸形

(一)概述

由于唇裂导致鼻部结构发育异常及异位肌肉牵拉造成鼻部畸形。

(二)临床表现

(1)单侧唇裂鼻畸形可表现为裂隙侧鼻翼外展、鼻翼塌陷、鼻小柱偏斜。

(2)双侧唇裂鼻畸形可表现为鼻尖扁平、鼻小柱短小、鼻翼塌陷、鼻底宽大。

(三)诊断要点

(1)伴随单侧或双侧唇裂出现的鼻外形异常,如鼻翼塌陷、鼻小柱偏斜、双侧鼻孔不对称等。

(2)某些微小型唇裂伴发的鼻畸形严重程度往往超过唇部畸形程度。

(四)治疗原则及方案

(1)在唇裂初期整复的同时,对鼻畸形进行整复,消除异位肌肉的异常牵拉,复位异位鼻翼软骨。

(2)对于唇裂术后继发鼻畸形的整复,在15周岁以前,可采用鼻翼软骨解剖悬吊复位固定的方法整复;15周岁以后,严重的鼻畸形可采用软骨移植,重建鼻支架的方法整复。

四、腭咽闭合功能不全

(一)概述

先天或后天性因素导致的腭咽闭合功能不全,后者可因口腔肿瘤手术或口腔颌面部放射治疗后组织瘢痕牵缩所致。

(二)临床表现

(1)多见于年龄较大才接受腭裂手术者,软腭裂手术后较常见。

(2)肿瘤术后或外伤后常有口腔形态的异常。

(3)语音不清晰,表现为过度鼻音。

(4)先天性腭咽闭合功能不全者可伴有先天性心脏病,或者轻度弱智症状。

(三)诊断要点

(1)软腭过短,或者腭咽腔过深,有的软腭区有广泛瘢痕组织,发"啊"音时,软腭、咽侧活动度差。

(2)过度鼻音,会话时语音清晰度差。

(3)冷镜检查:鼻底雾气≥3 cm,吹水泡试验≤5秒。

(4)鼻咽纤维内镜,计算机语音图像分析有助于明确诊断。

(四)治疗原则及方案

(1)采用手术,改善腭咽闭合功能。术后结合语音治疗。

(2)也可选用发音辅助器进行非手术治疗。

五、牙槽突裂

(一)概述

牙槽突裂是由于胚胎期球状突与上颌突融合障碍所致的先天性畸形。

(二)临床表现

(1)牙槽突裂开,形成缺损。

(2)饮水时,患侧鼻孔常有水流出。

(3)常与完全性唇腭裂相伴发。

(4)常伴牙列畸形,影响面容及咀嚼功能。

(三)诊断要点

(1)牙槽突裂开,可为完全性,也可为不完全性;可为单侧裂,也可为双侧裂。

(2)有的表现为牙槽突线状缺损或是轻度凹陷,未见裂隙,黏膜完整者,称为隐裂。

(3)鼻翼基底部失去骨支持而出现不同程度鼻翼基底凹陷畸形。

(4)裂隙边缘常有乳牙滞留,牙错位萌出或畸形牙。

(5)X线片可见牙槽突有骨质缺损,阴影降低区。

(四)治疗原则及方案

(1)手术治疗为主,通过植骨使牙槽突恢复骨的连续性和关闭软组织裂隙。

(2)配合正畸治疗,改善关系。

(3)植骨、正畸治疗后尚存在牙间隙者,可用义齿修复来恢复缺失牙,关闭牙间隙。

六、面横裂

(一)概述

面横裂是由于胚胎期上颌突与下颌突未能完全融合所致的先天性面裂畸形。

(二)临床表现

(1)单侧或双侧口角不同程度的裂开。

(2)单侧裂者表现为两侧口角不对称,双侧裂者表现为巨口症。

(3)可伴颜面其他发育畸形。

(4)吸吮功能异常,流涎。

(三)诊断要点

(1)口角颊部呈水平裂开,可为单侧,也可为双侧。

(2)可伴其他第一鳃弓的发育畸形,如颜面部一侧发育不良,耳前瘘管及副耳等畸形。

(3)部分患者伴有其他畸形,如多指(趾)、上睑下垂等。

(四)治疗原则及方案

(1)手术治疗,行面横裂整复术。

(2)伴有下颌骨生长发育畸形者,应考虑行颌骨畸形矫正。

七、正中裂

(一)概述
正中裂是胚胎期两侧球状突或下颌突未能正常融合所致的先天性畸形。

(二)临床表现
(1)多发生于上唇,下唇较少见。

(2)上唇或下唇正中裂,面部畸形。

(三)诊断要点
(1)裂隙在面部中线,表现为不完全裂或完全裂。

(2)上唇正中裂常合并鼻畸形,鼻部有纵向裂沟,鼻小柱增宽。鼻孔不对称,鼻中隔缺损,鼻翼软骨移位或发育不全,偶可形成双重鼻。

(3)下唇正中裂多数只发生于下唇软组织,少数病变累及下颌骨、口底、舌等部位。

(四)治疗原则及方案
(1)手术治疗,行唇部裂隙关闭术。伴有鼻畸形者,行鼻畸形矫正术。

(2)合并骨质缺损的下唇正中裂常需行植骨术修复。

八、面斜裂

(一)概述
面斜裂是由于胚胎期上颌突与侧鼻突未能融合所致的先天性畸形。

(二)临床表现
(1)自上唇经人中外侧至鼻底或绕过鼻翼至眶底中部,甚至向上延伸达上睑和前额的面部裂隙畸形,严重影响面容。

(2)可同时伴有其他部位的畸形,如并指、先天性心脏病等。

(三)诊断要点
1.不完全性鼻眶裂

(1)鼻全裂:鼻翼上方有洞穿性缺损。

(2)鼻侧裂:鼻翼有缺损,鼻中隔前部暴露,同侧眼裂由外上向内下倾斜。

2.不完全性口眶裂

除不完全性鼻眶裂的表现外,同时伴有唇裂。

3.完全性鼻眶裂

裂隙由眶部斜向鼻腔,鼻下部外侧壁缺损,鼻翼发育不全或全鼻发育不全。

4.完全性口眶裂

裂隙自一侧唇红缘开始向上沿鼻唇沟到同侧内眦或下睑,眼眶缺损直达腭部,眼球下移到裂隙中。

(四)治疗原则及方案
(1)采用手术修复缺损,根据畸形程度和缺损范围设计,采用"V-Y"改形术,局部旋转皮瓣和"Z"成形术等方法进行修复。

(2)眶底骨质严重缺损者,行植骨修复。

(3)合并泪囊炎者先行泪囊摘除术,可请眼科医师参与或完成矫正睑裂;泪道再造,复位内眦韧带和外眦韧带。

九、先天性唇瘘

(一)概述

先天性唇瘘是由于在胚胎发育期下颌突融合处两侧的胚胎侧沟未闭,或由于胚突融合处残留上皮所致的先天性畸形。

(二)临床表现

(1)上下唇均可发生,以下唇多见。

(2)可有家族史。

(3)常伴有唇腭裂畸形。

(4)瘘口可有黏液性分泌物;继发感染时,瘘管溢脓。

(三)诊断要点

(1)下唇唇窦常为两个并列的瘘管,位于黏膜近皮肤交界处。

(2)上唇唇窦多为单发性中线瘘管,位于上唇唇珠、唇红缘、人中凹或鼻小柱基底处。

(3)可同时在窦道内伴发黏液囊肿。

(四)治疗原则及方案

(1)手术治疗,完整切除全部瘘管。

(2)瘘管范围较广,反复感染者,由于切除范围较大,术后可能出现下唇畸形,可考虑行二期下唇整复术。

十、双唇

(一)概述

双唇亦称重唇,为少见的先天性发育畸形,也有学者认为与内分泌功能紊乱有关。

(二)临床表现

(1)青春期较为多见,少数患者可有家族史。

(2)上唇多见,上唇黏膜肥厚,大张口或笑时尤为明显。

(三)诊断要点

(1)唇黏膜肥厚,大张口或笑时,可见上唇黏膜内侧出现不同程度多余的黏膜组织,酷似又一唇红。

(2)黏膜色泽、质地均与正常无异。

(3)有的患者伴有上睑松弛、单纯性甲状腺肿大,为 Ascher 综合征。

(四)治疗原则及方案

手术切除多余黏膜组织,矫正畸形。

十一、唇、舌系带畸形

(一)概述

先天性或后天性因素所致的唇、舌系带形态及附着异常。

(二)临床表现

(1)后天性者可有拔牙、外伤或手术史。

(2)上唇运动受限,中切牙之间的间隙过大,常伴牙列不齐。

(3)舌前伸运动受限,语音欠清晰。

(4)老年人牙槽突萎缩所致舌系带附着异常者,义齿固位差。

(三)诊断要点

(1)系带附着过低,基底部较宽。

(2)唇运动受限,中切牙之间的间隙过大,常伴牙列不齐。

(3)舌外伸活动受限,伸舌时舌尖部呈 W 形。

(4)系带宽,有的患者系带两侧可见黏膜糜烂。

(5)口腔颌面外伤或肿瘤术后瘢痕挛缩所致者,可见局部瘢痕。

(四)治疗原则及方案

(1)手术治疗行系带矫正术。

(2)舌系带过短与儿童的语音不清者可不必早期矫正。

(3)宽大或肥厚的唇系带有时需行部分切除术。

十二、宽面综合征(下颌角、咬肌肥大)

(一)概述

宽面综合征常见于东方人。往往是下颌角与咬肌肥大同时存在,很少见两者之一单独发病者。

(二)临床表现

(1)常为双侧性,单侧病变较少。

(2)一般无明显自觉症状,少数患者有咀嚼时局部痛感或伴有轻度的张口受限。可伴有夜磨牙、紧咬牙,或偶发性咬肌痉挛。

(3)双侧性者,面下 1/3 横径明显增宽,面呈方形,但常表现为两侧不对称。单侧性者仅表现为患侧面下 1/3 横径增宽,而两侧不对称很明显。

(4)患者下颌角部向后、向下及向外侧突出,常伴有以颏部发育不足为特征的面下 1/3 短小。

(三)诊断要点

(1)有较长的病史(数年以上),但在成年时始引起注意。青年女性为多。一般无疼痛等自觉症状,病变恒定,不随病程发生变化。

(2)症状及体征:①双侧肥大者,面下 1/3 明显增宽,下颌角部明显向外、后及下方突出,呈方面形,颏部短小。②张口度及关系正常,多呈安氏Ⅰ类。③局部皮肤色、质正常。扪诊咬肌部平滑,无结节、包块,肌质柔软如常,在咬肌下颌角附着部明显肥厚。患者咬合时可见肥厚隆起的咬肌,扪之可触及紧贴下颌角而不移动呈块状的肌团,有隆起的肌索感。④双手触诊可查出下颌角明显肥大、外突。

(3)拍头颅正、侧位 X 线定位片及全口牙位曲面体层 X 线片(全景片),必要时可拍 CT 或三维立体 X 线片。病变为双侧性者,两侧下颌角外突,下颌角宽距(G0-G0)增宽,下颌平面角(SN-MP 的交角)可能变小。单侧病变者两侧下颌支不对称,患侧下颌角点外移。

(4)本病需与腮腺肿瘤、慢性腮腺炎,血管、淋巴管畸形,颌骨肿瘤,低毒性慢性边缘性下颌骨骨髓炎及嗜酸性粒细胞增生性淋巴肉芽肿、巨细胞肉芽肿等相鉴别。

(四)治疗原则及方案

(1)本病主要采用手术治疗,其适应证为自觉症状明显,畸形显著,患者要求迫切或因职业特点需要改善容貌者。

(2)术前按正颌外科手术的设计程序,拍患者的正侧位照片,并进行 X 线头影(正、侧位)测量分析,据此拟定手术治疗方案,预测疗效,并征得患者及其家属的理解和同意。

(3)可根据患者情况及要求采用经口内入径行下颌角及咬肌肥大整复术。对下颌角及咬肌肥大同时伴有颏部发育不足者,可加用经口内颏部水平骨切开前徙术。

(4)有心理障碍者需在术前进行心理测试和治疗。

十三、下颌前突

(一)概述

下颌前突又称真性或骨性下颌前突,是一种下颌骨发育过度的病变,常由遗传和环境因素引起。可以单独存在亦可与上颌发育不足同时并存。可有家族史。

(二)临床表现

(1)病情发展缓慢,随年龄增长,下颌前突畸形逐渐明显,青春发育期更为显著。一般无疼痛等自觉症状。

(2)口角平面以下的面下部,尤以颏部明显前突,前后径增长,面下 1/3 比例增大。多数为双侧对称性前突,亦可是单侧患病,而表现为向健侧偏斜的偏颌畸形。

(3)双侧者前牙呈明显反颌。下前牙呈代偿性舌向倾斜,上前牙呈唇向倾斜,可能伴开颌。

(4)张口运动基本正常,常有咀嚼及语言功能障碍。

(三)诊断要点

(1)下颌向前突出,表现为口角平面以下的面下部,尤以颏部明显前突。前牙反颌,后牙呈安氏Ⅲ类(近中)关系。

(2)面下 1/3 增长,软组织颏部最前点(颏前点,Po)前移。

(3)侧位头影测量显示∠SNA 正常,∠SNB 大于正常,∠ANB 小于正常或为负角。

(4)本病应与临床表现为前牙反颌的错颌畸形,上颌发育不足而下颌发育正常的假性下颌前突,以及下颌前突伴有上颌发育不足的双颌畸形相鉴别,以免发生治疗设计上的错误。同时应与各种脑垂体功能亢进引起的巨颌症鉴别。

(四)治疗原则及方案

(1)手术是唯一能矫治该类畸形的方法。其治疗目标应争取功能与容貌俱佳的效果。①手术应安排在骨骼发育成熟后的年龄施行。②采取正颌外科手术与正畸联合治疗。③必须进行术前的 X 线片及头影测量,头面部拍照,制作咬合石膏模型,以明确诊断、列出问题,并作为拟定治疗计划的依据。④治疗方案必须征得患者及家属的同意与配合。⑤有心理障碍者需在术前进行心理测试和治疗。

(2)术前正畸治疗,前牙去代偿,排齐牙列等。

(3)正颌手术首选下颌支手术,仅有少数病例可考虑下颌体部手术。手术包括下颌支斜行(或垂直)骨切开术后退下颌;下颌支矢状劈开术后退下颌;下颌体骨切开后退术。可根据不同个体选用。

(4)康复治疗,恢复张口、咀嚼等口颌系统功能。

(5)术后正畸,调整颌关系,保持术后颌骨的稳定性。

十四、下颌后缩

(一)概述

下颌后缩,亦称小下颌畸形,是一种下颌发育不足所致的畸形,可由先天性、发育性或出生后罹患某种疾病引起。如下颌骨外伤、骨髓炎、颞下颌关节强直等引起的继发性下颌骨发育障碍所致。下颌后缩可以单独发病亦可与上颌前突等畸形同时并存。

(二)临床表现

(1)逐渐发病,进展缓慢,随年龄增长至青少年期,下颌后缩畸形日益明显。

(2)面下 1/3 比例变小,特别是口角平面以下明显后缩,颏部后退,下唇随之向后下,严重者呈鸟喙状畸形。上下唇不能正常闭合。

(3)牙弓缩小后退,前牙无咬合或呈深覆𬌗、深覆盖,下前牙唇侧倾斜,后牙呈远中𬌗(安氏Ⅱ类)关系。

(4)双侧颞下颌关节强直所致小下颌畸形者,发病年龄越小,其下颌发育不足后缩程度越严重;其他原因(如外伤感染)引起的继发性小下颌畸形,则伴有相应的其他症状。

(5)严重的下颌后缩多伴有阻塞性睡眠呼吸暂停低通气综合征。

(三)诊断要点

(1)面下 1/3 缩短,软组织颏部最前点(颏前点,Po)后移。牙弓缩小后退,前牙无咬合或呈深覆𬌗,下前牙唇侧倾斜,后牙呈远中关系。

(2)侧位头影测量显示,∠SNA 正常,∠SNB 小于正常,∠ANB 大于正常。

(3)双侧颞下颌关节强直或骨折、骨缺损或骨髓炎死骨摘除后引起的小下颌畸形,在 X 线片上可见相应的病理改变。

(4)本病有别于其他小下颌先天性综合征,如 Pierre-Robin 综合征;下颌、眼、面、颅骨发育不全综合征;下颌面骨发育不全综合征等。

(四)治疗原则及方案

(1)基本同下颌前突治疗原则及方案。

(2)手术年龄需根据引起小下颌畸形的原因和手术类型而定,对颞下颌关节强直所致的小下颌畸形,手术可分阶段早期进行,即先行颞下颌关节成形术,然后进行下颌前伸术;但也可于关节成形术时同期行下颌前伸术。对采用牵张成骨术矫治小下颌者,亦可在生长发育期施术。

(3)术前正畸治疗前牙去代偿,排齐牙列。

(4)以下方案可选择:①双侧经口内下颌支矢状劈开术前伸下颌,必要时辅以颏部水平骨切开前徙术,达到良好美容效果;②牵张成骨术延伸下颌;③对双侧颞下颌关节强直引起的小下颌畸形伴阻塞性睡眠呼吸暂停低通气综合征患者,可同期施行自体骨移植颞下颌关节成形下颌前伸术。

(5)有心理障碍者需在术前进行心理测试和治疗。

十五、颏部后缩

(一)概述

颏部后缩是一种下颌骨颏部发育不足畸形,是亚洲人较常见的一种颌骨发育畸形。可以单独存在,亦可与小下颌畸形等同时并存。

(二)临床表现

(1)畸形病变出现缓慢,随个体生长发育至青少年期逐渐明显。一般无自觉症状,但因影响面容,患者多有不同程度的心理障碍。

(2)单纯颏部发育不足者,仅表现以颏部后移、变短、缩窄为特征的面下 1/3 变短。如伴有小下颌畸形,则可出现相应的临床症状和体征。

(三)诊断要点

(1)面下 1/3 变短,颏部后移,变短缩窄,单纯性颏部后缩者为 AngleⅠ类。

(2)单纯颏部后缩者面下 1/3 略短,但颏前点(Po)后移。

(3)侧位头影测量显示,∠SNA 正常,∠SNB 正常或略小于正常,∠ANB 正常或略大于正常。

(4)主要应与下颌发育不足引起的小下颌后缩畸形鉴别。

(四)治疗原则及方案

(1)单纯的颏部后缩畸形主要采用手术治疗。发育性的颏部后缩畸形矫治手术宜在骨骼发育成熟后的年龄施行。

(2)主要采用颏成形术,经口内颏部水平向骨切开术前徙颏部。如伴有颏部中点有偏移者,可同时旋转切开的骨段以矫治颏部后缩与偏移;如颏部后移伴有严重短缩,则可在前徙颏部骨段的同时于骨切开上下断面之间植骨,以增高颏部的上下径。

(3)有心理障碍者应做心理测试和心理治疗。

十六、上颌前突

(一)概述

上颌前突是由遗传和环境因素所致的发育异常。主要是指上颌前部牙槽突发育过度伴随上颌前牙的前突畸形。全上颌骨前突者罕见。

(二)临床表现

(1)与其他发育性牙颌面畸形相似,随年龄增长至青少年期,上颌前突畸形逐渐明显。

(2)面中份前突,有的伴有面中部增长,上下唇不能闭合,上前牙及牙龈外露。

(3)上前牙超突或呈深覆𬌗,重者上前牙排列呈扇形。

(4)一般为安氏Ⅰ类,如伴有下颌后缩则为安氏Ⅱ类。

(三)诊断要点

(1)凸面型,面中份前突,上下唇不能闭合,上前牙超突或呈深覆𬌗、深覆盖。鼻唇角变小。

(2)侧位头影测量显示,∠SNA 大于正常(前突不重者亦可为正常),∠SNB 正常,∠ANB 大于正常;软组织测量的鼻底点(Sn)前移。

(3)主要应与下颌发育不足后缩畸形及上颌前突伴下颌发育不足后缩畸形相鉴别。下颌发育不足表现为安氏Ⅱ类,∠SNB 小于正常。同时应与罕见的全上颌骨发育过度鉴别。

(四)治疗原则及方案

(1)轻度上颌前突可采用正畸治疗,成人明显的上颌前突均宜采用正颌手术治疗。

(2)术前正畸治疗根据头影测量需行手术者,一般应进行正畸治疗,包括前牙去代偿及排齐牙列等。

（3）正颌手术主要采用上颌前部骨切开术后退上颌前部骨段。可供选择的方案：①上颌前部骨切开后退术或上颌骨 Le Fort Ⅰ型截骨术上抬后退；②如上颌前突伴有下颌颏部发育不足后缩者，需在方案①的基础上同期进行颏部水平骨切开前徙术；③如同时伴有小下颌畸形者，应在方案①的基础上，同期进行下颌支矢状骨劈开术前徙下颌。

（4）有心理障碍者需在术前进行心理测试和治疗。

十七、上颌后缩

（一）概述

上颌后缩主要是指原发性的上颌骨先天发育不足所致畸形，某些先天性发育畸形，如唇腭裂，特别是双侧完全性唇腭裂患者常致上颌发育不足。亦可由后天各种致病因素引起，如上颌骨骨折错位愈合，特别是年幼时行腭裂整复术等继发原因所致。如继发原因发生的年龄越小，则随年龄的增长引起的上颌后缩畸形越严重。

原发性的单纯上颌后缩少见，临床与下颌发育过度同时并存者多见。

（二）临床表现

（1）先天性上颌发育不足者，一般病程进展缓慢，至青少年期逐渐明显。后天性上颌后缩畸形者，必有始发病因。

（2）面中 1/3 凹陷，垂直距离变短，上唇后缩上下唇紧闭，无正常的唇间间隙，鼻部后移。

（3）前牙或全口牙均呈反颌，安氏Ⅲ类，上前牙唇向代偿性倾斜，下前牙舌向代偿性倾斜，如同时伴发下颌发育过度者，前述咬合异常更为明显。

（4）常有发音（特别是唇齿音）不清，咀嚼特别是前牙切割功能障碍。

（三）诊断要点

（1）面中 1/3 凹陷，垂直距离变短，前牙或全口牙均呈反颌。

（2）侧位头影测量显示，∠SNA 小于正常，∠SNB 正常或大于正常（伴下颌前突者），∠ANB 小于正常。鼻唇角呈钝角。

（3）如为唇腭裂（含唇腭裂术后），或上颌骨骨折错位愈合等所致上颌后缩畸形，则有原发病遗留的病征。

（4）本病与某些先天性上颌发育不良的颅颌面综合征有别。

颅面骨发育不全综合征：除面中 1/3 发育不良外，尚表现有颅横径增大，短颅，眶间距增宽，眼球突出，睑裂及外眦外斜，或同时伴发继发性视神经萎缩、外耳道闭锁、唇腭裂、四肢畸形等。

颅锁骨发育不全综合征：除面中 1/3 发育不良外，尚有颅顶平宽，前囟未闭或晚闭，锁骨发育不全或缺失，乳牙滞留，恒牙萌出迟缓或不萌出，牙发育不良易致龋，常有隐性腭裂。

眼睑、颧骨及下颌发育不全综合征：面中 1/3 发育不全。

（四）治疗原则及方案

（1）同下颌前突的治疗原则及方案。由于单纯的上颌发育不足所致上颌后缩少见，而多数伴有下颌前突或其他颅颌面畸形，因此，必须明确诊断后考虑相应的治疗。

（2）术前正畸治疗前牙去代偿、排齐牙列，如伴有下颌前突则应同时进行相应的术前正畸治疗。

（3）正颌手术有以下各种方案可供选择：①上颌 Le Fort Ⅰ型骨切开术前徙上颌是治疗本病的基本手术，亦可根据后缩的程度采用相应的 Le Fort Ⅰ型改良术式；②对上颌严重发育不足，面中份凹陷特别明显者,可酌情考虑采用 Le Fort Ⅱ型骨切开术前徙颧-上颌部;③Le Fort Ⅰ型骨切开术前徙上颌合并同期进行下颌支斜行骨切开术或下颌支矢状骨劈开术后退下颌,矫治上颌后缩伴下颌前突的双颌畸形;④如由唇腭裂所致继发性上颌后缩畸形,可采用牵张成骨术。

(4)有心理障碍者需在术前进行心理测试和治疗。

十八、单侧颌骨肥大畸形

(一)概述

单侧颌骨肥大畸形亦称单侧颜面肥大畸形,是牙颌面畸形中一类较少见的发育性畸形。该类畸形不仅仅涉及下颌骨,而且可以涉及单侧多个面颅骨,如颞骨、顶骨、枕骨、额骨、上颌骨、颧骨、颧弓、腭骨及牙等硬组织,同时有的患者还可伴有同侧的唇、舌、耳、唾液腺及面部皮肤、皮下组织和肌肉组织的肥大。个别病例可伴发一侧肢体和手、足的肥大。

(二)临床表现

(1)患者的发病年龄多在5～10岁。两侧均可发病,且发病概率大体相当,女性多于男性。

(2)畸形随患者的生长发育而逐渐明显,在青春快速生长发育期,畸形发展迅速,出现明显的牙颌面不对称。

(3)患者多伴有严重的面部不对称畸形,少数患者可伴有患侧关节区的疼痛,所有患者均无开口受限。患侧面部垂直高度明显大于健侧,患侧口角低于健侧,颏部明显偏向健侧,健侧下颌骨下缘外翻,造成健侧面下部外突,患侧面下部扁平,整个面部表现为极不协调的扭曲状。患者端坐头部后仰时,可见患侧下颌角位置明显低于健侧;患侧的下颌下缘呈弓形下垂,下颌中线偏向健侧,前牙牙轴向患侧倾斜,健侧呈反颌,颌平面严重偏斜。患侧髁突异常增生较快时,患侧牙列可呈现开颌。

(三)诊断要点

(1)出现典型的临床表现。

(2)下颌骨曲面体层片可观察到患侧下颌髁突增生肥大明显,髁颈延长,增粗;下颌支增长,增宽;患侧下颌骨垂直高度明显大于健侧。患侧下颌角变得圆钝,下颌骨下缘呈弓形下垂,下颌体部长度大于对侧,下颌管也呈弓形向下移位,一些患者的下颌管可接近下颌骨下缘水平。下颌骨增生肥大畸形一般不越过下颌骨正中联合。

(3)头颅定位的侧位 X 线片可见患侧下颌骨较对侧明显肥大、前突,患侧下颌下缘明显弓形下垂,患侧平面低于健侧平面。

(4)头颅正位 X 线片可见患者的颏部向健侧偏斜,患侧下颌垂直高度明显大于健侧,患侧下颌角低于健侧下颌角,患侧平面明显低于健侧,整个颌骨结构呈严重不对称的扭曲状。

(5)^{99m}锝扫描检查可见患侧的髁突区域出现明显的核素浓聚。青春期患者其肥大侧的下颌骨体部同位素浓聚程度亦高于对侧。

(6)应与单纯髁突肥大畸形、髁突骨软骨瘤、单侧髁颈过长畸形相鉴别。

(四)治疗原则及方案

(1)大多数患者可待其生长发育完成后施行手术矫治。如果患者的畸形发展迅速,并且累及多个颅颌骨骼结构及广泛的颌面部软组织,可早期将肥大增生的髁突切除。待发育完成后,再矫治其他畸形。

(2)术前采用正畸治疗调整患者倾斜的牙轴方向;排齐拥挤牙列;调整上、下颌牙弓形态,使之相互协调。

(3)X线头影测量分析的重点为平面偏斜的程度,颏中点偏移的量,患侧髁突的颊、舌径及下颌支高度等。侧位头颅X线片重点测量的是面下1/3各结构间的比例关系、唇齿关系、唇颏突度等。下颌曲面体层片进行下颌骨两侧对比分析测量,确定患侧下颌下缘截除骨量的参考数据。

(4)采用面弓转移咬合关系的方法将患者的关系转移到𬌗架上,进行模型外科操作;根据模型外科的结果制作上、下颌唇弓及中间𬌗板和终末𬌗板。

(5)以下手术方案可供选择:①切除增生肥大的髁突,去除异常的颌骨生长发育中心,减低患侧下颌支的垂直高度。②上颌骨Le Fort I型截骨术矫正偏斜的𬌗平面及偏斜的上颌中线,建立协调的唇齿关系。③患侧多行下颌支垂直截骨术,除便于髁突切除外,可同时上移固定近中骨段完成患侧的颞下颌关节重建。健侧多行下颌支矢状劈开截骨术,适应上颌骨的新位置并建立良好的咬合关系。④患侧下颌体去皮质术及下颌下缘切除去骨术,术中应注意保护下牙槽神经血管束。切除向下方弯曲突出的下颌下缘,以恢复颜面对称性。⑤水平截骨颏成形术多采用三角形截骨颏成形术,去除三角形骨块,三角形的底位于患侧,顶位于健侧,并适当旋转移动颏部骨段,以恢复颏部对称性。⑥患侧颧骨、颧弓成形术,使两侧颧骨、颧弓不对称畸形得以矫正。⑦颌周软组织成形术用于矫正由于颌周软组织肥大而造成颜面软组织的不对称畸形。⑧健侧下颌下缘外突畸形的矫正。根据患者的畸形情况可在健侧完成下颌支矢状劈开截骨术后切除部分下颌下缘或修整其外突的边缘。⑨有心理障碍者需在术前进行心理测试和治疗。

十九、单侧颜面发育不全畸形

(一)概述

单侧颜面发育不全畸形又被称为耳下颌发育不全、下颌面发育不全及第一、第二鳃弓综合征等。它包含各种不同类型单侧颜面软硬组织发育障碍所产生的牙颌面畸形。严重者畸形常累及颧骨、颞骨、眶骨等,伴有面裂及内耳、外耳畸形等。

(二)临床表现

1.骨骼可出现的畸形

(1)面骨结构完整但发育不足,面偏斜不明显,不对称畸形较轻。

(2)面骨结构完整但发育不全的程度较重,则颜面不对称畸形明显,𬌗平面偏斜明显。

(3)单侧上下颌骨发育不全并伴部分下颌支缺如。

(4)单侧下颌支缺如并伴同侧关节结构及颧弓的缺如。

(5)除患侧下颌支、部分下颌体缺如外,伴同侧颧骨、颧弓缺如及眼眶发育不良。

(6)除上述畸形外,眶下移明显,小眶畸形,甚至伴眼球缺如。

2.软组织可出现的畸形

软组织常见患侧面横裂,耳郭、附耳等畸形。

(三)诊断要点

根据其典型的临床表现及头颅X线片检查结果可作出明确诊断。

(四)治疗原则及方案

(1)儿童患者早期可先行面横裂、附耳畸形矫治。近年来也有使用颌骨牵张成骨技术早期矫治其发育短小的患侧下颌骨。

(2)成人患者可根据其软硬组织的畸形程度分别以不同的手术程序、方法矫治。基本原则为先矫治其骨骼畸形,后矫治其软组织畸形。

对于颌面骨骼结构发育基本完整,但存在发育不足者,可采用 Le Fort I 型截骨术矫正偏斜的颌平面;双侧下颌支矢状劈开截骨术及水平截骨颏成形术矫治下颌骨不对称。对于畸形轻微者,亦可采用生物材料移植,恢复其颜面对称性。

对于伴有颌面骨骼结构缺如或部分缺如的患者,除采用常规正颌外科手术,首先矫治其上下颌骨的严重偏斜外,尚需应用植骨或游离骨组织瓣或复合游离组织瓣移植以重建患者的颅面结构。

完成上述骨骼畸形矫治或重建后,可根据其颜面软组织的对称与否、畸形程度,再行软组织整形手术。

有心理障碍者需在术前进行心理测试和治疗。

（吴　思）

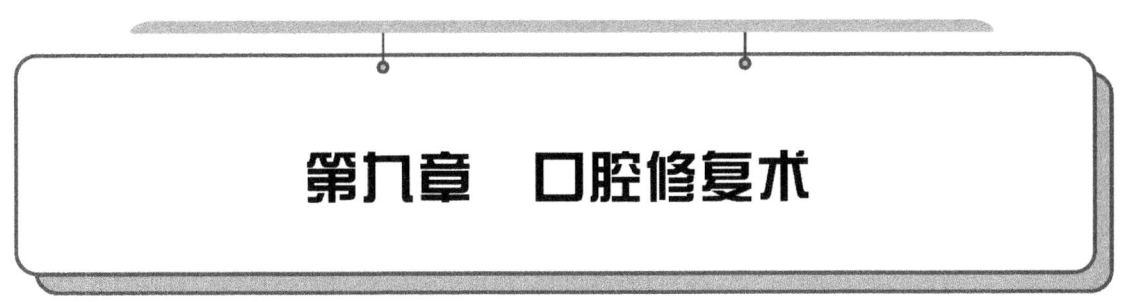

第九章 口腔修复术

第一节 前牙的部分冠美学修复

前牙美学部分冠是指使用全瓷材料,联合借助固位形固位和黏结固位两种固位形式,对前牙较大面积缺损进行美学修复的修复体形式。按照传统的定义,部分冠往往是由金属制作,主要是应用于牙齿唇颊面完整,而其他轴面或咬合面需要修复治疗的病例。但是,随着瓷材料的发展,尤其是瓷与牙体组织之间的黏结技术的不断成熟,越来越多的前牙大面积牙体缺损可以使用部分冠进行修复。部分冠可以看成是瓷贴面的变体,或者是不完整的全冠,是介乎两者之间的修复形式。多使用长石类光线通透性好的瓷材料,使用铸造或 CAD/CAM 加工的手段制作。其特点是设计灵活,其宗旨是在最大限度地保护余留牙体组织与获得固位之间达到平衡,并满足美观的需求。

一、适应证

如果牙体的缺损通过瓷贴面修复无法获得足够的强度,而使用全冠修复又要磨除过多健康牙体组织时,可采用部分冠修复。例如,前牙的缺损涉及切缘和切角以及大部分牙体,有较大的缺损间隙需要使用修复手段恢复与邻牙的接触关系时。

二、牙体预备

部分冠的使用是为了在进行牙体预备时使用合理的最小预备量,在获得修复体的固位和抗力的同时,尽量多地保留健康牙体组织,并留有充足的黏结面积。瓷贴面的固位力完全依靠黏结力,冠的固位力来自固位形。部分冠的固位力不仅要来自牙体预备产生的固位形,还要利用黏结剂所获得的黏结力,两者缺一不可。

在进行牙体预备时,应考虑四方面因素。

(1)保护牙髓牙本质复合体,尽量少磨除健康的牙体组织。

(2)尽量增大黏结面积:黏结剂能与釉质形成稳定持久的黏结,而与牙本质的黏结受多方面因素限制,因此,应尽量多地保留釉质黏结面积。在牙齿上能利用的黏结面积越大,所获得的黏结力就越大。

(3)单纯依赖黏结尚不能提供部分冠足够的固位,需要用固位形辅助固位。因此,在不占用黏结面积的前提下设置辅助固位,如增加侧壁固位、固位沟槽等。

(4)需要保留足够的修复体的厚度,以满足修复体自身强度的要求;全瓷修复材料尤其是长石类瓷,虽然有较为理想的透光性,但强度较低。瓷材料的断裂起始于材料表面的微裂纹在外界应力的作用下发生扩展,最终导致材料整体的失效断裂。导致材料断裂的最小应力与材料本身的厚度呈反比。因此,在部分冠承受力的区域保留足够的瓷材料厚度才能使部分冠在咬合时不致发生断裂。

三、部分冠的美学处理

(一)部分冠设计时的美学考虑

修复体的边缘与牙体组织的结合区是美学处理的薄弱环节,因为修复体需要通过黏结剂与牙齿黏固,修复体和黏结剂的折光率和遮光率与天然牙齿有差异。因此,应尽量将修复体与牙齿的结合区放置在肉眼难以辨别的区域,如邻面和唇面的颈缘处。利用修复体的折光性,在设计修复体的外形和边缘线时,可适当制作成一定厚度的斜面,既扩大了釉质的黏结面积,同时也使颜色过渡得更自然。

(二)部分冠黏结时的美学处理

当制作完成的部分冠修复体在口内试戴时,需要使用与黏结树脂颜色一致的试色糊剂模拟黏固后的色彩学效果。如果发现最终的混色效果未达到整体美学要求,可从两方面作出调整。

1.修复体本身的染色处理

部分冠的修复体一般是由长石类材料制作,有与之相配套的瓷外染色金属氧化物材料,以低于材料软化温度的烧结温度和程序,对修复体进行染色处理。

2.调节黏结树脂的颜色

部分冠的黏结类似于瓷贴面,因此可以使用瓷贴面的树脂黏结系统,使用不同颜色的黏结树脂混色调配出适合的颜色,也可以在黏结树脂中加入着色树脂调配混色效果。

(李素贞)

第二节　后牙牙体缺损的嵌体修复

一、非金属嵌体修复的临床应用

非金属嵌体是指用复合树脂和全瓷等非金属材料制作的嵌体,用于恢复牙体缺损患牙的形态和功能的修复体。传统用于后牙牙体缺损嵌体修复的材料主要是各类金属,但金属材料存在美观不足、磨耗对天然牙、金属离子析出、牙体着色等问题。近年来随着复合树脂和全瓷材料性能的不断改善,非金属嵌体正以其美观和良好的修复性能越来越多地被医师和患者选择。

(一)直接修复与间接修复的比较

后牙牙体缺损的修复方法包括直接修复和间接修复两种方法。

1.直接修复

直接充填修复以其简便、快速的特点长期以来在临床普遍应用。常用的非金属充填材料是各类复合树脂,由于复合树脂光固化时存在聚合收缩和固化不全的问题,初步固化后的树脂会继续发生聚合反应,使其体积继续收缩。树脂固化产生的聚合收缩力为 40～50 MPa,树脂与牙釉质的黏结力为 15～20 MPa。当聚合收缩力超过树脂与牙本质、牙釉质的黏结力时,树脂与牙体组织界面就产生裂隙,这是充填修复后产生微渗漏的根源。微渗漏会造成充填体边缘着色、继发龋、牙髓炎,以及充填体松动脱落等问题。目前尚未发现一种直接充填技术能完全消除微渗漏。另外对于牙体缺损涉及牙尖的患牙,直接充填修复因为不能恢复理想的面形态,因此也无法恢复良好的咬合功能。对于有邻面缺损的患牙,直接充填也很难恢复良好的邻接关系,而导致食物嵌塞的问题。

2.间接修复

间接修复是指修复体在洞形外完成后,用黏结剂将修复体黏固在缺损的牙体上恢复牙体的形态与功能。由于间接修复体是在口腔外完成的,树脂固化时的收缩也是在口腔外完成的,这样就消除了直接充填修复时固化收缩对黏结的影响。间接修复树脂固化产生的体积收缩,在嵌体黏固时,黏结剂填补了收缩的体积,提高了修复体的边缘密合性,这意味着嵌体修复技术是一种能够减小微渗漏的有效方法。有研究报道,多功能黏结剂能在牙本质黏结界面形成混合层,它与树脂嵌体的单体成分相似,因此提高了树脂嵌体修复在洞壁的密合性。另外,树脂嵌体在二期处理过程中,单体转化率明显提高,这不仅使修复体的抗张强度、耐磨性和抗溶解性等物理机械性能大幅度增强,也减少了游离单体对牙髓的刺激。

(二)间接修复技术和材料的选择

1.复合树脂嵌体的间接修复技术

复合树脂嵌体与复合树脂直接充填相比较,由于树脂嵌体是在体外光照加热、加压固化之后再进行黏结,所以树脂在聚合收缩、微渗漏等方面的问题明显减少,因此继发龋和边缘染色发生的可能性也降低,术后敏感减轻,同时也避免了复合树脂附加固位钉充填后因固位钉腐蚀、氧化所致的固位钉周围牙本质和复合树脂染色的问题,有利于维持远期美观效果。与全瓷嵌体相比较,树脂嵌体制作工艺简单,费用较低,能满足多数人的美观需求,容易被医师和患者选择和接受。但复合树脂的抗压强度与瓷嵌体有较大的差距,远期修复效果不如瓷嵌体。

复合树脂嵌体材料的特点:复合树脂修复材料是一类由有机树脂基质和经过表面处理的无机填料以及引发体系组合而成的牙体修复材料。复合树脂嵌体是近十年兴起的一种新型嵌体材料。嵌体复合树脂与充填用复合树脂是有差别的,嵌体用复合树脂材料的激活剂与催化剂大多需要在高温高压下才能发挥作用,所以嵌体复合树脂在操作时都需进行二期处理,材料的各种性能才能达到设计要求,否则树脂材料的诸多缺点就会影响修复效果。为了减轻树脂材料的缺陷,通常需要改变树脂组成的无机填料或改良聚合方法,使其物理性能得到改进。近年来,随着高强度复合树脂材料的应用和嵌体制作时二期处理技术的应用,以及树脂黏结剂的使用,后牙嵌体修复的临床效果有了大幅度的提高,加之树脂嵌体良好的美观效果,简单的制作工艺,较低的成本,使其具有良好的临床应用前景。

2.瓷嵌体修复技术

瓷嵌体修复技术按照加工工艺划分,有机械加工的瓷嵌体、热压铸造陶瓷嵌体、玻璃渗透尖晶石陶瓷嵌体和金沉积基底烤瓷嵌体。

(1)机械加工的瓷嵌体:机械加工的瓷嵌体是通过 CAD/CAM 技术完成的。CAD/CAM 技术是近20年迅速发展起来的一种综合计算机应用系统技术。其主要特点是加工精度高(加工精度0.005～0.1 mm),不受被加工对象形状复杂程度的影响,制作完成的嵌体准确度高,与基牙密合。可减少就诊次数,节约制作所需要的大量时间,有效提高了临床与技术室的工作效率和工作质量,但需要专门的仪器设备,费用较高。CAD/CAM 技术包括两种类型:第1种是利用机械加工的方法切削瓷块,使其一次成形为修复体的形状,再经染色完成最终的修复体;第2种是先用机械加工的方法切削预烧结的低密度瓷块为修复体的形状,再经二次烧结成致密的高强度修复体,之后经染色完成最终修复体的制作。

(2)铸造陶瓷嵌体:常用的有铸造玻璃陶瓷嵌体和热压铸造陶瓷嵌体。①热压铸造陶瓷嵌体:热压铸造陶瓷技术是采用失蜡法的工作原理通过热压铸造工艺成形的一种铸瓷修复技术。此类修复技术已商品化的材料代表是 IPS-Empress 陶瓷材料。②铸造玻璃陶瓷:又称微晶玻璃。铸造玻璃陶瓷技术也是采用失蜡法的工作原理通过铸造工艺成形的一种铸瓷修复技术。

(3)粉浆涂塑玻璃渗透尖晶石陶瓷嵌体:这种技术是采用粉浆涂塑技术成形,即将高纯度细颗粒的氧化镁制成注浆,涂塑在耐火石膏代型上,经过熔融法烧烤和渗透烧烤,其代表是 In-Ceram Spinell 陶瓷材料。

(4)金沉积基底烤瓷嵌体:这种技术是应用金沉积技术制作金基底层,再在其上烤瓷完成嵌体的制作。

(三)间接修复技术临床应用注意事项

与传统的直接充填修复相比,嵌体可以在模型上制作完成,恢复原有的牙体形态,恢复良好的咬合功能和邻接关系,修复体能高度抛光,容易清洁等,是一种比较理想的牙体缺损修复方式。但嵌体只能修复缺损部位的牙体,不能保护存留部分的牙体组织。因此,嵌体有严格的适应证和禁忌证。

1.适应证与禁忌证

适用金属嵌体修复的牙体缺损原则上也适用于非金属嵌体修复。与金属嵌体修复相比较,非金属嵌体还适用于以下情况:①因金属嵌体修复不能满足美观需求者,可设计非金属嵌体修复。②患牙缺损较多牙体预备固位形不足,需要增加辅助固位形时,可设计树脂黏结的瓷嵌体或树脂嵌体修复,利用树脂黏结剂与瓷和树脂良好的黏结性能,弥补固位形不足可能导致的固位不良的隐患。③当患牙缺损较多,存留的牙体组织为薄壁弱尖时,可设计树脂黏结的瓷嵌体或树脂嵌体修复,利用树脂黏结剂将患牙与嵌体连结成一个整体,有利于保护薄弱的存留壁和牙尖组织。④有金属过敏史的患者。

金属嵌体修复的禁忌证原则上也适用于非金属嵌体修复。与金属嵌体修复相比较,非金属嵌体在以下情况时应慎用:①患牙需要保守性嵌体修复时,应慎用费用较高的瓷嵌体,可选用费用较低且黏固性较好的树脂嵌体。②患有夜磨牙或紧咬牙等咬合性疾病患者,因其过度的咬合负荷应慎用耐磨性不足的树脂嵌体和脆性较大的瓷嵌体。

2.修复设计

(1)原则:牙体预备前应首先去除腐质并检查患牙缺损的部位、大小和缺损部分的形状,同时要仔细检查存留牙体组织的咬合接触位置,在此基础上按照牙体缺损的大致形态设计嵌体的窝洞形状,不需要作预防性扩展,不需要预备特殊的辅助固位形。这些要求符合牙体预备要求中最小损伤原则,可以使牙体组织得到最大限度的保留,使牙体的抗力和强度丧失最少,从而达到减少牙齿折裂发生的目的。金属嵌体牙体预备的基本原则多数也适用于非金属嵌体的牙体预备。

(2)洞形设计要求(图9-1):与金属嵌体相比较,非金属嵌体牙体预备的一些特殊要求如下。

①与金属嵌体要求洞壁向面外展 3°～5°角不同,非金属嵌体洞形的轴壁向面外展要增加到 6°～8°角,以利于嵌体顺利就位。因洞壁外展增加而减小的摩擦固位力可通过高强度的树脂黏结剂弥补。②瓷嵌体要求咬合面洞的深度≥1.5 mm,轴面预备≥1.5 mm,以满足瓷材料的使用要求。③非金属嵌体洞形预备要求表面光滑、圆钝,不强求洞壁点、线、角清晰,洞壁可留存倒凹,洞壁上的倒凹可用树脂充填的方法处理平整即可。④非金属嵌体不能预备洞斜面,这是与金属嵌体在牙体预备要求中最重要的区别。洞斜面在金属嵌体中有防止边缘牙体组织折裂和增加边缘密合度的作用,在非金属嵌体修复中这两个问题是通过树脂黏结剂良好的黏结强度来解决的。⑤嵌体的边缘设计要避开咬合接触区,面的边缘设计位置应与正中接触点保持 1 mm 的距离,以免出现黏结剂磨损或黏结面开裂。⑥洞底平面不作底平的严格要求,以去净龋坏牙体组织为准,也可用垫底材料修平底面。

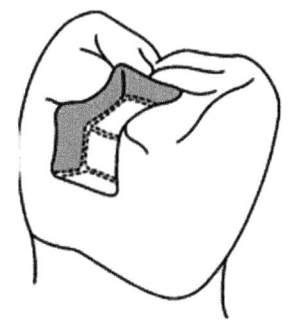

图 9-1 嵌体邻补面牙体预备外形

(3)有关嵌体洞形设计的力学研究:有研究提示,嵌体洞形的宽度越大,越容易使孤立牙尖成为应力集中区。当洞形的颊舌径宽度大于牙体颊舌径宽度的 1/3 时,牙尖的折裂概率明显提高。因此建议洞形的颊舌径宽度以小于牙体颊舌径宽度的 1/3 为宜。有研究报道,嵌体洞形的深度对患牙的抗折强度有明显的影响。洞形加深,牙体的抗折强度减弱。因此对于过深的洞形应在牙本质薄弱处和髓室底用树脂垫底材料作垫底处理。树脂垫底能显著减少全瓷嵌体和基牙牙尖折裂的危险。浅而宽的洞形若使用弹性模量高的材料修复,可以较好地保护薄弱牙尖;当洞形较深时,洞底通常比较薄弱,使用与牙体组织弹性模量接近的材料修复,在改善洞底部应力集中方面具有一定的优越性。对瓷嵌体不同洞壁锥度的研究提示:洞壁锥度不超过 7°角应力分布较好。对洞形龈壁的研究显示:增加龈壁高度,尽量减小龈壁宽度有利于减小修复后牙体的应力。龈壁角度的有无对牙体应力无影响。高嵌体修复时,牙本质应力集中现象有所改善,应力分布趋平缓。提示临床修复时,当嵌体窝洞宽度较大时可以考虑高嵌体修复。

3.树脂嵌体间接修复技术直接法

(1)树脂材料的选择:从材料的理化性能方面考虑,应选择硬质树脂材料;从美观方面考虑,要选择与邻牙近似的树脂色型。

(2)制作方法:按照非金属嵌体牙体预备原则完成牙体预备,隔湿,吹干预备体,洞壁涂布一薄层硅油,将选择好的树脂材料按照洞的深浅分 1～3 层充填,分层固化。为方便将嵌体取出,可在嵌体表面黏固一个小塑料棒。

(3)二次固化:将初步固化的树脂嵌体放入专用的热固化箱内光照加热固化。

4.树脂嵌体间接修复技术间接法

(1)树脂材料的选择:同直接法。

(2)制作方法。①牙体预备：按照非金属嵌体牙体预备原则完成牙体预备，要求各轴壁相互平行，洞形所有线角均需光滑圆钝，以防应力集中导致嵌体折裂。②排龈：常规排龈线退缩牙龈组织，减少龈沟液分泌，以便精细印模的制取。③制取印模：硅橡胶制取印模，要求印模清晰、完整。④灌注模型：用硬质石膏灌注模型，要求模型完整、工作区清晰，无气泡。⑤临时嵌体的制作：在原始印模即牙体预备之前制取的印模相应的牙位区域注入临时嵌体材料，注入量以注满预备牙的牙冠阴模为宜，快速将印模放入口内就位，在材料要求的时间内保持不动并在弹性期内将印模和临时嵌体从口内取出，待其完全凝固后常规打磨、抛光。隔湿，吹干预备牙体，将临时树脂嵌体就位于洞形内，修整外形，调整咬合，选用无丁香油的氧化锌临时黏结。

5.非金属嵌体的试戴与黏结

(1)黏结材料的选择：目前临床多采用树脂黏结剂。因为瓷嵌体在制作过程中不可避免地会出现气孔和裂纹等缺陷，严重影响修复体的强度等机械性能，树脂黏结剂可渗入其中的裂纹，限制裂纹进一步扩展和延伸，封闭裂纹形成屏蔽，防止水等液体对瓷的侵蚀作用，增强修复体的抗疲劳性能。同时能将瓷嵌体与牙齿通过黏结连结成一个整体，显著提高患牙和修复体的强度。有研究表明，树脂黏结剂使瓷与牙体之间的黏结层起到了一个缓冲带的作用，吸收了力，从而提高了瓷与牙体组织的黏结强度，保证了修复体具有良好的固位，增强了瓷嵌体和基牙的抗折强度，使全瓷嵌体的临床效果和保存率均有明显提高。树脂黏结剂的种类较多，临床操作方法也略有差别，使用时应严格按照产品说明书要求操作，以确保黏结效果。

(2)牙体洞形的清洁与嵌体的处理：黏结前应仔细去除洞壁上残存的临时性黏结材料，并彻底清洁洞壁。树脂嵌体在黏结前可以用笔式喷砂机轻轻喷砂处理黏结面。

(3)排龈：在患牙的龈沟内放入牙龈收缩线将牙龈排开，一方面将预备体的龈向预备边缘充分暴露出来，防止黏结剂进入龈沟内刺激牙龈，另一方面也可预防龈沟液和血液对黏结剂的污染。

(4)黏结：按照产品说明书要求规范操作，黏结界面需按要求处理，有条件者要使用橡皮障隔离唾液。多余的黏结剂应彻底清除，否则可对牙龈造成刺激，出现牙龈炎、牙周炎。对于透明度高的全瓷修复体，应事先用试色糊剂选择不同颜色的黏结剂，以期达到黏结后的美观效果。

6.垫底材料的选择与使用

(1)垫底材料的选择：嵌体修复时经常会使用垫底材料，垫底材料对嵌体修复的远期效果有影响。从生物安全性能考虑，垫底材料应该是对牙髓无毒、无刺激。从力学性能考虑，如果材料的弹性模量存在差异，功能状态时修复体和基牙的应力分布与集中也会不同。大量研究表明：选择弹性模量接近牙本质的垫底材料，有助于改善修复体和基牙的抗力性能。从黏结效果考虑，垫底材料与嵌体黏结剂的结合方式最好为化学结合。目前常用的垫底材料有玻璃离子水门汀、氢氧化钙、流动型复合体和复合树脂垫底材料。

(2)垫底材料的使用。①玻璃离子水门汀：有酸碱反应固化型和光固化与酸碱反应固化双固化型。其材料性能在色泽上具有半透明性，颜色与牙齿相近似，不会出现因垫底材料的颜色而影响嵌体的色泽美观。玻璃离子水门汀与牙本质形成化学性结合，黏结强度可达到 55 MPa，抗压强度可达到 200 MPa。对牙髓刺激性小，当牙本质厚度≥0.1 mm 时，对牙髓无刺激作用。另外，由于材料中添加了缓释氟化物，具有一定的防龋能力。但近期的研究发现，玻璃离子在很多方面存在不足：如物理性能相对较差，生物相容性不理想，与嵌体材料的黏结性不足等。②氢氧化钙：是一种盖髓垫底材料，易操作，抗压强度高。但因其弹性模量与牙本质和嵌体材料相差很大，容易产生应力集中,所以临床要求其垫底厚度不能超过 1 mm,并且需要根据垫底材料的性能,在其上再垫一层与嵌体黏结剂结合力强的垫底材料,以保证获得良好的黏结效果。③流动型复合体:属于单糊剂型光固化玻璃离子水门汀,临床易操作。具有良好的边缘密合性;与牙本质形成化学性结合;对牙髓刺激性小,可用于间接盖髓;具有放射线阻射性,方便 X 线检查;含氟具有抑菌性和抗龋能力。④复合树脂:近年来,复合树脂也被用作瓷嵌体的垫底材料。随着牙本质黏结剂的不断改进,新一代的自酸蚀黏结剂可以与牙本质形成混合层,封闭牙本质小管,有效地防止了术后牙髓敏感,为树脂垫底技术的广泛应用提供了条件。

(3)垫底材料在嵌体修复中的力学研究:从力学性能方面考虑,在垫底材料的选择中以弹性模量为主要参考指标。因为材料之间弹性模量的差异,会使修复体产生不同的应力分布。弹性模量越接近牙本质和修复材料,越有利于修复体和牙体的抗力性能。有学者对不同垫底材料对嵌体修复的影响作了力学分析。研究结果是:树脂基底的垫底材料比玻璃离子垫底材料能显著减小全瓷嵌体和基牙牙尖折断的危险。对不同光固化玻璃离子垫底材料的研究结果是:推荐使用高弹性模量的材料作为全瓷嵌体的垫底材料。很多研究发现,垫底材料的厚度影响全瓷嵌体的抗折性能。实验结果是:树脂基底较厚的瓷块比基底薄的瓷块抗折性更好。

7.非金属嵌体修复设计的固位与抗力

与牙体缺损全冠、桩冠、部分冠等其他修复设计不同,嵌体修复设计的难点包括了固位与抗力两个方面。如何在设计和牙体预备时做到既能少磨牙最大限度地保存牙体组织,又能满足嵌体修复的固位与抗力要求,了解嵌体设计的力学特点和嵌体材料的力学性能,有助于找到这两方面的平衡点。

(1)非金属嵌体修复的固位:与金属嵌体的固位一样,非金属嵌体也是通过嵌体与牙体组织之间形成的静态机械摩擦力、动态约束力和化学黏结力的共同作用形成的。固位形的设计和洞形轴壁的预备决定着嵌体静态机械摩擦力和动态约束力的大小,其中洞轴壁向面外展的角度与固位力成反比,非金属嵌体为了达到顺利就位,嵌体洞形的轴壁向面外展从标准要求的 5°角增加到 8°角,但这个角度的要求在临床牙体预备时很难准确做到,且此向聚合角度不利于机械固位。另外,在金属嵌体修复设计时,可利用钉洞等辅助固位形增加固位,但这对非金属嵌体不适用。因此,在非金属嵌体修复的固位方面,黏结剂的黏结固位作用在很大程度上起到了补充和加强作用。此外,树脂黏结剂与瓷和树脂嵌体材料之间良好的结合,不仅保证了修复体的黏结效果,同时还提高了修复体的强度。树脂黏结剂的使用为嵌体固位中黏结固位作用的重要性提供了良好的基础和保证,但应注意严格按照树脂黏结剂的产品使用要求操作。

(2)非金属嵌体修复的抗力:包括嵌体的抗力和牙体组织的抗力两部分。①嵌体:脆性材料的瓷嵌体,由于其材料的力学特点是抗压不抗拉,在相同载荷的情况下较金属嵌体更容易受应力集中的不利影响,出现瓷崩裂的问题。实验研究提示:瓷嵌体的厚度不少于 2 mm 就可保证它的强度。树脂嵌体材料的弹性模量与牙体组织接近,受力时的应力分布比较均匀,抗力性能较好。②牙体组织:影响牙体组织抗力的因素有牙体组织的存留量,预备体洞形的深度和点、线、角的形态特点,以及嵌体材料和垫底材料的弹性模量。牙体预备时磨除的牙体组织越多,存留牙体组织的抗力性能就下降越大。在这方面,非金属嵌体在设计和牙体预备的要求中,更多地考虑了对存留牙体组织的保护,优于金属嵌体的设计要求。在洞形深度方面,洞形越深,存留牙体组织的抗折能力越差。因此,在保证嵌体厚度的前提下,对于过深的洞形应作垫底处理。应力分布的特点是容易在直线的点、角处形成应力集中,非金属嵌体牙体预备要求的洞形表面光滑、线、角圆钝有利于避免应力集中,形成均匀应力分布。高弹性模量的嵌体材料受力时产生的变形小,牙体组织的应力分布比较均匀;低弹性模量的嵌体材料受力时产生的变形大,牙体组织的应力分布容易出现集中的情况。嵌体材料与牙体的弹性模量越接近,越有利于力的传导与分布。树脂嵌体受力时对牙体组织和自身的应力影响都比较小,就是因为树脂嵌体材料的弹性模量与牙体组织接近。

8.非金属嵌体修复后容易出现的问题与处理

(1)嵌体修复后疼痛:嵌体在完成黏结后立即出现疼痛,这种情况多为牙髓受到刺激引起的过敏性疼痛,一般黏结后一段时间疼痛可逐渐减缓消失。如黏结后出现咬合疼,多为咬合创伤引起,应检查咬合,作调处理。如果使用一段时间后出现疼痛,多为嵌体松动产生继发龋所致。这种情况需要拆除嵌体,重新治疗修复。如果使用一段时间后出现咬合疼,多为根尖周问题引起,应作相应的检查和处理。

(2)嵌体修复后牙齿折裂和嵌体折裂:牙齿折裂是因为咬合力过大或存留的牙体组织抗力不足引起的。适应证选择不合适、修复后咬合不平衡造成局部应力过大等都是造成牙齿折裂的原因,应根据折裂的具体情况作相应的处理,例如牙髓治疗后行全冠或桩冠再修复。瓷嵌体容易出现折裂的问题,这主要是因为瓷嵌体厚度不足、洞形设计不合理或咬合力过大所致。

(3)嵌体修复后松动脱落:这种情况多为嵌体制作的精确度不够,嵌体与牙体不密合;黏结剂选择不合适或操作不当;洞形过浅固位力差等原因引起的,应认真查找原因并作相应的处理。

(4)嵌体边缘微渗漏:这种情况多为嵌体制作的精确度不够,嵌体与牙体不密合或黏结剂质量问题引起的。早期无症状,随着问题的发展可出现牙齿敏感、嵌体与牙体黏结边缘出现色素沉着等问题。早期可采用窝沟封闭的方法治疗,如果范围大或出现继发龋,就应该拆除修复体,治疗后重新修复。

二、嵌体的特殊形式——嵌体冠

(一)嵌体冠的概念

嵌体冠虽然是由嵌体和冠两部分组成,但它们是一个统一的整体。嵌体冠中的嵌体部分起主要固位作用,冠用于恢复牙体的外形,建立良好的咬合关系,保护薄弱的存留牙体组织。

(二)嵌体冠的分类

(1)根据制作材料的不同,嵌体冠可分为金属嵌体冠、全瓷嵌体冠和树脂嵌体冠。①金属嵌体冠:是利用失蜡铸造法的原理制作完成的。这种方法制作简单,是临床最常用的一种传统制作方法。制作嵌体冠的合金有金合金、金银钯合金、镍铬合金等。金合金化学性能稳定,铸造收缩小,机械性能和生物学性能较其他金属材料更适合用于制作后牙嵌体冠。②全瓷嵌体冠:多采用CAD/CAM技术制作完成。这种制作方法技术要求高,费用较高。但由于全瓷嵌体冠具有与天然牙相近似的颜色和半透明性,具有良好的美观性能,目前正在被越来越多的医师和患者所接受。例如,用可切削的二氧化锆瓷块制作的无饰瓷二氧化锆嵌体冠。③树脂嵌体冠:是使用硬质复合树脂光固加热加压完成的。这种方法制作简单,价格较低,适合儿童乳磨牙嵌体冠的修复。

(2)根据固位方式的不同,嵌体冠可分为髓室固位嵌体冠和髓室-根管联合固位嵌体冠。①髓室固位嵌体冠:利用髓室固位的嵌体冠。适用于髓腔比较深大,深度在 2.0 mm 以上,缺损位于龈上 1.0 mm 以上,轴壁厚度不少于 1.0 mm,经过完善根管治疗的磨牙残冠。②髓室-根管联合固位嵌体冠:这类嵌体冠除了利用髓室固位之外,还需要利用部分根管的固位来保证修复体具有足够的固位力。适用于髓室深度不足,如髓室深度不足 2 mm,为获得足够深度固位,通过根管口向下扩展,获得可靠的固位深度以保证修复体的固位。

(三)嵌体冠的适应证

(1)严重磨耗,咬合紧;牙体组织大面积缺损,同时伴有龈距离小;经完善根管治疗的磨牙。

(2)牙体组织大面积缺损,但缺损位于龈上,存留壁的高度和厚度不少于 1.0 mm,髓腔深大,利用髓腔可获得足够的固位力,经完善根管治疗的磨牙。

(3)根管钙化、髓石、断针、塑化致根管无法扩通等原因,部分根管不能进行完善根管治疗的磨牙。

(4)牙体大面积缺损,经完善根管治疗后可利用髓腔固位的乳磨牙。

(5)若固定桥基牙临床牙冠短,可设计嵌体冠修复的基牙。

(四)嵌体冠的优缺点

(1)嵌体冠与桩核冠相比,嵌体冠简化了临床操作过程,只需将髓腔形态进行磨改使之符合嵌体洞形即可;免除了根管预备的操作程序,避免了根管侧穿的危险性;减少了制取根桩蜡型的操作;节省了医师的临床操作时间;减少了患者的就诊次数;也减少了牙根折裂的危险,但其适应证范围比桩核冠窄。

(2)嵌体冠与嵌体相比,嵌体冠覆盖了牙齿的整个咬合面,避免了嵌体修复时单个牙尖承受的过大应力,避免了牙尖折裂的风险;起到了保护薄壁弱尖的作用。适应证范围比嵌体宽,但磨除牙体组织比嵌体多。

(五)嵌体冠的牙体预备

1.髓室洞形预备

要求按照髓室形态预备出嵌体洞形,洞轴壁外展 2°～5°角,并应与预备后轴面取得共同就位道。不要求绝对的底平,轴壁无倒凹,轴壁上的倒凹可用树脂修平整,髓室底可用垫底材料修平整(图 9-2,图 9-3)。金属嵌体冠应按照金属嵌体洞形预备要求预备出洞斜面;瓷嵌体冠和树脂嵌体冠要按照非金属嵌体要求各轴壁相互平行,洞形所有线角均需光滑圆钝,不预备洞斜面。

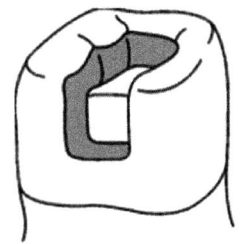

图 9-2　嵌体冠牙体预备外形

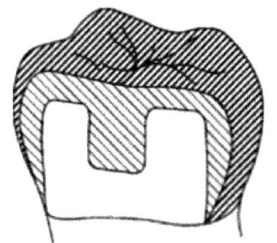

图 9-3　嵌体冠剖面

2.冠预备

按照全冠要求预备各轴面,向聚合度 2°～5°角。

3.髓室固位嵌体冠的牙体预备

除了遵循以上髓室洞形预备和冠预备的要求之外,如果髓腔底部直径大于口部直径,为了尽量保存剩余牙体组织,可利用充填填补倒凹方法,获得底平壁直的髓室箱状固位形。

4.髓室-根管联合固位嵌体冠的牙体预备

除了遵循以上髓室洞形预备和冠预备的要求之外,还需要作部分根管的预备。如果髓室洞形深度<4 mm,需要向下预备部分根管以增加固位力,预备深度 3～4 mm。

(六)排龈、制取印模和灌注模型

1.排龈

常规排龈线退缩牙龈组织,减少龈沟液分泌,以便精细印模的制取。如邻颈部缺损齐龈或龈下1.0 mm以内,必要时进行局部牙龈切除术,以确保嵌体与颈部缺损面的密合。

2.制取印模

硅橡胶制取印模,要求印模清晰、完整。

3.用硬质石膏灌注模型

要求模型完整、工作区清晰,无气泡。

(七)嵌体冠的制作

通常是在口外模型上制作完成嵌体冠。

1.金属嵌体冠

失蜡铸造法完成。具体操作要求参照金属嵌体和铸造全冠的制作。

2.全瓷嵌体冠

多采用CAD/CAM技术制作完成。具体操作要求参照全瓷嵌体的制作。

3.树脂嵌体冠

多用硬质复合树脂光固加热加压完成。具体操作要求参照树脂嵌体的制作。

(八)嵌体冠设计的力学合理性

1.嵌体冠设计的特点

对于存留牙体组织少,同时伴有龈距离小的患牙,如果单纯设计环抱固位的冠修复,难以获得良好的固位力,容易出现牙冠脱落的问题。如果设计桩冠修复,修复体的固位虽然得到了解决,但不能使存留牙体组织的抗力强度增加,反而会增加牙根折裂的概率,因为桩只有增加固位的作用,没有增加存留牙体组织强度的作用,而对于这种缺损类型,嵌体冠的设计是基于将髓室洞形的固位,合理地用于弥补单纯轴壁环抱固位形的不足。既解决了修复体固位的要求,又不影响存留牙体组织的抗力强度,是一种理想的修复设计。

2.嵌体冠固位的特点

嵌体冠的固位是通过嵌体的冠内固位和全冠的冠外固位相结合的结果。嵌体和基牙轴壁间可形成很强的机械嵌合力,能够为修复体提供大部分的固位力,加之冠边缘形成的环抱固位力以及黏结剂提供的黏结力,可以为修复体提供足够的固位。

3.嵌体冠抗力的特点

嵌体冠嵌入髓室内,同时覆盖牙体外部,内外形成一个整体,大大提高了患牙在行使功能时的抗力,使患牙具有更强的抗折裂能力,良好的黏结剂不仅能增强固位力,更能紧密连结修复体和基牙,使其成为一个整体有效分散缓冲咬合力,提高修复体的抗折裂强度。

4.嵌体冠的特殊应用

儿童乳磨牙龋坏导致牙体大面积缺损是儿童牙体的常见病和多发病。由于牙体缺损多,临床常规的充填方法难以获得良好的固位,充填物反复脱落的问题成为儿童牙体治疗的难题。充填治疗也不能恢复牙冠的形态、咬合关系和邻接关系,影响咀嚼功能。乳磨牙由于其特殊的解剖结构和生理发育特征,临床牙冠较短,牙根也会逐渐吸收,全冠修复效果差,也不宜设计利用根管固位的桩冠修复。儿童乳磨牙嵌体冠的修复设计,合理地利用了位于髓室内的嵌体部分固位,为修复体获得良好的固位提供了有效的保证。

(李素贞)

第三节　全瓷冠的应用

经过多年的使用和临床观察,金瓷修复暴露出它的缺点,比如颈缘泛青,口腔软组织对金属过敏,修复体的色泽失真,无法满足一些对美观要求较高的患者的需求。全瓷材料的理化和生物学性能稳定,修复效果逼真,正日益受到临床医师和患者的青睐。随着全瓷材料机械强度的不断提高,全瓷修复体的应用,由过去单纯制作嵌体、贴面发展到全冠、固定桥,乃至种植义齿的上部结构。全瓷冠是以陶瓷材料制成的覆盖整个牙冠表面的修复体,它具有色泽稳定自然、导热低、不导电、耐磨损、且生物相容性好无需金属结构,不透金属色等优点,是较为理想的修复体。但是,由于其脆性大,限制了它的应用。近年来,随着陶瓷材料性能的改进及义齿加工工艺的发展,增韧陶瓷被用于前后牙全瓷冠及少数牙缺失的全瓷固定桥的制作。

一、常用的全瓷系统

现在的全瓷修复系统种类繁多,根据材料的不同可以分为非氧化硅基的氧化铝陶瓷和氧化镁陶瓷(如 In-Ceram 系统)、氧化锆陶瓷(如 Cercon 系统)以及氧化硅基的氧化硅陶瓷等,根据材料的加工工艺可分为渗透陶瓷、切削陶瓷、铸造陶瓷、电沉积陶瓷、堆塑致密烧结等。

(一)热压铸造陶瓷系统

IPS-Empress 全瓷是热压铸造陶瓷系统的代表,该系统首先由瑞士苏黎世大学和仪获嘉公司 1990 年推出,主要成分为白榴石晶体,经热压铸造后瓷块的致密度和晶体的含量可以得到提高。制作修复体的基本原理是采用失蜡注塑法,先制作底冠蜡型,包埋,然后按临床比色选瓷块铸造,利用白榴石晶体来增强,在高温高压条件下将白榴石增强的玻璃陶瓷软化注入型腔,形成雏冠,最后按全瓷修复体方式堆塑面瓷,表面再上釉着色而成。IPS-Empress Ⅱ 铸瓷以硅酸锂为增强剂,热压铸提高了密度和强度,着色和饰面瓷为陶瓷的表面强化,增加修复体的强度。具有美观、良好的半透明性、与牙釉质近似的折光性、良好的边缘密合性、抗折断性能及耐磨性能。

Empress Ⅱ 铸瓷的内冠材料的主要组成为占 60% 的二硅酸锂晶体,外层涂层材料为单一的氟磷灰石晶体。玻璃基质中的二硅酸锂晶体长度为 $0.5 \sim 4.0~\mu m$,经热压铸后,晶体的体积比可达到 $75\% \pm 5\%$。二硅酸锂属正立方体结构,对网络结构进行修饰。玻璃基质中还有一部分为正磷酸锂,分布在二硅酸锂内,使其抗折性能及耐磨性能得以提高,其挠曲强度可以达到约 400 MPa。

Empress Ⅰ 型主要用于制作单冠、嵌体、贴面;Empress Ⅱ 可用于 3 个单位前牙桥的制作。在用于三单位桥方面,Empress Ⅱ 铸瓷只适用于单个前牙及单个前磨牙缺失的双端固定桥修复,且要求前牙缺失区的宽度 ≤11 mm,后牙缺失区的宽度 ≤9 mm,有夜磨牙病史的患者禁用。临床使用时应有足够的牙体预备,这是取得修复体成败的关键因素,修复体瓷层的厚度不应低于0.8 mm。该系统制作的全冠透光性强,美观,操作时间较短,热稳定性好,强度较高。但是,由于该系统没有提供特殊的颜色瓷块,对选择四环素牙及氟斑牙颜色的患者修复不适合。另外,常用陶瓷材料的实际强度值较实验理想条件下的低,在临床应用过程中,有出现瓷裂的现象。由于 Empress Ⅱ 铸瓷制作的全瓷修复体密合性很高,试戴时如有高点,不能完全就位,应小心寻找高点,逐步磨除,避免强行就位,导致修复体折裂。

(二)玻璃渗透全瓷系统

1988年法国的Sadoun提出了一种名为粉浆涂塑的全瓷冠桥修复技术,后由德国Vita公司改进,以商品名In-Ceram推出。至今已推出In-Ceram A lumina(ICA)、In-Ceram Zirconia(ICZ)、In-Ceram Spinell(ICS)系列。ICA全瓷系统的瓷粉为含99.56% Al_2O_3 的氧化铝微粒,平均大小为2.25 μm,有35%粒子直径不到1 μm。ICZ的陶瓷粉末为67%的氧化铝和33%的氧化锆,粒子直径在1～5 μm,而ICS的粉末组成为直径在1～5 μm的尖晶石粉末。厂家报道ICZ、ICA和ICS 3种系统的抗弯强度,其中ICZ为603 MPa,ICA为446 MPa,而ICS为378 MPa。粉浆涂塑铝瓷冠是将纯氧化铝粉浆涂布在复制的专用的耐高温代型上形成核冠雏形,在熔点以下温度烧成多孔结构,再用玻璃熔融渗透后消除孔隙,致密化,形成玻璃渗透氧化铝的复合体,再涂塑饰面瓷,完成全冠。

这里以ICA为主,介绍In-Ceram系统。该渗透陶瓷系统是采用工业上相互渗透相复合体理论,即形成玻璃氧化铝的相互渗透相复合体。由于烧结温度1 200 ℃低于正常铝离子的反应温度,1 μm以上的大粒子很少熔结,而0.5 μm以下的小粒子由于表面能增高,反应温度下降,大部分熔合,因此在预烧结后形成了以大粒子紧密相连而小粒子相互交融的三维多孔网状结构。该微结构在三维层次上互相缠绕但又密实,相互锁结的氧化铝本身连续连接,其周围的孔隙也可相互连通。由于孔隙的大量存在,ICA核冠雏形的强度很差。为了弥补这一缺陷,还需在核冠表面涂上特殊的玻璃进行渗透,得到氧化铝核。玻璃料熔化后渗入氧化铝孔隙内,减少了孔隙,弥补了基底制备过程中产生的裂纹,并与氧化铝基体呈三维网络相互锁结的关系,同时由于玻璃的热膨胀系数略低于氧化铝基底的热膨胀系数,在玻璃中引入了有利的微观压应力,增强了材料的抗折强度。氧化铝核成形后,表面用Vitadur-ALPHA面瓷堆砌即可。面瓷早先为Vitadur N,后来又推出了Vitadur-ALPHA,目前采用VM 7,与全瓷底层匹配。

ICZ的核冠底层在1 000 ℃时进行烧结,在1 140 ℃时进行玻璃渗透。为了提高In-Ceram冠的美观特性,另一种核材料ICS近年被推出,它同铝核比较,增加了透明度,但抗弯强度下降约46%。In-Ceram制作的修复体的边缘密合性良好,厂家报道In-Ceram嵌体的边缘适合性35～50 μm,ICA单冠边缘适合性18.6～45 μm,桥的适合性为58 μm,远低于100～120 μm的临床要求。In-Ceram在临床上可用于制作嵌体、贴面、全冠以及固定桥。由于ICS具有较高的美观性能,但强度较弱,因此适用于制作嵌体和前牙冠;ICA则适用于前后牙冠和前牙三单位的固定桥;ICZ具有较高的机械强度,但透明度较差,因此可用于制作后牙三单位固定桥。另外,渗透陶瓷制作全冠具有烧结烧烤和渗透烧烤的时间较长费时,对操作技术有较高难度要求的缺点。

(三)切削陶瓷全瓷系统

切削陶瓷全瓷系统是由瓷块和计算机辅助切铣系统共同组成。目前,所用的瓷块多以氧化锆为多。有代表性的系统包括Cercon系统、Procera All Ceramic系统、Cerec/In-Ceram Alumina系统、Cerec/In-Ceram AL系统、Cerec/In-Ceram ZR系统等。因氧化锆底冠出色的强韧性,极大地扩展了以往全瓷冠修复的范围。Cercon系统制作修复体的基本原理是先在石膏模型上制作蜡型,将其固定在专用蜡型支架上,在其上均匀涂撒光扫描粉,然后将蜡型安放在扫描切铣机上,并按程序安装预成氧化锆瓷块,机器自动扫描蜡型,切铣瓷块,最后将切铣完成的底胚在专用烤炉中焙烧制成底冠,按程序堆塑饰面瓷,烧烤完成修复体。氧化锆增韧陶瓷全冠抗折强度令人满意,并且制作工序较金瓷修复体简单省时。但昂贵的整套专用设备及专用瓷块,使制作成本很高,限制了其应用。

Cercon 全瓷系统的瓷块组成为氧化锆,属于氧化锆增韧陶瓷(zirconia toughened ceramic,ZTC),还有少量氧化钇、氧化铪、氧化铝及氧化硅。瓷块经高温烧结后,形成含二氧化钇的部分稳定氧化锆(Y-ZTP)。该氧化锆具有特有的应力诱导相变增韧效应,所以具有极佳的机械性能,是所有陶瓷材料中最高的,抗弯强度超过 900 MPa;极限负载能力强,在三单位桥上的承受力大约为 2 000 N;抗断裂韧性值可达 7 MPa·m$^{1/2}$。Cercon 瓷块结合 CAD/CAM 技术用于制备高强度氧化锆冠桥。制作时首先利用该系统的计算机辅助设计程序对修复体的底冠蜡型通过激光逐行依次扫描记忆。切铣系统先将预烧结的氧化锆瓷块粗加工形成锥形,然后细铣磨形成底胚形。切铣完成的底冠或支架放入专用烧结炉中烧结,该过程大约持续 6 小时,最终形成氧化锆底冠、支架。Cercon 瓷块具有优越的机械性能,临床上可用于制作嵌体、贴面、全冠及固定桥,可制作6 个单位前牙桥和 4 个单位后牙桥。由于磨牙区的最大咬合力为216~847 N,ZTP 在三单位桥上的负载极限为 2 000 N。Filser 等的实验显示当加载力为 500 N 时,ZTP 后牙三单位桥支架的失败率为 0,在加载力为 880 N 时,其失败率为 4%,远低于 IE2 和 ICA。Reiss 等从 1987—2006 年间对 1 101 例用 Cercon 瓷块制作的瓷嵌体进行了观察,报道其成功率为 84.4%±1.4%,临床显示修复效果良好。另外,ZTP 桥支架的连接面积仅需 6.9 mm^2 就可以满足后牙区的咬合负载,显著小于 IE2 连接体所需的面积,因此,Cercon 全瓷系统在制作后牙固定桥方面具有显著的优势。但是,由于 Cercon 全瓷系统的器械设备价格十分昂贵,因此在临床上的使用受到了限制。

Procera All Ceram 全瓷系统是经计算机辅助设计与制作系统加工形成的纯氧化铝高强度冠核基底,经干法高温加压烧结后在氧化铝底层上塑饰面瓷,完成修复体。具体程序是:首先技师将代型接触扫描后,数据传输至中心工作站进行 CAD/CAM 加工,计算机先切削形成相应放大的代型以补偿烧结收缩,然后在放大代型上采用纯度高达 99.9% 以上的氧化铝粉末,以极高的压力将氧化铝粉末压结,然后按设计切削形成冠核基底,再在高于 1 550 ℃ 的温度下烧结,烧结收缩后即形成尺寸合适的冠核基底,其相当于烤瓷熔附金属冠的金属内冠,最后在氧化铝冠核基底上烧结热膨胀系数匹配的专用饰面瓷即可形成最终修复体。该系统的挠曲强度为 472~687 MPa。CAD/CAM 机加工陶瓷为预成瓷块,可在椅旁直接加工完成修复体。

Cerec/In-Ceram 系统是德国 Sinora 公司与 Vita 公司将 Cerec CAD/CAM 机械加工技术与 In-Ceram 技术结合起来的新型修复系统。Cerec/In-Ceram Alumina 系统是机加工玻璃渗透氧化铝;Cerec/In-Ceram AL 和 Cerec/In-Ceram ZR 系统分别为致密氧化铝、氧化锆全瓷。在 CAD/CAM 全瓷系统中,该系统较为先进,自动化程度高,临床应用数量较多。其基本原理是先获取数据,通过计算机三维形态设计(CAD),利用计算机自动控制加工(CAM)制作全冠。瓷块具有很强的毛细管作用,玻璃渗透只需30~40 分钟,但是 Cerec Ⅰ 和 Cerec Ⅱ 只能制作单冠和嵌体,最新的 Cerec Ⅲ 型技术可以进行三单位固定桥修复。由于 CAD/CAM 设备昂贵,普及有困难。

Celay/In-Ceram 系统是苏黎世大学与 Vita 公司将 Celay 机械加工技术与 In-Ceram 技术结合起来的新技术,是用 Celay 技术加工渗透前的多孔陶瓷块。制作方法是:先在代型上做暂时修复体,然后以暂时修复体为母板,在 Celay 切削机器上切削出瓷修复体。由于瓷块是用工业方法制成的成品,不需烧结烧烤,临床上可在 1 天内做出修复体。

二、全瓷冠的特点

目前,金瓷冠的应用很广泛,但它仍存在许多缺点,针对其缺点,全瓷冠应运而生。与金瓷冠相比,全瓷冠在以下几方面有其优缺点。

(一)美观

全瓷冠由于无金属结构,不透金属色,具有以下优点:①光泽自然、层次感强、透明效果理想,可重现与天然牙更接近的颜色效果;②无金属离子释放所引起的牙龈变色,减少"灰线"形成的可能性;③在霓虹灯下自然而无金瓷冠显出的底层颜色。

(二)生物学性能

全瓷冠具有生物陶瓷良好的生物相容性,在口腔环境中具有良好的耐腐蚀性能。另外,全瓷冠没有金瓷冠由于金属离子释放渗入牙龈而引起的牙龈慢性炎症及变色或过敏的缺点。

(三)机械性能

关于全瓷修复材料的研究,多集中在提高材料的强度和韧性上。某些氧化铝陶瓷系统的3点弯曲强度可达到 400～700 MPa,可用于单冠或 3 个单位桥的制作,但其断裂强度和韧性不够理想,不能用于长桥的制作。氧化锆增韧陶瓷有更高的断裂强度和韧性,弯曲强度可达到900～1 200 MPa,断裂韧性是氧化铝陶瓷的两倍。

金瓷冠的瓷裂问题一直是临床上出现较多的并发症,其原因是金-瓷界面的结合仍不够理想。全瓷冠底层与饰面层均为陶瓷,其瓷-瓷界面的结合强度较金-瓷界面者高,因此其瓷裂一般不发生在瓷-瓷界面。但是,由于全瓷冠材料有一定的脆性,在某些部位会出现饰面瓷或底层瓷的折裂。例如,在前牙舌侧由于牙体预备的空间不够,底层就较薄,底层会出现折裂。再如,由于切缘的底层不够厚或需要恢复的切缘长度过大,在切缘堆塑的饰面瓷过厚,会造成饰面瓷的折裂(图 9-4)。因此,在制作过程中,既要保证底层瓷足够的厚度,又要设计好不同层材料所占的空间。

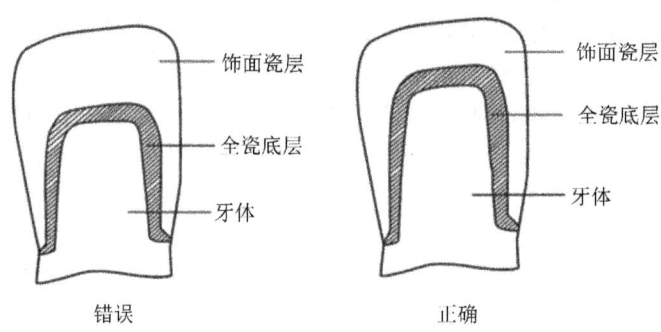

图 9-4　切缘饰面瓷与底瓷的厚度

(四)牙体磨除量

由于陶瓷的脆性,全瓷冠的各面厚度较金瓷冠大,磨除的牙体组织也就多。全瓷冠的牙体磨除厚度一般为 0.8～2.0 mm,切缘(面)为 1.5～2.0 mm,唇面(颊面)为 1.2～1.5 mm,邻面为 1.0～1.2 mm,舌面为1.2～1.5 mm,颈部肩台处磨除 0.8～1.0 mm。

(五)制作技术要求

全瓷冠的种类较多,其制作技术也不同。渗透玻璃陶瓷全瓷冠制作是采用多层堆塑成形,其设备、条件较简单,但制作技术要求高。热压铸瓷全瓷冠的底层是采用热压铸瓷的方法获得,需要专用铸瓷炉。CAD/CAM 全瓷冠的设备价昂,操作技术相对简单。

(六)费用

由于目前全瓷冠的设备条件要求高,成本高,又未形成大规模量的加工,其修复、制作的价格高于金瓷冠。

(七)X 线透射性

陶瓷全冠对 X 线部分阻射,在 X 线片上既清楚地观察到冠的边缘,又可以观察到冠内牙体影像,将树脂、汞合金等影像区别开来。另外,陶瓷全冠可避免因金瓷修复体给磁共振检查带来的不必要麻烦。

三、全瓷冠的适应证和禁忌证

(一)适应证

原则上所有需要金瓷冠修复的患者,只要在经济条件允许的情况下,都可考虑全瓷冠修复,尤其更适合下列情况。

(1)前牙切角、切缘缺损,不宜充填治疗或不宜选用金属烤瓷冠修复者。

(2)死髓牙、氟斑牙、四环素牙等变色牙,患者对美观要求较高者。

(3)牙冠缺损需要修复而对金属过敏者。

(4)牙缺损要求修复,同时不希望口内有金属材料存在者。

由于全瓷冠材料种类较多,性能上相互差异较大,因而选择全瓷冠修复时,还要根据牙位、咬合力的大小,适当选择强度、美观性满足要求的全瓷修复类型,而不能千篇一律。

(二)禁忌证

由于瓷材料本身的特性,目前全瓷冠仍然存在着一定的缺点,并有一些禁忌证。

(1)牙体组织的切割量大,年轻恒牙髓角高易露髓者。

(2)临床冠过短,无法获得足够的固位形和抗力形者。

(3)对刃未矫正或夜磨牙症者。

(4)牙周疾病需要用全冠进行夹板固定者。

(5)心理、生理、精神因素不能接受或不愿意磨切牙组织者。

(三)全瓷冠选用时注意事项

(1)由于陶瓷材料的脆性,全瓷冠一般用于前牙,或承受咬合力不大的前磨牙或磨牙。当用于后牙时,要保证全瓷冠的厚度,采取减少咬合力的措施,避免瓷裂。由于磨牙临床牙冠较短,面磨出量较金瓷冠多,影响到固位,在应用之前应估计到牙体预备后的牙冠龈向高度,同时将轴面锥度控制为 $0°\sim8°$ 角,将修复体边缘设计为龈下边缘形式。

(2)由于全瓷冠的牙冠磨出量大于金瓷冠,而且国人的牙冠小于白种人,用全瓷冠修复下切牙区的活髓牙,容易伤及牙髓,或不易获得良好的边缘密合性。

(3)由于全瓷冠边缘的厚度较大,特别是牙体舌侧颈部的磨除量大于金瓷冠,它不适用于颈部缩窄细小或临床牙冠过长的牙位,如下切牙或牙龈退缩严重的前牙或前磨牙。

(4)用全瓷冠修复错位牙、扭转牙和间隙牙时,最好预先作根管治疗,以保证磨除量,满足审美要求,同时达到良好的颈缘密合效果。如果畸形严重,建议采用其他修复方法或矫正措施。

四、全瓷冠的牙体预备特点

不同类型的修复体对聚合度、轴面预备形式、边缘线的位置及形式和宽度等都有特定的要求。全瓷修复的基牙预备应兼顾牙齿健康、功能、美观三方面的要求。维护牙齿的健康是指去净腐质,防治感染、防止修复折裂等;满足修复功能的要求是去除倒凹,做出共同就位道,设计好边缘的位置形态,做出良好的抗力形与固位形,恢复过低的垂直距离等;增进美观是指改善牙齿的排列、颜色、形状和质感等。全瓷冠的牙体预备应按照全冠的牙体预备的一般要求进行,如龋坏组织需去尽,预备的各轴面无倒凹,有一定锥度,冠的最大周径降至颈缘,在各面磨出足够的间隙等(表9-1)。除此之外,全瓷冠的牙体预备还有其特殊之处。

表 9-1　全瓷冠的各面磨除量(mm)

	热压铸造陶瓷	玻璃渗透氧化铝	高强度纯氧化铝	氧化锆
唇颊面	1～1.5	≥1.0	0.8～1.5	≥1.5
舌面	1～1.5	≥1.0	0.8～1.5	1.0～1.5
切骀	2.0	1.5～2.0	1.5～2	1.5～2
邻面	≥1.0	≥1.0	≥0.8	≥1.0
颈缘	≥1.0(无角肩台)	1.0	0.8～1.0	≥1.0

(一)唇颊面预备

在唇颊面预备出1.0～1.5 mm的间隙。用一粒度较粗的金刚砂柱形针先在唇颊面切2/3处磨出深1.2 mm的纵行引导沟,再逐渐向近远中扩展,然后在唇颊面龈1/3处以同样方法磨除1.0 mm的厚度,颈缘处先终止于龈上。

(二)舌面预备

前牙舌面分舌窝与隆突下轴壁两个面预备。在舌窝处,用火焰状金刚砂针均匀磨除的间隙,外形基本与舌窝的外形一致。在舌隆突下,需要做出与唇面颈1/3平行的轴壁,以磨除舌隆突至龈缘的倒凹。后牙舌面预备与颊面预备相似。

(三)切端预备(骀面预备)

以轮形针或柱状粗粒度金刚砂针在切缘磨出1.5 mm深的沟2～3个,然后向近远中向扩展。上前牙切缘预备时,形成向舌侧倾斜45°角的斜面,下前牙的切缘预备则相反。后牙的预备与金瓷冠相似。预备过程中和预备后,应检查对骀位的磨除量,或侧方时功能尖与对颌牙的间隙。检查的方法包括以引导沟估计、直观法、咬蜡片测量法和咬合纸测量法。咬合纸测法是将咬合纸折叠成牙齿近远中径的宽度的一定厚度,放在患牙面,嘱患者咬紧,若可将咬合纸拉出,说明骀间隙足够。

(四)邻面预备

用金刚砂针从已预备好的磨面紧贴唇邻轴面角向邻面切磨,将邻面的倒凹磨除,并控制两邻面轴壁向聚合度约为6°角,保证邻面肩台1.0 mm,最后将邻面预备扩展至舌邻轴面角处。活髓牙时注意观察髓角位置,要避免活髓牙穿髓。

(五)颈缘预备

颈缘处是全瓷冠与牙体对接的部位,易致龋,要求越密合越好,对全瓷冠的强度至关重要,因此颈缘预备是牙体预备最关键的内容。肩台的颈缘位置根据轴面而不同,唇面一般在龈缘下,其他的与龈缘平齐或在龈缘以上。预备出的肩台在轴面角处应与各轴面相连续,厚度均匀,表面平整(图9-5)。全瓷冠基牙肩台的基本形态为直角圆肩台或深凹形,这类肩台能够增加瓷冠在边缘部位的厚度并与应力的方向垂直,可增进瓷冠的抗折裂性和表面固位。

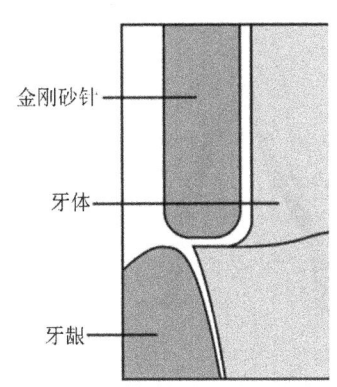

金刚砂针

牙体

牙龈

图9-5 颈部肩台预备

(六)精修完成

全瓷冠牙体预备的精修要求较金瓷冠高。精修时用金刚砂颗粒较小、直径较粗的金刚砂车针,预备完成的牙体表面应无任何倒凹和棱角,牙体外形光滑流畅,以防止瓷冠因应力集中而折裂。牙体预备应使瓷冠的厚度尽可能均匀一致。

(七)注意事项

(1)由于全瓷冠的牙体预备切割牙体组织多,活髓牙预备应在局麻下,采取间歇切磨、随时冷水喷雾降温的方法保护牙髓,特别是在髓角高的部位,应仔细操作。

(2)牙体预备完成终印模后,应在牙体表面涂布牙髓保护剂,并及时制作暂时冠,黏固保护牙髓。

(3)为得到最大的表面积和牙体支持,预备体的聚合度越小越好,但会对就位有影响。建议唇(颊)舌面的聚合度为6°~8°角,邻面的聚合度<6°角。

(4)预备牙应达到一定轴向高度,其中磨牙的预备高度至少为4 mm,其他牙齿不低于3 mm。如果高度不足,可考虑在轴壁上预备固位沟或箱体结构以加强固位。

五、全瓷冠的制作

按照材料和加工工艺的不同,全瓷冠的制作可分为多层制全瓷冠的制作、热压铸全瓷冠的制作、机加工全瓷冠的制作,现分述如下。

(一)多层制全瓷冠的制作

多层制全瓷冠是在代型上多层堆塑和烧结底层,然后进行饰面陶瓷堆塑烧结完成的,该方法制作的全瓷冠主要包括铝瓷全瓷冠和渗透玻璃陶瓷全瓷冠两类。由于铝瓷全瓷冠制作时需用一层铂金箔,不易推广,而且其烧结收缩性能差和抗折强度不理想,现已基本不用。目前用于临床的 In-Ceram Alumina 和 In-Ceram Spinell 渗透玻璃陶瓷全瓷系统分别是以氧化铝和镁铝类晶石为主晶相的渗透陶瓷,其抗弯强度高,达370~600 MPa,烧结收缩仅为0.21%~0.24%,与饰面瓷结合强度高。下面以渗透玻璃陶瓷全瓷冠为例介绍多层制全瓷冠的修复制作原理和技术(图9-6)。

1.牙体预备

其方法和程序如前述,所不同的是因在舌面不需堆塑饰面瓷,仅需预备0.7~1.0 mm 的间隙。

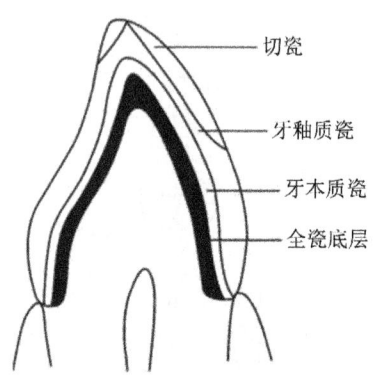

切瓷

牙釉质瓷

牙本质瓷

全瓷底层

图 9-6　全瓷冠多层制烧结

2.印模、代型的制作

取印模预备工作模及代型与金属烤瓷全冠相同。

3.底层瓷冠的制作

按制作金瓷冠代型修整的原则修整代型后,用专用耐火材料复制专用耐火代型,涂布 45 μm 的隙料。然而用超声振荡器将铝瓷粉和调和液混成均匀粉浆,堆塑完成瓷冠底层坯体,送入专用烤瓷炉内,从常温升温 6 小时至 120 ℃,再用 2 小时升温至 1 120 ℃,并保持 2 小时。

4.底层瓷冠的玻璃渗透

瓷冠底层烧制完成后,进行玻璃渗透程序。在其底表面涂一层以专用玻璃料和蒸馏水混合的糊剂,先在 600 ℃条件下预热数分钟,再以 30 分钟将温度升至 1 100 ℃保温 4 小时,冷却后,将多余玻璃磨除和修形。如果磨不干净的底层冠要喷砂、再烧结后再喷砂,去除表面多余的玻璃。

5.饰面瓷的堆塑

按常规在底层冠表面堆塑烧结饰面瓷层,烧结完成后,修形,在代型上试戴,上釉。

（二）热压铸全瓷冠的制作

热压铸全瓷冠是用失蜡-熔瓷铸造-烤瓷技术完成的全瓷冠。采用增强的白石榴石陶瓷为材料制作的全瓷冠,比可铸玻璃陶瓷的各方面性能有了较大改进,如收缩率大大降低,韧性、耐冲击强度提高。用于底层瓷冠的制作,有不同色别的预成瓷块供选色,因而色泽逼真自然。热压铸全瓷冠修复、制作过程如下。

1.牙体预备

其方法和程序如前述。

2.取印模、代型制作

同金属烤瓷全冠。

3.蜡型、熔模腔预备

在可卸代型上涂布隙料,以补偿瓷层烧结的体积收缩,用铸造蜡按牙冠应有外形的 1.1 倍完成蜡型。然后分别在面用直径 4～5 mm 的蜡条安插铸道,直接竖在专用的铸造底座上,以配套的包埋料和型圈包埋蜡型(图 9-7)。包埋型圈放置 1 小时后,置于除蜡烤箱内,升温至 850 ℃并保持 30 分钟完成除蜡。

4.铸造

根据患者的比色结果选择合适的瓷块,放于专用铸瓷炉内,固定压磁棒,启动铸瓷程序,瓷块和铸圈在 1 180 ℃温度下自动完成瓷块熔化,在 0.5 MPa 压力下铸造成形。然后取出铸圈,自然冷却,以笔式压力喷砂机用 $50\sim100$ μm 粒度的玻璃珠去除包埋料,金刚砂片切割铸道棒,修整面后,在以牙本质色树脂复制的代型上试戴,检查冠边缘密合度。

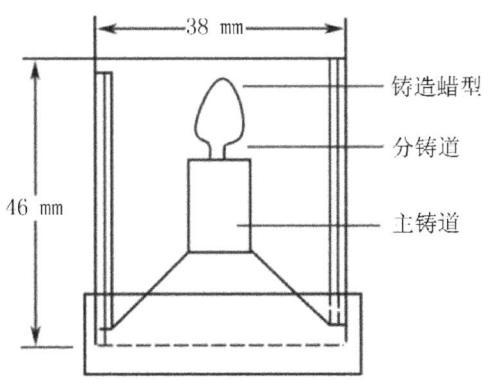

图 9-7　热压铸全瓷冠包埋

5.堆塑饰面瓷

为了色泽更加美观自然,可采取加饰面瓷完成全瓷冠。先将已完成的瓷冠切端的透明瓷磨出瓷层间隙及数条纵行指状沟,研磨外形后喷砂、清洁干燥,表面涂布专用结合瓷粉,然后选用合适的常用金属烤瓷粉中的切瓷、透明瓷等调成瓷浆,常规堆塑瓷,必要时采用内插法染色,形成特征色,置于烤瓷炉内,在920 ℃温度下完成饰面瓷烧结。

6.上釉

如在完成全瓷冠铸造后,其色泽、透明度及外形能够满足美观要求,可直接上釉。铸造全瓷冠或经过筑饰瓷的瓷冠在患者口内试戴,进一步调整咬合、外形,如有必要,可用表面染色法提高色泽和透明度。常规上釉,完成热压铸全瓷冠制作。

(三)机加工全瓷冠的制作

机加工全瓷冠的制作由计算机辅助设计与计算机辅助制作共同完成。该技术是将诸多工序简化为数据获取、修复体的计算机设计、数控加工 3 个主要工序,其三部分组成分别为三维测量装置部分、计算机辅助设计部分和修复数控加工部分。1985 年法国学者 Duret 推出了第一台牙科 CAD/CAM 系统样机,目前已有 10 余种牙科 CAD/CAM 系统问世,相继出现了 Duret 系统(法国)、Cerec 系统(德国)、Denticad 系统(德国)、Rekow 系统(美国)、Caudill 系统(美国)、Celay 系统(瑞士)、Procera 系统(瑞典)、DCS Pre-cident 系统(瑞典)、Digident 系统(德国)、Cercon 系统(美国)、Lava 系统(美国)等。

CAD/CAM 全瓷修复技术主要包括两个不同的方面:用于全瓷材料修复加工的 CAD/CAM 系统和适用于 CAD/CAM 系统的陶瓷材料。用于全瓷材料修复加工的 CAD/CAM 系统中包括扫描仪、修复体设计软件、高精度数控加工设备等。通过扫描仪将所修复牙齿的预备体及相关组织的形态形成数字模型,通过修复体设计软件设计出最终修复体或全瓷修复体的冠核基底形态,最后通过高精度数控加工设备加工成形。牙科 CAD/CAM 系统可以在较短时间内为患者制作全瓷修复体,加工过程标准、规范,人为误差小,减少了繁杂的技工加工步骤,省时省力,制作修复体精度高。目前,其在牙科中的应用越来越广泛,特别是高强度的氧化锆冠核基底的制作大多采用 CAD/CAM 技术。

现以 Cerec Ⅱ 系统为例,介绍机加工全瓷冠的制作技术及步骤。

1.牙体预备

牙体预备步骤与要求基本同其他全瓷冠修复常规。但需注意:在患牙的龈端应有明显的 90°角圆肩台,宽度>1 mm,以便计算机识别和保证全瓷冠有一定的强度。

2.摄像

在牙体隔湿、喷反光增强粉后,用口内摄像头对预备好的牙冠作口内摄像,获取牙冠三维形态数据,同时由计算机自动进行三维重建。上述摄像反复进行,直到取得满意影像为止。为操作方便,也可按临床常规取印模、翻制石膏模型后,在口外进行牙冠摄像。

3.自动设计和人工修改

Cerec 系统带有自己的修复体智能设计专家系统,操作者只需用轨迹球描出牙体上全瓷冠的边缘线和邻接线,就能根据牙冠和邻牙外形,参照正常牙的外形数据和全瓷冠设计原则,给出所要制作的修复体的设计图像,并在显示器上呈现出来。操作者还可根据实际情况,通过人机对话形式,对全瓷冠的设计进行修改,直到满意为止。

4.全自动数控加工

当全瓷冠的设计图像确定后,系统会根据其大小提示操作者放入全瓷冠尺寸的瓷块,然后自动进行刀具校对,铣切出所需全瓷冠。

5.全瓷冠的上色

为达到颜色逼真的美观效果,应对全瓷冠进行个别上色。用专用着色剂涂布全瓷冠表面,在烤瓷炉内 780 ℃条件下保温 2 分钟,缓慢降温即完成上色。

六、全瓷冠的试戴和黏固

(一)试戴

(1)在模型上试戴全瓷冠,检查其颈缘密合和邻面接触情况,精细调磨其形态,达到与邻面及同名牙的高度协调。在架上调咬合,使各个咬合状态下无早接触。

(2)在口内试戴时,除进行常规的试戴检查和调磨外,要特别注意消除全瓷冠邻面边缘与牙冠邻面肩台之间的支点。调磨时,应用冷水喷雾降温,并选用合适的磨切工具,尽量减少磨改时的产热和振动。

(二)黏固

1.黏固材料的选择

由于各类全瓷修复体的成分不同,对其黏固的方法也不同。以白榴石、二硅酸锂等晶体为增强相的陶瓷,如 IPS-Empress 等,其基质中存在大量的长石玻璃相,属于硅酸盐类陶瓷。该类陶瓷的强度一般不高,因此需要采用树脂黏结来增加强度。对于高强度的氧化铝和氧化锆陶瓷,也可使用普通的磷酸锌类黏结剂黏结。

2.内表面处理

以白榴石、二硅酸锂等晶体为增强相的陶瓷,由于经氢氟酸酸蚀后,晶体结构暴露而获得粗糙表面,增大黏结面积,有利于形成机械锁结,因此酸蚀是该类陶瓷黏结的基础。由于硅酸盐类陶瓷的强度不高,喷砂很可能破坏其表面的黏结层,反而降低黏结强度,因此喷砂并不是该类陶瓷黏结的必要步骤,而将黏结表面硅烷化,则是此类陶瓷黏结的重要步骤。硅烷偶联剂易与二氧化硅等以硅为主要成分的玻璃相结合,形成稳定的硅氧烷,其另一端的有机功能团则与树脂中的有机物结合,从而提高黏结能力。一般认为,酸蚀与偶联剂同时处理可显著提高瓷与树脂的黏结强度,并且减少微渗漏。

以氧化铝、氧化锆为主要成分的非硅酸盐类陶瓷材料,不但不易被氢氟酸酸蚀,而且其瓷黏结面也不易与单纯涂布的硅烷偶联剂形成化学结合。由于这类陶瓷的强度较高,喷砂处理一般不会破坏其表面的黏结层,因此喷砂有利于形成粗糙的黏结面。高纯度氧化铝全瓷在内冠烧结过程中,其内表面可形成类似酸蚀的粗糙表面,可利于黏结。

（张澄清）

第四节　桩核冠的应用

一、概论

(一)牙体缺损的修复原则

牙体缺损修复包括直接充填和间接修复,经根管治疗后的缺损牙通常都需要间接修复。而桩核冠常用于经根管治疗后的缺损牙修复。因此临床上根管治疗后的缺损牙修复往往需要明确三个问题:①需不需要冠;②需不需要桩;③何种桩。而修复体的选择通常是根据牙冠破坏的程度以及牙位来决定。

传统概念中牙体缺损经根管治疗后需要冠保护,同时需要桩来增加强度。近年来的一些回顾性研究认为根管治疗后的前牙有时不一定都需要冠修复,而经根管治疗后的磨牙和前磨牙以及大面积缺损的前牙则通常需要全冠或桩核冠修复。修复前应对剩余牙体结构的力学性能作充分评估,以便确定修复体的设计。缺损牙经全冠预备后轴壁的量会明显减少再加上原有开髓孔预备,剩余的牙本质变得薄弱,难以单独支持冠,通常需要核成形甚至桩的支持和固位。因此在牙冠大面积缺损时需要冠修复,同时也可能需要桩核修复。

应该明确,桩、核、冠为三个不同层次的修复体(图 9-8),其中桩的作用是为核提供固位,同时将应力传导到牙根部而不至集中在牙颈部,对于颈部牙体组织薄弱的缺损牙可以减少牙颈部横折的风险;核的作用是为冠提供足够的固位,同时加强冠部牙体组织的抗力,为全冠提供支持;而冠的作用则是保护冠部牙体结构,同时恢复牙冠外形和功能。目前所采用的修复体包括:①桩、核、冠三体结构,如成品桩-核-冠。②核、冠二体结构,如银汞核-冠。③冠、桩核二体结构,如铸造金属桩核-冠、陶瓷桩核-冠。④核冠一体结构,如髓腔固位冠。⑤桩核冠一体结构等。同时桩、核、冠材料的选择也多种多样。因此究竟采用何种桩、核、冠设计和材料,需要对剩余牙体组织的固位形和抗力形进行充分评估,以便制订适合患者、适合患牙的治疗计划并成功实施。

(二)牙体缺损范围评估

由于牙体本身的形态复杂,牙体缺损范围和形态具有多样性,因此目前未见统一标准加以描述。有人将牙体缺损按缺损程度大体分为轻度、中度和重度缺损,或按缺损范围分为缺损 1/3、1/2、2/3,等。但这样的描述未体现缺损部位,各型之间也难以严格的分界。临床上常规认为缺损 1 个轴壁以内为轻度缺损,2～3 个轴壁算中度缺损,3 个以上轴壁缺损属重度缺损。由于根管治疗水平的提高,各种类型的缺损牙均得以保存,如何描述缺损范围并用于桩核冠修复设计的参考,同时便于交流,尚需要进一步规范和统一。

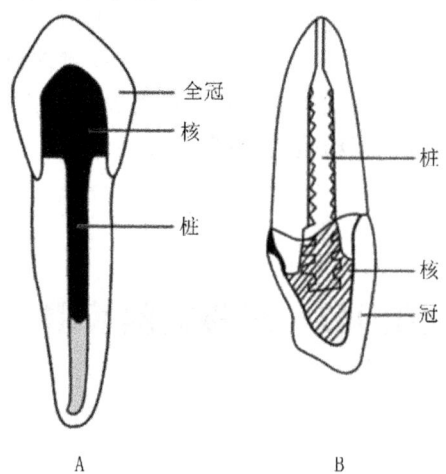

图 9-8　桩、核、冠为三个不同层次的修复体
A.铸造桩核-冠;B.成品桩-树脂核-冠

(三)修复体种类

1.按修复体设计

(1)桩、核、冠三体结构:桩、核、冠为不同材料的分体结构,如成品纤维桩-树脂核-全瓷冠、成品螺纹金属桩-银汞核-金属烤瓷冠等。

(2)核、冠二体结构:核和冠为不同材料,如树脂核-全瓷冠、银汞合金核-金属冠等。

(3)桩核、冠二体结构:桩核为同种材料的整体结构,但与冠分体,如铸造金属桩核-金属烤瓷冠、陶瓷桩核-全瓷冠、整体纤维桩核-全瓷冠等。

(4)核冠一体结构:核冠为同种材料的整体结构,如陶瓷髓腔固位冠、金属嵌体冠。

(5)桩核冠一体结构:桩核冠为一整体结构,如金属桩核冠、金属桩核烤瓷冠。

2.按修复材料

(1)桩:金属桩的铸造金属桩和成品金属桩;非金属桩的纤维桩和陶瓷桩。

(2)核:金属核的铸造金属核和银汞合金核;非金属核的复合树脂核和陶瓷核。

(3)冠:包括铸造金属冠、陶瓷冠、金属烤瓷冠和金属树脂冠。

二、前牙桩核冠的修复

(一)全瓷髓腔固位冠

髓腔固位冠是利用髓腔固位,属于核冠一体结构。全瓷髓腔固位冠常用热压铸瓷(如 IPS-Empress Ⅱ、E.max),固位原理为髓腔和根管口下 $2\sim3$ mm 机械固位和树脂黏结固位。适用于前牙轻度或轻中度缺损,临床牙冠短者(图 9-9)。

1.优点

(1)核冠一体结构,避免修复体与牙体间的多个界面。

(2)所需修复间隙小,适合咬合紧、修复间隙不足的情况。

(3)采用黏结修复,无金属基色,可尽显全瓷修复的美学效果。

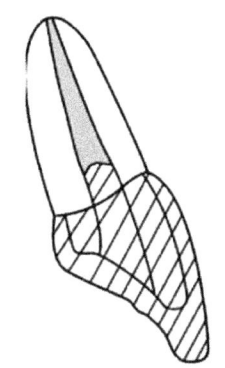

图 9-9　前牙全瓷髓腔固位冠

(4)不置桩,减少桩道预备过程及桩所致的根折风险。

2.缺点

(1)在冠部牙体组织过少的情况下无法获得足够的黏结面积,固位效果不良。

(2)修复体进入根管较浅应力不能传导至根部牙槽骨,在过大应力作用下易发生冠方1/3根折。

(二)前牙纤维桩-树脂核

1.纤维桩的组成

纤维桩由各种连续的、无定向的纤维包埋于树脂基质之中,即环氧树脂聚合基质,加无机或有机纤维,经高压拉挤成形而制成。纤维沿着桩的长轴呈单一方向紧密排列,直径为 $6\sim8~\mu m$,约占桩体积的 60%。其中环氧树脂聚合基质具有高度的转化性和高度交联的结构,通过其赋予纤维相同的张力,使纤维桩具有高强度。

2.纤维桩的分类

(1)按纤维类型分类:分为碳纤维桩、玻璃纤维桩、石英纤维桩和硅纤维桩等。①碳纤维桩:最早用于临床。由沿同一方向排列的碳纤维黏附于环氧树脂基质中而成;外观呈现黑色,具有不透光性,美观性欠佳,因此最先被玻璃纤维桩取代。②玻璃纤维桩最常用的是 E-glass 纤维,即电绝缘玻璃纤维,是由 SiO_2、Al_2O_3 及其他的碱金属氧化物组成的无定形相混合物。具有热膨胀低、软化温度高、强耐腐蚀和高电阻等特性。玻璃纤维含量的增加会使弹性模量随之升高。③石英纤维桩:石英纤维主要成分是 SiO_2,以晶体状态存在。石英是一种具有较低热膨胀系数的惰性材料,具有优良的机械性能、化学稳定性。弹性模量在 $15\sim17~GPa$,与玻璃纤维桩相似。透光性好,美观性好,有利于光固化。④聚乙烯纤维树脂桩在树脂聚合基质中加入聚乙烯纤维。在根管内注入流动性好的光固化树脂,然后预先浸渍好的聚乙烯纤维放入根管内,光固化。其弹性模量与牙本质接近,弯曲强度较其他种类纤维桩差;因是在口内固化,密合性较好。

相比较而言,玻璃、石英纤维桩与自然牙颜色相近,更适用于前牙和全瓷修复(图 9-10)。这两类纤维桩有不透明和透明两种,不透明的可以阻挡 X 射线,便于临床检查;透明的具有光传导的功能,可以促进光固化及双固化型树脂水门汀在深部桩道内的充分聚合并提高黏结性能。

(2)按制作方式分类:分为预成形纤维桩和口内成形半成品纤维桩两类。预成形纤维桩在修复因严重龋损及各种牙髓病导致根管空大的牙齿或者根管是椭圆形的尖牙、下颌前磨牙时,需去除大量的根管内牙本质以获得桩与根管内壁间较好的适合性。此时水门汀的厚度会增加,如果水门汀的机械强度不高则可能在受力时成为整个修复体的薄弱点而导致修复失败。一些学者推荐修复这种类型的无髓牙时,可以根据根管的大小和形态,选择不同型号的纤维桩结合高强度流动复合树脂制备成与根管形态匹配的解剖型纤维桩,这种纤维桩具有良好的塑形性和根管适合性,在桩道预备过程中无需过多修整根管内壁的形态,可以保存更多正常的根管壁牙体组织;同时因为降低了树脂水门汀的厚度,可以消除材料聚合收缩可能造成的不利影响。

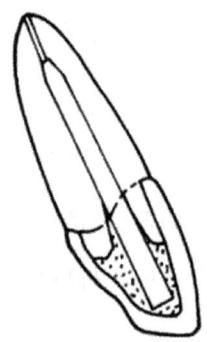

图 9-10　上前牙纤维桩-树脂核-瓷全冠

(3)按形状分类:根据纤维桩的形状可分为锥形、柱形及双锥度三种。柱形桩的固位效果较好且患牙牙根所受的应力分布比较均匀,但是预备桩道时在根深部需去除较多的牙体组织,会使根管壁变薄。锥形桩去除的牙体组织少,但是固位力较差且易于在根尖处形成应力集中点导致根折。目前使用最多的是解剖型平行锥状或者尖端为锥形的柱形纤维桩,既可以满足固位要求又可以避免去除较多的牙本质。有学者研制了一种带弯曲角度的纤维桩,形状更符合前牙的解剖形态,使得修复后的前牙行使咀嚼功能时沿纤维桩传向患牙的应力分散更为均匀。

3.纤维桩的生物机械性能

(1)弯曲强度:指材料在弯曲负荷作用下破裂或达到规定挠度时能承受的最大应力值。成品纤维桩的弯曲强度达 400 MPa 以上。Drummond 的研究表明,纤维桩弯曲强度显著高于氧化锆瓷桩。在动态负荷下纤维桩强度会显著下降。热循环应力会造成纤维桩的弯曲强度明显下降(7~63 ℃,6 000 次循环,纤维桩弯曲强度下降 11%~24%,而氧化锆瓷桩下降 2%)。Lassila 研究发现热循环应力使纤维桩的弯曲强度下降了大约 18%,弹性模量下降了 10%。在一定范围内,纤维桩直径越大,弯曲强度越大。Mannocci 比较了纤维桩在水中存放与室温下干放后的弯曲强度,发现两种情况下纤维桩的弯曲强度有显著差异。提示在操作时应避免纤维桩与唾液接触,注意隔湿。

(2)弹性模量:与金属桩比较,纤维桩最大的优点是其弹性模量与根部牙本质接近(图 9-11),从而桩与牙根形成同质性的结构,能有效传递和分散应力,防止桩与根管牙本质界面间应力集中造成根折。玻璃纤维桩弹性模量为 28.7 GPa,介于牙釉质和牙本质的弹性模量(分别为 83 GPa 和 18.6 GPa)之间。Akkayan B 比较了玻璃纤维桩、石英纤维桩、氧化锆瓷桩、玻璃纤维桩联合氧化锆 4 种桩核系统的抗折性能,结果发现石英纤维桩的抗折性能最好。石英纤维的弹性模量最接近牙本质,其抗折载荷最高,同时又防止了根内牙本质的应力集中。而金属桩核的弹性模量(145~203 GPa)较牙本质过高,容易产生应力集中,导致金属桩核与牙体组织界面的微裂纹,进而裂纹扩展导致根折。Newman 对 3 种纤维桩和不锈钢桩修复的牙齿进行了抗折性和折裂模式的比较,发现 3 种纤维桩之间抗折性无差别,但都低于不锈钢桩;纤维桩修复患牙后的折裂模式多为可修复性,有利于剩余牙体的保存。

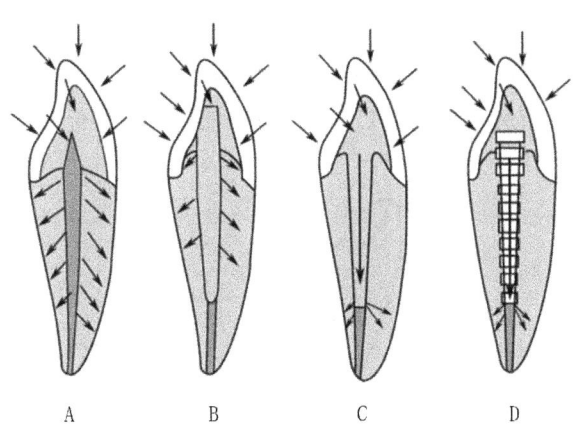

图 9-11 不同弹性模量桩的受力情况
A.天然牙应力均匀分布；B.低弹性模量桩(纤维桩)；
C.高弹性模量桩,铸造金属桩；D.成品金属桩

Fokkinga 发现,纤维桩修复后牙齿的抗折负荷值低于传统金属桩,但高于瓷桩,能满足临床要求。纤维桩修复后牙根发生的根折多可重新修复,而金属桩根折则多需拔除。但 Hu、Raygo、Mitsui 等多人研究显示,碳纤维桩、玻璃纤维桩修复患牙的抗折性与传统金属铸造桩相比并无统计学差异。Otil 采用了弹性模量为 16 400 MPa 的树脂人工牙,显示碳纤维桩核修复系统比金属桩系统显示更高的抗折性能。他们认为可能是在单一持续压力下,弹性模量高的金属桩不能与人工牙发生同等程度的形变,桩与根管壁的接触面由面变为点接触,在根管壁局部形成压力高峰,导致失败,而碳纤维桩一直与根管壁保持面接触。Akkayan 在比较了成品钛桩、石英纤维桩、玻璃纤维桩和氧化锆瓷桩修复根充牙的抗折性和折裂模式后发现:石英纤维桩的抗折性显著高于其他 3 种;玻璃纤维与氧化锆瓷桩无差别;石英和玻璃纤维桩修复牙的折裂模式多为可再修复性根折,而不可修复性根折则见于钛桩和氧化锆瓷桩。

(3)抗折性:主要用单一持续应力下桩核系统所能承受的最大应力值来表示。与牙长轴成130°角加载。Heydecke 和 Peter 发现金属桩的牙折大多位于牙根中部或根尖 1/3,而与牙本质弹性模量相近的碳纤维桩多为牙根颈 1/3 的可修复性牙折,并且桩折断后容易取出。

4.纤维桩的黏结
纤维桩的化学构成使其可以和黏结性的水门汀材料形成微机械和化学的结合,这在很大程度上可以提高桩在根管内的固位能力,因而,对桩钉直径和长度的要求也有所降低,可以保存更多的剩余牙体组织。树脂黏结剂除了黏结作用,还能封闭纤维桩与牙本质间的缝隙,减少微渗漏的发生。Usume 用液体渗透法测试了不锈钢桩、玻璃纤维桩、氧化锆瓷桩和聚乙烯纤维桩的冠向微渗漏情况。结果表明,在 6 个月内的任何时间段,聚乙烯和玻璃纤维桩的渗漏量显著低于其余两种桩。Balbosh 对玻璃纤维桩进行了4 种表面处理:酒精清洗、酒精清洗加底涂剂处理、喷砂、喷砂加底涂剂处理。结果表明,底涂剂处理对增强固位并无效果,而喷砂可显著增强纤维桩的固位力。他们的研究还发现,对两种纤维桩进行热循环加载5～55 ℃ 3 000 次,其固位力与对照组相比并无显著差异。因此,对树脂黏结的纤维桩的热应力不必要过于担心。但 Purto 却认为,热应力会造成纤维桩的固位显著下降。

(三)陶瓷桩核
随着全瓷修复的广泛开展,陶瓷桩核越来越多地应用于临床(图 9-12)。根据陶瓷材料与制

作工艺的不同,目前常用的陶瓷桩核包括:①铸造陶瓷桩核,如二硅酸锂陶瓷(IPS-EmpressⅡ、E.max)。②切削陶瓷桩核,如氧化锆陶瓷(Cercon、Lava、Procera)。③复合陶瓷桩核,如成品陶瓷桩＋铸造陶瓷核。陶瓷桩核所共有的优点为颜色美观性好,可配合透光性良好的全瓷冠修复;桩核一体化,避免多个弱界面的产生。

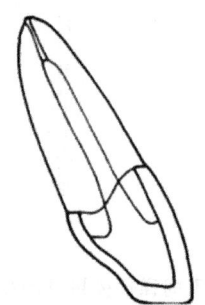

图9-12　前牙陶瓷桩核-冠

1.铸造陶瓷桩核

采用失蜡铸造的方法完成。即桩核蜡型制作、包埋、失蜡,再热压铸完成陶瓷桩核。

(1)优点:①透光性好,美观性佳;②具有黏结性能,与根管壁形成牢固结合;③X线透射,不影响日后磁共振等影像检查。

(2)缺点:强度偏低,需要足够的桩道预备量,X线透射,对根管壁病变诊断不利,还有折断不易取出。

2.切削陶瓷桩核

采用计算机辅助制作完成。但由于桩道很深,不能直接通过桩道扫描获得数字化模型,通常预先制作桩核蜡型,进行蜡型扫描形成桩核的数字化模型,最后经过切削加工完成陶瓷桩核。但由于患牙根管直径有限,临床桩道预备要求高,切削过程中细长形态的桩成形较困难,因此加工过程尚需逐步完善,目前尚未广泛应用。

3.成品陶瓷桩＋铸造陶瓷核

采用预成氧化锆陶瓷棒,作为核桩蜡型的核心,包埋、铸瓷。氧化锆桩有较高的抗弯强度,与特制的铸造陶瓷能相互匹配结合成为陶瓷桩核。

优点:①既具有铸瓷核的透光性,又具有氧化锆的高强度。②操作性好,由于成品瓷桩有配套根管预备钻,桩道形态容易控制,精度可靠。因此这类桩核临床应用较多。

(四)金属桩核

1.铸造金属桩核

铸造金属桩核材料包括金合金、镍铬合金、钛合金等。具有良好的机械性能,但美观性较差。前牙铸造金属桩核多配合金属烤瓷冠及透光性低的全陶瓷冠,如氧化铝渗透陶瓷冠和氧化锆全瓷冠。但制作过程中需注意尽量保证冠的修复空间足够,以保证足够的瓷层厚度,以便达到良好半透明性(图9-13)。

2.预成金属桩树脂核

由于核为树脂,因此美观性能较铸造金属桩核佳,但由于存在多个修复界面,即金属桩与根管壁、金属桩与树脂核、树脂核与牙本质、核与冠等,且金属与树脂难以形成良好的黏结界面,因此,对于前牙修复来说,此类修复体有逐渐被纤维桩树脂核取代的趋势(图9-14)。

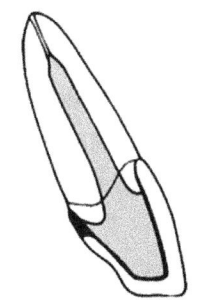

图 9-13 前牙铸造金属桩核-金属烤瓷冠

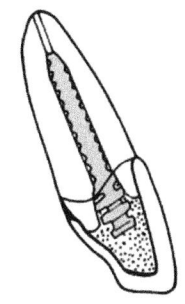

图 9-14 前牙成品金属桩-树脂核-金属烤瓷冠

(五)各种前牙桩核冠的适应证甄别

前牙修复首先强调美学性,其次是恢复功能。而对于已行牙髓治疗的前牙来说,如何能在保存牙体抗折性能的基础上尽量兼顾美观和功能,是修复医师面临的挑战。根据牙体缺损范围、美学效果及抗折性综合考虑,前牙区各类桩核冠的选择顺序为全瓷髓腔固位冠、纤维桩-树脂核冠、陶瓷桩核冠、金属桩核冠。

1.全瓷髓腔固位冠

适用于年轻恒牙、根尖发育未完成的患牙、修复间隙不足的患牙等,同时冠部牙体组织缺损轻度或轻中度,黏结面积足够,牙体变色不明显者,经良好根管治疗后,可首选全瓷髓腔固位冠。

2.纤维桩-树脂核冠

适用于单个牙的修复,如错位、扭转牙而非正畸适应证者;畸形牙直接预备固位形不良者;或邻面龋范围局限于龈上者。冠方剩余牙体组织可形成足够的牙本质肩领,特别是需作全瓷冠修复的患牙。

3.陶瓷桩核冠

适用于全瓷冠桥修复,或邻牙需行瓷贴面或全瓷冠修复的病例,选择陶瓷桩核冠可达到良好的美学效果。其中铸瓷桩核适用于单个牙修复;氧化锆桩核可用于桥基牙。如冠方剩余牙体组织不能形成完整的牙本质肩领,需要加强牙颈部抗力形,则最好选择氧化锆桩核。

4.金属桩核冠

适用于临床冠大面积缺损,或断面达龈下,但牙根有足够长度经临床牙冠延长术或牵引术后可暴露出断面以下最少 1.5 mm 的根面高度等情况。一般选择铸造金属桩核,配合金属烤瓷全冠设计,也可选择氧化锆全瓷冠。

(六)前牙残冠和残根保存修复的特点

1.前牙桩核冠的设计

牙体缺损修复体类型的选择主要取决于牙体缺损量的多少。当冠部牙体组织大部缺损时,只能采用桩核冠修复。前牙残冠和残根修复设计应注意:①剩余的牙体组织难以为全冠提供良好的固位;②根管治疗后的剩余牙体硬组织的减少导致牙齿强度的显著下降,修复后容易发生冠折根折。因此提高固位力和抗力的设计是桩核冠修复成功的关键,剩余牙体硬组织的设计要点如下。

(1)尽量保存剩余牙体组织:患牙的强度主要取决剩余牙体组织的量,尽量保存剩余牙体硬组织是桩核冠修复中的基本原则。根据所选择的最终全冠修复体的要求对剩余牙体组织进行预备,然后去除龋坏、薄壁等,其余的则为要求保存的部分。这部分剩余牙体将与核一起形成全冠预备体。

（2）牙本质肩领：牙本质肩领是大面积牙体缺损桩核冠修复中的一个非常重要的概念，要求最终全冠修复体的边缘要包绕剩余牙体组织断面 1.5～2.0 mm（图 9-15）。影响桩核冠修复后远期效果的因素中，剩余健康牙体组织的量和牙本质肩领的意义远远大于桩、核或全冠材料的选择。牙本质肩领可以提高牙齿完整性，增强患牙的抗折强度，防止冠根折裂。

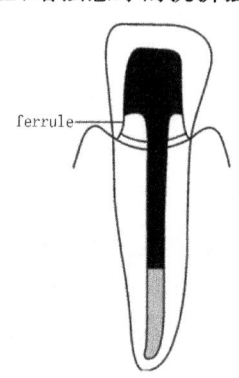

图 9-15　前牙修复中的牙本质肩领

（3）生物学宽度：当冠部牙体组织全部缺损或者缺损位于龈下时，剩余的牙体不能达到理想的牙本质肩领要求。为了获得牙本质肩领可以采用两种方法：一是牙冠延长术，去除一定的牙龈或牙槽骨，暴露根方牙体组织；二是牙根牵引术，通过正畸力将牙根向方牵引。牙冠延长术和牙根牵引术一定要遵从生物学宽度的要求。生物学宽度是指牙周组织的龈沟底至牙槽嵴顶之间至少保留 2 mm 的距离。这 2 mm 的生物学宽度包含 0.97 mm 左右的结合上皮和 1.07 mm 左右的牙周纤维结缔组织。生物学宽度是与修复学密切相关。

生物学宽度的临床意义：2 mm 的生物学宽度是保证牙周组织健康的基本条件。修复体龈缘位置不能过于向龈方伸展而造成结合上皮的损伤，从而破坏生物学宽度。在修复前的牙周治疗，如冠延长术、龈修整术等中，生物学宽度是决定其适应证选择及手术方案设计的重要依据。为了达到牙本质肩领和生物学宽度的要求，牙槽嵴顶以上至少要保留 4 mm 的牙体组织。包括 2 mm 的生物学宽度，1.5～2 mm 的牙本质肩领和 0.5 mm 的全冠边缘与龈沟底之间的距离。

2.桩的设计

（1）桩的功能：桩的主要功能是为核提供固位，当剩余的牙体不足以为核提供足够的固位时，则需要在根管内插桩。因此并非所有的缺损牙都需要在根管内置桩。桩的另一个功能是可以改变牙根的应力分布，弹性模量是影响桩材料在牙根中应力分布的重要参数之一。理想的桩应具有和牙本质相同的弹性模量，使作用力可以沿整个桩长均匀分布，并有利于应力向牙根表面传导，减小应力集中。铸造金属桩弹性模量高，应力往往直接传导到桩与牙本质的界面而无吸收，使该处及桩根部应力集中，常导致不可修复性的牙折。纤维桩与常规铸造桩相比，除具有美观等优点外，更值得关注的特性就是具有与天然牙本质接近的弹性模量，有利于应力向牙根表面传导从而减少根内应力集中，降低根折发生风险。因此，医师应根据患牙修复后牙体抗折强度的预后来判断是否使用桩和使用什么材料的桩。

（2）桩的长度：桩的长度与固位和所修复的残根残冠的抗力都密切相关。适当增加桩的长度可以提高固位力和均匀分布应力。但过分增加桩的长度会导致过多地磨除根管壁牙本质，降低牙根的强度,破坏根尖的封闭。桩的长度取决于牙根的长度、牙根的锥度、牙根的弯曲度和牙根的横截面形态。对桩的长度有以下要求(图9-16):①桩的长度至少应与冠长相等;②桩的长度应达到根长的2/3~3/4;③位于牙槽骨内的桩长度应大于牙槽骨内根长度的1/2,达不到这一要求会导致根管壁在牙槽嵴顶区应力过度集中,易发生根折;④桩的末端与根尖孔之间应保留3~5 mm的根尖封闭区。由于根尖区侧枝根管多,因此根管充填难以完全封闭,而桩进入根尖封闭区容易引起根尖周病变。

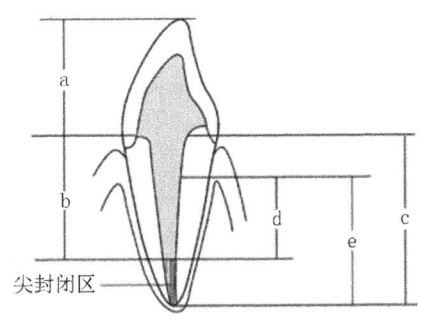

图9-16 桩的长度要求
a.冠长度;b.桩长度;c.根长度,b≥a,b=2/3~3/4c;d.牙槽
骨内桩长度;e.牙槽骨内根长度,d≥1/2E

(3)桩的直径:桩的直径与桩的固位和牙根的抗力有关。增加桩的直径可以增加桩的固位和桩自身的强度,但是过分增加桩的直径必然要磨出过多的根管壁组织,造成根管壁薄弱,容易发生根折。桩周围的根管壁要求至少有1 mm的厚度。所以桩的直径取决于根横径的大小,理想的桩直径为根横径的1/3。

(4)桩的形态:桩的形态主要有柱形和锥形。根据桩的表面形态又可分为光滑柱形、槽柱形、锥形、螺纹形等。柱形桩的固位优于锥形桩,但由于牙根形态一般为锥形,所以理想的桩形态应与根的形态一致。桩的末端不应为平行柱状,以避免磨除过多的根管壁,导致根管侧穿或根折。螺纹形桩可以旋转嵌入根管内壁产生主动固位,在几种形态的桩中固位最好。但由于在桩的旋入过程中会在根管壁产生应力,增加了根折的风险,因此在根管壁较薄弱时应避免使用。

(5)桩核材料的选择:桩材料选择一是根据最终全冠的美观要求,二是要考虑桩对牙根抗折力的影响。全瓷冠有一定半透明性,金属桩核容易透出金属色,影响全瓷冠的美学效果。而核材料选择则需要考虑与牙本质颜色尽量相似者,如全瓷桩核、玻璃纤维桩-树脂核、石英纤维桩-树脂核等。不同材料的桩其机械性能差异很大,镍铬合金桩和全瓷桩的弹性模量远远大于牙本质,而纤维增强树脂桩的弹性模量与牙本质近似。为了防止根折,可选用弹性模量与牙本质近似的纤维桩。但这类桩在受力时变形较大,当牙冠剩余牙体组织不足时容易引起全冠边缘封闭的破坏。

三、后牙残冠残根的修复

(一)髓腔固位冠

修复体嵌入髓腔,𬌗面全覆盖,轴面部分覆盖或全覆盖,属于核冠一体结构。优点:核冠为一个整体结构,简化了修复步骤,减少了修复体之间的界面;由于不置桩,避免了根折风险;修复体所需龈距离小,适用于临床牙冠短,不宜行常规核桩冠修复的患牙(图9-17)。

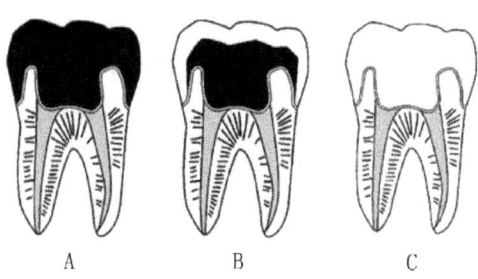

图 9-17　**磨牙髓腔固位冠**

A.金属嵌体冠;B.金属烤瓷嵌体冠;C.全瓷 Endocrown

1.金属嵌体冠

固位力主要来自髓室壁的固位形,要求髓腔壁有足够的固位形。可以尽量保存剩余牙体组织。因金属颜色显露而不美观;金属用量大,如为贵金属则成本高;去除倒凹过程会去除正常牙体组织;边缘线长,易患继发龋。

2.金属烤瓷嵌体冠

与金属嵌体冠不同的是修复体口腔面上瓷,遮盖金属颜色,改善了美观。

3.全瓷 endocrown

修复体用全瓷材料制成,与常规嵌体冠不同的是,全瓷 endocrown 固位力除来自髓腔壁的固位形外,还增加了树脂黏结固位,因此髓腔固位形要求不如嵌体冠高。修复体覆盖面及轴面,边缘可置于龈缘或龈上,对接型肩台;美观性佳。

(二)髓腔固位核冠

1.髓腔固位树脂充填核冠

目前复合树脂核越来越多地用于牙体修复。优点是操作很容易,在数分钟内就可以聚合,可以马上进行核的牙体预备,减少患者就诊次数;另外树脂与牙体组织间有黏结作用;固位形要求不高,可最大限度地保存剩余牙体组织;树脂的弹性模量接近牙本质;可用于牙根条件不良的患牙作姑息修复(图 9-18)。

2.髓腔固位银汞充填核冠

银汞的抗折强度优于复合树脂。Kovarik 等在一项微观的研究中发现,在 100 万 r 34 kg 的载荷条件下,67%的银汞核仍保存完好,而复合树脂核只有 17%保存完好。在同一研究中,玻璃离子核在最初 22 万 r 的载荷下就无法承受了。因此银汞合金是良好的成核材料。髓腔固位银汞充填核与复合树脂核不同的是,患者需要多一次就诊次数。另外,固位形要求更高,有时可配合使用辅助固位装置,如牙本质钉(图 9-19)。

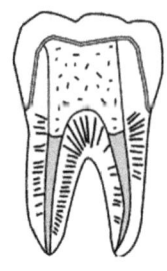

图 9-18　**髓腔固位树脂充填核冠**

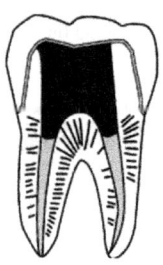

图 9-19　**髓腔固位银汞充填核冠**

(三)铸造金属桩核冠

由于根管治疗水平的提高和成熟,大量缺损后牙得以保存,当牙体缺损后剩余牙体组织难以维持充填体固位时,就必须使用桩来固位。而铸造金属桩核在后牙的残根残冠修复中应用最为广泛。有人研究,置桩后能使冠抗侧向力的能力从15%增加到48%。桩可由含镍、铬、铜、钛、金或铂等金属合金制成。在流电及腐蚀性方面,含钛、铂较高的合金和钴铬钼合金的性能较佳,而铜、镍铬合金较差。与前牙单根管不同的是,后牙根管形态多样,方向各异,多个桩如何取得共同就位道是后牙桩核冠修复中的难题。根据铸造桩核是否分体可分为整体铸造桩核和分体铸造桩核(图9-20)。

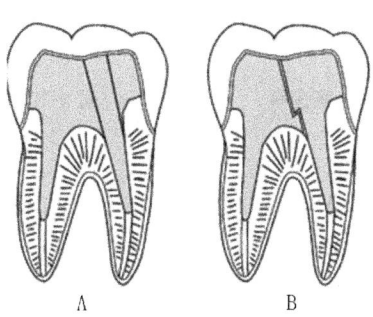

图 9-20　分体铸造金属桩核冠
A.插销式;B.分瓣式分体铸造金属桩核

1.整体铸造金属桩核

用于单桩桩核或双桩桩核能取得共同就位道者,桩核为整体铸造,戴入时整体就位。适用于单根或双根平行的前磨牙及中度缺损的磨牙。

2.分体铸造金属桩核

用于双根管或三根管后牙,各桩道不能取得共同就位道者。桩核分段铸造,戴入时分别就位。由于不同方向的就位道形成制锁结构,分体桩核具有优良的固位和抗力特性,适用于重度缺损的后牙。在后牙残根残冠的保存修复中,占据日趋重要的地位。但需要注意的是,分体桩一旦黏固,通常难以取出,不利于根管再处理,因此应保证完善的根管治疗后再行修复,否则不宜设计此类桩核。分体铸造金属桩核按桩分体设计形式的不同,可分为插销式分体铸造桩核和分瓣式铸造桩核。

(1)插销式分体铸造金属桩核:由主桩核和插销两部分组成,核与其中一个或两个相互平行的桩为整体铸造,其他与之不能取得共同就位道的桩以插销的形式与之连接,两部分分别制作铸型,分开铸造。就位时先将整体铸造的核桩就位,再将插销通过核桩上的孔道插入与核桩成一定角度的另一个或两个根管内,试戴、黏固完成,常规牙体预备,全冠修复。

(2)分瓣式分体铸造金属桩核:将与髓腔内壁方向较为一致的根管作主根管,将与髓腔内壁方向不一致的根管作次根管,各根管分别形成桩核,可按一定就位道进行拼接,成为完整的核预备体外形。与插销式分体桩核相比较,分瓣式桩核制作更难控制就位道,因此目前临床上应用渐少。

3.改良分体桩核冠

(1)插销固位一体式金属桩核烤瓷冠:为插销式分体铸造金属桩核-冠的改良,不同的是核上直接烤瓷。用于临床牙冠短,间修复间隙不足的病例(图9-21)。

（2）纤维桩插销-金属铸造桩核-冠：将铸造金属插销换为成品纤维桩，由于插销为统一规格，临床桩道预备时放插销的根管采用统一根管钻预备，技工室仅需铸造其他部分的桩核即可，制作过程可以简化。但不适用于根管过细，无法放置特定直径纤维桩的磨牙（图9-22）。

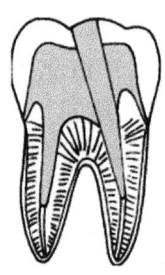

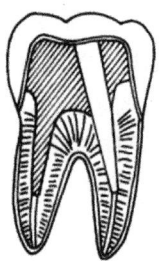

图9-21　插销固位一体式金属桩核烤瓷冠　　　　图9-22　纤维桩插销-金属铸造桩核-冠

（四）成品金属桩固位核冠

成品金属桩或预成桩。厂家一般都会制作出不同直径大小的一套预成桩供医师选择，其外形有平行桩，有平行加末端锥形桩（根尖1/2或者1/3为锥形）；最初均采用金属材质，有镍铬合金的，有钛合金的；表面有螺纹、十字纹等为增加固位力或水门汀排溢而设计的构造。桩核系统可按机械固位方式分为被动桩（黏固）或主动桩（螺纹）。螺纹桩比黏固桩固位好，但对牙齿产生较大的应力。除了各系统根管预备的配套钻针不同，这些系统的技术很类似。此类桩核冠为三体结构，即成品桩＋树脂/银汞核＋全冠，适用于根管治疗后的中度缺损后牙修复（图9-23）。

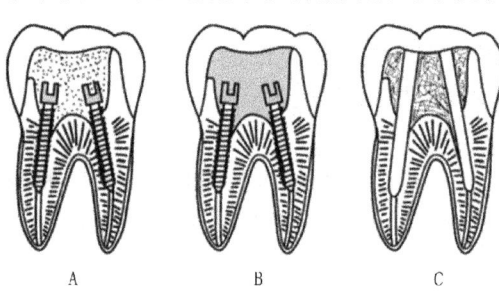

图9-23　成品桩核冠

A.金属螺纹桩-树脂核-全冠；B.金属螺纹桩-银汞核-全冠；C.纤维桩-树脂核-全冠

（五）后牙桩核冠的适应证甄别

对于根管治疗后的后牙，修复原则是在保证牙体抗折能力的基础上尽量恢复功能，其次兼顾美观。修复体的设计和材料选择主要根据牙体缺损范围而定。

1.轻度缺损的磨牙

如1～4个轴壁缺损，但局限在1/3内，或一个轴壁缺损，未超过龈1/3者，剩余牙体组织足以提供核材料的固位，因此可选择全瓷髓腔固位冠、金属/PFM嵌体冠、髓腔固位银汞核冠或髓腔固位树脂核冠。

2.中度缺损的磨牙

如缺损虽仅涉及1个壁，但深达龈下者，或涉及2～3个轴壁，垂直高度未超过中1/3者，剩余牙体组织不能单独为充填核材料提供固位，但牙体预备后尚有完整的牙本质肩领，因此可选用成品桩-树脂/银汞核-冠修复，或整体铸造的单桩核-冠修复。如果余留髓腔壁深度超过2 mm，临床牙冠短者,也可以选择一体结构的髓腔固位冠。

3.重度缺损的磨牙

牙体大面积缺损,剩余牙体组织少,但尚有完整的牙本质肩领存在,如缺损范围达 2~4 个轴壁,垂直高度达颈 1/3;或缺损虽然仅涉及 2 个轴壁但已达龈下,牙本质肩领至少有牙冠直径的 1/2 以上,则常规选择铸造金属分体桩核-冠修复。

4.超重度缺损磨牙

如缺损范围达 3~4 个轴壁,且均达龈下,几乎没有牙本质肩领,一般不应考虑保留,应予以拔除,选择种植义齿修复。另外,死髓牙作为义齿基牙风险大大高于单个牙的修复。在没有 1.0 mm 的牙本质肩领存在的条件下,前磨牙不应作桥基牙,甚至独立修复都有风险,应考虑拔除。研究表明,经牙髓治疗后的牙如果选作游离缺失可摘局部义齿基牙,它们失败的可能性是不作为基牙的 4 倍。而作为固定义齿基牙,其失败的可能性是单个牙修复的 2 倍。即使有牙本质肩领结构,在跨度超过一个缺牙单位的固定义齿中,使用死髓牙仍表示怀疑。如果负荷过大,牙体结构将有可能发生折断。牙髓治疗牙的修复涉及的牙数越多,修复所需的时间就越长,技术要求就越精细。如果必须行固定义齿修复,则建议改用种植体支持式固定义齿。

(李素贞)

第五节　固定义齿的设计要领

一、适应证的选择与把握

固定桥修复能够最大限度地恢复患者的咀嚼功能、语音功能及缺失牙的解剖形态,基本上不改变口腔原有的环境,戴用舒适,容易适应,美观,是受患者欢迎的修复方式。与可摘局部义齿相比较,固定桥基牙的牙体磨除量较大,少数患者难以接受;固定桥制作的难度较大;固定桥修复有更为严格的适应范围,并非所有牙列缺损患者都适合固定桥修复。因此,修复前必须对牙列缺损患者的口腔局部环境进行周密的检查,并结合患者的个体特点和全身情况进行综合分析,确认能否达到固定桥修复的预期效果。为此,应该严格控制其适应证,可以从以下几方面考虑。

(一)缺牙的数目

固定桥的力主要由缺牙区两侧或一侧的基牙承担,必要时将相邻牙共同选作基牙,所有基牙共同分担桥体的力。固定桥较适合于少数牙缺失的修复,或者少数牙的间隔缺失,即 1 个牙或 2 个牙缺失,由 2 个基牙支持。如为间隔的少数牙缺失,可增加中间基牙作支持。对多数牙的间隔缺失,应持谨慎态度,在有条件设计中间种植基牙时,也可以设计固定桥。若前牙的咬合力不大,中切牙和侧切牙累加达到 3~4 个时,只要尖牙的条件好,也可以设计前牙固定桥。总之,考虑缺牙的数目是防止基牙超过负荷能力造成牙周损害,导致固定桥修复失败。对于口内缺失牙太多而余留牙很少的情况下,在没有其他辅助固位、支持措施时,不能采用固定桥修复。

(二)缺牙的部位

牙弓内任何缺牙的部位,只要符合少数牙缺失,或者少数牙的间隔缺失,而基牙的数目和条件均能满足支持、固位者,都可以考虑固定桥修复。对缺牙的部位要求较为特殊的是末端游离缺失的病例。如第二、第三磨牙游离缺失的病例,要求单端固定桥修复,其桥体受力会对基牙产生杠杆作用,可以用第二前磨牙和第一磨牙同时作基牙,基牙支持力量足够,桥体选择减轻力设计形式,设计单端固定桥修复第二磨牙。如果只用第一磨牙作基牙,则要求基牙条件好,对颌牙为可摘局部义齿的病例,且桥体的颊舌径和面近远中径均应减小;对颌牙为天然牙或固定桥时,通常不应设计单基牙的单端固定桥。对于多个磨牙游离缺失的病例,牙槽骨条件允许种植者,可以借助种植基牙,设计种植基牙固定桥或种植基牙-天然牙联合固定桥,以解决末端游离病例固定修复的问题。

(三)基牙的条件

固定桥基牙和桥体承受的力几乎全部由基牙来承担,故基牙的条件是患者能否接受固定桥修复治疗的关键性因素,也是适应证选择中最重要的条件。

1.牙冠

理想的基牙的牙冠龈高度应适当,形态正常,牙体组织健康。临床实践中,常常遇到牙冠硬组织缺损或牙冠发育畸形者,只要不影响固位体固位形的预备,能满足固位的要求,可以作为固定桥的基牙;如果牙冠缺损面积过大、牙冠形态不良、临床牙冠过短等,均必须采取增强固位力的措施。例如牙体形态调整预备为有利于固位的形态;增加牙体的龈向垂直高度;预备辅助固位形;使用根管内桩核固位等,必要时增加基牙数目以满足固定桥的固位要求。达到上述条件的牙冠,可选作基牙。

2.牙根

基牙牙根应该粗壮并有足够的长度。多根牙的牙根有一定的分叉度最好,支持力最强。随着患者年龄的增长和牙周疾病等原因,牙根周围可能出现牙槽骨吸收,要求最多不超过根长的1/3。必须选用牙槽骨吸收较多的牙作基牙时,应该增加基牙数。对于牙根短、小、细的病例,除使用根桩固位的措施外,也应该增加基牙数。

3.牙髓

基牙最好是健康的活髓牙。如系牙髓有病变的牙,应进行完善的牙髓治疗,并经过一定时间的观察,证实病变已治愈,不影响固定桥的效果者,可以选作基牙。经牙髓治疗后,考虑到牙体组织脆性增加,应采取桩核等措施增加牙体强度。牙髓治疗不彻底或治疗导致余留牙体组织大量减少时,不宜选作基牙。

4.牙周组织

基牙要承担自身的和桥体的力,必须要求基牙牙周组织健康。最为理想的情况是牙周无进行性炎症,根尖周无病变,牙槽骨及颌骨结构正常,牙槽骨几乎无吸收。但是在临床上很难遇到理想的状况,较为常见的是牙周无不可治愈的炎症,无病理性动度,牙槽骨虽有不同程度的吸收,其吸收最多不超过根长的1/3。牙周病患者经过综合治疗后,要求用固定桥修复少数缺失牙,条件可适当放宽,增加基牙的数目,设计类似牙周夹板的多基牙固定桥。

5.基牙位置

通常要求基牙的位置基本正常,无过度的牙体扭转或倾斜移位,以便牙体预备时,易于获得基牙间的共同就位道和少磨除牙组织。个别严重错位的牙,征得患者同意后,可以将牙髓失活后用核冠改变牙冠轴向并用作基牙,取得基牙之间的共同就位道。

(四)咬合关系

缺牙区的咬合关系要求基本正常,缺牙间隙有适当的龈高度,对颌牙无伸长,有良好的间锁结关系,缺隙侧邻牙无倾斜移位。如果邻牙倾斜,对颌牙伸长等,只要能采取措施,调磨短伸长牙,或调磨基牙倾斜面,或者改变固位体的设计,均可以制作固定桥。对于牙缺失导致咬合紊乱者,或伴有余留牙磨耗严重,垂直距离降低不能单独使用调的方法,应该在经过调、咬合板治疗后作咬合重建。对于缺牙间隙的龈高度过小的病例,一般不宜设计固定桥。患者牙列的覆关系对适应证有一定的影响,通常不适宜为重度深覆的患者设计固定桥,原因是前伸运动时,下前牙容易撞击上前牙造成创伤。对其他的深覆的病例,应结合口内情况分析,只要牙体预备能够为固位体提供足够的间隙,患者无咬合和颞下颌关节症状,就可以考虑作固定桥修复,并注意避免正中与前伸的早接触。

(五)缺牙区的牙槽嵴

缺牙区的牙槽嵴在拔牙或手术后 3 个月完全愈合,牙槽嵴的吸收趋于稳定,可以制作固定桥。缺牙区的牙槽嵴的愈合情况与拔牙时间、手术创伤范围、患者的愈合能力等有关。对缺牙区剩余牙槽嵴要求是愈合良好,形态基本正常,无骨尖、残根、增生物及黏膜疾病。临床上常有患者要求立即修复或拔牙后短期内修复,早期修复有助于患者恢复功能和美观,功能性刺激可能减缓牙槽嵴的吸收,可行暂时桥修复。随着牙槽嵴的吸收,桥体龈端与牙槽嵴黏膜之间会形成间隙,影响美观和自洁,待牙槽骨吸收稳定后,可做永久性固定桥。

不同患者牙槽嵴的吸收程度不同,不同的部位牙槽嵴的吸收程度亦不同,对适应证和设计有影响。前牙缺失牙槽嵴吸收较多时,桥体牙龈端至牙槽嵴顶通常留有间隙,或者勉强关闭间隙,但桥体牙过长,都会影响美观(图 9-24)。可用可摘式基托关闭此间隙,但是必须注意保持口腔清洁卫生;也可将过长的桥体牙颈部上牙龈色瓷,使之与邻牙的颈缘协调。后牙牙槽嵴的吸收较多时,由于对美观影响小,可以设计非接触式桥体,或者设计接触面积较小的桥体。

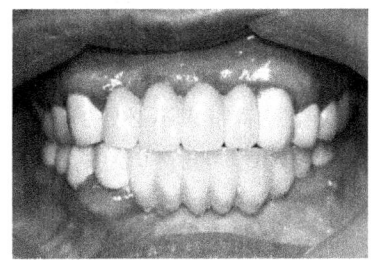

图 9-24 牙槽嵴吸收较严重,不美观的固定义齿修复

(六)患者年龄

患者的年龄对固定桥适应证的选择有一定的影响,随着临床诊疗水平的提高,年龄对适应证的影响正在逐步减小,一般说来,青年和壮年阶段是最佳年龄段,即 20~55 岁。年龄过小的恒牙特点是临床牙冠短、髓腔大、髓角高,有时根尖尚未发育完全,牙的患龋率较高,在作牙体预备时容易发生意外穿髓。而老年患者经常有牙周组织退缩的情况发生,若年龄过大,牙周组织退缩明显,牙根暴露,牙周支持力下降,还可因牙的倾斜或移位较难取得共同就位道;老年患者常常伴有牙松动、颈部龋齿、重度不均匀磨耗、食物嵌塞和口腔卫生不良的不利因素,给固定桥修复带来困难和不良后果。对于老年患者个别牙缺失,牙槽骨虽有一定程度的吸收,但余留牙无或仅有轻微的动度,牙体组织健康,口腔卫生良好,也可以考虑设计固定桥。如果想要减少牙体磨除量,固位体可以设计龈上边缘形式。

(七)口腔卫生情况

固定桥是患者不能自行摘戴的修复体,虽然设计时要求固定桥能够自洁和易于清洁,但由于固定桥结构的特殊性,桥体龈端和邻间隙难于清洁。患者的口腔卫生差,牙垢沉积,菌斑集聚,容易形成龋病和牙周病,导致固定桥修复失败。为患者制作固定桥前,必须进行完善的牙体、牙周治疗。让患者认识到保持口腔清洁卫生的重要性并密切配合,形成良好的口腔卫生习惯,仍然可以进行固定桥修复。

(八)余留牙情况

在决定选择固定桥设计时,不仅要考虑基牙的健康情况,而且要考虑口内余留牙的情况,特别是在同一牙弓内。要求余留牙牙冠无伸长、下沉及过度倾斜,无重度松动,无不良修复体;牙冠无龋坏或龋坏已经治疗;无根尖周病或牙周病。对于无法保留的患牙,拔牙应纳入患者的治疗计划内并在固定桥修复前进行;一旦在固定桥修复时出现患牙去留问题,应该全盘考虑,是否继续制作固定桥或改变设计为可摘局部义齿。

(九)患者的要求和口腔条件的一致性

在适应证的选择中,应该充分考虑患者的要求,患者在较充分知晓固定桥优缺点后,有制作固定桥的主观愿望,并能接受牙体预备的全过程,能够合作,有良好的依从性,应充分考虑这类患者的要求。患者的主观愿望常和患者的口腔医学常识有关,也和良好的医患沟通有关。口腔医师应认真负责地如实介绍固定桥的相关知识,进行口腔医学的科普宣传。

二、主观愿望与客观条件的协调

口腔的局部条件是选择固定桥的决定因素,医师必须考虑患者的要求和口腔条件的一致性,是最佳适应证还是可选择的适应证,是非适应证还是绝对的禁忌证,应该明确界定。当口腔的客观条件符合患者的主观要求时,固定修复通常能够取得较好的效果;当两者发生冲突时,医师应对患者作耐心细致的解释和引导,取得患者的理解和配合,选择适宜的修复方法,而不能无条件地满足患者的任何要求,否则可能造成事与愿违的结果。固定桥修复虽然有着显著的优点,但也不能滥用,如果选择应用不当,反而会给患者带来不必要的损害。下面一些情况不宜采用固定桥修复:①患者年龄小,临床牙冠短,髓腔较大,髓角高,根尖部未完全形成时。②缺牙较多,余留牙无法承受固定义齿力时。③缺牙区毗邻牙(基牙)牙髓、牙周已有病变未经治疗时。④缺牙区的龈距离过小者。⑤末端游离缺失的缺牙数2个或超过2个时。⑥基牙松动度超过Ⅰ°时或牙槽骨吸收超过根长1/3者。⑦拔牙创伤未愈合,牙槽嵴吸收未稳定者。

非适应证或者禁忌证并非绝对不变,经过彻底治疗的牙髓病、牙周病患牙,依然可以作基牙;经调磨伸长牙,可能解除牙间锁结;增加基牙或采用种植基牙等手段,可达到固定桥的固位的要求;牙槽嵴吸收未稳定者经过一段时间,吸收稳定后可作固定桥修复。

在临床实践中,适应证的把握是十分重要的。然而,因患者存在个体差异,口内条件各不相同,医师对适应证的掌握尺度经常有差异,通常没有一个绝对的界限,可以有最佳适应证,可接受的适应证,有一定保留条件的适应证,非适应证或者禁忌证。尽管如此,医师应站在患者的立场上,从长远考虑,掌握好适应证的尺度,而这个尺度衡量着医师的医疗技术知识和水平,甚至衡量着医师的职业道德水准。应该注意的是医师如过分放宽适应证,可能给患者带来不必要的损害与痛苦。

三、基牙的合理选择与保护

作为牙支持式的修复体,固定桥修复成功与否,在很大程度上取决于基牙的选择是否正确。

基牙是固定桥的基础,基牙的健康是固定桥存在及行使功能的重要前提,不合理的固定桥设计往往首先导致基牙及其牙周组织的损伤而使修复失败。因此,保护桥基牙并维持其长期健康是固定桥设计必须遵循的原则。

保护桥基牙应从基牙的牙髓、牙体和牙周组织三方面来考虑。在基牙上设计固位体时,要根据基牙的形态及修复体所要求的固位力和支持力选择固位体的种类,尽可能少磨除牙体组织。固位体的设计应该尽可能地减少继发龋的发生,以保持其牙体组织的健康。同样,固位体的设计也应尽可能保持正常的牙髓活力,尤其是年轻患者,牙齿的髓腔较大,更应注意对牙髓的保护。桥基牙的牙周组织健康对保证修复体长期存在并行使功能是非常重要的,应该按照生物力学的原则进行设计,以保证桥基牙在功能活动中不受损害。近年来,随着理工科学的迅猛发展,各学科之间的交叉融合也日益增多,各种先进的技术和方法被引入口腔科学,不少学者进行了口腔生物力学方面的研究,并取得了大量的科学的实验结果。应用这些研究成果指导修复临床,就有可能使固定桥的设计建立在更符合生物力学原理的基础上,这对维护基牙的健康,预防疾病发生,延长固定桥的使用寿命都是十分重要的。此外,修复体的外形应该有利于自洁,对牙龈组织有功能性按摩作用,以促进基牙的牙龈和牙周健康。

基牙的主要功能是支持固定桥,负担着基牙自身和桥体额外的力,故要求基牙要有足够的支持负重能力。同时,固定桥是靠固位体固定在基牙的冠或根上才能行使功能,因此要求基牙预备体应该满足固位体的固位形要求,牙冠部或根部提供良好的固位形,所以基牙应有良好的固位作用。由于固定桥将各基牙连结成为一个整体,故要求各基牙间能够取得共同就位道。选择基牙时,应考虑以下因素。

(一)基牙的支持作用

固定桥所承受的力,几乎全部由基牙的牙周组织承担,基牙及牙周组织的健康对于固定桥的支持作用非常重要。基牙的支持能力的大小与基牙的牙周潜力有关,即与基牙牙根的数目、大小、长短、形态、牙周膜面积的大小及牙槽骨的健康密切相关。就牙根的数目而论,多根牙比单根牙支持力的能力大;牙根粗壮比牙根细小支持作用强;牙根长比牙根短的支持作用强;从牙根形态来看,分叉的多根牙比单根牙或融合牙根负重能力强,牙根横截面呈椭圆、扁圆或哑铃形时支持作用好。在具体选择时,应该考虑临床牙冠和牙根的比例,临床冠根比例若能达到1∶2或2∶3较为理想。冠根比为1∶1时,是选择基牙的最低限度,否则需要增加基牙。

通常认为,健康的牙周组织均具有一定的牙周潜力,而牙周潜力与牙周膜面积呈正比关系,故牙周膜是固定桥支持的基础,可用牙周膜面积来衡量基牙的质量及是否能选为基牙。牙周膜的面积与牙根的数目、大小、长短、形态有关。长而粗壮的多根分叉牙,牙周膜面积大,支持能力强。临床上,要求各桥基牙牙周膜的面积总和等于或大于缺失牙牙周膜面积的总和。在应用这一原则时,还应该注意下述三个问题。

(1)牙周膜面积是不断变化的,当牙周退缩,或牙周袋形成时,牙周膜面积相应减小。必须正确判断不同程度牙槽骨吸收后的剩余牙周膜面积,以便作出符合实际情况的设计。特别应该注意牙周组织有一定程度退缩或者伴有牙周损害时,牙周膜面积的变化大,牙周膜受损的程度和部位与牙周膜减少的程度密切相关。牙周膜的附着面积在牙根的各部位是不相同的,单根牙以牙颈部最大,故牙颈部牙周膜的丧失会导致该牙较多支持力的丧失。而多根牙以根分叉处附着的牙周膜面积最大,因此,牙槽骨吸收达根分叉时,牙周膜面积和支持力才会有较多的损失。当牙周膜的面积减小,牙周支持组织的耐力也随之下降,牙周储备力也相应减小。

(2)牙周膜的正常厚度为 0.19~0.25 mm,此时的支持能力最大。随着咀嚼功能和牙周的病理变化牙周膜厚度会发生变化,无功能的失用牙的牙周膜变窄;有咬合创伤或松动牙的牙周膜变宽虽然不影响牙周膜面积,但是均减小了支持能力。

(3)牙周膜面积的大小并不是决定固定桥设计的唯一因素。根据牙周膜面积来决定桥基牙的数量,在临床上具有一定的参考价值,但并不能适用于所有情况。例如,3|3 的牙周膜面积之和<21|12 之和,当 21|12 缺失,仅以 3|3 为桥基牙作固定桥修复,按照牙周膜面积的计算,这种修复是不恰当的,必须增加桥基牙。但临床实践证明,如果前牙牙弓较平直,扭力不大,患者的咬合力不大时,而 3|3 冠根正常,牙周组织健康,咬合关系正常时,可以用两尖牙作基牙支持321|123固定桥。在单端固定桥的修复中,也不能单纯根据牙周膜面积的公式计算来确定基牙。例如,|6 的牙周膜面积>|7,如果以|6 为桥基牙作单端固定桥修复|7,虽然按照牙周膜面积的计算是可行的,但因为单端固定桥所受的较大的杠杆力作用,必然导致修复的失败。因此在设计时,要考虑尽量减小或避免对基牙牙周健康不利的杠杆力、侧向力。

固定桥的力通过牙周膜传导给牙周组织和牙槽骨,故牙槽骨及支持组织的健康直接影响固定桥的支持作用。基牙周围骨质致密,骨小梁排列整齐,其支持力大。相反,对于日久失用或牙槽骨吸收多或牙周存在炎症的牙,均因支持力减弱不宜选作基牙;如果必须作基牙,应经过相应的治疗后,再慎重选用,并在该侧增加基牙。固定桥设计一般有三个基本类型:双端固定桥、单端固定桥和半固定桥。在条件许可时,应尽可能采用双端固定桥。一般来说,两个健康基牙可以恢复一个缺失牙的生理功能。但若缺失牙较多,或基牙的条件不够理想,或各基牙条件悬殊,要决定基牙的数目就比较困难。单端固定桥由于其缺乏平衡的支持,基牙受到较大的旋转力,容易造成基牙牙周的损害应慎用。后牙游离端缺失的单端固定桥修复,桥体长度不应超过一个牙单位,否则再多的基牙也不能获得良好的远期效果(图 9-25)。

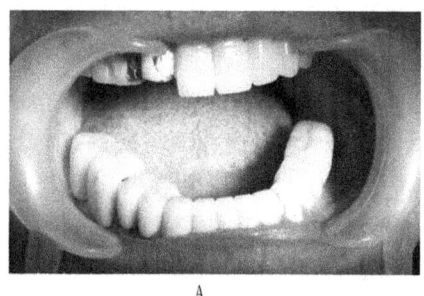
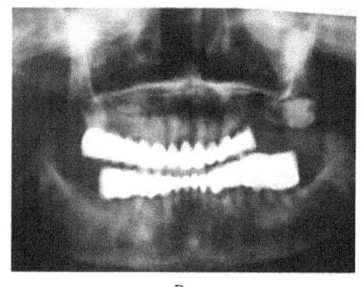

A   B

图 9-25　失败的后牙单端固定桥修复

当固定桥基牙支持力不足时,可以增加桥基牙的数目,以分散力,减轻某个较弱桥基牙的负担。原则上,增加的桥基牙应放在较弱的桥基侧,才能起到保护弱桥基牙的作用。如|6 缺失,用|57 作桥基牙的双端固定桥,若|5 牙周情况稍差,为了减轻基|5 的负担,而增加|4 为桥基牙,形成三基牙固定桥。也有采用力比值的方法来判断基牙的支持力,并据此选择基牙和确定基牙数目。但无论以何种方式确定基牙的支持力,必须遵循的原则是:桥基牙负重的大小应以牙周支持组织能够承担的限度为依据,维持在生理限度以内,即牙周储备力的范围内,这样才有维持牙周组织健康的作用。若其负担超过了生理限度,将会损害牙周组织健康,进而导致固定桥的失败。这是固定桥设计中的一条重要生理原则。

造成固定桥失败的原因很多,最常见者是桥基牙负担过重逐渐松动,或固定桥的固位不良,固位体松动脱落。因此,在临床上对桥基牙的选择,桥基牙数量的决定和固位体的设计十分重要。在设计中既不能盲目增加桥基牙,也不能让桥基牙超负荷工作,还必须注意少磨除牙体组织,保护牙髓及牙体组织的健康。设计中还要考虑使各基牙受力平衡,力分布均匀,使固定桥的设计符合生物力学的原则。总之,应结合患者的实际情况,全面考虑桥基牙的健康、缺失牙的部位、咬合关系、桥的形式、患者的咀嚼习惯等有关情况,综合分析,以判断桥基牙的支持能力,作出合理的修复设计。

(二)基牙的固位作用

基牙良好的固位作用不仅可以对抗固定桥功能运动中的脱位力,而且对基牙的健康也是至关重要的。固位作用与基牙的牙冠形态有密切关系,使用根内固位方式时,与牙根有一定的关系。基牙牙冠必须有足够的牙体组织、适当的形态和良好的牙体结构,为固位体提供固位形。基牙牙冠的形态和结构与固位体的固位形和抗力形有密切关系。通常,牙冠长、体积大可增大基牙预备面和固位体的接触面积,并能获得辅助固位形以增加固位力。牙冠短小或畸形,例如锥形牙冠,固位效果不好。牙体组织结构正常,固位体固定在坚实的牙体组织上,不仅固位作用好,抗力作用亦好,不易引起牙体组织折裂。相反,钙化不良或釉质发育不全的牙,其组织结构松软或残缺,容易磨损导致牙冠高度降低,对固位体的固位形和抗力形都有影响。此外,容易发生继发龋,导致固位体的松动,进而造成牙髓病变,最终可能导致固定桥的失败。

对于龋病引起的牙冠大面积缺损牙,应在去净龋坏组织后,根据牙冠剩余牙体组织的情况来判断能否用作基牙。有时需要先治疗和填充后,才能满足固位体的固位形要求。如果龋坏已损及牙髓,必须经过彻底的牙髓或根管治疗,用桩核恢复缺损的牙体组织形态。如果系其他原因所致缺损牙,填充后不影响固位体的固位形者,可直接选作基牙;否则将在治疗后用桩核固位和恢复冠部外形。对于严重磨耗、磨损牙,牙尖高度降低,咬合接触紧,牙本质暴露或已接近牙髓的牙,在牙体预备时,磨出固位体面的间隙相当困难,而且牙冠轴面高度不足,固位体的固位力和抗力均不足,是否能作基牙要慎重考虑。既保证足够的固位力又能保持牙髓的活力最好,否则作牙髓失活,以便取得辅助固位形,才能选作基牙。基牙最好是活髓牙,有正常的代谢能力和反应能力,以维持牙体组织的健康。如果患牙已经过完善的牙髓治疗或根管治疗,牙体组织因失活而逐渐变脆,容易出现牙尖折裂。对无髓基牙的固位形设计,除采用充填材料填充恢复牙冠外形外,必要时应采取固位钉或桩核增强固位,保护基牙受力时不会折裂。对基牙牙冠几乎完全缺损的根内固位者,要求牙根粗大,有足够的长度,能提供良好的根桩固位形,且要经过完善的根管治疗。

在有条件时,可根据患者的具体情况考虑用种植体作桥基进行固定义齿修复,但对于能否联合使用天然牙与种植体进行固定桥修复,存在不同的观点。在开展种植体修复较早的北美部分国家,目前主张不采用联合应用的固定桥修复,其理由是种植体与牙槽骨为骨性结合,没有动度,而天然牙是由牙周膜将其与牙槽骨连结在一起的,有一定的动度,天然牙与种植体联合应用时受力不均衡,无论对天然牙还是种植体都是有害的,而最终导致修复的失败。而目前国内仍有采用天然牙与种植体联合应用的固定桥修复,认为种植体能起到良好的辅助固位和支持作用,使固定桥修复的适应证范围扩大,且有较长期的成功病例作为支持。固位体足够的固位力是固定桥成败的关键因素,而不同结构的固定桥对固位力的要求不一定相同。为基牙设计固位力时,除考虑基牙自身的条件外,还应考虑固定桥本身对固位力的要求。这些要求包括固定桥的类型、力的大小、桥体的跨度、桥体的弧度、固定桥的材质等。当患者的力越大,桥体跨度越大,桥体弧度越大时,对基牙的固位力要求越高。

(三)基牙的共同就位道

因固定桥的各固位体与桥体连结成为一个整体,固定桥在桥基牙上就位时只能循一个方向戴入,所以各桥基牙间必须形成共同就位道。在选择基牙时,应注意牙的排列位置和方向,这与牙体预备时能否获得各桥基牙的共同就位道有密切关系。在一般情况下,只要牙排列位置正常,顺着各桥基牙的长轴方向作牙体预备,即可获得共同就位道。对有轻度倾斜移位的牙,可适当消除倒凹,或稍微改变就位道方向,便可获得共同就位道。对于严重倾斜移位的牙,为了求得共同就位道,必须磨除较多的牙体组织,这样容易造成牙髓损伤而且严重倾斜的牙,力不易沿着牙长轴传导,牙周组织易受创伤。但近年来,经光弹性实验证明,桥基牙倾斜在 30°角以内者,在固定桥修复后,尚可改善倾斜桥基牙的应力状况。可见基牙倾斜度在一定范围内仍然可以选作基牙。

对于倾斜移位的牙,如果患者年轻,在有条件时最好先经正畸治疗改正牙位后,再选作桥基牙;或者选择适当的固位体设计,使牙体预备时既能取得共同就位道,又不至于损伤牙髓,并在另一端增加桥基牙以分散力仍可选作桥基牙。如向舌侧倾斜的下颌磨牙,固位体可设计为暴露舌面或部分暴露舌面的部分冠,既可求得共同就位道,又可尽量少磨牙体组织。对于错位严重的牙,如果已影响牙体预备,则不宜选作桥基牙。当缺失牙的情况复杂时,如缺牙较多或有间隔缺牙需要选用多个桥基牙时,应先取研究模型,在导线观测仪上设计就位道。在考虑共同就位道的同时,必须注意尽量少切磨牙体组织,又要考虑排牙的美观效果,调整缺隙的大小。总而言之,在求得桥基牙的共同就位道时,不能为此而损伤基牙的牙髓和牙周组织,并以此作为取舍桥基牙的重要参考因素。

目前,随着修复技术的提高,固定义齿修复的适应证范围有所扩大,临床上有很多固定桥的设计是前面提到的 3 种基本类型的组合,可称为复合固定桥。有时固定桥的跨度可达全牙弓,这种分布对基牙的支持、固位及共同就位道都有所影响。

四、固位体的设计

固位体是固定桥中将桥体连接于桥基牙上的部分,它借黏结剂固定在桥基牙上。固位体能抵御各种外力,并将外力传递到桥基牙及其支持组织上,同时保持本身的固定,不至于因外力而松动脱落,这样才能很好地发挥固定桥的功能。因此,它是固定桥能否成功的重要因素之一。

(一)固位体设计的一般原则

(1)有良好的固位形和抗力形,能够抵抗各种外力而不至于松动、脱落或破损。

(2)能够恢复桥基牙的解剖形态与生理功能。

(3)能够保护牙体、牙髓和牙周组织的健康,预防口腔病变的发生。

(4)能够取得固定桥所需的共同就位道。

(5)固位体的美观要求以烤瓷固定桥修复前牙缺失,多采用全冠固位体,固位效果好美观,坚固耐用,不仅可以较好地修复缺失牙,对桥基牙的颜色、外形、排列等都可加以改善。

(6)固位体材料的加工性能、机械强度、化学性能及生物相容性良好;经久耐用,不易腐蚀和变色,不刺激口腔组织,无毒性。

(二)固体位的分类

固位体一般分为 3 种类型,即冠外固位体、冠内固位体与根内固位体。

1.冠内固位体

冠内固位体即嵌体固位体,因其固位力差,外形线长,容易产生继发龋。对活髓牙来说,嵌体洞形的预备因需要一定的深度易伤及基牙的牙髓;对死髓牙而言,嵌体起不到应有的保护作用,因此目前临床上已很少采用嵌体作固位体。但如果桥基牙已有龋坏,在去净龋坏后,只需将洞形稍加修整,且缺牙间隙小、咬合力小或对固位体的固位力要求不太高,也可考虑选用嵌体作固位体。此外,嵌体还可以向面和轴面扩展,形成"嵌体冠",利用冠内及冠外联合固位形以满足固位力的要求。

2.冠外固位体

包括部分冠与全冠,这是固定桥最多采用,也较理想的一种固位体。其固位力强,牙体切割浅,能够满足美观的需要,能较好地保护桥基牙牙体组织,适应范围广。传统的部分冠包括金属铸造 3/4 冠及锤造开面冠,不过,随着口腔修复技术的发展,目前已不再采用锤造开面冠。部分冠磨切牙体组织较全冠少,其固位力较嵌体强。前牙 3/4 冠暴露唇面,可选作前牙固位体,但因其达不到理想的美观效果,目前已应用较少。3/4 冠也可在金属修复中作后牙固位体,特别是前磨牙。对于某些倾斜基牙,部分冠更易取得共同就位道。

全冠固位体包括铸造金属全冠、金属塑料全冠、金属烤瓷全冠、全瓷冠。全冠固位体因为覆盖桥基牙的各个牙面,其固位力最强,对桥基牙短小,缺失牙多,桥体跨度长,承受力大者,全冠是最适合选用的固位体。全冠固位体对于无牙髓活力的桥基牙还有保护作用,并能同时修复基牙的缺损。铸造金属全冠因其金属的颜色对美观会有影响,所以主要用作后牙固位体,一般不用于前牙与前磨牙。目前,前牙与前磨牙应用较多的是金属烤瓷全冠固位体和金属塑料全冠固位体,不仅固位力强,且美观效果好,既可作为前牙桥的固位体,也可一并修复桥基牙的变色、釉质发育不全、畸形和缺损等。全瓷冠固位体由于其强度已有较大改善,目前应用已逐渐增多,但因其需要磨除的牙体组织相对较多,适应证还需严格把握。

3.根内固位体

根内固位体即桩冠固位体。其固位作用良好,能够恢复牙冠外形,符合美观要求。根内固位体主要用于经过完善根管治疗的死髓牙。对于某些牙位异常,且没有条件作正畸治疗的患者,可通过根内固位体改变牙的轴向,以此增进美观。目前,因为烤瓷修复技术的发展,根内固位体一般与全冠固位体联合使用,即将根内固位体做成桩核,再在桩核上制作全冠固位体,这样可更容易地获得共同就位道。

(三)影响固位力的因素

固位体与单个牙修复体不同,它要承担比单个牙修复体更大的力,且受力的反应也与单个牙不同,故要求更大的固位力。固位体固位力的大小,取决于桥基牙的条件、固位体的类型及牙体预备和固位体制作的质量。

1.基牙形态对固位力的影响

由于通常采用冠外固位体,只要基牙的牙冠长大、牙体组织健康、咬合关系正常者,能够获得较大的固位力;反之,牙冠短小、畸形、牙体组织不健康或牙体组织缺损,都可以影响其固位力。在此情况下,应选择固位力较大的固位体,如全冠固位体。对于根内固位体,牙根粗长、牙体组织质地坚实的基牙,能够获得较大的固位力。

2.固位体的类型对固位力的影响

固位体的类型对固位力的影响很大,一般情况下,全冠的固位力大于部分冠,部分冠的固位力大于嵌体。在选用部分冠作固位体时常需要加辅助固位形,以增强固位力,如切沟、邻轴沟、针道等。嵌体的固位效果最差,在需要时也应考虑增加辅助固位形,或采用嵌体冠,以满足固位和抗力的需要。根内固位体由于桩核的种类较多,其固位力的大小也不同,通常铸造金属桩核的固位力较成品桩核的固位力更大。

3.固位体的制备对固位力的影响

全冠固位体的固位力与基牙轴面的向聚合度有关,基牙牙体预备时,如果向聚合度过大,固定桥容易发生向脱位。为保证固位体有足够的固位力,又有利于固定桥的戴入,在所有基牙的轴壁彼此平行的前提下,要求向聚合角度不超过5°角。尖牙呈菱形,邻面短小时,邻轴沟的长度受限,可将远中切面适当向唇面延伸,或者在尖牙的舌隆突上加一针道,以增强固位力。嵌体固位体的固位力较差,要求洞形有一定的深度,点角和线角清晰,洞轴壁的龈向聚合度宜小,必要时增加辅助固位形,或采用高嵌体固位体的形式。

4.双端固定桥两端固位力的平衡

双端固定桥两端桥基固位体的固位力应基本相等,若两端固位力相差悬殊,则固位力弱的一端固位体易松动,而固位力强的一端固位体又暂时没有脱落,患者不易察觉,其后果往往是松动端桥基牙产生继发龋,甚至损及牙髓,而固定端的基牙的牙周组织往往也受到损害。因此,固定桥两端的固位力应基本相等,若一端固位体的固位力不足时,首先应设法提高固位力,必要时增加桥基牙,以达到与另一端固位体的固位力相均衡。单端固定桥由于杠杆力的作用,且固定端承担了全部力,故对固位体的固位力要求高,应特别重视。

5.固定桥的结构和位置等对固位力的影响

固定桥的形态结构不同对固位力的要求也有所不同,固位体固位力大小设计应与力的大小、桥体的跨度及桥体的弧度相适应,桥体跨度越长、弧度越大、力越大者,要求固位体的固位力越大,必要时可增加基牙数来增加固位力。此外,固定桥的刚度越小,变形性越大,对固位体的固位力要求越高。固定桥在牙弓中所处的位置不同,其承受的咬合力的大小和方向是不同的,对固位力的影响也不同。总之固位体的固位力大小应适合固定桥的需要。

6.固位体的就位道

固位体的就位道影响固位力的大小,因此在设计时可以利用制锁作用来提高固位力。固定义齿的共同就位道不仅取决于基牙的形态、位置和排列,还取决于固位体的设计。在选择固位体时,必须考虑各固位体之间应有共同就位道。一般而言,获得共同就位道的难度以全冠固位体最大,部分冠次之,嵌体最小。在使用根内固位体时,如果直接用桩冠作固位体,因其易受根管方向的限制,很难通过预备的方式与其他基牙求得共同就位道,此时可先做核桩,当其固定在根管内以后,再于核上设计制作全冠固位体。此法的优点是,在桥基牙的核形上预备全冠固位体比在根管内预备桩道固位体更容易取得共同就位道。当一端基牙颊舌向倾斜,全冠固位体不易求得共同就位道时,可将倾斜端的固位体设计为部分冠,将倒凹大的一面作适当的暴露。

(四)固位体的边缘设计

对于全冠固位体而言,边缘即颈缘,其伸展的范围视桥基牙的条件和修复体对固位力要求的大小而定。对于牙冠短小的基牙,固位体的边缘应尽可能向根方延伸,因为固位体边缘越向根方伸展,其固位力越大。当然,这种延伸是以不损伤牙周组织为前提的。对于牙颈部明显缩小的牙,或牙周有一定退缩的基牙,固位体边缘的延伸意味着要磨除较多的牙体组织,如果牙冠比较长大,则不必把固位体的边缘延伸至龈缘处。对于前牙来说,固位体的唇面一定要延伸至龈缘下,这样才能保证美观的效果。部分冠的边缘线在前牙不能伸展到唇面,以免影响美观。冠内固位体的边缘应延伸到自洁区。

（五）固位体对基牙的修复和保护

1.一并修复桥基牙的缺损

若桥基牙有缺损和畸形，在设计固位体时应予以一并修复，若牙冠已有充填物，固位体应尽量将其覆盖，这样可防止充填物的脱落。

2.防止桥基牙牙折

固位体的设计应防止桥基牙产生牙尖折裂，冠外固位体因牙的面完全被覆盖，不易发生牙尖折裂，而冠内固位体则应该注意在面的扩展，适当降低牙尖高度，并将其覆盖，从而避免发生牙尖折裂。另一方面，全冠固位体虽能有效地保护基牙的牙体组织，但在某些情况下，需要与根内固位体联合应用，例如没有牙髓的前牙及前磨牙，在全冠修复的牙体预备后，其颈部牙体组织很脆弱，尤其是有楔状缺损的牙，修复体及基牙易从牙颈部发生折断。因此，全冠固位体修复前在髓腔用桩加强是很重要的。应用断面较低的残根作基牙时，固位体在颈部应对残根有一个箍的保护作用，以防止残根的纵折。

（六）特殊桥基牙的固位体设计

1.牙冠严重缺损牙的固位体设计

此类牙多为死髓牙或残根，只要缺损未深达龈下，牙齿稳固，应尽量保留。先进行彻底的根管治疗，在根管内插入并黏固桩，用银汞合金或复合树脂充填形成核形，再在其上制作全冠固位体。前牙可先做金属铸造核桩，再做全冠固位体。

2.牙冠严重磨耗牙的固位体设计

在临床上常见患者的磨牙因磨耗变短，如果作常规的全冠牙体预备，面磨除后则会使牙冠变得更短，固位力下降。对于这类牙的处理有两种方法，如果是活髓牙，可只预备各轴面，设计制作不覆盖面的开面冠，但这类固位体要求有性能良好、不易溶解的黏结剂。如果基牙是死髓牙，经过根管治疗后，可从面利用髓腔预备箱状洞形，设计成嵌体冠固位体，利用箱状洞形增加固位力。

3.倾斜牙的固位体设计

对于无条件先用正畸治疗复位的基牙，可以改变固位体的设计，以少磨除牙体组织为原则来寻求共同就位道。如临床上常见下颌第一磨牙缺失后久未修复，造成第二磨牙近中倾斜移位。当倾斜不很严重时，在牙体预备前仔细检查设计，使倾斜牙与其他桥基牙一道按最适合的共同就位道进行预备，其原则是不损伤牙髓，尽可能少磨除牙体组织。如作全冠固位体牙体预备时，因为牙的倾斜，其近、远中的垂直轴面都较短，即使在远中面向龈方延伸，固位作用仍有限，而且易在龈端形成台阶。此时可作成不覆盖远中面的改良 3/4 冠固位体，在颊、舌侧轴面预备出平行轴沟，以增强固位。如果磨牙倾斜比较严重，还可设计为套筒冠固位体。其方法是，先按倾斜牙自身的长轴方向进行牙体预备，制作内层冠，将内层冠的外表面做成与其他桥基牙有共同就位道的形态，最后按常规完成固定桥。先黏固内层冠，再黏固固定桥。固位体（即外层冠）的边缘不必伸至龈缘，因内层冠已将牙齿完全覆盖。当然，有时出于美观需要，也要求外层冠覆盖到龈缘。

近年来，由于黏结技术的迅速发展，对于严重倾斜的桥基牙已有采用少磨牙体组织的黏结固定桥予以修复，即采用金属翼板固位体，由颊舌方向分别就位，并与桥体面部分组合而成。但这类黏结桥需拓宽足够的邻间隙，才有利于自洁作用。

五、常规及特殊条件下的固定义齿设计

牙列缺损患者口腔局部条件的差异较大，根据固定桥的适应证范围，结合患者的具体情况，

如基牙条件、缺牙数目、缺牙的部位、余留牙情况、缺牙区牙槽嵴的情况等,进行综合分析,在此基础上制定修复治疗方案。对于已经确定作固定桥修复的患者,必须确定最适当的固定桥设计。在固定桥类型中,双端固定桥支持的力大,两端基牙承受力较均匀,对牙周健康有利,如果无特殊情况,应尽量采用双端固定桥。由于固定桥共同就位道的获得存在不同的难度,能够采用短固定桥时,尽量不设计复杂的长固定桥。单端固定桥桥体受力时基牙接受扭力,故应严格掌握适应证,慎重选用该设计。中间种植基牙的应用,将长固定桥变为复合固定桥,减轻了基牙的负担。种植基牙的应用,使游离缺失也可以设计天然牙-种植体联合固定桥。随着附着体在临床的应用增多,对某些牙列缺损,固定-可摘联合桥为另一种可采用的设计。

在不同的固定修复设计中,尽管有些方案更加完善,但是受限于患者的各种条件,不一定能够成为最终选择的设计,修复医师需要在掌握原则的前提下,结合患者口内的具体情况综合考虑而定。

(一)固定义齿修复类型的设计

1.单个牙缺失

一般有较好的条件选择双端固定桥的修复,如果基牙条件理想,在单个牙游离缺失的病例中,还可以考虑单端固定桥修复。考虑到对基牙和余留牙的保护,在具备条件时,种植修复应该是首选的方法。

2.两个牙的连续缺失

对基牙的支持和固位力要求相对更高,有时需要通过增加基牙的方法来保证支持力和固位力。发生在前牙或前磨牙的连续缺失,通常可以用两个基牙修复两个缺失牙,但如果是磨牙缺失,通常需要增加基牙。磨牙的游离缺失达两个牙,则不能采用常规的固定桥修复,只有在配合种植的前提下,才能以固定义齿修复。

3.两个牙的间隔缺失

对于间隔缺失的牙,既可以是双端固定桥,也可设计为复合固定桥,如果间隔的余留牙在两个牙以上,尽可能设计为两个双端固定桥,应尽量避免长桥的设计。跨度过长的固定修复体在制作、受力、维护、后期治疗等方面都有一定困难。

4.3个牙或多个牙缺失

发生在牙弓后段的3个牙连续缺失,一般不考虑设计固定桥修复。多个切牙连续缺失,如果咬合关系正常,缺隙不大,在尖牙存留,且牙周条件良好时,可设计以尖牙为基牙的双端固定桥;如果咬合紧力大,尖牙支持和固位均不足,应增加前磨牙为基牙设计双端固定桥。

(二)固定义齿修复材料的选择

1.金属固定桥

修复体用金属整体铸造而成,机械强度高,桥基牙磨除的牙体组织相对较少,经高度抛光后表面光洁,感觉舒适。其缺点是不美观,故只能适用于比较隐蔽的后牙固定桥,特别适宜于后牙区尖牙间隙缩小或龈距离小的情况,也适宜于基牙牙冠较短的病例。虽然其适用范围小,但在某些情况下仍不失为一种有效的设计。

2.非金属固定桥

主要包括全塑料和全瓷固定桥。塑料固定桥因材料硬度低,易磨损,化学性能不稳定,易变色,易老化,对黏膜刺激较大,故一般只用作暂时性固定桥,其优点是制作方便。目前虽有一些新型树脂材料投入临床应用,但一般也限于制作短期的固定桥修复体。全瓷固定桥硬度大,化学性能稳定,组织相容性良好美观,舒适。随着口腔材料研究的进展,陶瓷材料的强度特别是韧性得到很大程度的提高,全瓷固定桥已较广泛地用于临床,特别是用于前牙的修复。

3.金属烤瓷固定桥

金属烤瓷固定桥是目前临床应用最广的一种固定修复体。金属部分可增加修复体的机械强度,并加强桥体与固位体之间的连接。陶瓷材料能恢复与天然牙相协调的形态和色泽,满足美观的要求。由于这种修复体兼有金属与非金属的优点,故为临床上广为采用,对前、后牙都适用。

(三)固定义齿修复的补设计

固定修复体恢复的力与咀嚼功能,主要取决于修复体的面设计。修复体的面是其咬合功能面,即上前牙的切嵴和舌面,以及下前牙的切嵴和后牙的面。面形态恢复是否合理,直接关系到固定桥的咀嚼功能。面的恢复应从以下几方面考虑。

1.补面的形态

面的形态应根据缺失牙的解剖形态及与对颌牙的咬合关系来恢复。面的尖、窝、沟、嵴都应与对颌牙相适应,在恢复咬合关系时,咬合接触点应均匀分布,并使接触点的位置在功能尖部位,尽量靠近桥基牙面中心点连线。适当降低非功能尖的高度,以减小固定桥的扭力。切忌前伸或侧向的早接触。有研究表明,正常牙齿牙周膜对垂直力与侧向耐力的比值为 3.49∶1。

2.补面的大小

咬合面的大小与咀嚼效能有关,也与基牙承担的力大小有关。为了减轻基牙的负担,保持基牙健康,常需要减小力,要求桥体的面面积小于原缺失牙的面面积,可通过适当缩小桥体面的颊舌径宽度和扩大舌侧外展隙来达到此目的。桥体面颊舌径宽度一般为缺失牙的 2/3;基牙条件差时,可减至缺失牙宽度的 1/2。一般来说,若两基牙条件良好,桥体仅修复一个缺失牙,可恢复该牙原面面积的 90% 左右;修复两个缺失牙时,可恢复原缺失牙面面积的 75%,修复 3 个相连的缺失牙时,可恢复此三牙原面面积的 50% 左右。在临床设计时,这些数值仅作参考,还需结合患者的年龄、缺牙部位、咬合关系等具体情况灵活应用。减少力,减轻基牙负担的措施除了减小桥体的颊舌径外,还可以加大桥体与固位体之间的舌外展隙,增加食物的溢出道,减小面的牙尖斜度等。对于单端固定桥,由于其杠杆力的作用,面减径以减小力更是必要的措施,可在近远中向和颊舌向各减径 1/3~1/2。

3.固定义齿修复的补重建

无论是何种牙的修复都会涉及重建的问题。固定桥修复,特别是多个牙单位的长桥修复,重建是十分重要的,通过面整体的位置和形态的设计完成。对于前牙而言,可以通过固定桥修复,建立新的关系,以增进和改善美观等功能。对于后牙而言,可以通过固定桥修复,建立新的曲线和有利的咬合关系。

六、固定修复设计中的美学要点

固定桥修复的设计中,美观设计是十分重要的,尤其是前牙固定桥修复。修复体的美观效果主要与修复体的形态、色泽及其与口腔组织的协调性有关。前牙的非对称性修复对修复的协调性要求更高。

(一)美学修复材料的选择和应用

选用美学修复材料是获得理想美学效果的基本条件。随着人们审美要求的提高和美学修复材料的发展,口腔修复体正向着自然逼真、美观、舒适的方向发展。口腔固定修复经历了从金属全冠到开面冠、3/4冠,从开面冠、3/4冠到塑料全冠,从塑料全冠到金属烤塑、烤瓷冠、全瓷冠的变化过程。在这些修复材料中,陶瓷材料由于具有良好的生物学性能和美观的修复效果,成为主流材料。非贵金属烤瓷修复是目前临床应用最广泛的修复方式,具备陶瓷美观、生物相容性好及强度高的优点,但易出现颈缘层次不清楚、颈缘灰线、金属底层影响瓷层颜色再现的问题。近年来,贵金属烤瓷和全瓷材料发展很快,可明显改善固定修复的美学效果。全瓷冠桥的制作技术有粉浆涂塑和渗透玻璃陶瓷技术、热压铸陶瓷技术、CAD/CAM机加工技术、CAD/CAM机加工和渗透复合技术。为了模仿天然牙的层次感,全瓷冠桥一般为多层次的制作方法,即用上述各种方法完成高强度全瓷基底冠或者桥架后,再分层涂塑饰面瓷,易于成形,同时减小修复体表面硬度,避免过多地磨耗对颌牙。

(二)固定修复与牙龈美学

牙龈美学是固定修复美学的重要组成部分,健康的牙龈是获得理想牙龈美学的前提基础,特别是在前牙,牙龈的美观性显得尤为重要。

1.修复材料对牙龈的影响

临床上使用的非贵金属烤瓷修复体多采用镍基合金,除易引发牙龈炎症外,牙龈变色的情况也常有发生。色差仪分析显示,变色牙龈的明度值和饱和度降低,颜色变得紫红,尤其是边缘龈和龈乳头的改变更显著。

金属烤瓷冠修复后牙龈变色的原因一直存在争议,一部分学者认为是基底冠中的镍、铬和铝瓷竞争形成氧化物经光线折射所致;而部分学者认为是底层冠中的镍、铬在电化学的作用下析出、聚集并进入牙龈,导致牙龈变色;还有人推测可能是修复体颈部悬突刺激或损伤引发炎症所致。有研究发现牙龈变色时牙龈组织结构发生了改变,牙龈组织存在明显炎症反应,且与时间存在明显正相关,变色牙龈的吞噬细胞发生凋亡,机体的免疫防御系统受到破坏,并促进了自由基的产生,最终在自由基代谢失衡下引发牙龈变色。还有一种牙龈染色现象是可逆的,即金瓷冠粘戴后,游离龈发生变色,冠取下后,牙龈色泽又恢复正常状态。常用的非贵金属不透光,若唇侧龈缘处的牙体预备不足或不规范,基牙游离龈就会呈现出暗色,这是由于游离龈的光透性及金属底层冠对牙根的阻光作用造成的。可采用瓷边缘技术或选择耐腐蚀的材料覆盖金属边缘,抑制金属氧化物的溶解、析出,同时遮盖金属黑线。非贵金属的腐蚀防护包括在冠内壁涂饰金粉,在颈缘烧制金泥,沉积镀金等。

贵金属合金用于烤瓷修复可减少因金属离子析出而造成的牙龈毒性和变色。贵金属含量增多有利于耐腐蚀性的提高,金铂合金、金钯合金最常用于金瓷冠的制作。

2.修复技术对牙龈的影响

修复治疗与牙周健康密切相关,在修复前应获得最佳的牙龈状态,同时在修复中应以最小的创伤来维持修复牙齿周围正常健康的牙龈外貌。

(1)修复前的牙龈预备:修复前首先要对基牙及失牙区的牙龈健康状态进行评估,对患有龈炎或牙周疾病的应先予治疗以恢复健康。其次应对牙龈作修复美学的评估,对于影响修复美感的牙龈作相应的修整和处理。如对牙龈增生者可行龈成形术,以恢复牙龈的波浪状曲线美;对轻度牙龈退缩者,可适当调整邻牙的牙龈曲线,也可将修复体颈缘设计成龈色或根色,以达到视觉上的和谐;对一些不愿作正畸治疗患者的错位牙和扭转牙,可通过牙龈成形术,以改善牙龈缘曲线或调整牙面长宽比例使之协调;对失牙区牙槽骨缺失较大的可考虑在修复前行牙槽骨重建术或在桥体部分设计义龈,重建和谐自然的龈齿关系。

(2)龈边缘线的设计:修复体龈边缘的位置关系到牙龈的健康与美观。有学者对不同边缘位置的金瓷冠分析表明,冠边缘位于龈下时,龈沟内酶活性均提高,龈下边缘会使牙周组织发生炎症反应,出现细胞营养障碍,细胞渐进性坏死等变化,唾液成分的改变也会进一步加强底层金属的电化学腐蚀。

有调查显示,在微笑时大约有67%的人会显露牙龈,在大笑时这一比例将提高到84%。尽管修复体龈下边缘线对牙周健康不利,但临床上在进行前牙的瓷修复时常常倾向采用龈下边缘线,以期获得美观效果,而龈上边缘线仅仅适用于牙龈退缩、牙冠轴面突度过大的后牙修复。

采用龈下边缘线时操作中应注意以下几点。①牙体预备:要求冠边缘和附着上皮间保持1 mm或更大的距离,应避免损伤牙龈及上皮附着,因为龈沟内面上皮的损伤可能改变游离龈的高度,使冠边缘外露或出现颈缘"黑线"影响美观。同时,为提供瓷料的美观厚度及避免颈缘悬突对牙龈的刺激,唇颊侧颈缘须磨除1 mm的肩台宽度;②在牙体预备过程中,机械刺激会导致牙龈组织中成纤维细胞和内皮细胞明显增生,并出现一过性的血管扩张。Ito H认为牙体预备时有时会伤及牙龈,金属核上的金属残渣有可能移植入牙龈引起着色。Sakai T等发现金属离子可影响黑色素细胞的新陈代谢并诱导黑色素细胞渗入牙龈组织结构表面,从而发生病理性色素沉着;③排龈线的应用:牙体预备前就应将排龈线放于龈沟内,使牙龈暂时向侧方或根方移位,减少操作时对龈组织的损伤。另外,取模时应再次使用排龈线,这有助于控制龈沟液渗出及出血,暴露龈下边缘线,且有利于印模材料的充盈;④暂时修复体:暂时修复体是在完成永久修复前维持牙龈位置形态并保护牙髓、保持预备空间的措施,同时,作为最终修复体的导板,其外形、大小、形态和边缘放置都将为最终修复体提供参考,暂时修复体质量的好坏直接影响最终修复体的牙龈反应程度。0.2 μm的粗糙度是塑料表面有无细菌黏附的界限,常规的抛光处理很难达到如此的光洁度,所以塑料表面通常都有细菌黏附。暂时修复体必须与牙体边缘密合,表面光滑,应避免其边缘压迫牙龈,以致牙龈退缩,使用时间不宜超过2~3周。

(3)固位体龈边缘的制作要求:为维护牙龈的健康美,瓷修复体必须具备良好的适合性,要求其龈边缘与患牙衔接处形成连续光滑一致的面,避免形成任何微小的肩台。修复体还应恢复生理性外展隙,便于牙龈的自洁和生理性按摩,同时也应恢复好邻接触点,以避免食物嵌塞引起牙龈炎症,桥体尽量采用轻接触的改良盖嵴式设计,修复体应光滑,防止菌斑附着,对牙龈产生刺激。

(三)固定义齿的外观

(1)设计固定义齿外观时,应根据患者的年龄、性别、职业、生活习惯及性格特点等来决定修复体的形态、排列、颜色和关系等,并适应个体口颌系统生理美、功能美的特点。修复体的轴面应具有流畅光滑的表面、正常牙冠的生理突度,以利修复体的自洁、食物排溢及对龈组织的生理按摩作用。良好的邻面接触关系不仅符合美观要求,也有利于防止食物嵌塞,维持牙位、牙弓形态的稳定。面形态的恢复不能单纯孤立地追求解剖外形美,而应与患牙的固位形、抗力形以及与邻牙、对颌牙的面形态相协调。面尖嵴的斜度及面大小应有利于控制力,使之沿牙体长轴方向传递。在固定修复时,对高位微笑和中位微笑的患者,还必须注意处理好烤瓷冠边缘与牙龈缘的关系,不能因颈缘区金属边缘外露,患者为掩盖不美观金属色而影响自然微笑。

(2)固定义齿桥体的美学设计也十分重要。桥体的唇颊面以美观为主,颜色应与邻牙协调,大小和形态应该与美观和功能适应。桥体的大小指近远中横径和切龈向的长度,缺隙正常时较易解决,缺隙过大或过小时则应利用视觉误差加以弥补,使过大过小的桥体看起来比较正常。如较大的缺隙,桥体唇面应增大外展隙,加深纵向发育沟;缺隙过大时,可在唇面制成一个正常宽度的牙和一个小窄牙,或两个基本等宽的牙。如遇较小缺隙,在基牙预备时应多磨除基牙缺隙侧邻面的倒凹加大间隙,或加深桥体唇侧的横向发育沟。唇颊面还应注意唇面的突度和颈嵴的形态,都应参照对侧同名牙。桥体唇颊面的颈缘线应与邻牙协调,若桥体区牙槽嵴吸收过多,可采用龈色瓷恢复或将颈部区染成根色。桥体的邻间隙处不能压迫牙龈,以免引起炎症。桥体龈面的唇颊侧与牙槽嵴黏膜应恰当接触,在舌侧则尽量扩大其外展隙,减少与牙槽嵴顶舌侧的接触,有利于食物残渣的溢出,且美观舒适,自洁作用好。当固定桥修复需要适当减小桥体力时可通过缩减桥体舌侧部分的近中、远中径,加大固位体与桥体之间的舌外展隙,减小桥体面的接触面积减轻力,同时可以维持颊侧的美观。

(3)连接体是连接固位体和桥体的部分,既要有足够大小,保证固定桥的抗变形能力,又不能影响美观效果。连接体应位于基牙近中或远中面的接触区,在前牙区可适当偏向舌侧,面积$\geqslant 4 \ mm^2$,连接体四周外形应圆钝和高度抛光,注意恢复桥体与固位体之间的楔状隙及颊舌外展隙,利于自洁作用及食物流溢。

(四)医患审美统一

医师在决定治疗之前,尤其是在使用新技术、新材料之前,必须仔细检查患者的口腔局部及全身健康情况,根据具体情况向患者推荐合适的治疗方法,并解释说明原因及费用等情况,征得患者同意后方可进行治疗。同时,必须加强与患者的沟通,正确对待患者的要求,严格掌握适应证,维护良好的医患关系。作为口腔修复医师除了要熟练掌握口腔医学知识和技能外,还必须具备美容学、心理学的知识,具有较高的审美能力及审美品位。对于不同的患者,能够根据其各自的特点,如性别、年龄、职业、肤色、面部特征等选择合适的修复方法、适当的修复体形态及颜色,达到"以假乱真"的效果。同时,口腔医师有责任和义务向患者提供口腔健康教育和指导,使患者掌握正确的修复体维护方法,建立良好的口腔卫生习惯,维护口腔健康和美观效果。

(五)固定修复美学误区

1.美学修复就是做烤瓷冠

有些患者认为牙齿不整齐或是颜色不好看,就找到医师要求做烤瓷冠,把前边露出来的牙齿全部做上烤瓷冠,看上去就能更美观。美学修复要考虑牙齿的排列、牙齿与口唇的关系、牙齿与牙龈的关系等,这些都不是简单的仅通过做烤瓷冠可以解决的,可能还需要借助于正畸或者牙龈手术。美学修复的方法有很多种,贴面、全瓷冠等也是较理想的修复方法。医师需要充分与患者沟通,了解患者需求和个性特征,仔细检查制定方案,才能达到个性化的自然美观效果。

2.为了效果好,尽量多做瓷冠

一般情况下,多做瓷冠能减小修复难度,提高修复效果,但是做瓷冠的过程对牙齿来讲是种不可逆的损伤。因此修复医师应在修复范围、修复方式与修复效果中找到最佳的平衡点,通过漂白、充填、贴面与瓷冠相结合的综合治疗方式,达到牙体损伤最小、魅力提升最大的效果。

(王　娜)

第六节　暂时固定修复体

对于固定修复(包括冠、桥等)来说,使用暂时性修复体是十分必要的。

一、暂时修复体的功能

(1)恢复功能修复体可以恢复缺损、缺失牙和基牙的美观、发音和一定的咀嚼功能。

(2)评估牙体预备质量可以评估牙体预备的量是否足够,必要的时候作为牙体预备引导,再行预备。

(3)保护牙髓暂时修复体可以保护活髓牙牙髓不受刺激,牙体预备过程的冷热及机械刺激可能对牙髓造成激惹,暂时黏固剂中的丁香油或氢氧化钙成分可以对牙髓起到安抚作用。

(4)维持牙位及牙周组织形态维持邻牙、对颌牙、牙龈牙周软组织的稳定性。对于牙周软组织手术,如切龈的病例,暂时修复体可以引导软组织的恢复,形成预期的良好形态。而对于边缘线位于龈缘线下较深的病例,修复体可以阻挡牙龈的增生覆盖预备体边缘。

(5)医患交流的工具暂时修复体还可以作为医患沟通交流的媒介,患者可以从暂时修复体的形态及颜色提出最终修复体的改进意见。

(6)暂时修复体可以帮助患者完成从牙体缺损到最终修复的心理及生理过渡。

正因为暂时修复体的功能不仅仅是保护牙髓和维持牙位稳定,因此部分医师只为活髓牙作暂时修复的观念是不正确的,暂时修复体应该是牙体缺损修复,特别是冠修复的常规和必要的步骤。良好的暂时修复因为在最终修复体制作期间为患者提供功能和舒适,可以增强患者对治疗的信心和治疗措施的接受程度,对最终修复体的治疗效果也有明显的影响。

二、暂时修复体的要求

作为暂时修复体,应该满足以下的基本要求。

(一)能有效保护牙髓

要求修复体具备良好的边缘封闭性,以避免微漏,形成微生物的附着,隔绝唾液及口腔内各种液体的化学及微生物刺激。因为要隔绝对牙髓的机械物理刺激,因此制作修复体的材料具备良好的绝热性,因此导热性较低的树脂类材料最常采用。

(二)足够的强度

暂时修复体要能够承受一定的咬合力而不发生破损,对于需要长时间戴用的暂时修复体,最好采用强度较高的材料制作。一般复合树脂类材料制作的修复体耐磨性好,但脆性较大,在取出的时候较易破损;丙烯酸树脂类材料则具有较好的韧性,但耐磨性较差;金属类材料强度较好,但因为颜色的问题只能用于后牙。暂时修复体在取出的时候最好能够完整无损,因为最终修复体经常会出现形态和颜色不满意需要重新制作的情况,修复体还可以继续使用,无需花费时间和精力重新制作一个新修复体。

(三)足够的固位力

同时在功能状况下不脱位。临床上一旦暂时修复体脱出没有再行黏固,在最终修复体试戴的时候会出现明显的过敏现象,影响试戴操作。严重的情况下还会导致牙髓的不可复性炎症影响修复治疗的进度。

(四)边缘的密合性

临床上不能够因为暂时修复体戴用时间短而降低对边缘适合性的要求,相反,暂时修复体边缘对修复效果的影响是极为明显的。临床上也经常发现,如果暂时修复体戴用期间牙龈能保持健康和良好的反应,最终修复体出现问题的概率也会很低,反之最终修复体出现问题的可能性也会很高,因此对暂时修复体边缘的处理应该按照对最终修复体的要求进行。边缘过长、过厚会导致龈缘炎、出血水肿、龈缘的退缩、牙龈的增生等问题,有些问题如龈缘退缩可能会是永久性的,将会导致最终修复体美学性能受影响;相反,如果边缘过薄、过短或存在间隙,则在短时间(1周之内)就会导致非常明显的牙龈组织增生,也严重影响最终修复体的戴入和修复效果。为保证暂时修复体边缘的密合性,最好在排龈以后,边缘完全显露的状况下再进行暂时修复体印模的制取或口内直接法修复体的制作,这样可以很清楚、精细地处理修复体的边缘。

(五)咬合关系

暂时修复体应该恢复与对牙良好的咬合关系,良好的咬合关系不仅利于患者的功能和舒适感,还对修复效果产生影响。如果咬合出现高点或干扰,会对患者造成不适,形成基牙牙周损伤甚至肌肉和关节功能的紊乱;反之,如果与对牙没有良好的接触或没有咬合接触,则会导致牙位的不稳定或伸长,影响最终修复体的戴入。

(六)恢复适当的功能

一般情况下,我们要求暂时修复体恢复适当的咀嚼发音功能,这样可以评估修复体功能状况下的反应以及修复体对发音等功能的影响,对于特定的病例,则需要暂时修复体行使咀嚼功能。对于前牙缺损的患者,必须要恢复正常的形态和颜色达到一定的美学效果,避免对日常生活的影响,增强患者对治疗的信心和对治疗的依从性。

三、暂时修复体的类型

暂时修复体的制作技术多样,可以从氧化锌丁香油暂时黏固剂或牙胶封闭小的嵌体洞到暂时全冠甚至固定桥。按照制作时采用预成修复体还是个别制作修复体,暂时修复体可以分为预成法及个别制作法两类;按照是在口内实际预备体上制作还是在口外模型上制作的修复体,又可以分为直接法和间接法两类。

(一)预成法

预成法是采用各种预成的冠套来制作暂时修复体的方法,一般可在口内直接完成,简便、省时。预成法技术包括成品铝套(银锡冠套)、解剖型金属冠(如不锈钢冠、铝冠)等用于后牙的成品冠套,以及牙色聚碳酸酯冠套、赛璐珞透明冠套等用于前牙的成品冠套。预成技术所采用的是单个的成品,因此只适用于单个牙冠修复体的制作,对于暂时性的桥体,则一般采用个别制作的方法。使用时挑选合适大小的成品,经过适当的修改调磨,口内直接黏固并咬合成形;或口内直接组织面内衬树脂或塑胶,固化后取出调磨抛光后直接黏固。

1.解剖型金属冠

口内直接法制作后牙暂冠的方法之一。采用大小合适的软质的成品铝冠或银锡冠,经边缘修剪打磨后,直接黏固于口内,咬合面的最终形态通过患者紧咬合后自动塑形。此种暂时修复如果面暂时黏固材料过厚,在经过一段时间咀嚼以后咬合面下陷,可能会与对牙脱离接触形成咬合间隙。这类暂时修复体的边缘不易达到良好的密合,故不宜长期戴用。此外,也不适合作固定桥的暂时修复体。

2.牙色聚碳酸酯冠套

采用牙色的树脂成品冠套,在口内直接或模型上内衬树脂或塑胶形成的暂时冠修复体,因为是牙色材料,一般用于前牙以获得较好的美学效果。冠套内衬以后,修复体的边缘和形态可以进行精细修磨和抛光,因此可以获得良好的边缘密合性,修复体可以较长时间戴用而不对牙周造成刺激。制作时应注意,在完全固化之前最好取下修复体再复位,以防止预备体存在倒凹导致材料完全固化后暂冠无法取下。

3.赛璐珞透明冠套

采用透明的赛璐珞成品冠套,同前牙色树脂冠套一样内衬牙色树脂或塑胶制作暂冠。其临床操作过程与前述牙色树脂冠套的方法相同。

(二)个性制作法

个性制作法是按照患者的口内情况,个别制作的暂时修复体。包括透明压膜内衬法、印模法、个别制作法等。按照材料不同,可采用口内直接制作和取模以后模型上间接制作技术。

1.透明压膜内衬法

在牙体预备前制备印模,牙体缺损处可以先用粘蜡在口内恢复外形,然后再取模,灌注模型,然后采用真空压膜的方法形成类似于成品冠套的透明牙套。牙体预备后同样取模灌注模型,将制备好的牙套内衬牙色塑料或树脂,复位于预备后模型上,固化以后形成暂时修复体。可用于简单的单冠及复杂的暂时修复体制作。调拌自凝塑料(口内直接法制作的情况下采用树脂或不产热塑胶),然后填充到压膜组织面预备体相应部位,就位到模型上或口内。预备体部位预涂分离剂。口内直接法制作时,在材料完全固化前最好反复取戴一次以防止固化后无法取下。

2.印模法

较适合制作暂时性固定桥,在牙体预备前制备印模,牙体缺损处可以先用粘蜡在口内恢复外形,然后再取模。牙体预备后将暂冠材料注入印模内,然后直接复位到口腔内,固化以后则形成暂时修复体。这种技术制作的修复体可以保持患者原有牙体的形态和位置特征,患者易于接受,但对于需要改变原有牙齿状况的患者以及长桥等复杂情况则操作会显得比较复杂。采用不产热的化学固化复合树脂口内直接制作暂时修复体。这类材料对组织的刺激性小,加上固化时材料产热很少,不会对预备牙体产生热刺激。但材料较脆,打磨和取戴时易破损。在口内直接制作暂时修复体应注意邻牙倒凹过大时,可能导致修复体取下困难。制作前可以适当填除过大的倒凹以避免。

3.个别制作法

牙体预备后制取印模并灌注模型,由技师采用成品塑料或树脂贴面,用自凝牙色塑料或树脂徒手形成修复体的技术。因为需要的步骤较多,因此比较费时。由于是徒手制作,可以较大幅度地改变原来牙齿的排列和形态以接近最终修复体的状况,适用于比较复杂的修复病例,特别是桥体修复的患者。但对于不需要改形改位的情况,可能跟患者原有的牙齿形态差别较大。

四、暂时修复体的黏固

暂时修复体的黏固一般采用丁香油暂时黏固剂,一般可以获得1~2周短期的稳固黏固;对于需要较长时间使用的暂时或过渡性的修复体,则可以采用磷酸锌、羧酸锌或玻璃离子黏固剂等进行黏固。但后期暂冠取下时相对比较困难,并且预备体表面可能残留黏固剂,去除比较困难。全瓷类修复体或最终修复体需要用树脂黏固或预备体有大面积树脂材料的情况下,应该避免使用含有丁香油材料的暂时黏固剂,因为丁香油是树脂的阻聚剂,会导致黏结界面树脂层不固化,导致黏结强度下降甚至失败。因此树脂黏结界面应该杜绝丁香油污染,如果不慎使用其作暂时黏结或黏结面受到污染,应充分用牙粉和酒精清洁后再进行黏结操作。目前市场上已出现了不含丁香油的轻羧酸基类和氢氧化钙类暂时黏固剂材料,专门用于树脂黏结类修复体的暂时修复体的黏固。

(王　娜)

第七节　全瓷固定桥

一、全瓷固定桥的特点和适用范围

随着高强度陶瓷研究的不断开展,全瓷修复技术的临床应用日趋广泛。目前国内外的临床应用已从前后牙单冠发展到了前牙固定桥,乃至后牙的固定桥修复,展示出全瓷固定桥修复在口腔修复领域广泛的应用前景。

全瓷固定桥没有金属基底,无需遮色,具有独特的通透质感,其形态、色调和透光率等都与天然牙相似。长期以来一直因陶瓷的脆性限制了其临床应用。随着材料学的发展,现已研制出多种机械性能、生物相容性、美观性都非常好的材料,推动了全瓷固定桥的应用。目前在临床上常用的有 In-Ceram Alumina、IPS-Empress Ⅱ、氧化锆材料等多种材料可用于制作全瓷固定桥。

全瓷固定桥为无金属修复,具有良好的生物相容性,美观逼真,不同的全瓷修复系统具有不同的强度。目前全瓷固定桥不仅可以用于前牙,一些高强度的全瓷材料还可用于后牙四单位的固定桥修复。但由于全瓷修复需要磨除较多的牙体组织,因此更适用于无髓牙的修复,而髓腔较大的年轻恒牙作基牙时,为不损伤牙髓,建议不采用全瓷固定桥修复。此外,咬合紧的深覆𬌗患者,特别是内倾性深覆𬌗,不易预备出修复体舌侧的空间,也不宜采用全瓷固定桥修复。

二、临床技术要点

全瓷固定桥的临床技术与全瓷冠修复相同,主要包括比配色、牙体预备、排龈、制取印模、暂时修复、黏结修复体等步骤。

(一)牙体预备

牙体预备应遵从以下原则。

1.保护牙体组织

牙体预备应在局麻下进行,牙体预备应避免两种倾向,不能一味强调修复体的美学和强度而过量磨除牙体导致牙体的抗力降低;也不能够过于强调少磨牙而导致修复体外形、美观和强度不足。

2.获得足够的抗力和固位形

满足一定的轴面聚合度和高度,必要时预备辅助固位形以保证固位;后牙咬合面应均匀磨除,避免磨成平面,应保留咬合面的轮廓外形。同时功能尖的功能斜面应适当磨除,保证在正中和侧方咬合时均有足够的修复体间隙。

3.边缘的完整性

颈缘应该清晰、连续光滑、并预备成相应的形态。目前包括烤瓷修复体均主张 360°角肩台预备,主要是保证预备体边缘的清晰度使制作时边缘精度得以保证,舌腭侧的边缘可采用较窄的肩台或凹形等预备方式。

4.保护牙周的健康

主要涉及颈缘位置的确定,包括龈上、平龈和龈下边缘。以前认为边缘不同位置与基牙继发龋及牙龈的刺激的严重程度有关,但目前的共识是,边缘的适合性相比于边缘的位置而言才是最主要的因素。因此,不论采用何种位置,保证最终修复体边缘的适合性才是问题的关键。对于美学可见区,如前牙和前磨牙唇面、部分第一磨牙的近中颊侧等,为保证美观,一般采用龈下0.5 mm的边缘为止;而对于美学不可见区,如前牙邻面片舌腭侧 1/2 及所有牙的舌腭面,则可以采用平龈或龈上边缘设计。龈上边缘的优点包括牙体预备量少、预备及检查维护容易、容易显露(甚至印模前可以不进行排龈处理)、刺激性小、容易抛光等。应此,对于后牙和前牙舌侧、邻面偏舌侧 1/2 的边缘,推荐龈上边缘设计。对于牙冠过短,需延长预备以增加固位者,可采用龈下边缘,但须排龈保证精度。

(二)比色

全瓷固定桥多用于前牙修复,比色、配色是十分重要的工作。比色有视觉比色和仪器比色两种方法,视觉比色简单易行,是目前临床最常采用的技术,但影响因素较多,准确性受到一定的影响;仪器比色法不受主观及环境因素的影响,准确度高,重复性好,但操作复杂,相应临床成本较高,普及性不高。

视觉比色法采用比色板进行。经典的 16 色比色板因本身设计存在的不足,临床颜色匹配率据研究还不到 30%。新型的 Vita 3D Master 和 Shofu Halo 比色板等基于牙色空间及颜色理论设计,比色的准确度较经典比色板大幅提高,临床颜色匹配度可以达到 70%～80%。在有条件的情况下,最好采用新型比色板及配套的瓷粉,以提高临床颜色及美学效果。比色时可采用"三区比色"及"九区记录法",配合使用特殊比色板进行切端、颈部、牙龈、不同层次分别比色,最大限度地将颜色及个性化信息传递给技师。最好连同比色片一起进行口内数码摄像,将数码照片通过网络传递给技师作仿真化再现参考。因为比色片只能传递颜色信息,其他更重要的信息如个性化特征、半透明度、表面特征等可以通过照片的方式得以传递。比色最好在牙体预备之前进行,以避免牙体预备后牙齿失水及操作者视觉疲劳影响比色的准确性。

(王　娜)

第八节　粘接固定桥

一、概述

对于少数牙非游离缺失,常用修复方法有种植修复、固定桥和可摘局部义齿 3 种。种植修复虽然效果最佳,但由于费用高,以及患者对手术和植入体的恐惧等原因,目前尚未被多数患者所接受。而以全冠等为固位体的常规固定桥,需磨除大量的健康牙体组织,对健康基牙的损害是患者不能接受的。可摘局部义齿使用不便、积存食物残渣,患者同样不愿接受。多数患者愿意接受的应该是价格适中、使用方便(固定)、磨牙少、损害小的修复方式。

粘接桥是一种基本不磨或少磨除健康基牙,利用树脂粘接技术修复个别牙缺失的固定修复体。粘接桥修复在很多方面符合患者的要求,易于被多数患者所接受。粘接桥最早出现于二十世纪七十年代,Rochette 首先采用釉质树脂粘接方式,利用带孔的金属翼板黏固于缺隙邻牙舌面的方式修复前牙缺失。粘接桥的出现得益于二十世纪五十年代 Buonocore 提出的牙釉质酸蚀树脂粘接技术,通过酸蚀处理,提高牙釉质与树脂的粘接强度,使利用粘接力修复缺失牙成为可能。粘接桥作为一种磨牙少、损伤小的固定修复方式,在二十世纪八九十年代曾在一定程度上被广为接受和应用,但由于其脱落率过高,长期效果不佳,很快便被多数人放弃。随着时代发展,牙科粘接技术的进步,以及一些临床医师不懈的研究与追求,粘接桥修复技术与临床效果有了很大改善。但与常规固定桥相比,粘接桥脱落率仍然较高,5 年平均脱落率达 25%。但临床研究报告的差异很大,粘接桥的修复的成功率与适应证选择,修复体设计与制作,粘接剂选择与粘接操作,修复后维护,修复体脱落后再粘接等因素有关。粘接桥作为一种微创的修复技术,有其临床应用价值,能够获得很好的修复效果。

二、粘接桥的适应证选择

由于粘接桥的固位力有限,脱落率高,长期成功率低,限制了粘接桥的临床应用,适应证范围相对较窄。

(一)缺失牙数目

粘接桥适用于非游离端的少数牙缺失。缺失牙数目多,尤其是游离缺失者,基牙粘接固位力不足,修复体很容易脱落。一般前牙缺失 1~4 个,后牙缺失至多 2 个牙。一般以修复单个缺失牙效果较好。前牙缺失 4 个切牙者,粘接桥可以两侧尖牙为基牙。间隔缺欠不宜采用粘接桥修复。

(二)缺失牙部位

研究认为后牙区比前牙区粘接桥的脱落率高,下颌后牙区粘接桥的脱落率最高,可能的原因是后牙区𬌗力大于前牙区,下颌后牙黏结面积小,隔湿困难,下颌后牙缺牙区近远中向间隙大,咀嚼的下颌运动轨迹对上颌粘接桥的长期成功率更有利。

(三)基牙健康状况

粘接桥基牙的健康状况必须首先符合固定桥基牙选择要求,牙体牙髓和牙周健康,最好为健康活髓牙,牙冠形态完整,无过多牙体缺损,有足够的临床冠高度,排列位置和咬合关系尽量正常。必须保证能够获得尽量多的釉质粘接面积。牙周病失牙由于基牙可能存在牙周稳定性问题,粘接桥修复预后不佳。尤其是缺隙两侧基牙动度不一致者,采用双端设计容易导致修复体松动和脱落。因此,对于缺隙不大的单个前牙缺失,如果其承受咬合力较小,或可以减小桥体受力者,采用单个基牙的单端粘接桥修复的固位效果会好于双端粘接桥设计。正畸治疗后由于基牙位置尚未稳定,此时的缺牙间隙用粘接桥修复的预后也不理想。

(四)咬合关系及𬌗力大小

老年患者咬合紧,磨耗明显者,由于𬌗力大,且为了获得足够的修复间隙和辅助固位形,容易导致釉质粘接面积过小,修复体粘接固位力不足,也容易出现牙本质敏感症状。研究发现由于男性患者咀嚼力大于女性,粘接桥失败率高。有夜磨牙等副功能的患者粘接桥失败率高。下颌前牙的咬合关系如果是深覆盖、反覆𬌗及切对切的关系有利于增加粘接桥的成功率；上下颌安氏Ⅰ类关系中，浅覆𬌗也有利于增加粘接桥的成功率；但是深覆𬌗或安氏Ⅱ类Ⅱ分类关系不利于粘接桥成功率的提高。

三、粘接桥的种类与设计

(一)金属粘接桥

1.金属翼板粘接桥

金属翼板粘接桥是最为传统和应用较多的粘接桥。它是以金属翼板为固位体，桥体为金属烤瓷，翼板和桥体基底采用金属铸造，利用金属翼板粘接在相邻基牙的舌面和缺隙侧邻面。金属翼板粘接桥的优点是基牙预备量少，一般都在牙釉质层内，预备时不需要麻醉，避免漏髓的风险。多采用龈上边缘，可保证边缘密合，对牙周组织影响小。缺点是脱落率高，5 年平均脱落率达 20%。

(1)粘接桥设计。①金属翼板：前牙翼板固位体覆盖缺隙侧邻面和基牙舌面，至远缺隙侧舌外展隙，短于切端 1 mm，以免切端透金属影响美观。后牙翼板覆盖缺隙侧邻面和舌面，包绕基牙 3 个轴角，上缘止于𬌗缘下。金属翼板的厚度不小于 1 mm，保证有足够的强度，避免变形。翼板下缘可止于龈缘上 0.5 mm，有时为了增加翼板粘接面积，也可止于龈缘下 0.5 mm，但应保证翼板边缘密合。后牙金属翼板没有支持作用，可采用𬌗支托等辅助固位形，在增加固位的同时获得支持作用。②辅助固位形：目前的粘接技术与材料尚不能完全保证让粘接桥利用有限的黏结面积，完全靠黏结力获得长期的固位。因此，粘接桥必须同时利用辅助固位形结合机械嵌合固位。在粘接桥的金属翼板与基牙之间可增加的辅助固位形包括针道、嵌体、轴沟和支托，其中针道是一种非常有效的辅助固位形设计，数目一般为 1～3 个(每牙)，根据金属翼板覆盖面积和牙体组织情况而定，可显著提高粘接桥的固位力和成功率。后牙辅助固位形的嵌体部分不与舌面翼板连接，为 C 形固位结构。也可以与舌面翼板连接，成 D 形固位结构。D 形固位较 C 形固位效果更好。

(2)基牙预备与印模：首先进行基牙的缺隙侧邻面与舌面预备，去除倒凹，形成平行导平面，导平面内可预备 0.5～1 mm 深的轴沟，舌面磨除厚度 1 mm，边缘形成凹形肩台或刃状，存在咬合间隙时可减少预备量。舌面龈边缘位于龈上 0.5～1 mm，前牙舌面切边缘距切端至少 1 mm。后牙咬合面缺隙侧边缘嵴处预备 2～3 mm 宽、1 mm 均匀深度的嵌体固位形，可向中央窝延伸，末端向舌侧与舌面翼板远端连接。最后进行针道预备，针道直径为 0.8～1 mm，深度约 1 mm，基本位于牙本质浅层。针道需预备在牙体组织较厚的部位，避开髓角，避免过深和过浅。上前牙通常可预备 3 个针道，分别位于舌隆突和舌面近远中边缘嵴；下前牙只能在舌隆突处预备 1 个针道；后牙𬌗面嵌体固位形内可预备 1～2 个针道。所有针道均应与就位道方向平行。为保证印模与模型准确，应采用橡胶类印模材，必须先用螺旋充填器将印模材导入针道内。临床实践证明，由于针道较浅，预备时较容易达到针道之间，以及与就位道平行。

2.分段式粘接桥

分段式粘接桥是先在缺隙两端基牙上分别制作带有𬌗支托的金属翼板作为固位体，包绕基牙的缺隙侧邻面和舌面，固位体的缺隙侧有水平向栓体。然后单独制作有栓道的金属烤瓷或烤塑桥体。修复体黏固时，先将固位体分别黏固在基牙上，然后再将桥体从颊侧插入并黏固。对于缺隙两侧基牙长轴方向不一致时，分段式粘接桥的两端固位体不需要一致的就位道，可以少磨牙。分段式粘接桥具有制锁固位作用和应力中断作用。

3.无冠粘接桥

无冠粘接桥又称为 CBW(crownless bridge works)粘接桥。首先在两侧基牙近缺隙侧的邻面预备窝洞,粘同特制的带栓体的固位钉,再将有栓道的桥体插入并黏固。粘接桥利用栓体栓道结构增加了机械固位力,能显著提高粘接桥的固位效果。CBW 桥主要适用于单个前牙和前磨牙缺失,但不适合下颌切牙缺失的修复。

(二)非金属粘接桥

非金属粘接桥包括全瓷粘接桥和玻璃纤维强化复合树脂粘接桥。

1.全瓷粘接桥

全瓷粘接桥通常以氧化铝瓷为加强支架和舌侧翼板,美观性和生物相容性好,可获得比金属粘接桥更美观的修复效果,但强度差,易折裂,主要用于单个缺失前牙的修复。以氧化锆为基底和翼板固位体,可显著增加修复体的强度。但是,由于氧化锆树脂粘接强度差,要获得足够的固位,必须增加足够的辅助固位形,如轴沟、嵌体等,而针道尚不能应用。

2.玻璃纤维强化复合树脂粘接桥

这是一种应用时间不长的新的粘接桥类型,它采用含有玻璃纤维等的纤维强化复合体制作加强支架,以复合树脂建立修复体外形,利用舌侧翼板或嵌体与基牙黏结固位。

与金属粘接桥相比,其优点是修复体的刚性相对小,可减小粘接剂层的破坏性应力,从而降低脱落率。因为没有金属,该种粘接桥的美观效果好,而且制作简单,易于修理。缺点是与金属和瓷相比,修复体的强度较差,且抛光效果不佳。

(1)粘接桥设计:固位形式分为翼板直接粘接固位、嵌体粘接固位和翼板加嵌体粘接固位。形态完整的前牙基牙一般采用翼板直接粘接固位,后牙基牙和有充填体的前牙基牙采用嵌体粘接固位或翼板加嵌体粘接固位。前牙粘接桥采用近远中单向连续纤维束连接两侧基牙的纤维增强支架。后牙粘接桥在此基础上增加垂直于近远中向的纤维(环绕、颊舌向、网状)。

(2)基牙预备:前牙舌面预备,确保粘接桥翼板有不小于 0.8 mm 的厚度,不需要预备轴沟、支托窝、针道等辅助固位形。基牙邻缺隙侧有龋洞或充填体时,需要预备深度为 1～2 mm 的Ⅲ类嵌体洞形。后牙嵌体洞形龈面深度 2～2.5 mm,近远中向长 3.5～4.5 mm,颊舌向宽 3 mm(前磨牙)～4 mm(磨牙);邻面高 3～4 mm,邻面龈阶深 1 mm。

四、修复体的粘接

选择粘接强度高,操作简单的树脂粘接剂,正确的粘接界面处理和严格、规范的粘接操作是提高粘接桥修复成功率的关键因素。

制作完成的粘接桥在粘接前必须进行试戴检查。修复体应密合,如果不密合,树脂粘接剂过厚,会降低粘接强度。因粘接树脂与牙釉质的粘接强度明显高于牙本质,粘接桥基牙的粘接面应尽量控制在釉质以内,釉质粘接面需进行磷酸酸蚀。牙本质粘接采用的全酸蚀粘接树脂要强于自酸蚀粘接树脂。粘接桥金属粘接面在粘接前必须进行喷砂处理,贵金属粘接面还应涂布偶联剂。全瓷粘接桥粘接面需进行氢氟酸酸蚀并涂布硅烷偶联剂。

五、粘接桥修复临床常见问题与对策

(一)脱粘接

由于粘接桥成功率不高,发生松动和脱落是较为常见的问题。修复体脱落者,首先应完全去除残留在牙面和修复体粘接面上的粘接剂,检查有无继发龋和牙体缺损,修复体有无损坏和变形。然后将粘接桥重新戴入口内,检查其能否顺利就位,是否密合。如果粘接桥修复设计正确,基牙无龋坏、缺损,修复体无损坏,而且就位顺利、贴合,可将修复体重新处理(如喷砂等)后进行再粘接。否则,应重新设计、制作修复体。双端粘接桥如果一端刚位体脱粘接,一般可用去冠器将修复体完整取下,再根据检查结果决定是再粘接还是重新修复。少数情况下,如果桥体受力很小,另一端固位体稳固,也可考虑磨除松动的固位体,将其改为单端粘接桥。

完全去除残留粘接剂后,脱落粘接桥的再粘接操作与初次粘接相同。如果排除了适应证选择、粘接桥设计制作、继发龋、修复体损坏等问题,再粘接后的粘接桥仍能保持很好的修复效果。

(二)继发龋

继发龋发生的原因主要是粘接桥固位体单侧脱粘接、松动,或局部脱粘接,出现边缘微漏,而没有及时复诊检查发现问题。因此,粘接桥修复后必须定期复查,以便及时发现问题。粘接桥松动时很容易完整拆除并重新粘接。如果发现继发龋,范围小者可直接充填治疗;若范围大,影响修复体固位者,应拆除粘接桥,重新修复。

(三)牙本质敏感

粘接桥是一种基牙牙体预备量少的固定义齿,出现牙本质敏感的情况较少。但是,在基牙上预备辅助固位形(如针道、嵌体等)时,若位置和深度控制不当而近髓,或适应证选择不当,基牙𬌗面磨耗重者,则会出现牙本质过敏。出现牙本质敏感时应尽量避免咬硬物和温度刺激等,经过一段时间后敏感症状可逐渐减弱和消失。

(四)修复体损坏

金属粘接桥损坏常见桥体崩瓷和金属固位体变形。崩瓷的原因与预防和常规的烤瓷冠桥相同。粘接桥另一种损坏形式是金属支架,尤其是固位体部分强度不足,在咬合力作用下发生变形,导致粘接桥脱粘接。崩瓷者,可拆除修复体后加瓷修理,再重新黏固。变形者,必须重新修复,而且应增加金属支架的强度。

全瓷粘接桥的损坏常见崩瓷和或折裂。一般只能拆除后重新修复。

树脂粘接桥的损坏常见连接体折断,由于纤维断裂,修复体强度差,只能重新修复。

(李素贞)

第九节 牙体缺损的 CAD/CAM 修复

目前应用于口腔修复的 CAD/CAM 系统主要包括两大类,一类是在技工室使用的 CAD/CAM,用于制作金属或全瓷材料的烤瓷冠基底冠和桥体,或用于制作金属材料的可摘局部义齿支架或全口义齿的基底托等;另一类是在诊室中使用的椅旁 CAD/CAM,可直接制作树脂或全瓷材料的嵌体、贴面、部分冠和全冠。

椅旁 CAD/CAM 的主要临床特点包括:①修复体制作精度高、与基牙密合。②修复过程快捷,由于省却了传统修复体制作过程中的翻制模型、蜡型雕刻、包埋铸造等步骤,而由计算机辅助设计和制作系统在几十分钟内一次完成修复体的制作,因而大大节约了患者就诊和等待的时间。③计算机辅助设计软件不断更新,使得设计的准确性、便利性和灵活性不断提高。

椅旁 CAD/CAM 采用的材料主要为硅基陶瓷材料,成分主要为长石类陶瓷和二矽酸锂陶瓷。先将材料制作成标准尺寸的预成瓷块,由计算机辅助制作加工单元通过切(磨)削法或放电加工法,加工成单冠、嵌体、贴面等修复体形状。也可加工复合树脂和金属等材料。

椅旁 CAD/CAM 的临床操作的基本方法与步骤包括:对预备好的基牙进行三维形态测量,然后进行计算机图像化与设计,并模拟修复体的形态,再通过数据仿真加工,即刻完成义齿的制作。具体要求如下。

(1)修复设计:根据修复原则及临床需要选择修复体种类。

(2)牙体预备:按照全瓷修复体的预备要求对基牙进行预备。底平壁直无倒凹,𬌗面和肩台要留出足够的厚度,嵌体邻面的轴面角可外展 $4°\sim6°$。洞缘不能预备洞斜面,因为计算机辅助设计软件无法确定修复体的洞缘终止线。

(3)印模:使用系统配置的小型光学取景器获取光学印模。操作方法可分为两种:一类为口内直接法,对基牙区喷涂反光材料后,用取景器从口腔内直接获得三维信息,优点是快速简便,缺点是取像时稳定性不良,影响光学印模的精度;另一类为口外间接法,使用传统方法取印模,灌制低反光石膏模型,固定后由取景器获取光学印模,优点是精度高,缺点是延迟了修复体制作时间。在获取光学印模时,光学探头置于预备牙体之上,与牙长轴垂直且不与牙面接触,可有 $10°$ 以内的角度偏斜,观察显示器上预备牙体的形态和清晰度。

(4)计算机辅助设计:在计算机上通过辅助设计软件设计出修复体的边缘、外形、邻接点、切缘线,𬌗面形态,及牙尖高度和沟窝的深度。借助编辑软件可灵活修改修复体外形直至满意,将资料储存。

(5)将瓷块置于切架上固定,启动计算机辅助制作单元,将修复体磨切成设计要求的形状。冠和嵌体可在 20 分钟内切磨完成。平时应按照提示注意检查切盘、钻头,更换冷却水。

(6)修改抛光:完成修复体加工后在口内试戴,根据情况可能需少量调节咬合接触。对修复体的外表面进行高度抛光或上釉处理以增加修复体强度。也可进行外染色增加美观效果。

(7)粘接:方法同常规硅基陶瓷修复体的粘接。包括对瓷修复体的氢氟酸酸蚀和硅烷化处理,基牙的酸蚀和粘接剂处理后使用树脂粘接剂将修复体粘接到基牙上,初步固化后去除边缘多余粘接剂,再深度固化。可使用不同颜色的粘接剂进行混色处理以调整前牙的色度,获得更美观的效果。

(李素贞)

第十章　口腔种植术

第一节　概　　述

一、种植义齿的基础

(一)种植义齿的解剖学基础

1.颌骨的组织结构特征

颌骨的组织学结构由骨密质和骨松质组成。骨密质位于颌骨外层和固有牙槽骨的部位,在结构上是交叉排列的骨板和骨小梁。位于固有牙槽骨部位的骨密质包绕牙根,其结构致密但有许多小孔以容纳牙周膜的神经、血管通过,因此又有硬骨板或筛状板之称。在牙槽骨内的骨小梁的排列与承受的咀嚼压力分布相适应,牙根之间的骨小梁排列成水平向,而根尖区则呈放射状。在下颌某些部位,由于骨小梁交织排列,骨质致密,有利于牙种植修复的成功,因此下颌种植的成功率高于上颌。在牙槽窝底部的骨小梁排列较密集,成束状,逐一斜向后上,构成下颌骨的加固结构。

2.颌骨的解剖结构

(1)上颌骨的解剖结构:上颌骨的形状不规则,可分为一体四突,即上颌体、额突、颧突、腭突和牙槽突。与牙种植手术有关的主要解剖结构位于牙槽突和上颌体。上牙槽突骨外板骨质较薄。上颌前牙区的牙槽突略向唇侧倾斜,该区牙根尖的上方为鼻底。在2个上中切牙之间靠腭侧为门齿孔,有神经血管束由此向上经切牙管走行。在进行牙种植手术时应注意上述解剖结构。上颌体分前外、后、上、内四面。上颌体的内腔宽大,即上颌窦,呈底朝下的锥状体。在上颌后牙区行种植手术时应特别注意该结构。上颌骨在承受咀嚼压力明显的部位,骨质特别致密,形成尖牙支柱、颧突支柱及翼突支柱,这3对支柱均从牙槽突向上达颅底。牙列缺损或牙列缺失以后,这3对支柱的骨质仍然致密,有利于牙种植体植入后的早期稳固。

(2)下颌骨的解剖结构:下颌骨分为下颌支和下颌体,绝大多数牙种植体手术在下颌体区进行,只有少数类型的种植手术涉及下颌支区域。颏孔是下颌神经管的前端开口,孔内有神经血管束。下颌体的上缘又称牙嵴缘,相当于上颌骨的牙槽突,其内外骨板较上颌者致密。下颌骨的下缘外形圆钝,较上缘厚实。下缘的前部为下颌骨的最坚实处,因此,牙种植体在该区植入后的早期稳固较好,成功率也较高。下颌支呈垂直的长方形骨板,上端有两突,即喙突和髁状突。两突之间为下颌切迹,有神经、血管通过。下颌支内侧面有下颌孔,下牙槽神经血管束由下颌孔进入下颌管,在下颌后牙区行种植手术时应特别注意该结构。

(3)缺牙区的牙槽骨:牙齿缺失后,牙槽骨因丧失生理功能的刺激而逐渐被吸收形成牙槽嵴,牙槽嵴的形态与质地因个体差异及部位的不同而有很大差别,与种植体的选择、植入部位的确定,以及牙种植手术的设计方案都有密切关系,所以在进行牙种植手术之前,必须从解剖及组织学的角度充分了解缺牙区牙槽骨的宽度、高度以及质地。

牙槽骨的形态。①牙槽骨的形态改变:牙齿缺失后,牙槽骨不断发生垂直及水平性的吸收。已有学者证明,牙槽骨在两年内吸收的总量中有70%～80%发生在最初1～3个月。Atword等(1971)追踪观察拔牙后的牙槽骨高度,发现上颌前部平均每年被吸收0.5 mm,下颌前部吸收程度为上颌的3倍。②牙槽骨的分类:缺牙后牙槽嵴的宽度及高度直接关系到种植体的选择及种植修复效果。因此,牙槽骨的形态分类可为种植体的选择及种植手术的制定提供依据。Lekholm和Zarb提出将牙槽骨按其吸收后残余量分为5个级别:A级为大部分牙槽嵴尚存;B级为发生中等程度的牙槽嵴吸收;C级为发生明显的牙槽嵴吸收,仅基骨尚存;D级为基骨已开始吸收;E级为基骨已发生重度吸收。

牙槽骨的质地:牙齿缺失后,牙槽骨板消失,被致密的骨小梁型的骨结构代替。拔牙后1周,牙槽窝内有新骨形成,深部区域开始有骨吸收;2周后创口完全被新生上皮及结缔组织所封闭;3个月后浅层有骨组织形成,其骨小梁呈海绵状,原有牙槽窝壁界限不清楚;6个月后牙槽窝区域形成粗大的骨小梁;1年后骨组织致密。

Lekholm和Zarb根据骨皮质与骨松质间的比例关系,以及骨松质内的密度将牙槽骨的质量分为4个级别:①1级是颌骨几乎完全由均质的骨密质构成;②2级是厚层的骨密质包绕骨小梁密集排列的骨松质;③3级是薄层的骨密质包绕骨小梁密集排列的骨松质;④4级是薄层的骨密质包绕骨小梁疏松排列的骨松质。

(二)种植义齿的组织界面

目前常用的牙种植体主要是植入骨内、穿过牙龈的种植体,因此种植义齿的组织界面包括骨组织界面及牙龈上皮附着。

1.牙种植体-骨界面

种植义齿的成功与否与牙种植体植入骨组织后形成的界面性质密切相关。目前认为成功的牙种植体界面可存在3种结合形式,即骨性结合、纤维骨性结合、生物化学性结合。这几种界面与骨内种植义齿的远期成功密切相关,而界面形式由多种因素决定,如种植体的设计、外科植入技术、骨组织情况,上部结构修复等。

(1)骨性结合界面:骨性结合界面是指在光学显微镜下,种植体与周围骨组织直接接触,无任何纤维组织介于其间。骨性结合又称为骨整合或骨融合。骨性结合概念的提出在种植学领域引起了很人的震动,它使种植体的应用有一个科学的理论基础,使人们对界面的本质有了进一步的认识。

骨性结合界面的形成受多种因素影响,如种植体表面结构与性能、植入区骨质情况、植入手术的创伤大小、种植体受载情况、种植材料的生物相容性等。研究证明:粗糙、不规则的种植体体部表面较光滑表面更有利于骨性结合界面的形成;手术创伤越小,界面上的坏死骨越少,所引起的炎性反应越小,越容易形成骨性结合界面;使用二段式种植体系可保证种植体在无负荷的状态下完全愈合。钙磷陶瓷和钛金属种植材料具有良好的生物相容性,前者能相对更早地形成骨性结合界面。

(2)纤维骨性结合界面:纤维骨性结合界面是指种植体与骨组织之间介入了未钙化的纤维结缔组织。纤维层的厚度常反映种植材料生物相容性的好坏,并作为能否达到种植成功的标志。美国材料测试委员会认为材料植入骨组织6个月后,纤维层的厚度在光镜下<0.03 mm,才可选用一般的种植材料。组织学的研究表明纤维骨性结合界面上的纤维组织主要与种植体表面平行,或完全包绕种植体,与天然牙的牙周膜中的胶原纤维排列不同,且种植体周围的纤维组织中不含有牙周膜本体感受器。许多学者不赞同纤维骨性结合界面形式,认为它是种植材料生物相容性差的指标之一,并且不利于种植体界面的长期维持,种植体受力后,容易与纤维囊分离,种植体出现松动。

目前认为使骨性结合种植体与骨组织界面形成纤维骨性结合的因素有以下几点:①种植体在术后早期受到载荷(下颌在3个月以内、上颌在6个月之内)。②种植体植入术中,钻速过快,产热过高(高于47 ℃)。③植入种植体时压力过大,造成周围骨坏死。④预备的植入窝直径过大(种植体与骨的间隙>0.5 mm)。

(3)生物化学性结合界面:生物活性材料通过表面可控制的有选择的化学反应,能与组织形成生物化学性结合界面。生物化学性结合是指种植体材料的表面成分与骨组织之间形成在分子或离子水平上的结合,其结合力主要依赖于生物材料中与骨组织相类似的成分、结构与骨组织产生的化学反应;产生生物化学性结合的材料主要是指在成分、结构上与骨组织相类似的生物材料,如生物玻璃陶瓷类或羟基磷灰石类。

2.牙种植体

牙龈上皮界面由于牙种植体是从口腔环境进入软组织及骨的内环境,因此种植体行使功能而黏膜下骨组织不受损害,就必须保证种植体-牙龈界面的健康,防止口腔内细菌等破坏因素侵蚀到颌骨内环境。因此,牙种植体成功的先决条件之一是能够获得附着于种植体颈部表面的口腔黏膜生物屏障。

用光镜、扫描电镜观察结果表明:种植术后有游离龈及龈沟上皮再生。在低倍镜下,可见种植体周围的健康游离龈缘,以及种植体表面的菌斑。在高倍镜下,观察到龈沟上皮紧贴种植体并向根方逐渐变细;紧贴种植体的上皮有5~6层细胞;在龈沟底,结合上皮细胞伸出长伪足,附着于种植体表面。

(三)种植义齿的生物力学特点

种植义齿的远期成功率随着观察时间的延长而降低,出现种植体的松动、折断等问题。人们逐渐意识到骨内种植义齿修复的失败原因,有许多归结于力学问题。

种植义齿的受力情况不同于天然牙列,种植体—组织界面对侧向力和扭力的耐受能力远小于天然牙,而且受力时不允许种植体和周围组织有相对位移。如果应力在容许范围内,种植体和骨组织之间的相对微运动不会造成界面破坏,若种植体承受过大的应力则可能造成两种结果:①种植体及上部结构内部的折裂或折断。②种植体周围骨的吸收,最终导致种植的松动、脱落。

从临床医学角度看,对种植体的生物力学相容性的要求包括以下3个方面:①种植体要能承受功能载荷,有足够的强度,保证不发生严重变形或断裂破坏。②种植体行使功能时要对周围骨组织产生足够的应力传递,避免骨失用性萎缩。③种植体对周围骨产生的应力传递不能超过生理限度,避免创伤造成的骨吸收或骨折。

二、种植义齿的分类、组成及结构

(一)种植义齿的分类

1.按种植义齿的固位方式分类

种植义齿上部结构的固位方式由上部结构与基桩的连接方式所决定。分为固定式种植义齿和可摘式种植义齿两大类。

(1)固定式种植义齿:固定式种植义齿上部结构的金属支架和基桩为固定连接;按照基桩固位形的设计特点,分为基桩外固位、可拆卸式和基桩内固位。

基桩外固位种植义齿:基桩外固位又被称为水门汀黏固式种植义齿,是种植义齿最常见的固位方式之一。上部结构的固位形采用全冠固位形或者金属支架,其唇颊面或者殆面用烤瓷材料和硬质塑料恢复。适用于单个牙或多个牙缺失的修复,多个牙缺失时要注意基桩共同就位道的设计,保证黏固时能够顺利就位。

可拆卸式种植义齿:可拆卸式种植义齿又被称为螺钉固位式种植义齿,是特殊设计的固定义齿。基桩上留有固位螺丝,金属支架上设计固位孔,支架被动地放置在多个基桩上,用固位螺栓固定。上部结构的唇颊面及面用烤瓷材料或硬质塑料恢复。该类种植义齿对金属支架的强度和铸造精度要求高,适应证范围广,单个牙或多个牙缺失,以及无牙颌患者均可使用。其可拆卸部分需在随访复查中由医师拆卸清洗和检查。

基桩内固位种植义齿:基桩内固位设计为中空盲管状固位道,依靠固位桩插入并且黏固固位,仅用于殆力较小、对固位力要求不高的种植义齿,其对抗义齿旋转的能力较差,故临床已极少使用。

(2)可摘式种植义齿:可摘式种植义齿是依靠基桩、牙槽嵴和黏膜共同支持的全口或局部覆盖义齿。在种植基牙数量不足时,或者对颌牙为天然牙列时,最好选用可摘式种植义齿。该类种植义齿能够适当增加其固位、支持和稳定,又能利用残余牙槽嵴的支持,防止种植基牙过载发生损伤。

按顶盖设计分类为:①覆盖式种植义齿可使用顶盖、栓钉、杆附着体设计;义齿的阴型固位部分的设计和常规覆盖义齿相同。②特殊的覆盖式种植义齿将常规覆盖义齿的顶盖设计改变为特殊的固位类型,用于种植义齿则形成了该类固位结构特殊的类型。特殊的固位类型多为精密附着体、磁性结构和双重冠(套筒冠)结构。

按附着体成型过程分:①预成型,基桩上设计各种预成的附着体,以增加覆盖式种植义齿的固位力。根据附着体的预成形态变化,又分别设计为杆卡结构、栓道结构、球形结构、弹簧弹子结构、磁性固位等。②个别制作型,最主要的形式是圆锥双重冠结构。

2.按种植义齿的部位和作用分类

按种植义齿在修复中的作用和部位分为全颌种植义齿和局部种植义齿,及种植基牙和天然牙联合固定义齿。

(1)全颌种植义齿:Spieckmann 教授将全颌种植义齿分为 4 类。

可摘式种植义齿:有 2 个种植体作覆盖种植基牙,杆卡固位力主,可以有锁卡固位、球形固位、磁性固位。

可摘式种植义齿:有 3~5 个种植体,通常是 4 个种植体作覆盖种植基牙,以杆卡固位为主,可以有锁卡固位,双重冠固位,以及其他的附着体固位。

可摘式种植义齿:有 3～5 个种植体,通常为 4 个种植体作覆盖种植基牙。其特点是以杆卡固位为主,固位杆有延长臂,杆上可以再设计球形固位体或者其他附着体。另外,可以设计游离端种植基牙支持延长臂的远端。

固定式种植义齿:有 4～7 个种植体,通常为 6 个种植基牙。上部结构有铸造支架,螺栓固位,种植基牙支持,属于可拆卸式固定种植义齿。

(2)局部种植义齿。①单个牙缺失的种植义齿修复:单个牙缺失的种植义齿类似核桩冠修复,基桩经过修磨后形似核的形态,或者是在基桩上完成铸造内冠,采用基桩外固位或者螺栓固位的方法固定外层冠。②种植基牙固定义齿:在缺失牙间隙内,至少设计 2 个或者 2 个以上的种植基牙,并与桥体的长度、弧度、患者的咬合力相适应。在有植入条件时,应该适当增加种植基牙数目,并采取减轻桥体𬌗力的措施,以保护种植基牙。

(3)种植基牙和天然牙联合固定义齿:这种设计多见于游离端种植固定桥和中间种植基牙固定桥。在后牙的游离缺失部位植入种植体后,与靠近缺隙的天然牙共作固定桥的基牙,或在较长的缺牙间隙内植入种植体作固定桥的中间基牙,可将常规只能作可摘修复的病例改作固定修复或者将长固定桥改为复合固定桥,减轻了天然基牙的负担,扩大了固定义齿修复的适应证范围。

使用种植基牙和天然牙这两类性质不同的基牙是否合理曾有过争议,后经临床实践和生物力学研究证明联合设计是可行的。但是,临床应用中必须采取分散𬌗力的措施,防止种植基牙过载情况发生。使用中间种植基牙时要慎重,可酌情使用半固定连接。

3.种植义齿的其他分类法

(1)按种植方式和植入部位分类:可分为骨内种植、骨膜下种植、根管内种植(牙内骨内种植)和穿骨种植。目前应用最广泛的是骨内种植。

(2)按种植材料分类:可分为金属种植、陶瓷种植和复合种植。

(二)种植义齿的组成及结构

种植义齿的组成分为上部结构和下部结构,其目的是为了分清位于口腔内和组织内的上、下两部分,但随着其颈部的设计更新及其重要性的体现,穿龈部分自然就成了种植义齿的组成之一。

1.牙种植体

在结构上,传统的牙种植体包括体部、颈部及基桩。随着牙种植体设计的改进,这 3 个部分逐渐分化出许多结构或组成,现介绍如下。

(1)牙种植体的基本组成。

体部:种植体的体部是种植义齿植入组织内,获得支持、固位、稳定的部分。植入粘骨膜的部分称为支架;植入骨内的部分称为固位桩或固位体。

颈部:种植体的颈部是种植体穿过牙槽嵴顶粘骨膜处的较窄部分,它将种植体的体部与基桩相连。一段式种植体的颈部与体部、基桩为一整体结构,而二段式种植体的颈部则较复杂。

基桩或基台:是种植体暴露在黏膜外的部分,它将上部结构与种植体体部相接,为上部结构提供固位、支持和稳定。根据其结构长短及与上部结构的连接方式,基桩与基台的含义有所区别。基桩既包括露出黏膜较长的、供桩孔粘接的结构,又包括露出牙龈较短的、靠螺丝与上部结构相连的基台,即基桩包括基台。基台属于二段式种植体的结构,它通过其下端的内或外六面体抗旋转结构与种植体体部上端的外或内六面体结构相连。在某些种植区域,种植体体部的长轴与上部结构的牙冠长轴如不在一条直线上,可采用带角度基桩。

(2)牙种植体的构件:二段式种植体的构件包括体部、基桩、愈合帽、黏膜周围扩展器、卫生帽、中央螺栓等。

(3)牙种植体的种类:牙种植体的分类方法较多,为了方便叙述,下面分别按形态结构。手术次数,受载情况,以及在种植义齿修复中的作用进行分类。

按形态结构分类。①螺旋种植体:螺旋种植体最先由设计,其结构分基桩、颈部、体部3个部分。在形态上,有的为空管状,有的则在体部表面加孔或沟槽。该类种植体的应用广泛,可适用于个别牙或多个牙甚至全牙列缺失。圆柱状种植体:目前发明的圆柱状种植体系统较多,其形态及制作方法、植入方法各异,但都是钉、针及螺旋种植体的基础上发展起来的,其结构也分为基桩、颈部、体部3个部分。其形态的差异主要在体部,有的为空管状,管壁上有孔;有的在空管外表面设计有螺纹;有的则为阶梯形圆柱状;有的还在体部表面喷涂钛浆或生物陶瓷。②叶状种植体:叶状种植体材料多用钛金属制成,有的喷涂钛浆,有的喷涂生物陶瓷在其表面;其形态包括无孔或有孔叶状种植体、闭口或开口叶状种植体、支叶状种植体、结节叶状种植体及其他变形体。叶状种植体的主要优点是:可用于骨量不足者;表面积大,叶片有孔,有利于种植体与骨组织的结合。但叶状种植体的叶片状体部在长期受到咬合力作用的过程中容易造成种植体颊舌向摆动而引起失败,因此对叶状种植体的长期临床效果评价不甚理想。③基架式种植体:适用于牙槽嵴宽度和高度不够的下颌无牙颌患者,也适用于游离缺失的病例,但不适宜于黏膜过薄的患者。④穿下颌骨种植体:适用于下颌牙槽嵴严重萎缩的患者。该种植体由水平板、固位针和螺纹柱组成。种植体经下颌下缘穿过下颌骨再穿出口腔黏膜,由3~5个固位针将水平板固定于下颌骨下缘,并附有2~4个螺纹柱,螺纹柱穿过下颌骨再穿过口腔黏膜,以支持义齿,由于该种植体的设计还存在一定的问题,因此发展缓慢,尚有待进一步研究。⑤下颌支支架种植体:是一种在下颌升支和下颌联合处植入,主要用于下颌牙槽嵴严重萎缩的下颌种植体。采用该种植体的主要目的是避开下牙槽伸经血管束进行种植。该种植体一般用钛台金或钴铬合金制成。

按手术次数及受载情况分类。①一段式种植体:该类种植体的体部、颈部及基桩为一体,在一次性手术中整体植入,手术后立即受载。②二段式种植体:该类种植体的基桩可以拆卸,分为二段式埋植型、二段式非埋植型种植体。前者是用常规的二次性手术植入,愈合期无负荷作用;后者为一次性手术植入,愈合期有部分负荷作用。

按种植体在种植义齿修复中的作用分类:分为全颌种植体、末端种植体、中间种植体。全颌种植体主要是指骨膜下种植体及下颌支种植体;末端种植体的应用解决了游离缺失修复中存在的问题;中间种植体的应用使缺失间隙大的患者不必戴用可摘局部义齿。

2.上部结构及其制作的辅助构件

上部结构包括金属支架、人工牙、基托、固定螺丝及附着体;辅助构件包括转移杆和基桩代型。

(1)上部结构。①金属支架:金属支架的作用是增强上部结构的强度、固位及分散拾力。该部分是贴近基桩或天然牙,表面以人工牙或基托覆盖的金属结构。金属支架除了与固定或可摘修复体相类似的部分外还包括预制帽或可铸帽。②人工牙:人工牙用以替代缺失的天然牙,一般位于金属支架的拾方及唇颊方,主要行使咀嚼、发音及美观等功能,由于人工牙的材料选择、排列高度及拾面设计直接影响到种植义齿的效果及成功率,因此应引起种植医师的关注。③基托:种植义齿的基托与常规可摘义齿者相类似,但它的边缘伸展少,并要求其组织面与黏膜紧密贴合,在功能运动中能与基桩较均匀地分担咬合力。④固定螺丝:固定螺丝又称修复螺丝或固位螺丝。它是将上部结构与种植体的基桩或天然牙上的固位体相连接的螺丝,可拆换。⑤附着体:种植义齿的附着体与半固定桥者相类似,可分为杆卡式、栓道式、套筒冠式及球类附着体。

(2)修复制作辅助构件。①转移杆:转移杆又称印模帽或六角转移器、取模桩、桩帽等,用以将患者口腔内的基桩位置转移到工作模型上。②基桩代型:基桩代型又称基桩复制器,用以配合转移杆,通过印模将黏膜上显露的基桩形态和位置转移到工作模型上。

(3)上部结构与基桩的连接。①黏固固定连接:将上部结构粘接固定于基桩上的连接称为黏固固定连接。采用该连接方式的种植义齿称为基桩黏固型种植义齿(包括基桩内黏固种植义齿和基桩外黏固种植义齿),属于固定式种植义齿。②螺丝固定连接:该类连接方式是采用修复螺丝将上部结构固定于基桩上。采用该连接方式者称为螺丝固定型种植义齿,又称可拆卸式种植义齿。在Brancmark系统中,修复螺丝又称金合金螺丝;在杆卡式种植义齿中又称为顶盖螺丝。③附着体式连接:包括栓道式、套筒冠式、杆卡式及球类附着体式连接。④磁性固位连接:磁性固位连接是利用磁体形成的固位力将上部结构与基桩相连。该类连接一般是配合其他连接形式应用。

三、种植义齿的适用范围

种植义齿修复是口腔修复的一项新技术,是常规修复方式的补充,不能完全取代其他的传统修复方法。其成功的关键因素不仅涉及种植材料的性能,种植体设计的合理性与加工精度和人体生理机制的科学性,更重要的是取决于种植义齿适应证选择和治疗方案、措施的正确性。种植手术的目的是为义齿修复提供支持和固位。随着医学技术的进步,除少数绝对禁忌证外,相对禁忌证在疾病治愈或控制后仍可接受种植手术。

(一)种植义齿修复的条件

1.全身条件

全身健康是保证种植义齿成功的条件之一。全身的疾病,将反映到口腔局部,从而影响手术的成功及种植体与组织的结合;患者因心理或生理因素,不能习惯戴用具有较大基托的可摘义齿,或者因基托刺激出现恶心或呕吐反应时,可采用种植义齿修复;有主观愿望和要求,自愿接受种植义齿修复并能按期复查和保持口腔卫生者,可考虑做种植义齿修复;患者有条件定期多次地接受医师的追踪观察,以便医师能及时处理所遇到的问题,才能保证种植体与骨组织结合良好并达到预期效果。

2.局部条件

患者牙列缺损以后,牙槽骨的吸收情况,残余牙槽嵴的形态。骨的质量。骨皮质与骨松质的比例,缺牙区颌骨的高度、宽度、厚度等,都是应考虑的局部因素。

(1)骨条件:应该考虑颌骨是否健康正常,有无外伤及手术引起的大面积缺损;有无颌骨肿瘤、囊肿、埋伏牙、阻生牙、鼻窦炎、牙源性炎症等。

(2)口腔黏膜:应检查缺损区口腔黏膜的健康状况,有无炎症、黏膜增生及系带的附着情况是否影响手术及修复等。

(3)余留牙状况:余留牙是否正常将是直接影响种植义齿成功的因素之一,特别是缺牙区邻近的天然牙是否稳固,有无牙周疾病,龋坏及根尖周病变。

(4)咬合情况:余留牙的位置及排列关系到种植手术及修复技术。严重的错𬌗,紧咬𬌗将造成种植义齿修复困难及组织创伤,引起骨吸收,导致种植失败。

(5)口腔卫生:保持种植体周围软硬组织的清洁关系到种植义齿是否能长期与骨组织产生整合,达到功能状态下的稳定。种植体颈周可建立类似天然牙颈部的生物封闭区,也有对口腔内细菌侵入的防御能力。但种植体颈部周围牙龈的生物封闭作用要弱得多,因此保持口腔卫生是保证种植成功的重要条件之一,必须引起足够的重视。

(6)不良习惯:患者如有长期夜磨牙习惯,可造成种植体周围骨组织的创伤;如有舌运动的不良习惯,也会给种植义齿带来伤害。

(二)种植义齿的适应证

患者健康,牙槽嵴有足够的高度和宽度,种植区的骨质密度及骨量理想。骨皮质有足够的厚度都是决定种植成功的关键。

1.个别牙缺失

邻牙完好无损,患者又不愿意磨除牙体组织时,可通过严格的病例选择,正确的外科手术及修复设计,将种植体直接植入颌骨以修复失牙,这类种植义齿可以在功能和美观上达到与天然牙相似的程度。

2.少数牙缺失

少数牙缺失后既不习惯戴用可摘局部义齿,又不愿磨邻牙做固定义齿(FPDs),其咬合关系尚正常,可以采用在牙缺失间隙植入种植体以修复缺失。

3.多数牙缺失

多数牙缺失的肯氏Ⅲ、Ⅳ类患者,常规采用修复,义齿在美观、舒适及功能上都有一定限制;采用修复则有桥体跨度过大,修复困难;采用种植固定桥或种植体做中间基牙的固定桥修复,联合天然牙制作上部结构修复缺失牙,则可以解决跨度大的问题,使不能做FPDs的患者接受种植固定桥修复。

4.游离端缺失

游离端缺失的肯氏Ⅰ、Ⅱ类患者,通常采用RPDs修复,但一般难于克服远端游离鞍基的下沉及对基牙的扭力,能恢复的生理功能也有限,若缺牙区牙嵴高度、宽度、咬合关系均理想,可在缺牙区植入种植体,行固定种植义齿修复。

5.全口牙列缺失

全口牙列缺失后的修复多数是采用可摘式全口义齿修复,通常能满足大部分患者对功能、美观、发音的要求。但也有部分用可摘式全口义齿修复,效果不能满足患者的需要。例如,牙槽嵴严重吸收致过分低平、肌附着位置过高、舌体积过大、舌动度过大或颌骨缺损等,致常规全口义齿难于获得足够的支持、固位及稳定,咀嚼功能受影响时,可植入2~4枚种植体,根据不同设计,行覆盖式全口义齿或固定式全口义齿,以增加全口义齿的支持,固位和稳定作用。

6.颌骨缺损

颌骨缺损采用常规修复方法失败者,可采用种植方法增加修复体的固位力。

7.正畸治疗

正畸治疗需种植支持者,可在正畸治疗以前制作种植义齿,也可在正畸治疗完成后以支持种植体制作种植义齿。

(三)种植义齿的禁忌证

1.全身因素

(1)心血管疾病:冠心病,风湿性心脏病,先天性心脏病等。

（2）血液疾病：血友病、贫血、再生障碍性贫血、白血病等。

（3）内分泌疾病：甲亢，糖尿病，类风湿等，泌尿系统疾病如肾炎等肾及尿道疾病。

（4）神经系统疾病：精神病、癫痫病等。

（5）代谢障碍性疾病。

（6）对钛金属过敏的患者。

（7）精神紧张不能与医师合作者。

2.局部因素

（1）牙龈、黏膜的疾病：扁平苔藓，复发性口炎，口腔白斑等牙龈黏膜疾病对种植区软组织愈合有影响，应予以注意。

（2）牙周病：全口牙周变性、牙周萎缩的患者，其颌骨的质与量均不理想，种植修复后效果不佳。

（3）骨的质和量：骨质疏松，骨极度吸收后的剩余骨不足以支持种植体。

（4）颌骨的疾病：颌骨肿瘤、囊肿、血管瘤、骨髓炎、鼻旁窦炎等将严重影响种植手术及其预后。

（5）缺失牙区的距离：缺失牙的近远中距离太短，颌间距过小的患者也不适于选择种植义齿修复。缺牙间隙常规应不少于高 10 mm，宽不少于 8 mm。

（6）其他严重错𬌗、紧咬𬌗、夜磨牙症、偏侧咀嚼等不良咬合习惯的患者，因咬合不平衡或者咬合力过大，可能造成种植体周围骨组织的创伤而导致失败。

四、种植义齿的设计和制作

（一）牙种植体的植入和安装

1.牙种植体植入术的基本原则

（1）符合外科手术原则：牙种植手术应坚持无菌原则，手术操作精细轻柔，将手术创伤减少到最低限度。

（2）防止副损伤：手术应防止伤及颌骨神经血管束，避免将钻头或种植体穿入下颌管、上颌窦及鼻腔。此外，应对颌骨倒凹估计充分，避免骨侧壁穿孔。

（3）尽量减少钻孔产生的热损伤：绝大多数牙种植体手术需要钻骨，术中应使用大量的生理盐水冲洗降温。注水方式包括中心注水和周边注水，前者的水是通过钻头喷出，在器械设计上较为复杂；后者与普通牙钻一样，喷水头在手机上。

（4）注意与上部结构的关系：从牙种植手术的设计，包括选择种植体类型和数目，到种植体的植入，都应注意与上部结构的关系。

牙种植体的植入位置：以利于咬合力的分散为原则。

牙种植体的植入方向：应根据缺牙区牙槽嵴形态、骨量及邻牙条件等综合考虑。如在行上前牙区种植时，钻针长轴的延长线应在下切牙切缘上；在行下前牙种植时，钻针长轴的延长线应指向前牙舌隆突；在行上、下颌后牙区种植时，钻针长轴延长线则应分别对着下磨牙颊尖及上磨牙舌尖等。

2.术前准备

种植体植入术前准备包括全身检查、局部检查、模板制作、种植体的选择、种植体的数目确定等。

（1）术前常规检查及治疗。①全身检查：术前一般应了解患者的血压、脉搏、呼吸以及心、肝、肾功能等，常规应做血象检查，以了解患者的抗感染能力及凝血功能，避免术后出现出血不止。②局部检查：常规检查口腔各组织、器官、结构的情况，如颌骨、牙槽骨的大小及形态，与对颌牙的关系，软组织的情况，常规通过 X 线全景照片，配合牙片，了解颌骨及其结构、标志的情况。③术前处理及治疗：对口腔内影响种植手术或修复效果的疾病，应事先处理或治疗，并综合口内情况进行种植修复设计。如牙体及牙周疾病应在种植术前治疗；种植区不足的骨量可用自体或/和人工骨改善。

（2）模板制作：模板是用于准确地判断种植部位的骨量和骨质，掌握植入的位置与方向，并便于术者在术前根据患者的条件设计好上部结构。用于种植外科手术中的模板又称外科导板。

（3）种植体的选择及其数目的确定。

按种植部位选择种植体。①上颌前牙区：一般有足够的骨量。通常以螺旋种植体应用较多。②上颌前磨牙区：有较多的骨量，特别是上颌第一前磨牙区，可选用骨内种植体作为中间种植基牙。但是该区的骨质较疏松，颊侧骨板较薄，应选用较长较粗的骨内种植体。③上颌磨牙区：离上颌窦较近，钻头或种植体容易误入上颌窦。可用上颌末端骨膜下种植体，以坚厚的腭部组织支持为好，也可在该区先用自体骨或人工骨垫高上颌窦底后，选用骨内种植体。④下颌前牙区：多采用骨内种植体，极少的情况选用穿下颌骨种植体。⑤下颌前磨牙区：若能避开颏孔，可选用骨内种植体，否则会伤及颏神经血管。⑥下颌磨牙区：在该区种植可改善下颌游离缺失的可摘局部义齿的修复效果。若牙槽嵴顶为刀刃状，可选用叶状种植体；若牙槽嵴顶平坦且颊舌向较宽，可选用柱状骨内种植体。

按牙槽骨的萎缩情况选择种植体：Lew 等根据牙槽骨的萎缩情况对残余牙槽嵴进行的分类，可指导选择种植体。

种植体数目的确定：首先根据局部解剖结构和预定的修复要求，确定种植部位。除了垂直骨量不足的区域（如牙槽骨严重吸收的上颌窦区域或下颌后段），大多数区域均可采用螺旋种植体。对于无牙颌患者，若采用固定修复，种植体数目最少为 4 个，在解剖结构允许的情况下，以 5 个或 6 个为宜；若拟定以覆盖式种植义齿修复，种植体数目则可适当减少，种植体之间距离可稍大些。一般来说，种植体间距≥3.5 mm。

3.牙种植体植入术的种类

（1）按植入部位分类：①骨膜下种植术。②骨内种植术：由于骨内种植体的种类繁多，形态各异，各系统使用的配套器械也不完全一样，因此手术方法有所差别，但总的来说大同小异。③穿下颌种植术：由于该手术在骨内种植术的基础上，涉及下颌骨下缘及皮肤，手术较特殊，方法操作也较复杂。④下颌支种植术：该手术涉及下颌支。⑤牙内骨内种植术：该手术较简单，适用于稳固个别松动的天然牙。但由于该方法的远期效果不肯定，目前应用较少。

（2）按拔牙后骨质的愈合状态分类。①即刻种植：即刻种植是指牙齿拔除后，立即选择体部与牙根形态相类似的种植体植入牙槽窝，待周围骨组织结合良好后，再行第二次种植手术。由于种植体植入后，与牙槽窝骨组织之间存在着较大的间隙，种植体的早期稳定不理想，故应尽量减少种植手术中种植体与种植窝之间的间隙，或者采用膜引导组织再生技术。②延期种植：延期种植是指拔牙 3 个月后，待拔牙创口愈合，牙槽骨吸收稳定后做牙种植手术。目前，临床上多采用这种方法，其原因是种植体植入后，种植体早期稳定良好，种植体与骨组织容易形成骨整合，成功率高。但该方法要求患者在拔牙创口愈合期不戴义齿或戴用可摘义齿。

（3）按种植次数及种植体结构分类:按完成种植所需的次数及种植体结构,将牙种植手术分为一段式种植、二段式非埋植型种植和二段式埋植型种植。

一段式种植:通过手术将体、颈、基桩为一整体的种植体(一段式种植体)一次性植入骨内的方法称为一段式种植,该植入方法简便省事,拆线后即可用暂时修复体修复缺牙,若手术不需缝线的,种植术后即可修复缺牙,因此患者容易接受。待数个月后(一般需 3~6 个月),此时的骨改建基本完成,再进行最终的修复。但这种方法植入后基桩直接暴露于口腔内,在骨组织愈合阶段受到一定的功能负荷和口腔环境因素的影响,不利于界面的愈合,从远期疗效看,不如其他种植方法的成功率高。

二段式非埋植型种植:只通过一次手术将可拆卸基桩的种植体(二段式种植体)植入组织内的方法称为二段式非埋植型种植,该类种植体植入后,种植体颈部装置露出口腔黏膜,周围的骨组织在愈合期受到的负荷非常小。骨愈合后,将基桩与体部相连,不需做第二次手术即可行义齿修复。该方法综合了二段式埋植型种植与一段式种植的优点,实际上是这两种种植方法的改良形式。

二段式埋植型种植(二次性种植):二次性种植是分两次进行手术,第一次将种植体体部植入,待骨组织愈合后,再行第二次手术将基桩与种植体体部相连。这种种植方法的种植体为二段式,该方法又称为二段式埋植型种植,两次手术的间隔时间一般为 3~6 个月(上颌为 5~6 个月、下颌为 3~4 个月)。该方法使种植体在植入后早期避免了咬合力作用、纤维组织向根端迁移、炎症等不利于骨组织愈合的因素,能与骨组织形成良好的结合,所以成功率较高,远期效果令人满意。

(二)种植义齿上部结构的设计

1.种植义齿的修复治疗原则

种植义齿的修复必须建立在符合生物机械学原理的基础上,使用较特殊的种植体作基牙恢复缺失牙的形态和功能;且需保护口腔组织健康,保护口内余留牙;并保证种植义齿有良好的固位、支持和稳定性能,坚固耐用。修复过程应严格遵循上述原则。

2.种植义齿上部结构的设计

种植基牙是种植义齿的特殊结构,使种植义齿成为义齿修复的一种特殊形式。除了遵照常规义齿设计的原则外,种植义齿还要考虑上部结构与下部结构的结合。

（1）对颌牙列对设计的影响:种植义齿的对颌可能有不同的牙列,可能是种植义齿、全口义齿、可摘局部义齿、固定义齿或天然牙列,而种植义齿侧也可能为全颌种植义齿、单个或多个牙缺失的种植义齿。应针对不同的组合情况进行设计。如对颌是天然牙列时,要注意保护种植基牙,防止咬合创伤。如调磨或修复天然牙,恢复天然牙列的曲度和牙体突度;尽可能把人工牙排列在中立区和接近基桩处。对颌是天然牙列时,全牙列的种植义齿最好设计为可摘式种植义齿。如果种植侧的支持和固位条件极佳,也可以设计固定式种植义齿。对颌牙列为可摘式局部义齿时,种植侧可以是局部固定式种植义齿,或者是全颌覆盖式种植义齿。对颌牙列为种植义齿时,同样可以设计类型相同的种植义齿。

（2）种植基牙的保护:可摘式种植义齿的基牙数目较少,常常缺乏一定质量和足够数量的骨组织,或者是种植体的排列和位置不适合作固定式种植义齿的基牙。此时应该采取分散 新力,防止过载的措施保护基牙,如让种植基牙和牙槽嵴共同承担载荷,充分利用磨牙区牙槽嵴的支托作用,减小种植基牙受到的侧向力和扭力,缓冲龈组织倒凹等都是保护基牙的措施。设计固定式种植义齿时,由于基桩的可调改性极小,多个种植基牙时必须设计共同就位道。以减少上部结构戴入时受到的非轴向力,保护基牙。

(3)上部结构设计的选择:上部结构的设计涉及各种因素,如颌骨的解剖生理条件、种植体的类型、数目、部位、角度、颌间间隙等,应作综合评判,种植基牙的支持力、固位力及共同就位道的取得是选择固定式种植义齿上部结构最重要的指标。

固定式种植义齿的上部结构与固位方式密切相关,基桩外固位的固位体几乎都采用全冠固位形或者是支架,而可拆卸式种植义齿则采用金属支架和固位螺栓以便于清洗和修补。故在有较好条件和种植体系来源时,推荐多使用后者。

可摘式种植义齿的上部结构与附着体的形式相关。如杆卡结构的固位夹或者分段固位卡,栓道结构的栓道,球状结构的圆筒,弹簧弹子结构的阴性部分,磁性固位的固定磁体,双重冠结构的外层冠固位体等。设计选择除受口内条件影响外,更多的受附着体来源的影响,也不排除医师和患者对某种附着体的偏爱倾向。

(4)设计中应该注意的问题。

𬌗力传导:种植义齿对𬌗力传导有较高的要求,良好的设计能够将𬌗力沿种植体长轴传导到种植体周围的骨组织,以尽量减小种植体承受的侧向力和扭力,有助于保护软、硬支持组织。

应力分散:骨性结合的种植体能够较好地传导应力。适当增加种植基牙的数目,或者采用减小𬌗力的各种措施,有利于应力分散。但骨性结合的种植体对冲击力缺乏缓冲作用,当𬌗力过大或者集中于某些部位时,容易对种植基牙造成不可恢复的创伤。故设计时应注意安装散压装置,或者在上部结构和基桩之间使用弹性连接,以加强种植义齿的缓冲作用。

咬合设计和咬合关系:种植义齿根据对颌牙列状态设计,适当的咬合、𬌗力的恢复应控制在适当的范围内。适当减小垂直向𬌗力,严格控制种植义齿承受的侧向力,可避免种植基牙受到损伤。种植义齿应有良好的咬合关系,无咬合障碍。全颌可摘式种植义齿的前伸和侧方𬌗应为均匀的平衡接触,正中𬌗为稳定的尖窝接触关系;而固定式种植义齿应为组牙功能𬌗或尖牙保护𬌗。

金属支架:有单端桥体部分时,支架的游离端受力情况类似单端固定桥,负重反应和屈矩反应均发生在末端种植基牙侧,有较大的杠杆作用发生。在固定式种植义齿中,对末端种植基牙的支持力和固位力的要求很高。金属支架在𬌗力的冲击下,有疲劳极限,设计金属支架时,除满足口腔环境对金属的生物学性能要求外,还应保证材料的力学性能,以确保种植义齿的使用期。

种植体颈周健康与设计:种植义齿的设计应有利于种植体颈部周围组织的健康。设计中应保护龈上皮形成的上皮附着,便于清洁和自洁。人工牙的轴面边缘应位于龈上 1~1.5 mm,且龈面应光滑,以减少菌斑附着;固定式种植义齿人工牙的邻间隙应该适当加大,以减少食物嵌塞。在前牙区由于美观和发音的原因,可设计可摘式龈垫或改良盖嵴式桥体。

(三)局部种植义齿上部结构的设计和制作

1.局部种植义齿上部结构的分类设计

局部种植义齿与固定义齿基本相似,修复成功与否和上部结构的设计有密切关系。设计中,可能单独使用种植基牙,也可能联合使用两种基牙,如何将𬌗力合理、有效地分配,防止种植基牙过载创伤,是修复设计的关键。

(1)单个牙缺失的种植义齿:单个前牙或者后牙缺失,若咬合关系及邻牙的排列基本正常,可以设计为单个种植基牙支持的种植义齿。其基本形式类似核桩冠修复体,基桩经修磨后直接成为核桩或是在基桩上完成内层蜡型核冠,外冠通常采用烤瓷全冠修复,还可采用螺栓固位方式。

冠边缘应尽量不与龈组织接触。前牙唇侧因美观原因将边缘伸入龈下，并将其唇(颊)舌径适当缩小。基桩与种植体长度比例应该<1∶1。基桩上修复的烤瓷全冠要减小覆殆,适当加大超殆。

设计中应注意:①基桩顶部与对颌牙的间距应保持1.5～2.0 mm;基桩的殆龈距应该不少于4 mm。②若基桩偏小或者略偏离牙弓,可先制作内层冠矫正轴向,然后再取模制作烤瓷冠修复。③应该适当减小基桩的聚合度,以增加固位力。

(2)局部固定种植义齿:固定式种植义齿的设计与固定义齿设计相类似,应与殆力的大小、桥体的长度、桥体的弧度相适应。多个种植基牙之间要有共同就位道,由于基桩轴向的可调整范围较小,只能对基桩做轻微磨削处理。基桩应有足够的高度,以满足固位力要求。种植桥基固定桥的两端最好有天然牙毗邻,有助于殆力的传导和分散。桥体的殆面应该采取减轻载荷的措施,特别是降低牙尖斜度,以减少侧向力,防止过载创伤。种植基牙数目与缺牙间隙大小有密切关系,由于种植体的直径比天然牙根直径小(一般<4 mm),通常应尽量增加种植体的数目,以利支持和固位。

(3)种植基牙和天然基牙联合固定义齿:用于游离端种植桥基固定桥和中间种植桥基固定桥。以种植体和天然牙联合作基牙的固定式种植义齿在学术上尚有一定的争议,而临床上一直在应用这类设计。种植基牙和天然基牙是两类生物力学性能不同的基牙,最大差异在于骨性结合界面和牙周膜。当种植基牙和天然基牙连接成为一整体后,由于固定桥的支架作用,原动度较大的天然基牙和动度极小的种植基牙各自的生理运动丧失,代替的是固定桥较小的生理运动,两种基牙的骨界面的性质和结构不同,受力反应有较大的差异,给这种特殊的联合固定式种植义齿修复提出了新的研究课题。目前有关的研究方向是连接方式、种植体系统及修复材料的改进,以适应该类种植义齿的特殊需求。

游离端种植桥基固定桥:在游离缺失部位植入种植体后,把常规只能制作可摘局部义齿的病例改作固定式种植义齿修复。后牙游离缺失的区域是殆力最大的磨牙部位,如果单独用种植基牙支持上部结构,对种植基牙的支持力要求很高,对种植基牙数目和分布要求亦高,故临床有时联合使用与缺隙毗邻的天然牙作基牙,共同支持固定桥。

设计要求:①游离缺失牙数量较多时,应适当增加种植基牙数目。②固定桥的远端一般恢复到第一磨牙的远中部位,与对颌的第二磨牙略有接触。③降低牙尖斜度,防止侧向力对种植基牙的创伤。④避免使用松动的天然牙作基牙,以保护种植基牙。⑤跨度较大的桥与天然基牙采用半固定连接。

中间种植桥基固定桥:在较长的缺牙间隙中植入种植体作为中间基牙,能够将长固定桥改为复合固定桥,减轻了两端天然基牙的负荷。首先要注意中间种植基牙的位置、方向和角度;其次,桥体的载荷较大时,最好不要使用单个中间种植基牙;此外,中间种植基牙应该与天然基牙获得共同就位道,必要时可以采用内层冠的方法调整轴向关系。其桥架最好采用整体铸造的方法,以减小桥体的挠曲变形,使应力分布较为合理。

(4)可摘局部种植义齿:种植体的植入部位、数目和排列不适合制作固定式种植义齿时,或种植基牙的固位力和支持力明显不足时,均可以设计可摘局部种植义齿,其形式主要为局部的覆盖义齿,临床应用较少。

2.局部种植义齿上部结构的制作要点

局部种植义齿上部结构的制作遵循义齿制作的一般原则,注重种植义齿的特殊性。在临床应用中,局部种植义齿以局部固定式种植义齿为主。其制作包括修复前的常规准备,制取印模和模型,记录咬合关系,制作金属支架,试戴支架并上架,完成上部结构及戴入上部结构。现将局部种植义齿的特殊制作要点叙述如下。

(1)转移种植基桩的位置关系:把种植基桩的位置、形态、方向从口内准确地转移到模型上,是上部结构制作的关键步骤,具体作法如下。

制取初印模:灌制石膏初模型印模、模型包括全部种植基牙及余留牙。

制作全牙列的个别托盘:在初模型上用自凝塑料制作全牙列的个别托盘的殆方与种植基牙相对应的部位开窗,便于拆卸基桩。取模前应将专用的转移杆戴入种植体上。转移杆除模拟基桩外,还便于与印模材料嵌合。个别托盘底部开窗处盖上一层蜡片,蜡片正好覆盖转移杆上端的固定螺丝。

制取终印模:灌制工作模型,用硅橡胶类印模材料制取终印模,去除托盘上覆盖的蜡片,卸下固定螺丝,取出印模,此时的印模带有转移杆。灌模前,将基桩代型用固定螺丝将基桩代型和转移杆连接在一起以便灌模时让基桩代型底部埋入模型内。待模型硬化后松解转移杆内的固定螺丝,继后取出托盘,便获得了有基桩代型的工作模型。制取印模和模型时保持基桩的位置的措施:①基桩代型的龈上段形态应该与口内基桩完全一致,和转移杆高度吻合,而基桩代型的龈下段应有倒凹,以便固定于工作模内。②固定螺丝分别在口内固定基桩和转移杆,在口外固定基桩代型和转移杆时应该采用相同的紧固度。③选用的硅橡胶印模材料应该有足够的强度,不会因为脱出印模,移动或紧固固定螺丝引起转移杆位置的轻微变化。另外,个别托盘底部开窗处应稍高于转移杆的顶端,避免取模时托盘造成转移杆的轻微移动。

(2)金属支架的制作。①基桩外固位设计:金属支架的设计和制作与常规固定义齿相似。种植基牙的固位体是全冠,金属支架由固位体、桥体和连接体组成,支架应留足 1.5~2.0 mm 的瓷层空间;支架铸造后,在模型上试戴,必要时在口内试戴。如果基桩之间未能平行,且经调磨也无法取得共同就位道时,应做内层冠。为了兼顾颈部龈组织的健康和美观,基桩外固位体的唇颊侧应达龈缘,而舌腭侧应暴露种植体颈部,便于清洁。②可拆卸式设计:该类设计是局部固定种植义齿的特殊类型。基桩上留有固位螺孔,金属支架的固位体上设计有固位孔,支架被动地放置在基桩上,用固定螺丝固位。前牙固位孔的位置应该在舌侧,后牙固位孔的位置则在殆面中央或者稍有偏移,最好是在人工牙的中心的功能尖窝处。桥架预留烤瓷空间。可拆卸式种植义齿的制作难度较高。要求多个基桩相互平行,才能保证支架获得共同就位道。③可拆卸和半固定联合设计:该类设计多用于种植基牙和天然基牙联合固定桥。种植基牙按可拆卸式设计、制作桥架的天然基牙端设计栓体,天然基牙上制作全冠或者嵌体,并设计栓道,供桥架的栓体插入,提供支持。制作时需先完成栓道,后设计栓体,最好能够使用成品精密附着体,以保证精度。④其他:其他的组合形式有冠外固位与可拆卸螺丝固位合并使用。其支架的制作方法基本相同。

(3)完成上部结构:金属支架经过试戴后,回到工作模型上,常规上瓷,完成烤瓷修复。后牙咬合设计为组牙功能殆,前牙适当减小覆殆,殆力沿种植基牙长轴传导;桥体设计为改良盖嵴式;前牙固位孔留在舌侧金属上,不能影响咬合,后牙者留在殆面中央。

(四)全颌种植义齿上部结构的设计和制作

1.全颌种植义齿上部结构的种类

全颌种植义齿的上部结构由人工牙、金属支架、连接体组成。人工牙由全瓷或全塑材料制成,代替天然牙行使功能。金属支架由金钯合金、镍铬合金、钛合金等制成。连接体将人工牙与固位体连成整体,并依靠金属底层冠或螺丝固定在基柱上,使种植义齿的上部结构与下部结构连成一体。上部结构与基桩的连接方式有固定连接、固定可拆卸连接及可摘连接。根据其连接方式不同将全颌种植义齿分为全颌固定式种植义齿及全颌覆盖式种植义齿。

(1)全颌固定式种植义齿:全颌固定种植义齿是由金属底层冠或螺丝直接将上部结构固定在基桩上。患者不能自行取戴。其上部结构由种植体单独或种植体与悬臂下黏膜共同支持。上部结构的龈端不与牙龈组织接触。此类种植义齿又分为基桩黏固型和螺丝固定型两类。

(2)全颌覆盖式种植义齿:全颌覆盖式种植义齿的上部结构直接覆盖在基桩上。附着体及基托下组织上,利用种植体和基托下组织共同支持。患者可以自行摘戴上部结构。根据其固位形式不同分为双层冠附着式种植义齿、杆卡附着式种植义齿、球类附着式种植义齿及磁性固位式种植义齿。

2.全颌种植义齿上部结构的分类设计

(1)全颌固定式种植义齿。

金属支架设计:上部结构的金属支架是由与基桩相连的固位体及固位体之间的连接体和桥体组成。①支架悬臂的设计:全颌固定式种植义齿包括不带悬臂及带悬臂的固定式种植义齿,前者是指末端种植体常位于上颌的上颌结节处及下颌的后磨牙区,上部结构的远端无游离臂。带悬臂的全颌固定式种植义齿是指种植体分布在颌骨的前段,上部结构的远端存在游离臂;一般认为悬臂越短越好,最好不超过15~20 mm。②支架材料的选择:粭力在多个种植体上是否均匀分布也取决于金属支架的材料。其材料刚度越高,支架的弹性模量越高,抵抗变形的能力越强,支架及种植体骨界面的应力分布越均匀;但刚度大的材料不利于应力的缓冲。因此在临床上应结合具体情况使用刚度适宜的上部修复材料。③支架的适合性:支架的适合性在上部结构中极为重要,它不仅影响上部结构的固位和稳定,而且适合性差造成的应力集中,还可导致过载并引起骨丧失。支架应与基桩达到"被动就位"。即不需施力即可使支架与基桩吻合。

人工牙:人工牙是位于金属支架粭方及唇颊方,与支架共同构成桥体的部分,主要行使咀嚼、发音及美观等功能。当牙槽嵴条件及支架的生物力学相容性良好时,选用瓷牙,可适当增加咀嚼效率;当牙槽嵴低平,支架的生物力学相容性较差时,选用塑料牙,以便对种植体起到应力保护作用,避免过载对种植体的损害。排牙时应尽量减少悬臂区的咬合接触,以保证人工牙的粭面与对颌牙之间有足够的自由接触。当对颌为可摘义齿时,应将粭平面降低0.1 mm,以形成低粭状态,或减小咬合面、减少咬合接触点或减径、减数等。

(2)全颌覆盖式种植义齿。

种植义齿的支持组织:种植义齿的支持组织由颌骨条件。植入种植体的数目及部位所决定。若植入两枚种植体,种植义齿以基托下组织支持力主,种植体起固位和辅助支持作用;若植入3~4枚种植体,种植义齿由种植体、附着体。基托下组织联合支持;植入5~7枚种植体则以种植体支持为上。

附着体:附着体是覆盖式种植义齿的固位装置,它包括种植体基桩上的主属顶盖或帽状冠,基桩间的连接体及上部结构组织面相对应部位的配套固位装置。根据其结构。形式不同可分为:①杆卡式附着体。②双套冠附着体。③球扣式附着体。④磁性固位附着体。根据其功能不同可分为刚性附着体和弹性缓冲式附着体。

人工牙:要求基本同全颌固定式种植义齿。

(3)全颌固定式与全颌覆盖式种植义齿比较。

全颌固定式种植义齿。优点：①种植义齿稳定性良好，咀嚼效率高，制作时易获得正中殆位、使用舒适。②上部结构与牙槽嵴黏膜无接触，因而消除了来自上部结构的基托使牙槽嵴吸收的不利因素。③在生理范围内的咬合力，对种植体周围骨组织起到了良好的生理刺激作用。缺点：①患者在发音、美观方面可能出现问题，可能无足够的唇支持，因此不适宜于颌骨缺损的病例。②保持口腔卫生困难。③使用的种植体多，骨丧失量亦多；手术时间长、费时，价格昂贵。④固定式种植义齿内部各部件之间及种植体周围骨受到破坏性的应力较明显。

全颌覆盖式种植义齿的优点：①所用种植体较少，价廉，手术的范围小，时间短，危险性小，所以适宜于老年患者。②适应范围广，特别适用于骨量较少或者对颌为天然牙的单颌无牙颌的患者。③美观和功能方面的困难易于克服，可摘上部结构的基托可以补偿牙槽骨缺损及改良唇支持，以防止唾液溢出和改善发音。④易于保持口腔的清洁。⑤基托、种植体内部及种植体周围组织所受的破坏性应力小。

全颌覆盖式种植义齿的缺点：①较固定式种植义齿容易产生不适感，患者不愿意接受。②种植体与黏膜共同支持的覆盖式种植义齿需要定期检查和重衬。③咀嚼效率较固定式种植义齿低。

3.全颌种植义齿上部结构的制作要点

种植体植入3～6个月后，经口腔临床检查和X线检查，黏膜正常，种植体与周围骨组织结合良好，确信可以作为基牙后即可制取诊断印模，根据种植体的位置、数目、咬合关系、颌间距离以及患者对功能、美观的要求，确定最终的修复设计。

(1)固定式种植义齿上部结构的制作：固定式种植义齿上部结构的制作以二段式埋植型种植为例。

制取印模和模型：种植体植入3～6个月后行二期黏膜开孔术暴露种植体顶部，去除愈合螺丝，连接基桩，完成Ⅱ期手术。①取初印模，制作个别托盘：用藻酸盐印模，灌制石膏初模型，托盘应覆盖全部基桩及牙槽嵴，向后盖过磨牙后垫或上颌结节。②制取终印模：在二期手术后10天进行。把基桩准确地从口内转移到模型上。③制作暂基托：先用自凝塑胶制成暂基托，允许基桩穿出并可用螺丝紧固。从工作模型卸下固定基托的螺丝，取下塑料基托，放入口内试戴并紧固螺丝，检查塑料基托在口内的就位情况。

殆关系：在工作模型上制作蜡颌堤，蜡殆堤在固位螺丝处留出空间，以备拆卸。按常规记录颌间关系和垂直距离，最后转移到可调节殆架上。

排牙：遵循全口义齿的排牙原则，所排牙列的牙弓形状和颌弓形状及种植体的排列曲度应基本一致。最好使用无尖塑料牙；通过少排第二磨牙来减短牙弓长度，达到减小咬合力，减短支架远中悬臂长度的目的。

制作唇(颊)侧导模：排好人工牙后，用石膏制取人工牙的唇(颊)侧形态记录即导模，沸水冲掉排牙用的蜡，在胎架上检查导模的吻合程度。此时留存于人工牙舌侧的空间即为将来金属支架的空间位置。

制作金属支架：①螺丝固定型种植义齿金属支架蜡型(熔模)的金属支架在工作模型上，将金属成品桥接圈以固定螺丝固定在所有基柱代型上，然后使用铸造蜡或自凝塑料连接桥接圈形成支架熔模。支架熔模向远中牙槽嵴方向延长15 mm左右形成悬臂。熔模的制作要点如下：熔模必须保证铸造的精密度，以达到支架在基桩上"被动就位"。应保证金属支架具有足够的强度。熔模的唇(颊)面和殆面方向上应设置固位型供人工牙附着。使用成品桥接圈做铸型时，要求制作支架的金属和桥接圈能够熔铸在一起,同时所选用制作支架的金属能满足口腔生物学和材料学的要求。熔模设计宜简单,易于制作。在整个熔模制作过程中,应随时使用排牙后制取的人工牙导模作参考。按常规的方法进行包埋、铸造、磨光后的支架分别在模型上和口内试戴、检查就位情况和适合性。支架的龈面应离开黏膜 2 mm 以上,也应高度磨光。②基桩黏固型种植义齿的金属支架熔模:此类种植义齿的支架熔模由全冠固位体、桥体及连接体组成。在工作模上按设计要求,用铸造蜡或自凝塑料在基桩上做金属帽状冠及连接杆的支架熔模,要求与螺丝固位型种植义齿金属支架熔模一致。人工牙和桥体之间应留有 2 mm 以上的足够空间,如果间隙不够,可适当修改熔模铸型或调整支架的位置,直到符合要求为止。按常规完成包埋、铸造、磨光,然后在工作模型上和口内试戴、调整。

完成种植义齿:金属支架经口内试戴后,将其放回工作模型上。在咬台架上利用排牙后制取的导模将人工牙复位,且用蜡将人工牙及金属支架连接成一个整体,然后在𬌗架上做进一步调磨。要求:①上部结构完全被动就位于基桩上,固位体与基桩完全密合无间隙,有良好适合性。②在正中颌位,𬌗面应有均匀的接触面,在非正中𬌗位有适当的接触面。③有适当的息止颌间隙、正确的垂直距离。良好的发音功能及令患者满意的美观。检查完毕后,将上部结构放回𬌗架上,按常规方法完成种植义齿制作。

初戴上部结构:制作完成的全颌固定式种植义齿的上部结构,在口内初戴,上部结构被动就位于基桩上,有良好的适合性,与对颌关系协调,咬合接触良好,无任何不适感觉,如有必要作进一步调整。最后将经抛光或上釉后的上部结构用螺丝或恒久黏固剂固定于基桩上。应根据每一种植体系推荐的特定转矩,调节螺丝松紧度到最佳状态。用螺丝固定上部结构后,用牙胶或自凝塑料暂封固位孔。对基桩外黏固型种植义齿,直接用恒久黏固剂将其上部结构黏固于基桩上。戴入上部结构后,常规医嘱,预约患者定期复诊,以便及时做必要的调改。

(2)覆盖式种植义齿上部结构的制作:覆盖式种植义齿上部结构的制作以杆卡式覆盖种植义齿为例。

制取带基桩的印模和模型:按制取固定式种植义齿印模和模型的方法制作带基桩的工作模型。

连接杆的制作:一种方法是直接选用成熟的种植系统配套的成品连接杆,根据患者口内种植体的部位、种植体间的距离,选择合适的长度和类型;或根据具体情况调整其长度,然后在工作模上将杆与金属顶盖焊接在一起。另一种方法是先用铸造蜡制作连接杆蜡型,即先在工作模型上,让金属顶盖被动就位,然后制作与顶盖相连接的连接杆蜡型。应保持杆与牙槽嵴顶有适当距离,以利清洁和人工牙的排列。如金属顶盖设计为基桩内固定时,可将固位桩、顶盖和连接杆的蜡型连接成整体,最后完成整体铸造,打磨后用恒久黏固剂固定。

制取带连接杆的印模和模型:将杆附着体固定后,在金属杆的下方用软蜡填塞空隙,消除倒凹,用二次印模法完成全颌印模,灌制人造石的工作模型。

杆附着体的阴性固位体的制作:一种方法是选用预制成品杆附着体的阴性固位体(曲槽形套筒),按种植义齿的支持形式选择刚性连接或弹性连接的配套固位体。另一种方法是先用蜡制作杆附着体的阴性固位体蜡型,在制作蜡型时应注意曲槽形套筒与阳性部分连接杆的均匀接触,并在蜡型的基托面设计固位型,以利于与基托组织面材料结合。最后按常规包埋,铸造,打磨。

完成上部结构:将曲槽形套筒被动就位于连接杆上,再用蜡或塑料制作基托𬌗堤,然后按常规制作全口义齿的步骤记录颌位关系,按全颌种植义齿的排牙原则排列人工牙,试戴,最后完成上部结构。制作上部结构也可采用先按全口义齿的常规制作步骤完成全口义齿,然后在义齿组织面内安放附着体的阴性部分。其步骤是:①试戴全口义齿直到合适。②制备基托组织面附着体阴性部分的位置。③将附着体阴性部分套合在阳性连接杆上,调拌自凝塑胶置于备好的基托组织面凹陷内,立即将义齿放入口腔内就位,待自凝塑胶固化后,取下义齿,最后调整不足之处。

初戴上部结构:将完成的覆盖式种植义齿的上部结构在口内初戴,有以下要求。①完全就位:上部结构戴入时应无翘动;杆附着体的夹卡式曲槽形套筒与连接杆间留有 1 mm 间隙;基托组织面无压痛;基托尽可能伸展到磨牙后垫和颊侧区或上颌结节处。当上部结构受力时,夹卡式曲槽形套筒完全就位,与连接杆紧密接触;当咬合力消除时上部结构又恢复到原来的位置,基托起到对软硬组织的缓冲作用。②调改咬合:使在正中𬌗时无切牙接触,达到正中𬌗与非正中𬌗的咬合平衡。上部结构戴好后,常规医嘱,并预约复诊时间。注意留出缓冲间隙,基托组织面与基桩之间或附着体阴性部分与阳性部分之间均应留有1 mm左右的间隙(刚性连接的形式除外)。根据上部结构鞍基承托区黏膜的厚度和致密度。

(王　娜)

第二节　牙种植体植入术

一、牙种植一期手术

(一)适应证

(1)牙列缺损或缺失的患者。

(2)口腔颌面部软硬组织缺损患者,具备适合种植体植入的局部及全身条件,可通过种植体提供赝复体修复的固位或支持者。

(3)全身健康状况能承受种植体植入手术;骨的代谢状况可满足种植体植入后完成骨结合进程;牙种植修复完成并承受功能性负荷后骨组织的新陈代谢能维持骨的生理性改建及更新者。

(二)禁忌证

(1)如采用种植治疗有可能危及全身健康和生命者。

(2)骨代谢方面的障碍影响种植体的骨性整合进程或者在种植修复承受功能性负荷后不能继续完成骨的生理性改建及更新者。

(3)影响创区愈合、种植体骨结合进程及种植体周围骨改建更新的局部因素,如急性炎症、骨量不足等。

(三)操作程序及方法

1.术前饮食

如采用局麻的话,术前可进适量的饮食。如果要使用全麻的话,要求病员术前 12 小时禁食禁饮。

2.术前用药

(1)预防性抗感染:根据患者的全身及局部状况,预计手术创伤大小及持续时间决定是否需预防性抗感染处理。如有必要时可使用青霉素类及其他抗菌药物,预防性用药时间为术前30～60分钟;口腔内的处理可于术前应用口腔抗菌含漱液漱口。

(2)镇静及镇痛药:术前30～60分钟通过一些镇静剂的应用可使患者能较放松和配合,提高痛阈。如口服镇静剂地西泮2.5～5.0 mg,或肌内注射苯巴比妥钠100 mg。对敏感的患者,术前30分钟使用300 mg布洛芬也可提高痛阈。

3.消毒铺巾

(1)口周皮肤消毒:调节椅位的高低及患者头位,用手术帽将患者头发包好,用眼罩遮盖保护眼睛。用75%乙醇或0.5%碘伏消毒口腔周围皮肤,从唇部向四周消毒,上至眶下,下至上颈部,两侧至耳前。用75%乙醇或0.5%碘伏消毒口腔内剩余牙列及口腔黏膜。

(2)铺无菌孔巾:孔巾仅显露口腔、鼻孔及口鼻周围的部分皮肤。无菌巾应覆盖至患者腰部以下,上方应越过头部。

4.局部麻醉

种植手术可采用口腔内局部浸润麻醉,必要附加神经阻滞麻醉。首选酰胺类麻醉药,如盐酸阿替卡因和盐酸甲哌卡因等。浸润麻醉时,麻醉药物的用量一般每个位点0.8～1.2 mL。根据手术计划范围将药物缓慢注射于唇(颊)侧、舌腭侧及牙槽嵴顶黏膜下方。根据手术需要,必要时可附加神经阻滞麻醉,其操作要点与常规拔牙的麻醉操作相同。

5.切口与翻瓣

于牙槽嵴顶作切口,根据手术计划及显露的需要可于唇(颊)侧作辅助松弛切口,用骨膜分离器于骨膜下分离翻起黏骨膜瓣显露术区,清理骨面至种植区无软组织或肉芽组织等存留。有需要时用咬骨钳、骨锉或大球钻对牙槽嵴顶作必要的修整。

6.种植窝预备

(1)种植点定位:于计划植入部位用球钻或枪钻定位,并使之有利于后续的先锋钻进入,可利用一些辅助工具如外科模板、种植体间距尺等辅助定位。

(2)预备种植窝至预定深度:用先锋钻于定点部位在4 ℃生理盐水冲淋冷却下钻磨进入。插入方向杆,利用方向杆观测种植窝三维空间上的方向和位置,与对颌牙的关系等。多牙种植时,在第一个种植窝制备至预定的深度并且方向杆确认其三维位置及角度正确后,将此方向杆保留于种植孔中,参照其进行后续的种植窝预备。如术前准备有外科模板者可利用其确认每个孔的位置及角度。

(3)扩孔钻逐级扩大种植窝:每个种植系统皆提供有直径逐渐增大的扩孔钻,按顺序逐级扩大种植窝,扩孔过程中注意调整钻速、钻磨时施加的压力等,并在持续4 ℃生理盐水冲淋冷却下操作,避免种植窝的热灼伤。

(4)种植窝嵴顶部成形(可选):需要这一操作步骤的种植系统有两类,一类是植体外形设计为柱形,但其颈部有扩大,其种植窝预备工具中设计有与此颈部相对应的扩孔钻,其扩入深度与该类型种植体的颈部扩大相对应,最终形成与种植体外形设计相一致的种植窝外形;另一类是种植体本身设计是根形,但扩孔钻为柱形,最终利用嵴顶部成形钻将接近种植窝嵴顶部制备成上大下小,与根形种植体外形接近的形状。

7.植入种植体

根据种植体外形设计及外科操作程序的要求,将种植体植入种植窝。

8.安装覆盖螺帽或愈合基台

种植体植入就位后可选择埋入式愈合或穿龈愈合方式。种植体植入时初期稳定性不足,旋入就位所需的扭力<15 N·cm,或同期进行了骨增量操作者可选择埋入式愈合方式;种植体植入时初期稳定性较为理想,种植体旋入就位所需的扭力>15 N·cm,未进行骨增量手术者可选择穿龈愈合方式。埋入式愈合或穿龈愈合方式分别选择安装覆盖螺帽或愈合基台(又称牙龈成形器)。可采用手动或机动螺丝批将其安装于种植体上。

9.软组织瓣的复位及缝合

复位黏骨膜瓣,缝合关闭创口。

10.种植体植入后即刻修复

除了埋入式愈合及穿龈愈合方式外,如果骨的质和量较理想,植入后能达到足够的初期稳定性者,可在植入种植体后,立即放置临时基台,于此临时基台上完成临时修复体。种植体完成骨结合的同时,软组织围绕此临时修复体形成牙的穿龈轮廓。

11.术后医嘱及饮食建议

根据患者的全身健康状态、手术创伤大小、手术持续时间选择是否使用预防性抗感染治疗。如有必要时使用青霉素类及其他抗菌药物,用药3～5天。口腔抗菌含漱液如0.12%氯己定含漱液含漱,每天2～3次,用药7～10天。

根据手术创伤的大小和患者耐受疼痛情况,给予口服镇痛剂如布洛芬缓释胶囊300 mg,每天2次;疼痛较严重者可采用盐酸曲马多片50～100 mg,必要时可重复,但每天不超过400 mg。

术后48小时进流质。食物搭配以不干扰创口的愈合为原则。

(四)注意事项

(1)种植窝预备操作需在4 ℃生理盐水冲淋冷却下钻磨进入,逐级扩大,避免产热导致骨灼伤。

(2)整个操作过程应避免器械脱落后误吞或误吸,必要时可通过调整合适的体位、纱布保护咽喉部位、器械预先带线等方式避免。

(3)骨结合期应维持种植区无干扰健康环境,让种植体在无干扰下完成骨结合进程。

二、牙种植二期手术

对选择了埋入式愈合者,患者在完成骨结合进程后,需要进行二期手术显露种植体,接入后续的上部修复结构以及进行必要的软组织成形或修复术;另外,选择了穿龈愈合方式者在完成骨结合后,如果存在有软组织方面的缺陷时,也需在此时进行二期手术,对软组织进行必要的修复或成形。二期手术包括暴露种植体,诱导形成种植体袖口以及对软组织进行必要的修复前处理。

二期手术通常是在种植体已完成骨结合后进行。

(一)适应证

同"牙种植一期手术"。

(二)禁忌证

同"牙种植一期手术"。

（三）操作程序及方法

1.术前准备

（1）阅读病历，了解一期手术时的种植体类型、数量和位置，植入时扭力，愈合帽的种类，骨替代材料和屏障膜的应用情况，植入术时的并发症等。摄 X 线片，与一期手术后的 X 线片对照分析骨的愈合情况。并根据 X 线片了解种植体的位置。

（2）重温修复计划，确定二期手术后牙龈的处理方式，决定术后安装牙龈成形器、临时基台或最终的修复基台等。有时可在暴露时就将最终的修复基台安上，然而，常规的做法是术后先用暂时性牙龈成形器，让软组织围绕其形成种植体穿龈部分的袖口外形，且在此愈合过程中软组织有一定程度的退缩并在完成愈合后形成稳定的软组织外形。

2.手术方法

二期手术显露种植体可采用环切刀环切法或直接切开显露法。环切刀环切法适用于附着龈较为丰富，能够确定种植体位置者。可通过 X 线片、一期手术所用的外科模板等确定位置。操作是在局部浸润麻醉下，将略大于种植体直径的环切刀按压通过软组织，用力旋转 1～2 圈达所需深度后，取走环切刀，有时一圈软组织会跟随环切刀带出。如未随环切刀完全脱位，可用蚊式钳夹持后，用 11 号手术刀片游离取出。检查术区，确认能完全显露种植体顶端。必要时需要用尖刀去除更多软组织，如有骨质生长超过种植体边缘，可用小的锐利的骨凿或者用球钻在 4 ℃生理盐水冷却下小心钻磨去除。多余骨去除后的牙槽嵴外形应与愈合基台或永久修复基台的穿龈外形一致。最后用专用螺丝批旋出覆盖螺帽，将牙龈成形器就位后缝合。

切开显露法适用于无法确定种植体确切的位置，或希望保留更多附着龈的患者。于局部浸润麻醉后用手术刀作嵴顶切口，在预计位置的近远中各延长约 3 mm，接着小心翻起颊舌侧全厚黏骨膜瓣，直至完全显露种植体上端。用止血钳清理种植体周围，取出愈合螺丝。如有骨质生长越过种植体上方，影响牙龈成形器就位时应先将其去除。用带刻度的牙周探针或其他测量器具测量软组织厚度，选择合适高度的牙龈成形器。其高度高出牙龈 1.5～2.0 mm 的高度，确保软组织在术后围绕其愈合而不会越过其上部平面而影响穿龈轮廓的形成。选择后将牙龈成形器旋入，旋入时应注意其方向与种植体方向一致以免损坏种植体内部螺纹。旋入后确认其完全就位，如临床不能确认是否就位，可拍 X 线片证实。复位软组织使其贴合于牙龈成形器颈部，有需要时间断或褥式缝合。

安装牙龈成形器后，种植体周围的软组织围绕其完成愈合并形成种植体袖口。一般来说，应用预成的牙龈成形器即能满足大部分需求，但由于袖口的形态和位置就是种植牙穿龈部位的形状，在美学上如需要达到与天然牙相似的穿龈形态时，可制作个性化的牙龈成形器，诱导牙龈按要求的位置和形态生长。有的病例在二期时还需同时做作必要的软组织成形术，修除过厚的牙龈组织或修复附着龈等。

（四）注意事项

（1）整个操作过程应避免器械脱落后误吞或误吸，必要时可通过调整合适的体位、纱布保护咽喉部位、器械预先带线等方式避免。

（2）二期手术去除过多的覆盖于种植体上端的骨质时，应注意避免刮伤种植体表面；在将牙龈成形器或基台固定在种植体上时，应注意两者之间不可卡住或滞留任何组织成分。

（王　娜）

第三节　即刻种植术

一、适应证

除了与常规的牙种植相同的适应证以外,以下情况可选择即刻种植。

(1)牙体牙髓病治疗失败需拔牙者。

(2)牙周病患牙,无法通过牙周治疗保存者。

(3)外伤性牙脱位。

(4)根折或冠根折,已不能通过传统的方式进行治疗修复者。

(5)以上患牙局部无明显污染及急性炎症,牙槽嵴骨量无大的缺失者。

二、禁忌证

除了与常规的牙种植相同的禁忌证外,以下情况不适宜即刻种植。

(1)拔牙前或后有严重的骨缺损。

(2)牙根尖周围骨量不足,种植体难以获得足够的初期稳定性。

(3)拔牙或外伤脱落牙槽窝有严重污染或急性炎症者。

(4)邻近牙病变(未经治疗控制的牙周病、根尖周炎等)可能污染种植区者。

三、操作程序及方法

(一)术前用药、麻醉及消毒铺巾等
与"牙种植一期手术"程序相同。

(二)拔除患牙
微创拔牙技术拔除患牙,尽量减少根周牙槽骨的损伤。

(三)牙种植技术的选择
可选择翻瓣或不翻瓣技术进行牙种植操作。

(四)种植窝预备并植入种植体
(1)定点:虽然拔牙窝对种植的方向和位置有一定的参考意义,但通常不能完全按照原拔牙窝的位置和方向植入种植体,需要根据修复的需求重新于牙槽窝内定位。由于牙槽窝内壁通常为斜面,定点时需用球钻在牙槽窝腭侧骨壁斜面上形成一小的平台,以利先锋钻按需要的方向和位置钻磨进入。

(2)先锋钻制备至预定深度:根据手术设计将先锋钻于定点部位钻磨进入至预定深度,注意在整个过程中观察其进入的三维位置和角度上符合最终修复的需求,可利用术前准备的外科模板、邻牙的位置和方向等协助判定。

(3)扩孔钻逐级扩大种植窝及植入种植体:操作方式与前述牙种植一期术相同。

植入种植体后,未愈合的拔牙窝通常在牙槽嵴顶部大于种植体直径,这样在种植体牙槽窝骨壁间有一间隙,如果<2 mm者可不用植入骨替代材料,>2 mm时需植入人工骨替代材料;另

外,为避免骨结合进程中牙槽骨的过度吸收或有部分种植体暴露者,需要采用GBR技术进行骨替代材料植入及覆盖屏障膜,这时通常需进行翻瓣操作。

(五)封闭牙槽窝

由于即刻种植者,术前拟拔除的牙或牙根所占据的部位没有软组织,在即刻种植牙种植体后,如果简单地复位黏骨膜瓣通常无法关闭创口,可采用以下方式之一进行创口的关闭,封闭牙槽窝。

1.愈合基台或过渡性修复体关闭法

完成前述的操作后,上入愈合基台或过渡性修复体,复位黏骨瓣使其紧贴愈合基台或过渡性修复体,缝合创口。这种方法适用于单根牙即刻种植,并且在种植体植入时有足够的初期稳定性者。

2.游离角化黏膜瓣移植关闭法

游离角化黏膜瓣移植关闭法是将口腔内其他部位的黏膜游离移植,关闭创口。操作方法是:完成前述的植牙以及可能的骨替代材料植入操作后,将唇颊腭侧软组织复位,修整牙槽窝周围的软组织边缘,去除上皮并修剪整齐,测量此时牙槽窝黏膜缺损区域的形状和大小,于口腔其他部位切取类似形状和同样大小的角化黏膜瓣,覆盖于牙槽窝表面,进行必要的修剪,使其边缘的结缔组织面与牙槽窝边缘的结缔组织面紧密贴合,十字交错缝合固定。供区通过简单缝合(不要求完全关闭创口)止血,也可采用碘仿纱条反包扎止血。常用的供区是上颌第一、第二前磨牙腭侧5 mm处的角化腭黏膜;也可从腭部其他部位、无牙牙槽嵴顶处、上颌结节处等部位切取角化黏膜瓣。

3.移行瓣关闭法

移行瓣关闭法是通过松解唇(颊)侧黏骨膜瓣,将其向牙槽嵴顶方向推移关闭创口。这种方法由于破坏了原附着龈的附着位置,在种植体完成骨结合,二期手术时还需对附着龈进行修复处理。另外也可采用颊舌龈乳头交错缝合法关闭伤口。

4.生物胶原材料封闭伤口法

生物胶原材料封闭伤口法是利用生物胶原材料如胶原膜、胶原塞等经缝合固定于创口处关闭创口。由于这些胶原材料暴露于口腔内后短期内溶解消失,所以这种方法仅仅用于植入区软硬组织较为充足,种植体植入时有较好的初期稳定性及植入的深度部位较为理想者。

四、注意事项

(1)拔牙时应注意微创操作,尽量避免破坏牙槽窝骨壁。

(2)由于失牙后,不管是否即刻植入种植体,牙槽窝唇侧骨板高度和宽度皆有一定程度的吸收退缩,种植体植入位点应略偏向腭(舌)侧。

(3)术后保证创区清洁,有必要时使用青霉素类或其他抗菌药物预防性抗感染治疗,用药3~5天。

(4)种植体在无干扰下愈合,如安装了愈合基台或临时修复体者,应注意日常功能性活动不对种植体产生过度负荷。

(王　娜)

第四节　牙种植印模技术

种植修复体制作过程中的印模技术与传统的修复体印模技术有很大的不同。为了确保种植体或基台与周围组织以及邻牙位置关系的精确度,需要一些特殊的配件来完成定位、转移工作,例如印模转移体、种植体或基台替代体等。印模材料的选用也有特定要求。而依据所转移的部位不同分为种植体水平印模和基台水平印模;依据印模的方式不同分为闭口时印模和开窗式印模。

一、种植体水平印模技术

通过种植体转移体与种植体直接连接,准确复制种植体的三维空间位置和方向的印模技术。

（一）适应证

(1)种植体获得良好骨结合,种植体周围软组织无炎症,并获得良好成形。

(2)种植术后需即刻修复的患者。

（二）操作程序及方法

(1)清洁愈合螺丝表面,并旋下愈合螺丝。种植体颈部周围软组织袖口完整、无炎症和充血。

(2)将种植体转移体与口内的种植体精确对接(种植体转移体下段的结构完全复制基台下段的结构,当与种植体头端连接时完全模拟种植体与基台连接的方式)。

(3)检查确定印模帽和种植体在口内连接准确,植体内壁和转移基桩间密合。必要时可以拍摄 X 线片来确定两者是否完全就位。最后用螺丝固定。

(4)根据托盘类型不同,可将种植体水平印模分为闭合式牙种植印模和开窗式牙种植印模。

(5)用输送枪将硅橡胶或聚醚橡胶印模材输送到种植体周围组织及转移体上,完全覆盖转移体以及种植体周围组织。避免气泡产生。

(6)印模材固化后将印模从口内脱位。检查印模周围是否有缺损;转移杆的定位平面是否清晰。

(7)从口内种植体上旋下转移杆,将其与种植体替代体连接并确定其精确就位后用螺丝固定。按照印模上定位平面的位置和方向将其插入印模内并精确就位。完成印模的制取过程。

（三）注意事项

(1)确保转移体在种植体上的完全精确就位并保持稳定。

(2)转移体与替代体精确对位连接,并在印模内精确就位。

(3)建议选用橡胶类印模材。

(4)余留牙倒凹过大时,需要填塞倒凹。

二、基台水平印模技术

通过基台转移体与基台直接连接,准确复制种植体上基台与周围组织的三维空间位置关系的印模技术。

（一）适应证

（1）种植体获得良好骨结合,种植体周围软组织无炎症,并获得良好成形。

（2）基台已经在种植体上安装就位的患者。

（二）操作程序及方法

（1）在基台上戴入基台转移体,并确定其精确就位。

（2）用输送枪将硅橡胶或聚醚橡胶印模材输送到基台周围组织转移体上,并将其完全覆盖。避免气泡产生。

（3）印模材固化后将印模从口内脱位,基台转移体埋入印模内。检查印模周围是否有缺损,基台转移体的定位平面是否清晰。

（4）将基台替代体按照基台转移体上定位平面的位置和方向将其插入基台转移体内并精确就位。完成印模的制取过程。

（5）用基台保护帽保护实心基台。

（三）注意事项

（1）确保转移体在种植体上的完全精确就位并保持稳定。

（2）转移体与替代体精确对位连接,并在印模内精确就位。

（3）建议选用橡胶类印模材。

（4）余留牙倒凹过大时,需要填塞倒凹。

三、闭合式牙种植印模技术

（一）适应证

（1）适应于单个种植体或少数种植体修复牙列缺损的病例。

（2）张口受限的患者。

（二）操作程序及方法

（1）口外确认种植体替代体和封闭式印模转移体是否匹配。

（2）旋出口内愈合基台,清洁口内种植体连接处后,将封闭式印模转移体在口内种植体上准确就位,并拧紧螺丝,必要时平行头照法拍 X 线片确认封闭式转移体是否准确就位。

（3）将印模帽固定于转移体顶端。

（4）印模材料仔细充填转移体龈方周围以及天然牙的倒凹区,确保充填无死角和气泡,印模材料灌满托盘,常规取模,并进行肌功能修整,需注意,放置托盘时应确保托盘完全就位,未受转移体的干扰。

（5）待印模材料完全凝固后直接取下印模,可见转移体在口内。

（6）旋松转移体螺丝,将转移体从口内种植体上取出,口外连接转移体与种植体替代体并拧紧螺丝,将转移体头端平压如印模帽内准确就位。

（三）注意事项

（1）确保转移体在种植体上的完全精确就位并保持稳定。

（2）转移体与替代体精确对位连接,并在印模内并精确就位。

（3）建议选用橡胶类印模材。

（4）余留牙倒凹过大时,需要填塞倒凹。

四、开窗式牙种植印模技术

(一)适应证

(1)单个种植牙修复时取模。

(2)多个种植体固定桥修复牙列缺损或牙列缺失的病例。

(二)操作程序及方法

(1)选择大小合适的托盘,在种植体相对应的部位开窗。

(2)口外确认种植体替代体和开窗式转移体是否匹配。

(3)旋出口内愈合基台,清洁口内种植体连接处后,将开窗式转移体在口内种植体上准确就位,并拧紧螺丝,必要时平行头照法拍X线片确认开窗式转移体是否准确就位。

(4)利用流动复合树脂或自凝树脂将多个转移体在口内固定在一起,防止转移体之间的移位和松动。

(5)制取印模时,印模材料仔细充填转移体龈方周围以及天然牙的倒凹区,确保充填无死角和气泡,印模材料灌满托盘,常规取模,并进行肌功能修整。需注意,放置托盘时应确保托盘完全就位,转移体的顶端正对托盘穿孔处。

(6)印模材料固化后,旋松转移体固位螺丝,然后脱模,转移体被埋在印模材料中一并取出。

(7)口外将种植体替代体就位于开窗式转移体上并拧紧螺丝,完成印模。

(三)注意事项

(1)根据病例实际情况和修复方式选择合适的取模方法。

(2)检查转移体和种植体替代体等部件没有损坏。

(3)印模材料的选择,既需要有一定的强度,也要有较好的流动性,能够包裹转移体的颈缘。

(4)转移体和种植体替代体能准确就位,无松动。

(5)确保转移体与替代体一一对位,避免混淆及对位错误。

(6)将预成的桥修复体蜡型用强度较高的成型树脂连接成一体,在口腔内试戴以检查印模的精确性。如果将螺丝固定后,成型树脂连接处发生断裂,表明模型与口内实际有误差,需要重新制取印模。

(王　娜)

第五节　牙槽突骨劈开种植术

牙槽突骨劈开是针对牙槽突宽度不足所采用的一种水平骨增量方法,通常与牙种植体植入术联合应用。根据牙槽突水平骨缺损程度,该方法可分为牙槽突单纯骨劈开种植术和牙槽突骨劈开联合引导骨再生植骨同期种植术两种术式。

一、牙槽突单纯骨劈开种植术

(一)适应证

缺牙区牙槽突唇(颊)侧凹陷,牙槽骨宽度>5 mm,牙槽嵴劈开后唇(颊)侧骨板厚度应>3 mm。

(二)禁忌证

(1)术区局部存在急性炎症。

(2)牙种植体无法获得初期稳定性。

(3)牙槽突唇(颊)侧根方伴有明显倒凹。

(4)牙槽突以骨皮质为主,中央无明显骨松质。

(5)全身禁忌证同本章"牙种植体植入术"。

(三)操作程序与方法

1.麻醉

术区局部麻醉(浸润和/或阻滞麻醉)。

2.手术切口设计

通常采用牙槽嵴顶横向或联合唇(颊)侧纵向切口设计。

3.翻瓣

沿骨膜上向唇(颊)侧翻起黏膜瓣,显露牙槽嵴顶和唇(颊)侧牙槽突。

4.种植窝定位

按牙种植体的设计位置,略偏舌/腭侧定位。

5.牙槽嵴水平骨劈开

采用薄骨刀或超声骨刀,水平向劈开牙槽嵴,方向保持与牙槽突唇(颊)侧骨面平行或略呈唇颊向倾斜。

6.牙槽嵴唇(颊)侧纵向骨劈开

采用薄骨刀或超声骨刀,在唇(颊)侧劈开骨板的近中和远中纵向劈开,呈梯形切口设计。深度不超过水平劈开深度。

7.牙槽嵴扩张

采用专用扩张器或薄骨刀,向唇颊向缓慢扩张骨板。

8.牙种植窝制备

按牙种植体植入术外科操作方法和程序,逐级制备牙种植窝,深度应超过骨劈开深度。

9.牙种植体植入

以手动或机动植入牙种植体。

10.骨间隙植骨

在扩张的骨间隙内植入骨充填材料。如间隙＜2 mm,可不植骨。

11.伤口缝合

严密缝合,关闭黏膜伤口。

(四)注意事项

(1)黏膜翻瓣应保留牙槽突唇(颊)侧骨膜。

(2)水平骨劈开长度应超过牙种植体边缘,保证种植体被唇(颊)侧骨板完全覆盖。

(3)骨劈开深度应避开重要解剖结构。种植体的植入深度应超过骨劈开深度2 mm以上。

(4)唇(颊)侧骨板厚度应＞3 mm。

(5)骨劈开与扩张操作中应保持骨板的完整性,避免造成骨板折裂。

(6)牙种植体应具有良好初期稳定性。

(7)黏骨膜瓣应充分减张,确保伤口无张力缝合。

(8)术后1小时内术区适度压迫止血,防止黏膜瓣下积血或积液。

(9)术后预防性使用抗生素,防止出现感染并发症。

(10)术后加强口腔护理,保持术区清洁。

二、牙槽突骨劈开联合引导骨再生植骨同期种植术

(一)适应证

缺牙区牙槽突唇(颊)侧凹陷,牙槽骨宽度3~5 mm,牙槽嵴劈开后唇(颊)侧骨板厚度<2 mm。

(二)禁忌证

(1)术区局部存在急性炎症。

(2)牙种植体无法获得初期稳定性。

(3)牙槽突唇(颊)侧根方伴有明显倒凹。

(4)牙槽突以骨皮质为主,中央无明显骨松质。

(5)全身禁忌证同本章"牙种植体植入术"。

(三)操作程序与方法

1.麻醉

术区局部麻醉(浸润和/或阻滞麻醉)。

2.手术切口设计

通常采用牙槽嵴顶联合唇(颊)侧纵向切口设计。

3.翻瓣

沿骨面向唇(颊)侧翻起黏骨膜瓣,显露牙槽嵴顶和唇(颊)侧牙槽突。

4.种植窝定位

按牙种植体的设计位置,略偏舌腭侧定位。

5.牙槽嵴水平骨劈开

采用薄骨刀或超声骨刀,水平向劈开牙槽嵴,方向保持与牙槽突唇(颊)侧骨面平行或略呈唇颊向倾斜。

6.牙槽嵴唇(颊)侧纵向骨劈开

采用薄骨刀或超声骨刀,在唇(颊)侧劈开骨板的近中和远中纵向劈开,呈梯形切口设计。深度不超过水平劈开深度。

7.牙槽嵴扩张

采用专用扩张器或薄骨刀,向唇颊向缓慢扩张骨板。

8.牙种植窝制备

按牙种植体植入术外科操作方法和程序,逐级制备牙种植窝,深度应超过骨劈开深度。

9.牙种植体植入

以手动或机动植入牙种植体。

10.唇(颊)侧植骨

在唇(颊)侧植骨,并覆盖生物屏障膜。

11.伤口缝合

严密缝合,关闭黏膜伤口。

(四)注意事项

(1)水平骨劈开长度应超过牙种植体边缘,保证种植体被骨板完全覆盖。

(2)骨劈开深度应避开重要解剖结构。种植体的植入深度应超过骨劈开深度 2 mm 以上。

(3)唇(颊)侧骨板厚度应>1 mm。

(4)骨劈开与扩张操作中应保持骨板的完整性,避免造成骨板折裂。

(5)牙种植体应具有良好初期稳定性。

(6)黏骨膜瓣应充分减张,确保伤口无张力缝合。

(7)术后 1 小时内术区适度压迫止血,防止黏膜瓣下积血或积液。

(8)术后预防性使用抗生素,防止出现感染并发症。

(9)术后加强口腔护理,保持术区清洁。

(张澄清)

第六节 牙槽突外置式植骨术

一、适应证

(1)剩余牙槽骨高度和宽度不能满足种植体植入要求。

(2)供区及受区局部软组织健康,无炎症。

二、禁忌证

供区及受区软组织存在急慢性炎症。

三、操作程序及方法

(1)局部浸润麻醉,牙槽嵴顶切口,加双侧松弛切口(梯形软组织瓣)。切口位置应该超过植骨区域2 mm 以上。

(2)骨膜下剥离黏骨膜,保证软组织瓣的完整性。剥离范围应该覆盖整个植骨区域。

(3)刮净植骨床残余软组织,适当修整。可在骨皮质上打孔。

(4)按取骨术操作规范要求于供区取得合适骨块。

(5)修整植骨块,使之与受区解剖形态吻合,与植骨床尽可能贴合。

(6)制备固定螺丝进入的孔洞,并且以钛钉将植骨快稳定固定在受区骨床上。

(7)自体骨屑或者骨替代品填塞植骨块与受区之间遗留的缝隙。

(8)必要时可在植骨块上加盖引导性组织再生屏障膜。

(9)复位软组织瓣,无张力严密缝合。

四、注意事项

(1)术中尽量减少骨块离体时间,保证植骨块的牢固固定及稳定性,以利移植骨存活和充分再血管化。

（2）创口关闭前需充分减张,妥善关闭伤口。

（3）术后口服抗生素 3～7 天,含漱漱口液 2 周。

（4）向患者交代手术后注意事项,避免剧烈运动等。

（5）根据患者情况,嘱其 2～4 周进软食,避免术区受到外力干扰。

（张澄清）

第七节　牙槽嵴保存术

一、适应证

（1）非急性炎症期的拔牙或其他原因导致的失牙位点。

（2）为达到最佳的预期美学效果者。

（3）失牙位点存在骨缺损,经牙槽嵴保存术后二期种植有更好的预期效果者。

二、禁忌证

（1）拔牙或其他原因失牙部位局部有严重污染或急性炎症者。

（2）邻近牙病变（未经治疗控制的牙周病、根尖周炎等）可能影响到术区者。

三、操作程序及方法

（一）微创拔牙

常规局部麻醉下,分离牙龈后,遵循微创拔牙的原则拔除患牙,拔除过程中尽量保护患牙周围骨壁,避免发生不必要的骨折及骨壁的破坏。

（二）拔牙窝清创

选用锐利刮匙和小弯蚊式止血钳彻底清除软组织、肉芽及其他病变组织,生理盐水冲洗后,进一步搔刮拔牙槽窝骨壁形成新鲜出血。

（三）植入骨替代材料

在拔牙窝内植入骨替代材料,填塞使之与拔牙窝牙槽嵴顶平齐,不必过度挤压,确保骨代用品之间有足够的间隙允许血液充分润湿材料。植入骨替代材料后,表面覆盖屏障膜会有更好的预期效果,尤其是牙槽窝有明显骨缺损时,更有必要覆盖屏障膜。必要时可翻瓣,过量植入骨替代材料及覆盖屏障膜。

（四）封闭牙槽窝

封闭牙槽窝可以选择多种方法,其目的是包埋固定植入的骨替代材料,并尽可能地将牙槽窝内的骨再生环境与外界环境相隔离。

除了可选用前述即刻种植中提到的封闭牙槽窝方法之一以外,有的病例其牙槽窝骨壁因慢性炎症形成一较为厚实的增生结缔组织,可将其从牙槽窝内剥离,冠向翻转形成带蒂的局部结缔组织瓣,在牙槽窝内填入骨替代材料后,将此结缔组织瓣覆盖于其上,并与牙槽窝边缘缝合关闭创口。

四、注意事项

（1）操作中应确保骨替代材料被血液充分润湿，血凝块可有助于稳定骨替代材料并有利于成骨细胞、成血管细胞等生长进入。

（2）术后注意局部维护，避免污物滞留。确保骨替代材在无干扰状态下愈合。

（3）根据创区是否有污染、手术创伤大小等，可选择必要的术前及术后预防性抗感染治疗。

（张澄清）

第八节 引导骨再生植骨种植术

一、适应证

牙种植体植入后周围存在骨缺损或骨量不足，主要用于解决种植体唇（颊）侧颈部裂开型和根方旁穿型骨缺损，牙种植体需有良好的初期稳定性。

二、禁忌证

（1）术区局部存在急性炎症。

（2）牙种植体无法获得初期稳定性。

（3）全身禁忌证同本章"牙种植体植入术"。

三、操作程序与方法

（一）术区局部麻醉

浸润和/或阻滞麻醉。

（二）手术切口设计

通常采用牙槽嵴顶横向联合唇（颊）侧纵向切口设计。

（三）翻瓣

沿骨面向唇（颊）侧翻起黏骨膜瓣，显露牙槽嵴顶和唇（颊）侧牙槽突。

（四）清除骨面软组织

采用刮匙或机用磨头彻底清除种植区和植骨区表面的肉芽组织和纤维组织。

（五）制备种植窝并植入牙种植体

按照牙种植体植入术的技术操作规范制备种植窝，并植入牙种植体，建议采用埋入式牙种植体植入方法。

（六）处理植骨床

在骨缺损区周围骨面，用小球钻钻孔，穿破骨面骨皮质，使骨髓腔开放，有利于血管和新骨的生长。

（七）植骨

采用颗粒状植骨材料充填骨缺损区，植骨量要充足。

(八)覆盖生物屏障膜

剪裁合适大小与形状的生物屏障膜,完全覆盖植骨区表面。根据材料的特性,屏障膜可以采用固定钉固定或无需固定。

(九)黏骨膜瓣减张处理

根据黏膜伤口张力大小,采用黏骨膜瓣根方切开骨膜的方法进行减张,确保黏膜伤口无张力缝合。

(十)严密缝合伤口

通常采用间断缝合的方法关闭伤口,必要时联合采用褥式缝合法,防止伤口裂开。

四、注意事项

(1)同期植入的牙种植体需要有良好的初期稳定性。

(2)生物屏障膜覆盖植骨区要完全,通常边缘需超出植骨区 2 mm 以上。

(3)生物屏障膜边缘应与黏膜伤口、牙齿保持一定距离,防止干扰伤口愈合。

(4)黏膜瓣应减张充分,保证伤口无张力缝合。

(5)术后 1 小时内术区适度压迫止血,防止黏膜瓣下积血或积液。

(6)术后预防性使用抗生素,防止出现感染并发症。

(7)术后加强口腔护理,保持术区清洁。

(张澄清)

第九节　自体骨切取术

一、下颌骨颏部取骨术

(一)适应证

(1)取骨区域位于下颌前牙根方区域。

(2)需要较大量的骨皮质和骨松质。

(二)操作程序及方法

(1)双侧颏孔或下齿槽神经孔阻滞麻醉和前庭沟局部浸润麻醉。

(2)下颌 33-43 前庭沟内切口＋远中松弛切口。骨膜下剥离黏骨膜瓣,暴露颏部取骨区域。

(3)取骨范围位于双侧颏孔前 5 mm,下前牙根尖下 5 mm,下颌骨下缘以上 5 mm 的范围内,通常保留中线颏隆突处的唇侧骨板。

(4)在中线两侧使用裂钻、来复锯或者超声骨刀制备两个长方形截骨线,仅切透骨皮质。

(5)用单面凿沿着骨截开线轻轻敲击,将骨块从舌侧骨板表面折断撬起。也可将块状骨分割,分段获取。

(6)骨块取出后,可使用刮匙等工具再获取一定骨松质颗粒。

(7)骨面止血,取骨量较大时填入骨替代材料以恢复颏部外形。

(8)缝合软组织。

（三）注意事项

（1）术中严格避免损伤邻近重要解剖结构，如颏神经、下前牙根尖。

（2）颏部取骨术后有可能出现下唇部或者下前牙感觉异常等并发症，需要术前向患者详细说明，避免纠纷。

二、下颌骨外斜线取骨术

（一）适应证

外斜线取骨常用于牙槽突块状植骨供骨区。

（二）操作程序及方法

（1）下颌骨外斜线区域、升支前缘行局部浸润麻醉。

（2）外斜线偏舌侧前庭沟切口，向后沿升支前缘向上，一般不高于殆平面1 cm，切开软组织直达骨面，向前延伸至下颌第一磨牙颊侧。

（3）使用骨膜分离器从下颌体翻起软组织瓣，骨面上沿下颌升支的方向上下滑动将黏骨膜瓣翻起，显露升支的外侧面。

（4）供骨区域可包括下颌升支及下颌体部的颊侧骨皮质部位，可根据所需骨量大小设计截骨线。常用的截骨线包括上、下、前、后4条。

（5）上截骨线：第一磨牙远中根的颊侧开始向后达下颌升支与下颌体交界稍后。截骨线需要位于外斜线内侧2 mm以上，使用裂钻或者超声骨刀与牙长轴平行、垂直骨面进行截骨。

（6）前、后截骨线：前截骨线通常设计在下颌第一磨牙远中根的颊侧，后截骨线设计在下颌升支与下颌体交界稍后，与上截骨线相连。

（7）下截骨线：下截骨线与上截骨线平行，与前后截骨线相连。

（8）完成各截骨线切口操作后，先用一薄的骨凿通过敲击楔入骨内，轻轻敲击将骨块分离后取出，用吸收性明胶海绵填塞取骨区。

（9）复位软组织瓣，严密缝合。

（三）注意事项

（1）外斜线取骨以骨皮质为主，先用钻或者骨锯截开骨皮质，然后用超声骨刀紧贴骨皮质继续完成取骨。操作过程避免损伤下牙槽神经。

（2）软组织切口不应过高，不要超过颊脂垫尖的位置，以免切开后导致颊脂垫脱出干扰术野。

三、髂骨取骨术

（一）适应证

需要较大移植骨量时选择髂骨作为供区。

（二）操作程序及方法

（1）全身麻醉，仰卧位，用沙袋将术侧臀部垫高以使髂嵴突出。

（2）将髂嵴内侧皮肤向中线方向推压，使髂嵴表面皮肤移向嵴的内侧，然后平行于髂嵴切开皮肤、皮下组织和覆盖在髂嵴上的肌层及骨膜，切口向后的长度根据需要采取的骨量而定。

（3）向内翻开骨膜至髂嵴下达切口下3 cm以上，外侧翻开至髂嵴边缘。

（4）使用骨凿或者骨锯截取髂骨内侧单层骨皮质联合骨松质骨块，最少应距离髂前棘1 cm处的顶部开始行截骨术。

(5)取骨创面生理盐水冲洗,充分止血。

(6)分层缝合骨膜、肌层、皮下及皮肤,保证解剖复位。渗出较多可放置引流条。

(三)注意事项

(1)皮肤切口应该起于髂前上棘后方1~1.5 cm处,避免损伤肋下神经,以及股外侧皮神经。

(2)术后6周内应避免剧烈运动。

(张澄清)

第十节　上颌窦提升术

一、经牙槽嵴入路上颌窦底提升术

(一)适应证

(1)上颌窦缺牙区牙槽骨剩余高度不足,一般应≥4 mm。

(2)牙槽骨宽度正常。

(二)禁忌证

上颌窦区域解剖结构异常,伴有急性上颌窦炎等病理改变。

(三)操作程序及方法

(1)局部浸润麻醉:牙槽嵴顶切口,翻起黏骨膜瓣,暴露牙槽嵴顶。

(2)球钻定点:先锋钻确定种植方向。采用不同直径的钻序列制备窝洞,深度距上颌窦底1~2 mm。

(3)选用专用上颌窦底内提升骨冲击器,逐级预备,轻轻敲击,逐级扩大到种植体植入所需相应直径。

(4)检查上颌窦底黏膜是否完整,根据情况经种植体窝洞植入骨充填材料。

(5)能获得初期稳定性的情况下,植入相应长度的种植体。若初期稳定性良好,直接安装愈合基台。若初期稳定性较差,安装覆盖螺丝,软组织瓣对位缝合。种植体无法获得初期稳定性,关闭伤口,延期种植。

(四)注意事项

(1)临床上常采用捏住患者鼻翼,并让患者鼓气检查上颌窦底黏膜是否完整。如发生穿孔一般需中止手术,愈合3个月后再行外侧壁开窗植骨种植手术。

(2)提升幅度根据解剖情况,避免裂开,不宜过高。种植体应获得良好的初期稳定性。

(3)术后口服抗生素7天,漱口液漱口2周。

(4)说明术后注意事项,避免剧烈运动等。

二、经外侧壁入路上颌窦底提升术

(一)适应证

上颌窦缺牙区牙槽骨剩余高度不足,不能满足种植体植入及功能修复。

（二）禁忌证

伴有急性上颌窦炎、恶性肿瘤等病理改变。

（三）操作程序及方法

（1）局部浸润麻醉：从牙槽嵴顶正中或偏腭侧切口，并在颊侧缺牙区两侧作 2 个松弛切口。向上翻起黏骨膜瓣，充分暴露拟上颌窦开窗区。

（2）用直径约 2 mm 球钻在上颌窦外侧骨壁上开窗，其窗口下缘应高于上颌窦底 3~5 mm，窗口上缘距牙槽嵴大于拟植入种植体长度 2 mm。在接近上颌窦黏膜时，改用超声骨刀去除剩余骨组织达上颌窦黏膜层。

（3）细心向上方分离抬起上颌窦腔黏膜，并使开窗后的薄骨片向内旋转形成植骨区域的顶。

（4）在牙槽嵴顶球钻定点，行常规种植术的逐级备洞。

（5）经上颌窦外侧壁预备的窗口，在抬起的上颌窦黏膜下方腔内先植入骨替代品或混入少量自体骨，经牙槽嵴顶备洞植入种植体。种植体必须有良好的初期稳定性。然后再经开窗口在植入的种植体颊侧再次植入骨替代品。

（6）复位黏骨膜瓣，严密缝合。

（四）注意事项

（1）黏膜穿孔：若出现上颌窦黏膜穿孔<5 mm 时，建议首先充分抬起穿孔周围黏膜，使穿孔周围黏膜无张力后自然重叠，然后用可吸收胶原膜盖住穿孔区域，再行植骨术。当穿孔>5 mm 时，建议中止手术。

（2）术中明显出血：多发生于骨壁开窗过程中，器械损伤上颌骨外侧壁上的血管束时，出血会使术野看不清楚，建议使用少量骨蜡准确封闭位于骨壁中的小血管束后继续抬起上颌窦黏骨膜。

（3）术后口服抗生素 7 天，漱口液漱口 2 周。

（张澄清）

第十一节　软组织游离移植术

种植区软组织游离移植术是矫正牙种植体周围角化黏膜缺损或黏膜过薄的一类外科技术。根据治疗目的，该类手术可分为全层黏膜游离移植术和结缔组织游离移植术两种术式。

一、全层黏膜游离移植术

（一）适应证

种植区角化黏膜缺损或宽度不足 2 mm，导致牙种植美学欠佳或种植体周围黏膜封闭不良。

（二）操作程序及方法

1.麻醉

术区局部浸润麻醉。

2.黏膜切口

在角化黏膜缺损区边缘，沿牙槽嵴顶水平、并向唇（颊）侧做梯形切开黏膜。

3.黏膜移植床制备

沿骨膜上向唇(颊)侧翻起黏膜瓣,并向根方滑行、缝合固定,制备黏膜移植床。

4.全层黏膜瓣切取

硬腭黏膜是黏膜移植的临床常用供区,具体部位通常选择在上颌前磨牙腭侧硬腭黏膜部位。根据黏膜缺损大小,切取全层腭黏膜,修除黏膜下脂肪和腺体组织。供区创面可用纱布压迫止血或采用碘仿纱布缝合保护。

5.黏膜瓣缝合固定

将全层黏膜瓣缝合固定在移植区,并与黏膜创面边缘对位缝合。

(三)注意事项

(1)黏膜瓣应充分伸展,并牢固固定在移植床表面。

(2)黏膜瓣与移植床之间应紧密贴合,避免黏膜瓣下积血或积液。

二、结缔组织游离移植术

(一)适应证

牙种植体周围黏膜薄,影响黏膜健康或种植美学效果。在特殊情况下该术式可以与植骨手术同期进行。

(二)操作程序及方法

1.麻醉

术区局部浸润麻醉。

2.切开与翻瓣

沿牙槽嵴顶向唇(颊)侧做梯形切开黏膜,于骨膜上向唇(颊)侧翻起黏膜瓣。在同期植骨情况下,也可以从骨面翻起黏骨膜瓣。

3.结缔组织瓣切取

硬腭黏膜是黏膜移植的临床常用供区,具体部位通常选择在上颌前磨牙腭侧硬腭部位。根据黏膜缺损大小,翻起腭黏膜表皮层,切取黏膜下结缔组织,修除黏膜下脂肪和腺体组织。供区创面可用纱布压迫止血或采用碘仿纱布缝合保护。

4.黏膜瓣缝合固定

将结缔组织瓣缝合固定在移植区,黏膜伤口对位缝合。

(三)注意事项

(1)结缔组织瓣应充分伸展,并牢固固定在移植区。

(2)结缔组织瓣与黏膜瓣之间应紧密贴合,避免黏膜瓣下积血或积液。

(张澄清)

第十二节　牙种植体专业口腔卫生的维护

口腔种植义齿修复完成后,定期专业的口腔健康维护和随访是保证种植义齿长期健康行使功能的关键。种植体周围黏膜炎和种植体周围炎是种植义齿修复的最主要生物学并发症,大量的临床研究和动物实验表明菌斑生物膜的积聚是种植体周围感染性疾病发生与发展的主要原因。因此,种植体周围菌斑控制成为种植义齿专业口腔卫生维护的根本目标,包括患者口腔卫生自我维护的促进和专业医疗口腔卫生维护。

一、适应证

适用于各类口腔种植患者。

二、操作程序及方法

(一)健康教育

(1)详细询问患者的口腔卫生习惯,包括口腔清洁规律、刷牙时间长短、次数、清刷工具等。

(2)结合患者口腔具体情况,推荐恰当的清洁工具,并指导患者掌握正确的清洁方法。

(3)对于特殊清洁器具的使用应先示范,然后让患者在医师指导下反复操作,直至掌握为止。

(4)积极鼓励患者戒除吸烟习惯。

(二)种植义齿的随访

(1)随访时间:戴牙后1周、1个月、3个月、6个月、1年。

(2)询问患者义齿使用情况:包括有无种植义齿松动、脱落、固位不良、损坏、周围疼痛、咬物不适、食物嵌塞、咀嚼效率低下等,评估患者主观满意度。

(3)通过临床检查明确种植体与修复体有无松动及松动部位,并予以相应处理。

(4)对种植义齿的咬合情况分析并进行相应调整。

(5)通过根尖片、全口牙位曲面体层X线片(俗称全景片)等影像学检查对种植体周围骨吸收情况进行监测。

(6)通过种植义齿周围的探诊、种植义齿周围龈组织出血指数的测量、种植体周龈沟液成分及含量变化的分析、口腔卫生状况的评估、附着龈宽度的对比和牙龈美学的观察在随访中及时发现软组织的异常,并与上次复查结果对比。菌斑面积占全口现存牙面面积20%以下较为理想。可通过应用菌斑显示剂向患者展示其口腔卫生状况,并进行必要的强化指导,推荐最适合且可行的菌斑控制方法。

(三)种植义齿菌斑控制

(1)机械性菌斑控制是种植义齿菌斑控制的首选方法,包括牙刷、牙线、牙间隙刷、牙龈按摩器、口腔冲洗器等自主清洁手段的应用,辅以定期椅旁刮治与洁治等医疗手段。尤其,应针对复诊时发现的自主清洁不佳的区域进行预防性洁治,可综合运用超声洁治、手工洁治器(碳纤维洁治器、钛质洁治器、树脂洁治器)洁治。

(2)化学性菌斑控制包括抗生素、表面活化物、酚类化合物等合成或天然抑菌剂的口腔局部应用,主要包括冲洗、含漱、局部缓释等方法。

(3)其他菌斑控制手段:激光(CO_2激光、diode激光、Er:YAG激光)处理、光动力疗法等手段。

(4)开展必要的治疗:针对复诊发现的种植体周围黏膜炎或周围炎开展相应的治疗。

(四)治疗牙周病

(1)建立正确的刷牙方法和口腔卫生习惯,保持口腔卫生。

(2)定期对天然牙行龈上洁治术、根面平整术,消除龈上及龈下菌斑、牙石,并对种植义齿进行专业维护。

（3）消除其他局部刺激因素，如殆创伤。

（4）药物治疗。

（5）纠正全身性或环境因素，如吸烟。

（6）及时、定期复查口腔卫生情况，视情况进行相应处理，严格遵循医嘱。

（五）控制糖尿病

（1）加强局部抗生素的应用，加强抗感染能力。

（2）有效控制血糖，使血糖浓度正常或接近正常。

（3）降低高血糖对骨愈合的不良影响，兼顾并发症的治疗及骨组织的保护。

三、注意事项

口腔种植修复的卫生维护是保证种植体长期成功率的关键，与种植体感染性疾病相关的致病因素包括局部因素和全身系统性因素。因此，在对种植牙开展长期系统维护的同时，不可忽视全身系统疾病的控制。

（张澄清）

第十三节　牙种植体生物并发症的治疗

一、牙种植体周围黏膜炎治疗

（一）适应证

牙种植体周围黏膜炎患者。

（二）操作程序及方法

1.治疗前阶段

在进行牙种植体周围黏膜炎的治疗前，首先应当进入治疗前阶段，其内容包括：①进行详细的牙周探诊（PPD、BOP、mPI）。②采用平行投照技术拍摄根尖片。③去除可能造成种植体周围感染的风险因素，如不良的口腔卫生习惯，吸烟和不良的修复体边缘等。

2.非手术治疗阶段

非手术治疗是牙种植体周围黏膜炎的首选方案，其目的在于去除牙龈以上和部分能够达到的种植体表面上的菌斑和牙石，一般来说牙种植体周围黏膜炎是可逆的，其常用的治疗程序如下。

（1）机械刮治清创：①尽可能取下上部修复体。②选择合适材料的刮治器，推荐采用碳纤维材料刮治器。③使用合适型号的器械去除龈上菌斑和牙石。④使用合适型号的器械，紧贴种植体探入龈袋，以70°角行龈下牙石的去除，注意力度控制，避免损伤种植体表面。

（2）局部抗菌漱口水的使用：选择合适的抗菌漱口水，推荐使用0.2%的氯己定溶液漱口，每天4次。

（3）全身抗生素的使用：仍没有明确证据显示全身应用抗生素的剂量及何种抗生素更为有

效,可根据炎症程度和临床经验全身应用抗生素。

(4)选用其他辅助方法:①超声器械。②龈下喷砂系统(推荐使用氨基己酸粉或者碳酸氢钠粉)。③Er：YAD或者 CO_2 激光系统。④光动力系统。

3.再评估阶段

在非手术治疗 1~2 个月后,应当进行再评估,以确定进行维护治疗或者再次进入非手术治疗阶段,评估内容包括:①牙龈质地、颜色等的评估。②详细的牙周探诊,注意与治疗前对比。③口腔卫生习惯及相关风险因素改变(如戒烟)的评估。

4.维护治疗阶段

当再评估阶段牙周探诊深度减少或者维持稳定,牙龈健康状况改善,患者相关风险因素控制良好时,可进入维护治疗阶段。根据每个患者的感染程度,制订个性化的维护方案,随访期由 3 个月 1 次至 1 年 1 次不等。不推荐随访间隔超过 1 年。

二、牙种植体周围炎治疗

种植体周围炎的治疗是一项系统治疗,分为以下几个阶段:系统疾病控制、非手术治疗、手术治疗和支持维护。

(一)适应证

牙种植体周围炎患者。

(二)操作程序及方法

1.系统疾病控制阶段

口腔疾病多为全身系统因素和局部因素共同作用,因此在开始种植周围炎局部治疗前,应首先详细询问患者的系统病史,包括糖尿病、高血压、心脏病、自身免疫性疾病等。并与相关医师共同开展治疗,控制全身疾病。

2.非手术治疗阶段

排除或控制影响种植体周围炎的系统疾病的同时,改善和控制口腔局部卫生环境是治疗种植体周围炎的关键。常用治疗程序如下。

(1)评估种植体保留价值:具保留价值植体开展周围炎治疗,种植体周围骨组织发生严重吸收导致种植体松动是拔除种植体的唯一绝对指征。相对指征包括:①骨吸收达植体长度 2/3 以上。②难治性种植体周围感染。③合并其他疾病的种植体(如肿瘤、双膦酸盐相关的骨坏死)。

(2)手工洁治器(碳纤维洁治器、钛质洁治器、树脂洁治器)洁治清除种植周围龈上和龈下菌斑结石。

(3)超声波洁治辅助开展全口牙周治疗。

(4)光动力和激光(CO_2激光、diode 激光、Er：YAG 激光)处理彻底种植体表面及牙周袋,控制菌斑附着。

(5)龈下喷砂及氯己定冲洗。

(6)向患者示范针对性的口腔清洁技术和清洁工具,如牙刷、牙线、邻间隙刷等。

(7)局部和全身抗生素应用。

3.手术治疗阶段

非手术治疗方法无法实现暴露的种植体形成再生性骨结合,常需进行手术治疗以降低再感染风险。手术方法包括切除性手术(清理病变周围袋并结合种植体表面成形)和骨增量术。手术要点如下：

(1)完善基础治疗,出血指数显著减少,无溢脓或脓肿形成。

(2)应综合考虑患者既往治疗病史、影像学表现、美学表现及相关临床参数,与患者充分沟通后确定手术方案。

(3)种植体表面去污化:由于种植体为粗糙表面,要清除表面细菌和内外毒素可行的表面处理剂选择包括枸橼酸、盐酸四环素、氯己定、过氧化氢、氯胺-T、无菌盐水、改良超声洁治(喷砂)。

(4)切除性手术:减少或去除基础治疗不良和/或难以去除的增生或病变的种植体周围袋。影像学检查骨吸收为水平型或碟形吸收。

(5)再生性手术:应在基础治疗控制炎症后进行。在选择再生性手术治疗和拔除植体后重新种植两种方案进行认真比较。植骨材料可选择自体骨和多种生物材料。

4.支持维护阶段

完善种植体周围炎治疗后,完善的健康卫生宣教和定期口腔卫生维护是保证治疗效果的必要内容。每半年或一年复诊1次,复诊时间应根据患者口腔菌斑控制状况相应调整,依从性差及口腔卫生不良者应增加复诊次数。复诊内容:①口腔卫生状况检查。②种植体周围牙龈状态检查。③种植体稳定情况。④影像学检查。⑤必要的口腔卫生维护。

(张澄清)

第十四节　美学种植的原则与风险

一、概述

直到20世纪末,牙种植的主要目标还是致力于获得骨结合,并以此作为判定种植体成功的主要标准。伴随着种植技术的逐渐成熟,无论是骨质量良好的种植位点,还是同期或分阶段进行组织增量的种植位点,获得长期稳定的骨结合已经成为现实。伴随着时间的推移,医患双方对种植治疗效果的要求明显提高,同时,循证的研究发现种植治疗存在大量或严重的美学并发症。因此,目前种植体成功的概念不仅包括成功的获得长期稳定的骨结合,还必须包括稳定的美学效果,即自然、协调和稳定的种植体周围软组织以及逼真的修复体。

(一)美学区的概念

客观而言,美学区(esthetic zone)是微笑时暴露的牙/修复体及其周围组织结构的区域。主观而言,患者认为具有美学重要性的牙/修复体及其周围组织的区域均为美学区。美学区种植治疗需要达到满意的美学修复效果。

解剖学上,可将上颌骨分为上颌前部(anterior maxilla)和上颌后部(posterior maxilla),上颌前部包含了上颌切牙和尖牙,上颌后部包含了上颌前磨牙和上颌磨牙。由于上颌前部的解剖位置比较突出,在口腔颌面部的功能活动,尤其是言语、笑时会有不同程度的牙、牙龈甚至牙槽黏膜的自然暴露,将美自然展现。高位笑线者,同时具备薄龈生物型、高弧线形龈缘时,更加引人注目。所以在美学区种植,需要利用特殊的种植技术、技巧工艺和材料,达到以假乱真的美学修复效果,而任何的瑕疵都无法进行有效的掩饰。

基于美学区的定义,美学区包括所有的能够暴露的位点,包括切牙、尖牙和前磨牙,甚至磨牙位点。但是,在讨论美学种植的特点时,通常以上颌前牙位点为例。

(二)美学种植的概念

美学种植的概念包括如下五个方面:以修复体为导向的种植治疗理念;获得长期稳定的骨结合;种植体周围软组织外观与天然牙的牙周组织接近或一致,并长期稳定和健康;修复体外观与天然牙的牙冠接近或一致;美学效果与周围牙列协调、一致。

不同个体的牙与牙列、牙龈与牙龈曲线等解剖学特征存在差别,无法用数值进行度量和统一。因此,目前要求美学种植的临床效果要与患者的口腔及面部结构相协调。长期稳定的骨结合是种植体周围软组织长期稳定的先决条件。种植体周围软组织的美学效果,也称之为红色美学,目标是形成健康自然的龈乳头、龈缘和附着龈。种植修复体的美学效果,也称之为白色美学,形成以假乱真的修复体外观形态。红色和白色美学效果均具备暴露性,患者或他人都可以进行主观和客观的评价。因此,美学区的种植治疗具有美学风险。

(三)美学种植的评价标准和并发症

1.美学种植的评价标准

迄今为止,种植治疗效果的评价标准并未统一,始终在不断完善,评价标准也在不断提高。尽管目前已经存在许多关于种植成功的评价标准,但这些评价标准多数只是评价种植体的骨结合,并很少涉及种植治疗的美学效果,将其称之为"种植成功"的评价标准并不严谨。只评价种植体骨结合(或功能效果),不考虑美学效果的种植治疗只能称之为种植体的存留(survival)/存留率,不能称之为种植治疗的成功(success)/成功率尤其在美学区的种植治疗。

依据牙缺失后牙槽窝愈合的生理和病理学特点、牙周/种植体周围软组织的生物学特点及其对口腔环境中多种因素的易感性,获得与健康状态下牙周组织完全同样的恢复,尤其对存在硬组织和软组织缺陷的病例,在目前的技术条件下仍然充满挑战。

对种植治疗美学效果的评价,并非只是评价刚刚戴入修复体之后的即刻美学效果,也包括长期或影响长期美学效果的诸多方面。

(1)骨结合:评价种植治疗的美学效果,首先是依据原有的成功标准评价是否获得了长期稳定的骨结合。

(2)种植体的三维位置和组织支持:种植体植入的三维位置以及是否获得了充足的种植体周围骨组织和软组织的支持,这不但影响种植体周围软组织的即刻美学效果,而且是种植体周围软组织长期健康与稳定的重要因素,影响到长期美学效果。

(3)龈缘位置:种植修复体唇侧正中的黏膜边缘相对于切缘和或种植体平台之间的位置。

(4)龈乳头的位置:龈乳头的顶点与邻面接触点之间的距离。

(5)附着龈:唇侧角化黏膜的宽度。

(6)种植体周围软组织健康状态:与牙周健康的评价标准相同,包括改良牙龈指数,探诊出血等。

(7)对称与协调:视觉效果的主观评价,如种植体周围龈缘、龈乳头和龈曲线与周围牙列的对称与协调性,修复体形态、大小、质地和光泽等。

(8)骨弓形态:牙槽骨骨弓轮廓形态。

Furhauser提出了软组织评价指标,并称之为红色美学评分(pink esthetic score,PES)PES评价七个项目:近中龈乳头、远中龈乳头、牙龈高度、龈缘形态、牙槽嵴缺损、牙龈颜色和质地。每项变化按"2、1、0"评分,"2"为最好、"0"为最差。与对照牙[即对侧同名牙(前牙区)或邻牙(前磨牙区)]进行比较以评价近中和远中龈乳头的完整性、不完整性或缺失,以及所有其他项目。最理想的效果为最高分:14分。

Meijer提出的评价标准中包含了白色美学的评价内容:①种植修复体的近远中径。②修复体的切缘位置。③修复体的唇面凸度。④修复体的色泽与透明度。⑤修复体的表面特征。⑥龈缘位置。⑦龈乳头位置。⑧龈缘外形。⑨黏膜颜色和表面特征。

2.美学种植的并发症

尽管目前有多种技术可以治疗美学种植并发症,但是很多并发症的治疗效果难以预期。因此,在治疗过程中,掌握美学种植的概念、技术、评价标准和风险因素,对避免发生美学种植并发症十分重要。美学并发症主要包括以下几点。

(1)修复体:临床冠形态欠佳,没有或不能达到理想的穿龈轮廓。

(2)软组织:龈缘、龈乳头和龈缘曲线不对称;龈缘退缩,颈部金属暴露;龈乳头降低,出现邻牙间隙"黑三角"黏膜过薄,透出下方的金属颜色。

通常按照Miller关于天然牙龈缘退缩的分类表述种植体周围龈缘退缩。①Ⅰ类:龈缘退缩未达到膜龈联合,无牙间骨和软组织丧失;预期能获得100%的牙根覆盖。②Ⅱ类:龈缘退缩达到或超过膜龈联合,无牙间骨和软组织丧失;预期能获得100%的牙根覆盖。③Ⅲ类:龈缘退缩达到或超过膜龈联合,伴有牙间骨和软组织丧失,或牙错位;预期无法获得100%的牙根覆盖,只能获得部分牙根覆盖。④Ⅳ类:龈缘退缩达到或超过膜龈联合,伴有严重的牙间骨和软组织丧失,或牙错位;无法尝试牙根覆盖。应当意识到,与天然牙相比,种植体周围龈缘退缩的恢复更加困难。

通常按照Jemt提出的龈乳头指数评价种植体与天然牙间的龈乳头高度。测量时做邻牙和种植修复体的牙龈顶点连线,然后测量龈乳头和邻面接触点至连线之间的垂直距离。指数0:没有龈乳头,也没有龈曲线形态;指数1:牙龈乳头高度不足1/2,软组织呈曲线;指数2:牙龈乳头高度≥1/2,但不完整。与邻牙龈乳头不完全协调;指数3:龈乳头完全充满邻间隙,和邻牙龈乳头协调一致,外形理想;指数4:龈乳头增生,过度覆盖邻间隙,软组织外形不规律。

(3)种植体周围边缘骨丧失:种植体唇侧骨壁吸收不但出现软组织并发症,也会危及种植体骨结合。

(4)骨弓轮廓:种植位点的骨弓凹陷没有矫正,或种植体唇侧骨板吸收发生骨弓凹陷。

总体而言,影响种植美学的因素包括医师、患者、材料和种植方案,这些因素综合在一起会形成各种类型的变数。但是,最重要的因素是医师,因为是医师选择了种植材料(种植体系统和骨增量材料等)、判断美学种植的指征、制订和实施了治疗方案。

二、美学种植的生理解剖学基础

美学区种植的系统评估包括种植治疗的常规评估和美学评估。显然,常规评估是决定能否进行种植治疗的基础,而美学评估是预期种植治疗的美学效果、美学风险、美学并发症和用于达到如上目的的额外治疗程序。

进行美学种植治疗之前,必须了解与之相关的生理和解剖学要点,才能正确的评估美学效果和风险因素,科学的制订治疗方案和有效的选择治疗程序与技术。

(一)笑线高度

口唇本身就是面部美学表达的组成部分。但更为重要的是,微笑时将牙、牙支持组织和前庭不同程度的暴露出来,形成愉悦笑容的同时,展现牙齿之美。

唇线与笑线分别描述静态和动态状态下的上唇下缘位置。唇线(lip line)为口唇静止或唇肌收紧时上唇下缘的轮廓线,在修复治疗的功能和美学设计时,作为剩余牙槽嵴与𬌗平面走行的参考标志。下唇线(lower lip line)则为口唇静止或收紧时下唇上缘的轮廓线。笑线(smil line)为微笑时上唇下缘的假想线。笑时下唇线通常与上颌前牙的切缘曲线相平行,排上颌牙时切𬌗平面与之平行,将增强愉悦的观感。

上唇形态与其下方的牙和牙周组织的相对位置关系是评价缺失牙美学修复的重要因素按照程度将笑分类为微笑和大笑。根据放松状态下微笑时牙和牙周组织的暴露程度,笑线分类为高位、中位和低位笑线。

高位笑线,暴露上颌前牙位点的牙冠、龈缘、龈乳头、大部分附着龈甚至牙槽黏膜,暴露范围可达前磨牙或磨牙位点。

中位笑线,主要显露出上颌前牙位点的大部分牙冠,或部分龈缘、龈乳头和很少的附着龈。

低位笑线,下颌牙显露的比较明显,或上、下颌牙所显示的比例相似。

(二)牙与牙列

牙齿的形态具有重要的美学意义,不仅是唇侧的二维轮廓,更重要同时也更复杂的是牙齿的三维特点,包括大小、形态、质地、排列、轴向倾斜度、比例、邻面接触以及唇面观时在牙弓内的渐变等(图 10-1,图 10-2)。

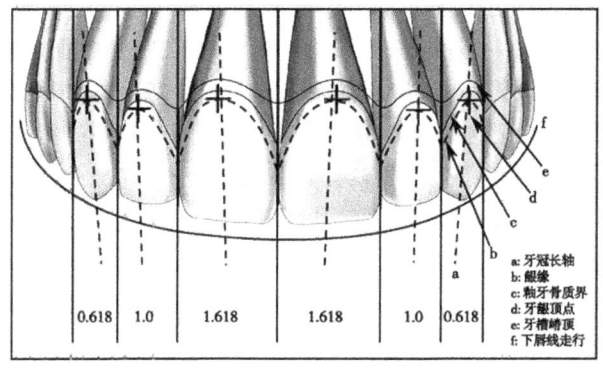

图 10-1　上颌牙列示意图

a:牙冠长轴
b:龈缘
c:釉牙骨质界
d:牙龈顶点
e:牙槽嵴顶
f:下唇线走行

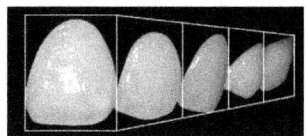

图 10-2　牙列的视觉渐变

1.牙冠

(1)牙冠大小:牙冠的大小不仅与牙齿美学相关,也与面部美学相关。牙冠的大小必须与面部参数协调,才能获得理想的美学效果。牙冠大小规律性强,平均宽度为上颌中切牙 9 mm,侧切牙 6 mm,尖牙7.5 mm,第一前磨牙 7.2 mm,第二前磨牙 6.8 mm;下颌中切牙 5.0 mm,侧切牙 5.5 mm,尖牙 6.9 mm,第一前磨牙和第二前磨牙均为 7.0 mm。上颌中切牙宽度/长度比例为

75%～80%时,在美学上是令人愉悦的。缺牙时间过长会导致邻牙向缺隙移位、对颌牙伸长,从而影响缺隙的近远中向距离和垂直向距离,影响种植修复体的大小。如果修复空间受限,会影响种植修复的美学效果,可以进行术前正畸。如果种植体植入过浅,修复体外形趋向于平坦,且龈缘处会透出金属色。

(2)牙冠形态。通常,牙冠形态分为3类:方圆形、卵圆形和尖圆形。方圆形牙冠垂直嵴显著,边缘嵴和中央嵴将唇面三等分。尖圆形牙冠边缘嵴发育良好,中央嵴不明显。卵圆形牙冠中央嵴厚且发育良好,边缘嵴不明显,殆面观,边缘嵴直接朝向舌侧。牙冠的形态有性别、年龄及个体差异。卵圆形牙冠以女性为多,方圆形牙冠以男性为多,尖圆形牙冠无性别差异。个别牙缺失时,应参考缺失牙的对侧同名牙、邻牙以及旧照片,恰当设计牙冠的形态与特征;多颗牙缺失和牙列缺失时,还要结合患者的性别、面形等设计修复体的形态。如果天然牙形态为尖圆形或卵圆形,所选择种植体的平台直径应相应减小,形成正确的穿龈轮廓,获得美学修复效果。

(3)牙冠质地:牙冠的质地对美学种植有重要意义。牙冠表面有解剖性的釉面横纹、沟、嵴等,也有非解剖性的点蚀。这些解剖学特点与光线散射和反射的光学作用产生混合效果,形成牙冠的美学基础,修复体也同样如此。所以,要根据邻牙和对侧同名牙、患者的性别及年龄等因素,在修复体上恰当地制作解剖学和非解剖学特征,同时选择接近天然牙牙釉质光学特征的修复体表面材料,从宏观和微观两方面都尽量接近天然牙。

2.牙的位置与排列

(1)中线:中线为双侧上颌中切牙之间的一条假想垂直分割线。此直线位于面部正中矢状面上,通过两眼内眦之间、鼻尖和两颗中切牙的接触区,将牙弓与颌面部分成左右两部分。中线两侧的牙弓对称是获得美学的重要因素之一。尽管牙列不齐将严重影响到整体美学效果,但是个别病例虽然牙列并不完全整齐,在对称条件下的轻度牙列不齐,却也能展现动人的笑容。

(2)牙弓形态:根据牙排列形态,可将牙弓分为方圆形牙弓、尖圆形牙弓和椭圆形牙弓。方圆形牙弓的上颌切牙与尖牙的位置基本在一条直线上,四颗切牙平齐排列,这种排列方式使得牙面反射光效果良好,此类牙弓显得较宽,色泽较亮。尖圆形牙弓,自上颌侧切牙开始明显向后,使前段的弓形成 V 形。椭圆形牙弓的形态介于方圆形和尖圆形之间,自上颌侧切牙的远中逐渐弯曲向后,使前段的牙弓较圆。92%的上颌双侧尖牙牙尖连线(CPC 线)通过切牙乳头的中点,此线距上颌中切牙颊侧外形高点的距离平均为10.2 mm,切牙乳头的最后方距上颌切牙颊侧外形高点的距离平均为 12.5 mm,标准差为 3.8 mm。

(3)轴向倾斜度:通常上颌前牙牙轴存在倾斜。牙齿长轴的倾斜必须在垂直平面上进行分析,即在近远中向和唇舌向。从近远中向观,上颌中切牙长轴平行于中线或略向近中倾斜,尖牙则平行于中线或略向近中倾斜,侧切牙倾斜最明显。下颌中切牙长轴与中线平行或略向远中倾斜,尖牙倾斜的角度比侧切牙更大。从唇舌向观,前牙区牙根长轴与牙冠长轴不在同一直线上,牙根长轴与牙槽嵴长轴基本一致,牙冠长轴则略向舌侧倾斜。种植体的长轴应与缺失牙的长轴尽量一致,上颌前牙区种植体平台位置应略偏腭侧。若种植体的平台偏唇侧或长轴过度唇向倾斜,会导致修复体穿龈轮廓比邻牙更向唇侧,出现牙龈退缩;若种植体的平台过于偏腭侧或长轴斜向舌侧,会导致修复体补偿过大,进而影响发音、卫生维护以及产生异物感。

(4)接触区:相邻两牙的邻面接触区(或称之为接触点)的位置影响到牙冠长宽比例和楔状隙轮廓,形成了牙冠形态的个性化特征。上颌中切牙之间的切楔状隙,约为龈乳头到切缘距离的四分之一,其余四分之三是邻面接触区。中切牙与侧切牙之间的楔状隙分别为三分之一和三分之二。侧切牙与尖牙之间的切楔状隙较宽,约为龈乳头到切缘距离的一半。尖牙与第一前磨牙间的切楔状隙,和侧切牙与尖牙之间的楔状隙相当。后牙区无切楔状隙的标准因为尖牙是牙弓的拐点。通常随着时间和牙齿外形的变化,切楔状隙也在变化。

中切牙之间的接触点比中切牙和侧切牙之间的接触点更接近切缘,而中切牙和侧切牙之间的接触点则比侧切牙和尖牙之间的接触点更近切缘。这一渐变,使微笑时的弧形下唇线与龈乳头形成相对平行的美学特征。Morley 提出理想的上颌前牙邻面接触区从侧面观应具备如下条件:中切牙之间的邻面接触区为中切牙牙冠长度的 50%,中切牙和侧切牙之间的邻面接触区为中切牙长度的 40%,侧切牙和尖牙之间的邻面接触区为中切牙长度的 30%。邻面接触区之间的互相关系也强调了在上颌前牙获得美学比例的整体概念,也就是使牙列看起来从中线向两侧逐渐变小。由于邻面牙槽嵴顶距接触区的距离会影响龈乳头的形态,所以在制作修复体时要依据牙槽嵴顶的位置适当调整邻面接触区的位置,塑造美学龈乳头。

(5)牙弓渐变与视觉黄金比例:近大远小是一种自然视觉现象,当两个同样的物体放在距观察者不同距离的地方时,近处的物体会显得比远处者大。通常,在微笑时,前牙距观察者较后牙距观察者更近,会呈现出前牙较大后牙较小的效果。颊齿间隙是指微笑时上颌第一前磨牙与口角之间的阴影空间。颊齿间隙或侧方阴影区可以通过改变不同牙位牙齿的光影效果,帮我们达到渐变的效果。最重要的是尖牙与第一前磨牙的位置。

符合黄金分割比例的牙列排列,在笑时最赏心悦目。对牙与牙列的视觉黄金比例的界定是以笑时的正面观为评价视角。从美学感观角度,前牙牙列占整个笑容长度(口角之间的距离的0.618时最美,颊齿间隙占其余的 0.382;如果双侧尖牙之间长度为 1,则单侧尖牙至口角距离为0.309,双侧距离之和为 0.618;如果单侧中切牙至尖牙为 1.618,则尖牙至口角为 1。牙冠在牙列中的视觉黄金比例,如果设定侧切牙宽度为 1,则中切牙为侧切牙的 1.618 倍,而尖牙为侧切牙的0.618 倍。美学种植,无论是单颗、多颗牙缺失,还是牙列缺失,都应符合视觉黄金比例。

(三)硬组织

将支持牙的硬组织称为牙槽骨或牙槽突,牙缺失之后则称为牙槽嵴或剩余牙槽嵴,牙槽嵴的游离端称为牙槽嵴顶。牙槽嵴的质量和形态将影响到骨弓及其表面软组织的形态、种植体的稳定和种植治疗的美学效果。

从𬌗面观,牙槽突或剩余牙槽嵴的唇侧骨性弧线统称为牙槽骨弓或骨弓。骨弓的变化,一种为个别缺牙位点的牙槽嵴唇侧水平向骨吸收导致的骨弓凹陷。另一种情况为牙列缺失后牙槽嵴废用或不正确使用义齿导致的牙槽骨萎缩。以上两种情况均可伴有骨密度的改变。

1.上颌前部牙槽突轴向

生理情况下,上颌前部与后部的牙槽突轴向存在差异,并导致牙齿长轴的不同。前牙区牙槽突唇向倾斜。上颌前牙根和牙冠并非在同一长轴上,牙根长轴与牙槽突的长轴基本一致,牙冠长轴呈舌向内收,补偿了牙根和牙槽突的唇向倾斜。美学种植修复时,多数情况下必须补偿牙槽嵴的唇向倾斜。补偿方法是将种植体的植入位置贴近腭侧骨壁,使种植体平台位置偏向天然牙的腭侧,避免种植体长轴过度唇倾。种植体位于此位置时,可以保证种植体颈部唇侧有一定厚度的骨壁,避免因骨壁过薄引起的骨吸收和软组织退缩,同时可以灵活的选择基台,包括预成基台、可铸造基台和解剖式基台等,并能够依据具体的临床状态选择螺丝固位或黏结固位。

上颌前部牙槽突唇侧根方存在生理性凹陷,例如切牙凹和尖牙凹。在种植体植入时,为了植入适当长度的种植体同时避免牙槽嵴唇侧根方穿孔,往往造成种植体长轴过度唇倾,引发种植修复的美学并发症。因此,为确保在理想的位置和轴向上植入种植体,这种临床条件下常常需要在种植体根方进行骨增量。

2.牙槽骨弓凹陷

上颌前牙的唇侧骨板菲薄,主要由骨皮质构成,呈根样凸出。个别牙缺失后,唇侧骨壁完整的牙槽窝的生理性愈合,尽管唇侧骨板会发生水平向和垂直向骨吸收和改建,但骨弓轮廓通常不会发生显著的变化。但是某些情况可以导致牙根唇侧骨板的部分或完全缺失,形成骨弓凹陷。

(1)外伤对牙槽突的直接撞击可造成唇侧骨板的骨折,或对牙冠的撞击,形成的杠杆力可造成唇侧骨壁的间接骨折,骨折将引起骨吸收。

(2)根尖脓肿通常首先破坏唇侧骨板,形成排脓通道。

(3)根尖周囊肿和肿瘤通常首先侵蚀和破坏唇侧骨板。

(4)牙周病或正畸施力不当时,唇侧骨板吸收。

(5)在传统的拔牙程序中,拔牙后进行拔牙窝的唇舌向指压"复位",造成牙槽窝唇侧骨板的骨折,会增加唇侧骨板水平向和垂直向的骨吸收。因此,从美学种植的角度,应当摒弃这一错误的操作步骤,以微创拔牙方法保护牙槽窝骨板。

牙槽嵴唇侧骨板凹陷严重者,必须进行骨增量才能植入种植体。轻微的凹陷,虽然不会造成种植体周围骨缺损,但避开唇侧根方的骨缺损将造成种植体长轴过度唇倾,并因缺乏骨支撑使唇侧黏膜内陷,影响种植治疗的美学效果,也必须进行骨或软组织增量。

3.邻面牙槽嵴降低

牙槽突垂直高度的变化,通常指牙槽突垂直高度的降低。理想状态下,牙槽嵴与牙齿釉牙骨质界的轮廓一致。釉牙骨质界和牙槽嵴轮廓因牙位不同而异,在上颌前牙呈抛物线形,在后牙则较为平缓,在下颌前牙则介于前两者之间。同样,牙槽嵴的厚度也不相同,前牙的唇侧骨板菲薄、牙槽嵴呈刃状,后牙的颊侧和舌侧牙槽嵴厚度相似、较为圆钝。基于如上特点,上颌前部牙槽嵴垂直高度降低的程度显著高于其他部位。

两个参数界定牙槽嵴的垂直向高度:唇侧中点的牙槽嵴高度和邻面牙槽嵴高度。一般状态下,邻面牙槽嵴高于唇舌侧牙槽嵴。有文献报道,唇面和邻面牙槽嵴高度差在 1.01～3.10 mm。因此,牙槽嵴垂直高度的降低可分类如下:唇侧牙槽嵴高度降低、单侧或双侧邻面牙槽嵴高度降低以及唇侧和邻面牙槽嵴都降低。牙槽嵴垂直高度降低的原因为生理性或病理性因素。

(1)生理性牙槽嵴高度降低:在牙齿萌出过程中,牙槽嵴高度曾与釉牙骨质界处于同一水平。之后,釉牙骨质界将殆向"提高",牙槽嵴则根向"降低"。生理性牙槽嵴高度降低的另一个因素,是拔牙窝愈合过程中骨改建的结果。通常,非拔牙导致的生理性牙槽嵴高度降低属于全口牙列的生理性变化,整体外观仍然协调、自然,并不出现明显的或个别的龈缘退缩现象,在种植体植入时可以参照牙槽嵴高度设计平台的垂直位置及选择种植体类型。而拔牙后牙槽窝愈合导致的牙槽嵴高度降低,在种植体植入时需要参考牙槽嵴高度和种植位点处预期龈缘的位置,来决定种植体平台的垂直位置和选择种植体的类型。

(2)病理性牙槽嵴高度降低:牙周病是病理性牙槽嵴高度降低的主要因素,通常唇侧和邻面牙槽嵴均降低。由不良修复体导致的牙槽嵴吸收,牙槽嵴高度降低为不规则的表现,即唇侧和/或邻面(单侧或双侧)牙槽嵴高度的降低。病理性牙槽嵴高度降低将导致牙龈退缩并发生质量的变化。

唇侧牙槽嵴垂直高度的变化,具有重要的临床意义:牙槽嵴高度关乎种植体平台位置为是否进行骨增量的重要指征;与修复体边缘和龈缘位置密切相关;牙槽嵴高度降低则导致最终的龈缘曲线不协调。

修复单颗缺失牙时,牙间乳头能否得到支撑与邻牙牙槽嵴高度有关。因此,牙间乳头是否存在、修复的美学效果,甚至修复体的外形(尤其接触点的位置和范围)都依赖于种植位点的邻面牙槽嵴高度。如果邻面牙槽嵴大量丧失,牙龈乳头高度难以维持,即使外形正确修复体和邻牙之间出现缺隙(黑三角,black interdental triangle)的可能性也将增大。当邻面接触点到牙槽嵴顶距离<5 mm 时,牙龈乳头可以 100%存在;>5 mm 时,则会低于 50%

(四)软组织

1.牙龈生物型和龈缘形态

(1)牙龈生物型分为薄龈生物型、中厚龈生物型和厚龈生物型。薄龈生物型的特点是牙龈具备菲薄的附着龈细长的龈乳头,厚龈生物型的特点是附着龈厚而宽、龈乳头低而圆钝,中厚龈生物型则介于两者之间。

(2)龈缘的形态分为高、中和低弧线形龈缘。

通常,龈缘形态与牙龈生物型、牙冠形态存在相关性。薄龈生物型者具备高弧线形龈缘邻面接触点靠近冠方、牙冠形态呈尖圆形。厚龈生物型者具备低弧线形龈缘,邻面接触点靠近根方(甚至为邻面接触线)、牙冠形态呈方圆形。

不同的牙龈生物型具有不同的组织学和生物学特征,对口腔环境中各种刺激的生理和病理反应不同。

2.牙龈轮廓

不同的牙龈高度和龈乳头的高度,形成了规律性的波浪状龈缘轮廓,表现了牙列的天然美,也是评价传统或种植固定修复的重要方面。

(1)龈乳头:龈乳头的形态因牙位、牙龈生物型、牙冠形态和牙齿排列而不同,同时受到牙周健康状态、种植体植入的三维位置、牙或种植体支持的修复体等多种因素的影响。唇侧观因颈楔状隙的轮廓不同,龈乳头细长或圆钝,但在健康的牙周组织状态下,牙龈组织从颊侧到舌侧完全充满颈楔状隙。龈乳头充满颈楔状隙是天然牙美学和种植美学的重要标志,当龈退缩时暴露颈楔状隙,出现邻牙间"黑三角",将严重损害美学效果。

牙龈乳头形态学支持为下方的牙槽嵴形态。牙槽嵴顶的走行与釉牙骨质界一致,呈抛物线形,在后牙区,呈"山谷"状,颊舌侧相对扁平,而前牙区的邻间骨则呈金字塔状,与龈乳头或龈谷的形态相匹配。对龈乳头高度起关键作用的因素还包括邻牙附着和颈楔状隙的大小。

生理状态下,邻面牙槽嵴顶点至邻面接触点之间的距离和颈楔状隙的轮廓是影响牙龈乳头形态的两个基本因素。前牙区颈楔状隙狭窄,邻面牙槽嵴顶点至邻面接触点之间的距离较大,龈乳头可以呈现细长、动人的美学形态。通常龈乳头充满并超出颈楔状隙的范围,龈乳头 100%充盈楔状隙时,邻面接触点距牙槽嵴顶之间的最大距离在天然牙之间为 4.5～5.0 mm,种植修复体与天然牙之间为 4.5 mm,种植修复体之间为 3.5 mm,种植修复体和桥体之间为 5.5 mm,天然牙和桥体之间为 6.5 mm,桥体和桥体之间为 6 mm。邻面接触点从中切牙到后牙区逐渐接近唇侧龈缘水平,远离切端,龈乳头高度也随之降低。Tarnow检查了人类的邻间龈乳头,发现当接触点到牙槽骨的距离≤5 mm,98%的情况下都可存在龈乳头充盈。若为 6 mm,则降为 56%,7 mm 时只有 27%。

龈谷无角化,连接唇侧和舌侧龈乳头。天然牙龈谷的唇舌向剖面形态,因邻面接触区存在

3 种类型。①Ⅰ型：邻面接触区的唇舌向距离较大，龈谷较宽、呈马鞍状，通常表现在后牙区。②Ⅱ型：接触区的唇舌向距离较小，龈谷较窄、呈马鞍状，通常表现在前牙区。③Ⅲ型：邻面接触区呈点状接触，或相邻的两牙之间无接触、甚至存在缝隙，唇侧龈乳头与舌侧龈乳头之间融为峰状结构，无龈谷。

种植体周围龈谷参与种植体过渡带的构成，对龈乳头的长期稳定起重要作用。但是，与天然牙龈谷相比具有明显的特征。

牙槽窝愈合过程中，龈谷发生了角化。在多数病例，只是形成了Ⅰ型和Ⅱ型龈谷的马鞍状外形轮廓，起连接唇侧和舌侧龈乳头的桥梁作用，更恰当的称谓应当是龈桥，而不是无角化的龈谷；只有在少数病例，例如即刻种植同期修复，才能继续保留无角化的龈谷。龈桥较龈谷宽而坚实，增强了对龈乳头的稳定作用，尤其在上颌前牙区种植体周围过渡带的近中和远中面较宽时，有利于种植体周围软组织的长期稳定和健康。

（2）牙龈顶点：龈缘呈弧线形，龈缘最根方的点称之为牙龈顶点。上颌中切牙和尖牙的牙龈顶点位于牙冠长轴略偏远中位置，侧切牙的牙龈顶点位于长轴上。高位笑线者，微笑时将暴露牙龈，苛求中线两侧牙龈的对称性时，牙龈顶点的对称显得十分重要。

（3）牙龈平面：牙龈平面为通过上颌中切牙和尖牙牙龈顶点的连线，应平行于瞳孔间水平连线和切平面，或垂直于中线。牙龈平面的严重倾斜将显著影响美学感观，需要用牙周手术、甚至正颌手术进行矫正。

（4）牙龈高度：Chiche 和 Pinault 确立了两种美观的牙龈高度：第一种，牙龈顶点不在同一水平，侧切牙牙龈顶点低于牙龈平面，通常位于牙龈平面冠方 1～2 mm 处。第二种，中切牙侧切牙及尖牙的牙龈顶点都处于同一水平。这两种牙龈外形的任何一种都可以在中线两侧对称存在。中线两侧牙龈高度不对称，或侧切牙牙龈顶点位于牙龈平面根方，都会造成视觉上的美学障碍，应进行相应治疗。

三、种植治疗的美学风险因素

近年来，研究种植治疗的美学风险因素的文献不断增多，尤其在 2003 年国际口腔种植学会（ITI）第三届共识研讨会上，专门成立了"牙种植学中的美学"的专题工作组（共识性论述发表于 2004 年 IJOMI 特刊），逐渐形成了牙种植美学风险评估的 12 项因素（表 10-1），并出版了专著"国际口腔种植学会（ITI）口腔种植临床指南：美学区种植治疗"该书的出版，标志着美学种植原则的确立和美学种植修复技术的成熟，口腔种植进入一个新的历史阶段。

表 10-1 美学风险评估（ERA）

美学风险因素	低	中	高
健康状态	健康，免疫系统正常		免疫系统低下
吸烟习惯	不吸烟	少量吸烟（<10 支/天）	大量吸烟（>10 支/天）
患者的美学期望值	低	中	高
笑线	低位	中位	高位
牙龈生物型	低弧线形，厚龈生物型	中弧线形，中厚龈生物型	高弧线形，薄龈生物型
牙冠形态	方圆形		尖圆形
位点感染	无	慢性	急性

续表

美学风险因素	低	中	高
邻面牙槽嵴高度	到接触点≤5 mm	到接触点5.5～6.5 mm	到接触点≥7 mm
邻牙修复状态	无修复体		有修复体
缺牙间隙的宽度	单颗牙(≥7 mm)	单颗牙(<7 mm)	两颗牙或两颗牙以上
软组织解剖	软组织完整		软组织缺损
牙槽嵴解剖	无骨缺损	水平向骨缺损	垂直向骨缺损

牙槽骨的骨代谢是全身骨骼系统中最为活跃的骨组织,牙缺失后会发生牙槽嵴的水平向和垂直向骨吸收。龈缘和龈乳头的位置取决于牙槽嵴的位置,术前对牙槽嵴位置的评价尤其重要。

在术前分析和评估美学区种植治疗的美学风险,有助于评估种植治疗的预期效果、甄别美学种植的高风险患者、规避美学并发症、确定种植治疗难度和设计治疗程序。影响种植治疗美学效果的因素是极其复杂的,包括局部和全身因素。

在确定种植治疗美学成功可能性的时候,应当考虑到继发于局部和全身因素的潜在并发症。

(一)常规性风险因素

1.全身因素

通常影响种植的全身因素是指影响创口愈合和骨重建能力以及对已发生骨结合的种植体长期维护产生负面影响的所有疾病和状态。Buser 等将全身风险因素分为高风险因素和风险因素,并且有大量的文献讨论对种植体骨结合的影响,但少有专门讨论这些因素对美学效果影响的文献。原因十分简单,不是因为这些因素不会影响软组织美学效果,而是已经知道凡是能够引起天然牙牙周病理性变化的因素都会影响种植体周围的软组织。并且,由于某些严重疾病的存在,或是放弃种植治疗,或是种植治疗已经不再考量美学效果,只能注重种植体骨结合。对高美学要求的患者,如果患有牙周病的易感因素,如糖尿病、服用皮质类固醇和化疗药物等,具有高度美学风险。

2.吸烟

吸烟会导致种植体周围感染,危及种植体骨结合和美学效果。对高美学风险的患者,应当劝患者戒烟,或放弃种植治疗。大量吸烟(>10 支/天)应该被视为"高度美学风险"。

3.患者的美学期望值

目前,患者很容易获得牙种植能够替代缺失牙的信息,这不只是从医师得到的种植治疗建议,大部分信息来源于网络等媒体信息。网络上大量的种植信息有利于促进患者对种植的了解,有助于患者做好接受种植的心理准备(包括种植治疗过程和治疗费用)。但是,遗憾的是这种知识传播方式只注重于宣传种植治疗的优越性,很少提及种植治疗的并发症和风险,即使偶尔提到,也只是关于种植体的存留率。这会导致患者不切合实际的期望值,这种期望是医师难以达到的。在与患者讨论和确定种植治疗计划时,必须知道患者对功能和美学治疗效果的期望值。

对高美学期望值的患者,当局部条件较差时,具有高度美学风险。应该与患者一起详细讨论所存在的各种风险因素,使患者了解可能出现的治疗效果,避免在治疗后患者产生失望的心理。对高美学要求的患者,必须要更加谨慎地评估所有的美学相关因素,当局部解剖条件超出目前的技术能力时,应当选择放弃种植治疗。

(二)局部风险因素

1.笑线高度

在进行口腔功能活动,尤其是笑时,种植修复体及其周围黏膜的暴露程度、种植修复体与牙列的协调程度是界定美学风险的重要因素。如果看不到种植体周围龈缘,种植位点一般被认为美学风险很小或没有风险。这个区域暴露的越多,美学风险越大,反之亦然。

高位笑线患者美学风险显著增加,几乎完全与牙龈暴露有关,因为种植治疗的任何瑕疵都显而易见。因此,无论何种牙缺失类型(单颗牙缺失、连续多颗牙缺失或牙列缺失)的种植治疗都存在巨大的美学风险,必须获得健康、协调和自然的龈缘、龈乳头、修复体和牙槽嵴骨弓轮廓。尤其合并高弧线形、薄龈生物型牙龈时,必须审慎应对。

中位笑线患者美学风险加大,风险因素与显露的修复体有关,例如:修复体的大小、形状、色泽和视觉效果,与邻牙的相对比例与形状,龈楔状隙和切楔状隙的形状与外观,及其在牙弓和周围组织中的凸度等。

低位笑线患者因口唇可以有效遮掩未达到最佳效果的牙龈、牙冠比例和修复体的龈方部分,从而降低美学风险。

2.牙龈生物型

(1)薄龈生物型:如果邻牙的牙周健康,并且具有足够的邻面牙槽嵴高度,薄龈生物型能够获得完美的单颗牙种植的美学修复效果。

牙龈薄而脆弱的特性有助于形成并维持自然、可预期的牙间乳头,但是也增加了出现龈缘退缩的美学风险。为了实现长期稳定的美学效果,要求充分注意各个方面的细节,包括正确的种植体植入位置、足够的支持骨量、修复体的穿龈轮廓和合适的临床技术等。因为种植修复体要穿出结缔组织和上皮,这些结构对再造和维持龈乳头十分重要。

作为破坏令人满意的美学修复效果的重大风险,不能忽视这些组织在刺激下产生退缩的倾向。连续性牙缺失并且是薄龈生物型的患者,需要在种植治疗之前或同期进行牙周手术改变其组织特点。此类患者,龈退缩和组织变色的危险进一步增加,因此,更加苛求种植体的位置和修复体的形状。

为此类患者制订外科计划时,要求种植体更接近于腭侧(但仍位于唇舌向安全带内)从而使硬组织和软组织最大限度地覆盖于种植体表面。此时种植体长轴从修复体舌侧隆突穿出,有利于修复体的螺丝固位。

(2)厚龈生物型:在修复前上颌单颗牙缺失时,厚龈生物型风险较低。较厚的附着龈能有效地遮掩种植体和龈下金属构件的颜色,降低美学效果不佳的风险。此类生物学类型显然有利于保持种植体周软组织美学的长期稳定性。由于厚龈生物型患者更易于在增量手术后继发软组织瘢痕,因此从外科角度应当特别注意。

对于多颗前牙连续性缺失患者,厚龈生物型利弊兼之。较厚牙龈在保持其位置、形态和抵御退缩等方面是可预期的,但是,此种类型的组织限制了多颗牙缺失区龈乳头的成形能力

(3)中厚龈生物型:兼备薄龈和厚龈生物型的优点和缺点,其远期种植修复的美学效果仍然面临巨大的挑战。

3.牙冠形态

如前所述,缺失牙和天然牙的牙冠形态与牙龈生物型相关。

在美学区,缺失牙和邻牙的形状显著影响到种植修复的风险程度。鉴于美学效果主要受到

修复后牙龈结构和形态的影响,方圆形牙冠(软组织常常是厚龈生物型)可降低美学风险在这样的环境中,虽然种植修复难以获得细长、完美的龈乳头,但通常与患者的天然状态协调一致。在牙周健康状态良好时,尖圆形牙通常伴有菲薄、高弧线形的牙龈生物型软组织牙槽嵴垂直高度降低、龈乳头退缩时,尖圆形牙冠的患者会产生较大的邻面间隙(黑三角)如果为了掩饰或消除"黑三角",而将牙冠制作为方圆形和加大的接触区来弥补牙间乳头的丧失,改变了龈缘和牙冠的自然形态,反而潜在性的损害了最终的美学形态。将导致严重的美学风险。这种临床状态伴有高位笑线时,会面临最高的美学风险。

4.邻面牙槽嵴高度

修复单颗牙缺失,种植修复体龈乳头的高度与稳定,主要取决于邻面牙槽嵴高度与稳定,与种植体周围的碟形骨吸收无关。因此,牙间乳头的观感、美学效果,甚至修复体的外形(尤其接触点的位置和范围)都依赖种植位点的邻面牙槽嵴高度。在局部感染导致邻牙周围牙槽嵴垂直丧失的位点,损害美学效果的风险明显增加。由于邻面大量的牙槽嵴丧失,外形正确的修复体和邻牙之间出现缺隙(黑三角)的可能性增大。而且沿着感染过的牙根表面进行牙槽嵴骨再生是不可预期的,目前的治疗方法获得成功的可能性不大。

不正确的种植体植入位置和修复方式也可以导致邻面牙槽嵴的吸收,如种植体侵入近远中向危险带,黏结固位时难以去除的粘接剂等因素。

多颗牙连续性缺失的大范围缺牙间隙,通常存在水平和/或垂直向的骨量不足,影响美学效果的风险较高。在美学区连续植入多颗种植体时,因为种植体之间的邻面牙槽嵴已经丧失,或种植体植入后种植体之间邻面牙槽嵴的稳定性缺乏可预期性,降低了种植体之间龈乳头的长期稳定性,具有高美学风险性。合并高位笑线和/或薄龈生物型,通常存在最大的美学风险。此类患者,必须在种植体植入之前或同期进行位点改进。位点改进的效果也不尽相同,水平向骨量扩增优于垂直向骨量扩增的效果。

5.种植位点的局部感染

种植位点的局部感染是一个广泛的概念。种植位点或种植位点周围存在感染或有感染病史,是术前评价种植治疗美学风险的重要考量。牙周病、牙髓病、创伤(根折,根吸收和根粘连)或异物(汞合金残留物、感染性牙根残留物)等局部感染,能够直接降低种植位点和其周围的硬组织和软组织的质和量。此外,局部感染经有效治疗,尽管已治愈,可能因为美学重要组织的丧失(尤其是邻牙牙槽嵴高度)和软组织的萎缩而导致牙龈退缩。局部感染的性质,例如慢性或急性,决定了在感染有效控制之后的美学风险严重程度。总之,就局部感染来说,表现为化脓和肿胀的急性感染是美学效果的最高风险。慢性感染,尤其是牙齿的慢性根尖病,如果在种植体植入之前没有治愈,其美学并发症具有中度风险。

鉴于牙周高易感性和/或进展性或难治性牙周病的美学风险因素增大,应该特别审慎。此类患者具有生物学并发症的潜在风险,必须在种植治疗开始之前治疗牙周病。白细胞介素-1(IL-1)阳性的患者,同时又大量吸烟时,生物学并发症的发生频率较高。应确诊此类患者,并在种植治疗之前告知潜在的美学并发症,在种植修复后的维护期应认真复诊。

6.邻牙修复状态

如果缺牙区的邻牙健康、没有修复体,对预期的美学效果不会有额外的风险。但是,如果邻牙存在进入龈沟内的修复体,有可能会发生种植体植入后的龈缘退缩,危及美学效果。尤其当修复体边缘与基牙肩台连接不正确或存在周围感染性肉芽组织时,美学风险显著增加。美学并发症通常是龈缘退缩导致的修复体边缘暴露或牙龈结构的改变。对此类患者,慎微细致的治疗计划极其重要。必要时,更换正确的修复体,或改变种植体植入和二期手术的黏膜切口设计,尽量避免因此而引起的种植体周围龈缘退缩,降低美学风险。

7.缺牙间隙的近远中向宽度

缺牙间隙的近远中向宽度是影响种植美学效果的重要因素。目前,从种植美学效果的角度,将牙缺失间隙分类为单颗牙缺失间隙、连续多颗牙缺失间隙和牙列缺失。

单颗牙缺失,邻牙和支持组织处于良好的健康状态时,龈乳头可以获得邻面牙槽嵴的支持,牙槽嵴到修复体邻面接触点的距离较小,获得美学治疗效果的可能性较高,美学风险较低。但是,对种植医师的技术要求高,因为周围的天然牙为种植修复体的龈缘、龈乳头和修复体本身提供了参照。缺牙位点的牙周状态较差或修复间隙不足时,将影响美学效果。

连续多颗牙缺失和牙列缺失具有显著的美学挑战性,其原因如下。

(1)种植体间的硬组织和软组织变化难以预测。

(2)牙槽嵴水平向和垂直向骨吸收将导致缺失牙之间的龈乳头退缩,由于重建邻面牙槽嵴的垂直高度缺乏可预期性,龈乳头重建的远期效果难以预期。

(3)缺乏相邻种植体之间牙槽嵴长期稳定性的临床证据。

(4)广泛的唇侧骨壁的水平向吸收,导致牙槽嵴骨弓形态的变化,必须进行骨弓的轮廓重建才能获得自然、协调的美学修复效果。

(5)为获得种植修复体从软组织中"长出来"的感觉和接近自然的根样隆起,对种植体的三维位置要求苛刻。

(6)必须正确选择种植体的直径,过粗的种植体可能加重骨吸收,引起唇侧骨板以及种植体之间的骨量丧失。

种植体和修复体的连接以最大限度地获得种植体间的组织支持为首要目标,因为即使是很小的错误也将对支持组织造成损害。因此,制订连续多颗牙种植的治疗计划,应该考虑到风险性增加,应对美学风险因素。

评估连续性牙缺失种植修复的美学风险性,缺失牙的位置是重要因素。两颗中切牙缺失因为在鼻腭区存在的"充足"的组织量,为获得美学效果提供了最佳机遇,愈合后能够获得对称的牙龈形态。修复中切牙和侧切牙的连续性缺失时,因为要再现解剖学上牙龈乳头的高度,增加了美学挑战。此外,要想使龈乳头得到支撑,使相邻的修复体呈现出从结缔组织中长出来的感觉,越来越依赖于选择直径和形状合适的种植体。侧切牙和尖牙的修复难度相同此类病例,应认真选择治疗方案,尽可能避免相邻的种植体植入。通常,侧切牙缺失伴有中切牙或尖牙缺失时,应该考虑用悬臂修复侧切牙位点,即在侧切牙位点用一个卵圆形桥体修复,只使用一颗种植体,最大限度地获得组织支持。连续性牙缺失,只要包含一个侧切牙连续的种植体植入时,被视为美学并发症的最高风险。

8.硬组织和软组织缺损

硬组织增量的目的,不单纯是为了扩大种植治疗的适应证和保证长期骨结合。因为龈缘和龈乳头的位置是依靠其下方的硬组织维持的,要获得长期的美学软组织稳定性,必须有充足的水平向和垂直向骨量。在拔牙时,如果牙周组织健康,骨和周围软组织创伤较小,牙槽窝愈合过程的水平向和垂直向硬组织的变化较小,不具备美学上的临床意义,种植治疗的美学风险较低。如存在具有临床意义的骨量不足,则需进行适当的硬组织和/或软组织增量治疗。目前的水平向骨增量技术,包括自体骨(块状骨颗粒状骨)移植和/或引导骨再生,均可获得预期的临床效果。但如何解决垂直向骨量不足是一个挑战,仍然难以完全恢复理想的牙槽嵴轮廓,常常导致美学缺陷。在前上颌区为了最有效地利用软组织量,建议潜入式或半潜入式种植。在局部条件允许的情况下,可以考虑非潜入式种植。

(1)水平向硬组织和软组织宽度:水平向骨量不足会增加美学治疗风险。如果水平向缺损有限,其他条件良好(例如健康的邻牙牙周和修复状态),可以达到预期的位点改善和美学修复效果。严重的水平向骨缺损和不健康的位点,损害美学效果的风险增大。此类患者,较深的植入种植体以回避牙槽嵴顶宽度不足,将危及骨和软组织的高度,并造成修复体的比例和轮廓失调而不利于美学效果,产生负面影响。这种情况,常常通过水平骨增量和/或软组织移植改善位点的方法得到有效治疗。近年来,此类技术得到极大的改进,为水平向缺损的位点提供了理想的预期效果。

(2)缺牙间隙的硬组织和软组织高度:即使是垂直骨高度的轻度不足,也难以预期增量的效果,不能获得美学效果的风险明显增加。多数情况下,引导骨再生技术能够增加种植位点的宽度,但是不能重新获得充足的高度。这将影响牙龈和修复体的形态。缺牙间隙垂直骨量丧失的美学风险也因合并许多其他因素而加大,尤其是邻牙的牙周健康因素。在邻牙牙周病没有治疗之前,垂直向骨量不足的位点不能进行增量治疗。可以考虑使用某些移植辅助材料(如釉基质蛋白)和外置法骨移植恢复牙周支持,并考虑拔除因牙周病不能保留并影响将来种植位点的牙齿。连续性缺牙区域的垂直向缺损,最具美学风险性,应该认真考虑其相应的移植技术,如牵张成骨、外置法骨移植和游离牙龈移植等。

四、美学种植的临床原则

牙种植相关的基本治疗程序已经确定。为达到美学种植的目标,应当建立正确的种植治疗理念、严格进行术前风险评估、合理的制订治疗方案、恰当的运用操作技巧,避免一切可能出现的并发症。

(一)以修复为导向的种植治疗理念

种植治疗属于器官重建的医学范畴,在种植学发展的早期,研究的重点是如何获得骨结合。在成功的获得骨结合的基础上,也就是在现阶段,将种植治疗的最终目标确定为获得缺失牙的长期、稳定的功能和美学修复。从这个角度出发,对实现长期稳定的骨结合、获得模拟天然牙牙冠的修复体、维持健康稳定的种植体周围软组织而言,修复体的三维位置起到重要作用,因此提出以修复体为导向的种植治疗理念。

1.以修复体为导向的种植体植入

基于种植治疗的最终目标,修复体应当准确地模拟天然牙牙冠的位置,才能符合人体的生理适用过程,否则将产生负面的效应,危及骨结合与软组织结合的长期稳定。实现这一目标取决于种植体的三维位置,换言之,修复体的位置决定了种植体植入的三维位置,称之为以修复为导向的种植体植入。修复体准确地模拟天然牙牙冠的位置有多种要求,但主要因素是修复体的穿龈轮廓和固位方式(螺丝固位或黏结固位)。

2.从三维空间判断修复体的位置

(1)修复空间:修复空间限制了修复体的外形。因此必须在术前评估修复空间对修复体形态的限制,必要时要采取辅助性正畸治疗创造合理的缺牙间隙和邻牙牙根之间的距离。

(2)计算机引导的种植体植入:种植体周围骨和软组织会对种植体和修复体作出反应。在复杂的解剖条件下,完全依据二维的放射线检查(例如根尖放射线片和曲面体层放射线片)、模型分析和术中的直观判断,难以准确确定种植体的位置和修复体的形态,无法预期对种植治疗美学效果的负面影响。因此,在美学区植入种植体,可以依靠 3D 放射线诊断技术确定牙槽嵴的状态,在计算机引导下制作外科模板,实现计算机引导下的种植体植入。

(3)辅助性增量程序:按修复体所要求的理想位置植入种植体时,判断硬组织和软组织是否充足或是否需要增量治疗,不但取决于对种植体骨结合的影响,还取决于是否影响修复后的美学效果。换言之,可能剩余骨量和软组织量并不影响种植体骨结合,但只要影响修复的美学效果,就必须进行硬组织和软组织增量的治疗程序。

3.美学修复体

目前的美学种植修复还限制在美学区种植体支持的固定修复范畴之内。迄今,主流的观点认为美学种植修复体等同于美学天然牙修复体。这种观点并不全面,甚至存在误区。天然牙的固定修复体是以天然牙作为基牙,基牙保存了龈沟和龈沟根方的所有结构,尤其是牙周附着的结构、方式和位置,而种植修复体则在与下方的支持方式、界面位置、与软组织的结合方式以及修复体的饰瓷空间等方面存在差异,各有利弊。

4.𬌗与𬌗型

前导𬌗,尤其在连续多颗前牙缺失时,会对骨-种植体界面的应力分布产生不利的影响,会影响骨结合的稳定,进而影响种植体周围的软组织稳定。因此,应当调整𬌗型,并考虑到调整𬌗型对修复体形态的影响。

5.软组织健康与稳定

软组织健康与稳定,是戴入种植修复体之后对美学效果的主要影响因素。以上,阐述了与种植体周围软组织健康与稳定的多种相关因素。就软组织本身而言其影响因素包括余留牙列的牙周健康和种植体周围软组织健康两个方面。因此,在种植治疗之前的牙周处理、种植治疗过程中的软组织处理和戴入修复体之后的软组织维护都是与种植体周围软组织健康和长期稳定不可分割的重要相关因素。

(二)种植治疗方案

完整的种植治疗过程是由不同的治疗程序所组成,因种植治疗的美学目标不同,其诊断与设计程序、外科程序、修复程序、技工工艺程序和种植体(或种植修复体)维护等治疗程序中采用的治疗技术存在显著不同。所有的治疗程序都存在必然的内在联系每一个治疗程序的临床结果都将影响到下一个临床程序所选择的临床技术和产生的临床结果。

因此,医师应当基于患者的临床条件、所选择的生物材料、临床经验和病例的 SAC 分类完整的规划整个治疗过程,控制美学并发症,实现美学区种植的功能和美学修复。

(三)种植体的三维位置

准确的种植体三维位置是获得美学种植效果的绝对必要条件。基于以修复体为导向的种植体植入,是种植修复体决定了种植体的三维位置与轴向。在概念上,以种植体平台位置表述种植体植入的三维位置,包括位于缺牙间隙的近远中向位置、冠根向位置、唇舌向位置和种植体之间的距离。可以用安全带和危险带界定种植体平台在每个维度上所处的位置。种植体平台应当位于安全带内,当进入危险带时将导致种植体周围骨吸收和软组织退缩,发生美学并发症。

1.近远中向位置

在近远中向,危险带为接近邻牙根面 1.5 mm 的区域。

种植体平台与邻牙牙根之间的距离应该超过 2 mm,最低也不能＜1.5 mm。因为种植体周围的碟形骨吸收在水平向通常为 1.0～1.5 mm,两者之间距离低于 1.5 mm 可引起邻面牙槽嵴吸收。一旦发生邻面牙槽嵴吸收,目前的治疗技术难以恢复其高度。

邻面牙槽嵴吸收,其高度可以降低到种植体平台水平,引起龈乳头高度的降低,出现"黑三角"。如果通过向根方延长邻面接触区的方式消除"黑三角",将发生另一种美学并发症临床冠过长、龈缘轮廓不对称,同样损害美学效果。

2.唇舌向位置

在唇舌向,种植体平台的唇侧边缘应该位于安全带内。安全带位于理想修复体外形高点的腭侧,宽度为 1.0～1.5 mm,其唇侧和腭侧均为危险带。基于碟形骨吸收同样的考量,种植体平台边缘的唇侧应该保持 2 mm 以上的骨壁厚度。这样的种植体平台位置为修复体形成与天然牙相似的穿龈轮廓和牙冠形态创造了空间。

唇侧骨板厚度低于 2 mm、种植体平台超出了邻牙外形高点之间的假想线,侵犯唇侧危险带,将因唇侧牙槽嵴吸收导致龈缘退缩和种植体颈部金属暴露的风险。如果同时并发种植体长轴唇倾,将发生种植体的修复困难,并且难以形成合理的穿龈轮廓,导致龈缘退缩的潜在并发症。

种植体平台向腭侧偏离假想线超过 2 mm 时,则侵犯腭侧危险带,通常需要把修复体设计成盖嵴式,引起发音、舒适和卫生维护等问题。

在美学区,必须考量种植体平台直径对美学效果的影响。种植体平台直径应当模拟天然牙颈部的直径,直径过大可能难以避免种植体平台侵犯唇侧危险带,引起种植体周围边缘性骨吸收。

3.冠根向位置

种植体平台的冠根向位置的界定受 3 个关键因素的影响:釉牙骨质界、牙槽嵴高度和修复体龈缘。

(1)釉牙骨质界:种植体平台应该位于对侧同名牙釉牙骨质界根方 1 mm 处。这是关于种植体平台位置的传统描述,但其前提是假设牙槽嵴高度没有降低,仅适用于没有牙周组织丧失的缺牙位点。

(2)牙槽嵴高度:种植体平台应该与牙槽嵴顶平齐。这同样是假设牙槽嵴高度没有降低。

(3)修复体龈缘:种植体平台应该位于修复体唇侧龈缘中点的根方 2～3 mm 处。

因此,种植体平台的冠根向安全带应当位于未来修复体唇侧龈缘中点的 2～3 mm 处,即 1 mm 宽的窄带。在安全带的冠方和根方区域均为危险带。当＜2 mm,种植体平台进入冠方危险带时,存在颈部金属暴露、修复体难以形成接近自然的穿龈轮廓的风险。超过 3 mm,存在唇侧骨吸收和继发性龈缘退缩的风险。

综上所述,种植体平台理想的冠向位置应当是位于对侧同名牙根方 1 mm 和唇侧黏膜中点根方 2 mm 处,并且恰好与牙槽嵴顶平齐。这样的平台位置为修复体完美模拟天然牙从黏膜中自然长处的感觉创造了空间。在术中,可以用术前确定了修复体龈缘位置的外科模板确定种植平台的位置。

当牙槽嵴吸收严重时,需要进行骨增量为种植体平台获得正确的冠根向位置。

在美学区,种植体平台垂直位置与龈缘根方之间距离＞2 mm 时,将位于龈乳头根方 5 mm 以上。这样的平台位置,导致修复体就位和去除粘接剂都非常困难。因此,建议选择螺丝固位修复体或解剖式基台避开这个难题。

4.种植体的轴向

必须依照种植修复体的位置形成正确的种植体轴向。理想的状态是种植体的长轴与修复体的长轴一致。由于剩余牙槽嵴厚度和根方凹陷的限制,可能产生种植体植入方向的唇向倾斜,限制了选择螺丝固位的修复体进行修复,并且难以形成理想的穿龈轮廓;近远中向倾斜是严重的操作失误,必须加以避免。

5.种植体之间的距离

通常,两颗种植体之间的距离应该在 3 mm 以上。否则种植体周围的碟形骨吸收将导致龈乳头的丧失,发生种植体之间邻间隙的"黑三角",或形成过长的邻面接触区。

(四)拔牙位点保存

天然牙牙槽嵴和牙龈解剖形态的保存或重建是成功的获得美学治疗效果的先决条件。拔牙之后,在拔牙窝愈合过程中所发生的,或在拔牙之前已经存在的不同程度的牙槽嵴吸收和牙龈退缩,是美学种植治疗的主要影响因素。有多种外科技术进行硬组织和软组织增量,但问题在于难以恢复牙槽嵴高度。为此,提出了一个新的治疗理念和临床技术:拔牙位点保存。拔牙位点保存是在拔牙同期进行拔牙窝内生物材料移植,阻断或减缓拔牙后牙槽嵴吸收和龈乳头萎缩,实现保存尚未吸收的牙槽嵴和弧线形的龈缘形态,维持牙槽嵴的高度,为龈缘和龈乳头提供支持。简而言之,保存位点处的硬组织和软组织解剖学天然形态。这是一项新的治疗理念和临床技术,2004 年,Sclar 在拔牙窝内植入Bio-Oss,表面覆盖可吸收性胶原,用过渡义齿进行固位和稳定,并称之为 Bio-Col 技术。同年,Jung 在拔牙窝内植入 Bio-Oss Collagen,表面覆盖腭黏膜,并称之为牙槽嵴保存。宿玉成等描述了该技术的要点和临床指征,称之为拔牙位点保存或种植位点保存,强调对保存牙槽嵴的同时改善新形成的附着龈的质量。拔牙位点保存技术的临床程序为微创拔牙,清创,在种植窝根方植入 Bio-Oss、冠方植入 Bio-Collagen,表面移植腭黏膜并缝合固定,覆盖生物材料与口腔环境隔离,过渡义齿修复、延期种植体植入。该技术适用于正常的拔牙窝、慢性感染的拔牙窝和有利型骨缺损的拔牙窝。腭黏膜移植同时起到改善角化黏膜宽度和厚度的作用。

在美学区种植治疗时,拔牙位点保存非常重要,通常可以减少或避免在拔牙窝愈合之后再使用额外的重建程序。

(五)种植位点改进

骨和软组织缺损,依据程度和类型不同,将影响种植体植入的三维位置和骨结合,甚至不能进行种植体植入。为此,必须进行与种植体同期或分阶段的骨和软组织增量,即种植位点改进。美学区的种植治疗,所存在的软组织和/或硬组织不足尽管不会影响种植体植入和骨结合,但只要是不利于获得种植治疗的美学效果,就应当进行种植位点改进,恢复或重建位点的解剖学结构和形态(图 10-3)。

目前,已经获得临床证实的种植位点改进技术较多,硬组织改进技术包括引导骨再生(GBR)和/或自体骨移植等,软组织改进技术包括游离或带蒂的黏膜移植等。

(六)种植体周围软组织成形

在非潜入式种植、潜入式种植的二期手术的同期,无论是否应用软组织改进程序,均可进行种植体周围软组织成形,引导和塑形种植体周围软组织,使龈缘和龈乳头形成理想的美学形态,并有利于过渡带的长期稳定(图 10-4)。

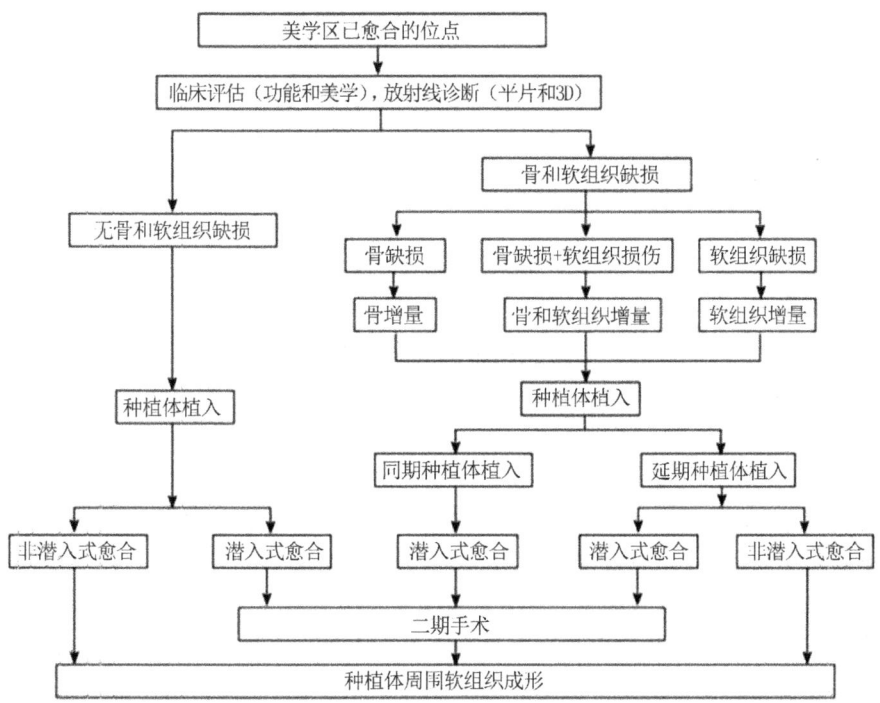

图 10-3　美学区已愈合位点的种植外科治疗程序

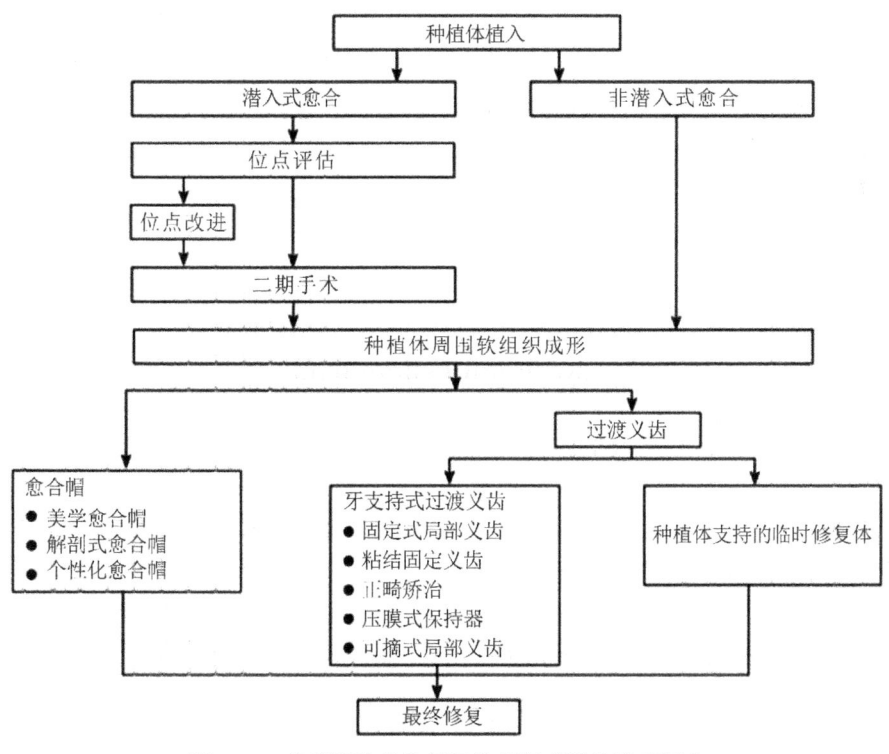

图 10-4　美学区种植体周围软组织成形的治疗程序

过渡带是种植体平台至黏膜边缘所创造出的种植体周围软组织轮廓,对最终修复体的外形轮廓起主要决定作用,并影响到种植体周围的软组织支持效果。强调过渡带概念具有多种含义。①在美学区应当通过临时修复体等临床技术诱导和成形种植体周围软组织,形成健康和美学的种植体周围过渡带。②和过渡带相接触的修复体材料应当具备良好的牙周软组织生物相容性和亲和力,对过渡带的长期稳定发挥重要作用。③过渡带的形态,是选择固位类型和基台种类的重要依据。④制取印模时,应当将过渡带的轮廓形态准确地转移至石膏模型上,便于医师和技师的交流以及确定种植修复体的穿龈轮廓。

种植体周围软组织成形技术分为两类:愈合帽成形和过渡义齿成形。

1.愈合帽成形种植体周围软组织

愈合帽成形种植体周围软组织的优点是临床操作简便。成形的方法包括预成愈合帽(例如唇侧带有斜面的美学愈合帽和解剖式愈合帽等)和个性化愈合帽。

2.过渡义齿成形种植体周围软组织

设计良好的过渡义齿,不但对患者起到美学上的缓解作用,还能在愈合期的组织生长起到保护作用,有利于软组织成形和愈合。使用固定式或可摘式均可,但应达到如下要求:满足患者的美学要求、容易制作和调改、无间歇性垂直向压力、耐用和具有诊断价值等。过渡义齿分类如下。

(1)牙支持的过渡义齿,介绍如下。

固定式局部义齿:如果缺牙位点的邻牙计划进行冠修复,这种临时修复体可以为位点成熟期提供良好的美学和功能。

黏结固定义齿:如果𬌗间距离受限,将带有纤维丝侧翼的义齿固定到邻牙的腭侧面,提供美学的临时固定修复。修复方法是在邻牙邻接面进行非常小的固位预备(仅限于牙釉质),然后用复合树脂黏结以固定义齿。

正畸矫治器:如果患者正在正畸治疗,或患者能够接受使用托槽固定方丝和临时义齿。对患者的优点是可以低位保持临时修复体,并且易于调整固定修复体的位置。

压膜式保持器:如果𬌗间距离受限,也不能采用正畸矫治器的方法时,可以使用带有卵圆形义齿的压膜式保持器作为临时修复体,对移植位点的压力是可调节的。建议不要广泛的使用压膜式保持器,因为会发生𬌗干扰和过度的义齿磨耗。

可摘式局部义齿(RPD):如果没有垂直向的骨量不足,患者使用可摘式局部义齿是有益的。丙烯酸树脂可摘式局部义齿可以获得腭侧组织固位,义齿可以设计成适应软组织形态的卵圆形。

(2)种植体支持的临时修复体。为了最大限度地获得美学治疗效果,获得良好的穿龈轮廓和过渡带形态,在戴入最终修复体之前,使用临时修复体,引导和成形种植体周围软组织。通过1~3次调整临时修复体的穿龈轮廓,一次或逐步建立理想的修复体形态,建立所期望的穿龈轮廓和黏膜质量。戴入临时修复体后3~12个月内,种植体周围黏膜将趋于成熟和稳定。因此,建议临时修复体至少要戴3个月。同时,临时修复体对未来种植体周围软组织的美学效果和最终理想的修复体外形具有诊断价值。用临时修复体制作个性化印模帽,通过临床印模程序,准确地将最终定型的临时修复体的穿龈轮廓和获得的种植体周围过渡带的形态转移至石膏模型上。这样,就把已获得的临床效果准确地转移到牙科技工手中,制作最终修复体。为了尽可能精确地获取和转移穿龈轮廓,采用二次印模法为最终修复体制作石膏模型。

(七)美学修复体

无疑,修复体是美学种植治疗的重要组成部分。美学修复体包括两个概念:正确的穿龈轮廓和自然、协调的修复体。

1.穿龈轮廓

穿龈轮廓是指牙或修复体的唇面或颊面轴向轮廓,范围从上皮性龈沟底向软组织边缘延伸,至外形高点。种植修复体的美学效果,除了牙冠要近似于天然牙的解剖学特征之外,还要具备类似于天然牙从颌骨内自然长出的感觉,简言之,具备接近自然的穿龈轮廓。起初,穿龈轮廓是用于描述天然牙和修复体的术语,但在种植学中具备两重含义:①修复体自身的穿龈轮廓。②修复体穿龈轮廓对龈缘和龈乳头的成形和稳定作用,换言之,良好的修复体穿龈轮廓有助于形成和维持种植修复体的龈缘和龈乳头位置及形态。

获得正确的穿龈轮廓,取决于:种植体植入的正确三维位置、选择恰当的种植体平台直径、具备良好软组织亲和性的基台或修复体材料(如瓷基台和瓷修复体)和正确的软组织引导技术。

2.修复体

制作修复体的材料和工艺技术不断进步,也提高了种植美学修复的质量。首先,种植修复体的形态是关键因素,尤其是多颗种植修复体的设计,已经没有传统固定修复的基牙作为参照,要特别注重修复体的解剖学特点:牙冠大小、形态、质地、位置与排列轴向倾斜度、黄金比例、邻面接触和唇侧观牙弓的渐变等。而满足这些要求,必须按照以修复为导向的种植理念植入种植体。其次,为了实现美学种植治疗,修复体应在各种光学条件下与天然牙的光学特性没有区别。目前,瓷优于其他材料,尤其是金属类材料,因而目前瓷基台全瓷冠在种植治疗,特别是美学区的种植治疗中的应用越来越广泛而趋于成熟。结合CAD/CAM技术可以达到逼真的修复效果。但在强度、费用等方面,仍需要进一步改进。

(八)种植体植入时机

种植体植入时机的新分类由依据拔牙后时间转变到依据牙槽窝的愈合概念,即种植体植入时的牙槽窝愈合状态。Ⅰ型,即刻种植,拔牙位点没有任何骨和软组织愈合;Ⅱ型为软组织愈合后的早期种植,在拔牙后1~2个月,拔牙位点软组织愈合,但没有显著的骨愈合;Ⅲ型部分骨愈合后的早期种植,在拔牙后3~4个月,拔牙位点软组织愈合,并有显著的骨愈合Ⅳ型,延期种植,拔牙后6个月,或更长的时间,拔牙位点完全愈合。拔牙后前12个月的愈合期中牙槽嵴宽度约降低50%,其中2/3的变化发生于前3个月。黏膜的外径变化反映了牙槽窝骨壁的改建,通常造成垂直向0.7~1.8 mm和水平向2.6~4.6 mm的降低。因此,基于牙槽窝愈合过程中牙槽嵴的变化,早期和即刻种植有利于防止牙槽嵴的进一步吸收。一项回顾性临床研究:经过4个月的潜入式愈合之后,在种植体植入时大部分可达3 mm水平向边缘骨缺损间隙已经骨性愈合、缺损消失,这些研究结论支持即刻和早期种植体植入。尽管即刻早期种植的成功率和常规种植没有显著性差异,但这与严格筛选适应证有关,可以缩短缺牙时间,但研究的主要焦点还是在于技术本身对牙槽嵴和龈乳头的保存作用。因此,在美学区牙槽窝愈合不同阶段的临床状态对美学效果可能产生的影响,是选择种植时机的重要考量。

(张澄清)

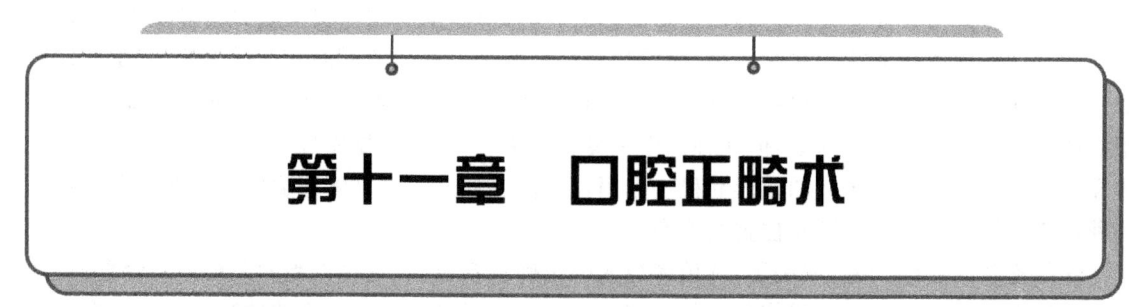

第十一章　口腔正畸术

第一节　牙列间隙的矫治

牙列间隙是指牙与牙之间有空隙为特征的一类错𬌗畸形。由于除先天性多数牙缺失及一些先天综合征外，大多数牙列间隙患者多表现为后牙Ⅰ类磨牙关系，故归入本章讨论。牙列间隙的机制多为牙齿的大小与牙弓及颌骨大小不调，即牙齿的总宽度小于牙弓的总长度，牙排列稀疏、牙间形成间隙，间隙的位置、数目、大小，视形成因素而异。

一、牙列间隙的病因

（一）遗传因素

遗传因素导致的牙间隙，常见于颌骨发育过大或牙体过小畸形，个别牙过小如上侧切牙锥形，形成局部间隙（多数牙过小形成全牙列间隙），个别患者造成骨量明显大于牙量，表现为全牙列间隙。此外，由于肢端肥大症等全身疾病所致的颌骨发育过度，也可形成散在性小间隙。

（二）不良习惯

因舔牙、吮吸拇指、咬唇等所致的牙间隙多表现为前牙唇倾，前牙间散在间隙，前牙深覆𬌗、深覆盖。

（三）舌体过大和功能异常

舌体过大（如巨舌症）和功能异常，作用于牙弓内侧的舌肌力大于牙弓外侧的口周肌的功能作用力，从而形成牙列间隙。

（四）先天性缺牙

因缺牙部位不同，临床表现也不同。先天性缺牙部位以上颌侧切牙、下切牙、前磨牙多见。切牙先天缺失导致邻牙移位，可见中线偏斜。如果上切牙先天缺失，前牙可出现浅覆盖或对刃𬌗关系。下切牙先天缺失时，常见局部邻牙移位，出现局部较大间隙，前牙深覆𬌗、深覆盖。

（五）拔牙后未及时修复

因龋齿、外伤、牙周病等原因拔除后，未及时修复，则出现邻牙移位，倾斜及对𬌗牙伸长，从而出现间隙及𬌗紊乱。

（六）牙周组织疾病

因牙周病所致间隙表现为前牙唇倾，前牙散在间隙。此外，唇系带异常、多生牙拔除、恒牙阻生等也可出现间隙。牙列间隙影响美观,是造成食物嵌塞、损伤牙周组织引起牙周病。

二、牙列间隙的诊断

一般而言,临床上可以把牙列间隙分为中切牙间间隙和牙列间隙,以便于在矫治中制订正确矫治计划。

诊断时,首先要注意牙齿的数目,其次是牙齿的大小、形态、先天性缺牙、阻生牙、多生牙、颌骨发育过大,判明造成牙间隙的不良习惯等,计测出牙列间隙的总量对矫治的设计和预后估计是十分重要的。其方法如下。

(一)直接测量法

间隙较大或集中时,可用双脚规或游标卡尺直接测量各间隙的大小,并求其总和。

(二)间接测量法

间隙小或分散,例如 3|3 散在牙间隙,可用软铜丝,从尖牙的远中触点开始,沿尖牙尖及切牙切嵴,至对侧尖牙远中触点止,弯成一弧形,然后拉直此丝,测量其长度,即 3|3 牙弓的长度。再分别测量 3|3 各牙牙冠宽度总量,两者之差即牙间隙总量。

三、牙列间隙的矫治

矫治原则:去除病因,即破除不良习惯,舌体过大导致的间隙,必要时做舌部分切除术。增加牙量或减小骨量:增加牙量是指集中间隙修复,但应遵循美观、咬合接触好的原则;减少骨量是指减小牙弓长度关闭间隙。在临床矫治设计中究竟是采用集中间隙修复或关闭间隙,要根据缺牙数患者的年龄,形成间隙的原因,间隙所在部位与𬌗关系和患者及家属协商决定。

(一)中切牙间间隙的关闭

临床中,因中切牙间多生牙,唇系带纤维组织粗壮,附着纤维过多嵌入切牙间而导致中切牙间隙的患者多见。一般在混合牙列进行治疗,但恒牙列早期就诊者也较多。对多生牙所致间隙的治疗原则及方法如后述(见多生牙)而对系带异常所致的中切牙间隙则必须适时结合外科系带矫治术。应当注意,仅通过手术使中切牙间隙自动关闭的观点是错误的。相反,由于手术后瘢痕的形成,将使中切牙间隙关闭更难。

最好的方法,是在系带矫治手术前(或手术后立即进行)排齐牙齿及关闭间隙治疗。常采用中切牙托槽间弹簧关闭法、局部弓丝加橡皮圈牵引滑动关闭法及磁力关闭法(图11-1、图11-2)。一般而言,若中切牙间隙小,在手术前就可以将间隙完全关闭;如果间隙大,而且系带粗壮附着位置低,间隙关闭困难,则应在正畸治疗中(剩小量间隙时)施行手术,术后立即继续进行正畸关闭间隙,这样完全关闭剩余间隙与伤口愈合同时完成,将能使不可避免的手术瘢痕稳定在牙齿的正确位置内,才不会产生关闭障碍和复发。

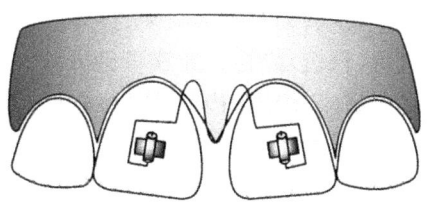

图 11-1 弹簧关闭中切牙间隙

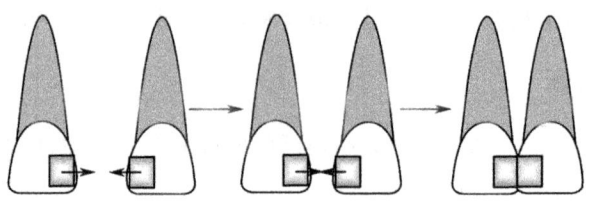

图 11-2　磁力关闭中切牙间隙

应当注意,系带矫治手术的关键是牙间纤维组织的切除,并不需要将系带本身组织大量切除,只需做一简单切口,并深入中切牙间隙区,仔细切除与骨连接的纤维,然后精细地缝合,就完全能达到预定的治疗目的。此外,中切牙间隙关闭后大多有复发趋势,因此建议用嵴上韧带环切术(circumferential supracrestal fibretomy,CSF),或嵴间韧带切断术,以及舌侧丝黏着固定进行长期的保持。

(二)牙列间隙的矫治

1.缩小牙弓关闭间隙

若前牙间隙,牙弓又需要缩短的患者,可内收前牙关闭间隙。若同时存在深覆𬌗,深覆盖应在内收前牙间隙时打开咬合。内收前牙可用活动矫治器的双曲唇弓加力,若存在深覆𬌗,可在活动矫治器舌侧加平面导板,先矫治深覆𬌗,然后再内收前牙关闭间隙。如需要矫治不良习惯,可在活动矫治器上附舌屏,舌刺或唇挡丝。若关闭间隙需要牙齿进行整体移动或需要调整磨牙关系,采用固定矫治器通过间隙关闭曲或牙齿沿弓丝滑动缩小牙弓,关闭间隙并配合颌间牵引矫治后牙关系。

对上下前牙散在间隙需关闭的患者,一般应先关闭下颌间隙后,再关闭上颌间隙,同时应充分估计间隙关闭后的覆𬌗、覆盖关系,必要时压低切牙。此处,还应随时注意保持磨牙的正常关系。当间隙关闭后,保持十分重要,应按保持的要求戴用,调改咬合,才能防止畸形的复发(图 11-3)。

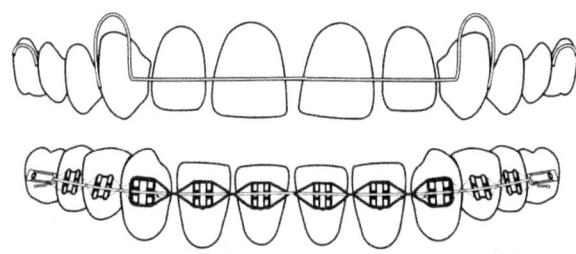

图 11-3　上颌用活动矫治器唇弓和下颌用固定矫治器橡皮圈关闭间隙

2.集中间隙修复或自体牙移植

当牙弓长度正常牙齿总宽度不足(例如先天性缺牙、拔牙后及牙体过小)导致的牙间隙,则应集中间隙采用修复(例如义齿、冠桥、种植)或自体牙移植的方法。在进行矫治设计时,应根据间隙分布、牙体形状、咬合关系等决定修复或自体移植的部位和牙齿移动的方向,应尽可能不影响上牙弓中线,并保持对称关系。在下牙弓可不必考虑中线,主要考虑有利于咬合关系和修复或自体移植。临床上集中间隙多采用固定矫治器,因为多数患者常见邻牙倾斜移位,对𬌗牙伸长,前牙深覆𬌗等问题。此外,邻牙应竖直,移动牙牙根应平行,正畸治疗中对缺失牙较多的患者,很难获得支抗,可采用微种植体支抗法,或者固定矫治器与活动矫治器联合应用的方法,即在活动矫治器上设计后牙义齿,使前牙深覆𬌗打开,以便在下前牙上黏着托槽。同时有义齿的活动矫治器可增加后牙支抗,防止关闭间隙时后牙近中倾斜移动,矫治结束尽快处理间隙。这样既可恢复功能和美观,又可保持矫治效果。

(赵万昌)

第二节　牙列拥挤的矫治

牙列拥挤主要是由于牙量、骨量不调,牙量大于骨量,即牙弓长度不足以容纳牙弓中全部牙齿而引起。拥挤不仅出现在Ⅰ类错𬌗畸形中,各类错𬌗畸形中都可出现拥挤,占错𬌗畸形的60%～70%,表现出牙齿错位、低位、倾斜、扭转、埋伏、阻生或重叠等。而上下牙-牙槽前突则可视为牙列拥挤的一种前牙代偿性排列,本节讨论的重点为矢状向关系为Ⅰ类的牙列拥挤的矫治。

牙列拥挤除牙齿排列不齐,影响功能和美观外,还常常导致龋齿、牙周病及颞下颌关节异常的发生,并影响心理、精神健康。一般而言,临床上可以把牙列拥挤分为单纯拥挤和复杂拥挤两类,以便于在治疗中制订计划和估计预后。单纯拥挤是指由于牙体过大、乳牙早失、后牙前移、替牙障碍等原因造成牙量与骨量不调(牙量过大或牙槽弓量不足)所致的拥挤。单纯拥挤可视为牙性错𬌗,一般不伴有颌骨与牙弓关系不调,面型基本正常,也没有肌肉及咬合功能的异常和障碍。复杂拥挤除由于牙量、骨量不调造成的拥挤外,还存在牙弓及颌骨发育不平衡,有异常的口颌系统功能障碍失调,并影响患者的面型。

一、牙列拥挤的病因

造成牙列拥挤的原因是牙量、骨量不调,牙量(牙齿总宽度)相对大,骨量(牙槽弓总长度)相对小,牙弓长度不足以容纳牙弓中的全数牙齿。牙量、骨量不调主要受遗传和环境因素的影响。

(一)进化因素

人类演化过程中咀嚼器官表现出退化减弱的趋势。咀嚼器官的减弱以肌肉最快,骨骼次之,牙齿最慢,这种不平衡的退化构成了人类牙齿拥挤的种族演化背景。

(二)遗传及先天因素

颌骨的大小、形态和位置及相互关系在很大程度上受遗传因素的影响,这也是家族中有类似牙列拥挤的患者非拔牙矫治后易复发的原因。此外,先天因素在颌骨的生长发育过程中,对其形态的形成也产生十分重要的影响。凡是影响出生前胚胎期发育的因素,例如母体营养、药物、外伤和感染等都会影响后天颌骨、牙及牙槽骨的发育,导致牙列拥挤畸形。牙齿大小、形态异常,通常有遗传背景。过大牙、多生牙常造成牙列拥挤。

(三)环境因素

乳恒牙替换障碍在牙列拥挤的发生中起着很重要的作用。

1.乳牙早失

乳牙因龋齿、外伤等原因过早丧失或拔除,后继恒牙尚未萌出,可造成邻牙移位,导致缺隙缩小,以致恒牙错位萌出或阻生埋伏,形成牙列拥挤。特别是第二乳磨牙早失造成第一恒磨牙前移,将导致牙弓长度减小,恒牙萌出因间隙不足而发生拥挤。

2.乳牙滞留

乳牙因牙髓或牙周组织炎症继发根尖周病变时,引起牙根吸收障碍(牙根部分吸收或完全不吸收,甚至与牙槽骨发生固着性粘连形成乳牙滞留)。乳牙滞留占据牙弓位置,使后继恒牙错位萌出发生拥挤。

3.牙萌出顺序异常

牙齿萌出顺序异常是导致牙列拥挤等错𬌗的常见原因。例如第二恒磨牙比前磨牙或尖牙早萌,第一恒磨牙近中移位,缩短了牙弓长度造成后萌的牙齿因间隙不足而发生拥挤错位。

4.咀嚼功能不足

食物结构也对牙量、骨量不调产生影响。长期食用精细柔软的食物引起咀嚼功能不足,导致牙槽、颌骨发育不足、牙齿磨耗不足而出现拥挤。

5.肌功能异常

口唇颊肌的肌功能异常,如吮唇、弄舌、下唇肌紧张等均可导致牙列拥挤,以及拥挤矫治后的复发。

二、牙列拥挤的诊断

(一)牙列拥挤分度

即牙弓应有弧形长度与牙弓现有弧形长度之差,或必需间隙与可利用间隙之差可分为以下几种。

(1)轻度拥挤(Ⅰ度拥挤):牙弓中存在 2~4 mm 的拥挤。

(2)中度拥挤(Ⅱ度拥挤):牙弓拥挤在 4~8 mm。

(3)重度拥挤(Ⅲ度拥挤):牙弓拥挤超过 8 mm。

(二)单纯性牙列拥挤的诊断

全面的口腔检查,并结合 X 线头影测量,模型分析及颜面美学(特别是面部软组织侧貌,即上下唇与审美平面的关系,鼻唇角的大小)是正确诊断的基础。通过 X 线头影测量,结合模型测量可排除骨性畸形的存在,从而区分单纯拥挤和复杂拥挤并计测出拥挤度。在模型计测中,除牙不调量(拥挤量)的计测外,还应加入 Spee 曲线曲度,切牙唇倾度等因素的评估,即:牙弓内所需间隙=拥挤度+整平 Spee 曲线所需间隙+矫治切牙倾斜度所需间隙等。

一般而言,牙弓整平 1 mm,需要 1 mm 间隙;切牙唇倾 1 mm,则可提供 2 mm 间隙。此外,Bolton 指数的计测可了解上下颌牙量比是否协调,明确牙量不调的部位;Howes 分析可以确定患者的根尖基骨是否能容纳所有牙齿;并以此全面预测其切牙及磨牙重新定位的可能位置及关系,预测牙弓形态改变及支抗设置时可能获得的间隙量。而头影测量结合颜面及肌功能运动分析,则可以判断肌肉及咬合功能是否异常,特别是唇的长短、形态、位置和肌张力是否能容纳牙排齐后的牙弓空间变化量,是否能达到较满意的面容,这对治疗预后是非常重要的。最后,综合分析决定是否用非拔牙或拔牙矫治。在临床中对拥挤的治疗,关键在于确定是否拔牙。

(三)复杂拥挤的诊断

复杂牙列拥挤是指合并有牙弓及颌骨发育不平衡,唇舌功能异常或咬合功能障碍失调的牙列拥挤畸形。

在这类拥挤中,除由于牙量、骨量不调可造成牙列拥挤外,颌骨生长发育异常导致的牙齿代偿移位,更加重了拥挤程度。因此,在诊断中首先应确定治疗骨骼发育异常对拥挤的影响及预测生长可能导致的进一步拥挤。结合模型使用 X 线头测量分析,特别是 Tweed-Merrifield 的间隙总量分析法、Steiner 的臂章分析和综合计测评估表,以及 Ricketts 的治疗目标直观预测(VTO),对这类拥挤的诊断和治疗设计很有帮助。

三、牙列拥挤的矫治

(一)单纯性牙列拥挤的矫治原则

牙列拥挤的病理机制是牙量、骨量(可利用牙弓长度)不调,一般表现为牙量相对较大,而骨量相对较小。因此,牙列拥挤的矫治原则是减少牙量和/或增加骨量,使牙量与骨量基本达到平衡。

1.减少牙量的方法

(1)减少牙齿的宽度,即邻面去釉。

(2)拔牙。

(3)矫治扭转的后牙可获得一定量的间隙。

2.增加骨量的方法

(1)扩大牙弓宽度。

(2)扩展牙弓长度,如推磨牙远中。

(3)功能性矫治器如唇挡、颊屏等刺激颌骨及牙槽的生长。

(4)外科手术延长或刺激颌骨的生长,如下颌体 L 形延长术、牵张成骨术(DO)等可增加骨量。

在制订矫治计划时应对患者做出全面分析,决定采用减少牙量或增加牙弓长度或两者皆用的矫治方案。一般而言,单纯拥挤的患者,轻度拥挤采用扩大牙弓的方法,重度拥挤采用拔牙矫治,中度拥挤可拔可不拔牙的边缘患者应结合颌面部软硬组织的形态、特征及切牙最终位置的控制和家属的意见,严格掌握适应证,选择合适的方法,也可不拔牙矫治。

(二)不拔牙矫治

对轻度拥挤或一些边缘患者,甚至中度拥挤者,通过扩大牙弓长度和宽度及邻面去釉等以提供间隙解除拥挤,恢复切牙唇倾度和改善面型。但扩弓是有限的,应注意扩弓的稳定性,其横向扩弓量一般最大不超过 3 mm(图 11-4),特别是原发性拥挤(指遗传因素所致)扩弓的预后不如继发性拥挤(环境因素引起的拥挤)的效果好。

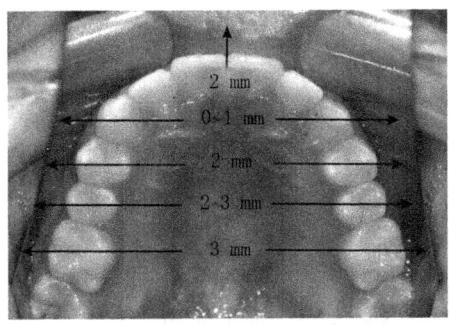

图 11-4　牙弓的扩大量

(1)切牙唇向移动:适于切牙较舌倾,覆𬌗较深,上下颌骨与牙槽骨无前突、唇形平坦的患者。多采用固定矫治器,也可用活动矫治器及唇挡等。

固定矫治器：其方法是在牙齿上黏着托槽，用高弹性的标准弓丝（0.36 mm，0.4 mm，β-钛丝）或设计多曲弓丝，或加 Ω 曲使弓丝前部与切牙唇面部离开 1～2 mm 间隙，将弓丝结扎入托槽内；每次加力逐渐打开 Ω 曲；对内倾性深覆𬌗的患者，可用摇椅形弓丝，上颌加大 Spee 曲线，或多用途弓，将内倾的切牙长轴直立，同时增加了弓牙弓长度，达到矫治拥挤的目的。

活动矫治器：用活动矫治器时，在前牙放置双曲舌簧推切牙唇向移动排齐前牙。切牙切端唇向移动 1 mm，可获得 2 mm 间隙，较直立的下切牙间移动超过 2 mm，可导致拥挤的复发。这是因为唇向移动的切牙占据了唇的空间位置，唇肌压力直接作用在下切牙的唇面的结果。临床中，下切牙的拥挤是最常见的错𬌗畸形。据报道，对 15～50 岁（白种人）研究结果表明：下切牙无拥挤及拥挤度在 2 mm 以内者占 50%，中度拥挤（拥挤度在 4 mm 以上）者占 23%，严重拥挤为 17%。下切牙的拥挤随年龄增加而增加（有些正常𬌗也发生拥挤）且主要发生在成人早期，第三磨牙的萌出与拥挤增加是否相关尚有争议，有学者认为可能系多因素（包括种族、年龄、性别以及第三磨牙的存在等）所致，但还应进一步研究。下前牙拥挤矫治后容易复发且很普遍，复发原因为多种混合因素作用的结果。尤其是下前牙区，嵴上纤维组织对矫治旋转的复发有重要作用。除口周肌肉作用外，还包括矫治计划、牙齿的生理性移动、牙周组织的健康、咬合、唇张力过大等，建议下前牙拥挤矫治后戴固位器至成年初期以保持治疗效果。

唇挡：传统常用于增强磨牙支抗，保持牙弓长度，矫治不良习惯等。现代正畸临床中对替牙期或恒牙列早期可用唇挡矫治轻到中度牙列拥挤，多用于下颌，也可用于上颌；既可单独作为矫治器使用，也可与固定矫治器联合使用。

唇挡常用直径为 1.14 mm（0.045 英寸）的不锈钢丝制成。两端延伸至第一恒磨牙并于带环颊面管近中形成停止曲，以便调整唇挡位置，末端插入颊面管。唇挡大致分为有屏唇挡和无屏唇挡。有屏唇挡于两侧尖牙间制作自凝塑胶屏，无屏唇挡则于不锈钢丝上套制的一塑料管，以及多曲唇挡（图 11-5）。多曲唇挡的制作方法为：用直径 1 mm 的不锈钢丝从上下颌两侧尖牙间形成前牙垂直曲和前磨牙区的调节曲，上颌前牙垂直曲高 7～8 mm，宽 4～5 mm 共 4 个或 6 个曲（避开唇系带）；下颌前牙区在尖牙区形成高 5～6 mm，宽 3～4 mm 的垂直曲，前牙区可形成连续波浪状；前磨牙区的调节曲高、宽均为 3～4 mm。前牙垂直曲和调节曲的底部应在一个平面上，在紧靠颊面管前形成内收弯作为阻止点。唇挡及其延伸部分将唇颊肌与牙齿隔开，消除了唇颊部异常肌压力，而舌肌直接作用于牙齿和牙槽上，从而对切牙唇向扩展（切牙每年前移 1.4 mm，切牙不齐指数每年减少 2.2 mm），牙弓宽度的扩展（有屏唇挡磨牙间宽度每年增加 4.2 mm，特别是前磨牙间宽度增加最明显：扩展 3|3 2.5 mm，4|4 4.5 mm，5|5 5.5 mm），由于唇挡位于口腔前庭，迫使唇肌压力不再直接作用于前牙，而是通过唇挡传至磨牙。唇肌作用在唇挡上的压力为 >100 g，测得唇挡作用在下磨牙的力在休息状态下为 85 g，下唇收缩时的最大力值为 575 g，一般自然状态下 1.68 g 的力即可使牙齿移动，因此，唇挡可产生推磨牙向远中、直立或整体移动（2 mm 左右）。同时唇挡伸至前庭沟牵张黏骨膜，刺激骨膜转折处骨细胞活跃，骨质增生。用唇挡矫治牙列拥挤可获得 4～8 mm 间隙，因此，唇挡是早期解除轻到中度拥挤的一种有效方法，为牙列拥挤的早期非拔牙治疗提供了一条新思路。

唇挡的形态、位置以及与唇部接触面积等因素对切牙的作用影响很大。一般唇挡置于切牙的龈 1/3 且离牙面和牙槽 2～3 mm；后牙为 4～5 mm。唇挡应全天戴用，必须提醒患者经常闭唇，以便发挥唇挡之功效，1 个月复诊 1 次，并进行必要的调节。对拥挤的患者建议用有屏或多曲唇挡更为妥当。因为，有屏唇挡与唇部接触面积大，唇挡受力也大，从而对牙的作用越大，疗效更好。

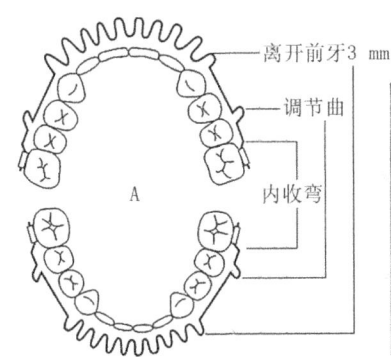
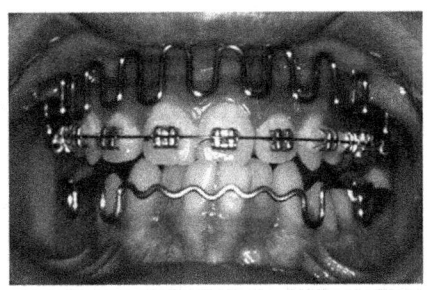

图 11-5　丝弓式唇挡

(2)局部开展:对个别牙错位拥挤的患者,可在拥挤牙部位相邻牙齿之间用螺旋推簧进行局部间隙开拓,排齐错位牙,注意增强支抗(图 11-6)。

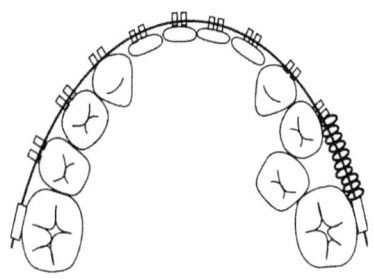

图 11-6　局部开拓间隙

(3)宽度的扩展:牙列拥挤的患者牙弓宽度比无拥挤者狭窄,采用扩大基骨和牙弓宽度的方法可获得一定间隙供拥挤错位的牙排齐并能保持效果的稳定。但是后牙宽度扩大超过 3 mm 效果不稳定,且可能导致牙根穿破牙槽骨侧壁的危险。牙弓宽度的扩大有以下方法。

功能性扩展:对轻度或中度牙列拥挤伴颌弓宽度不足者,可采用功能性扩展。多用功能调节器或下唇挡达到目的。牙弓外面的唇颊肌及其内面的舌体对牙弓-牙槽弓的生长发育及形态,牙齿的位置起着重要的调节和平衡作用。功能调节器(FR-Ⅰ)由于其颊屏消除了颊肌对牙弓的压力并在舌体的作用下牙弓的宽度增加。此外,唇挡、颊屏等对移行皱襞黏膜的牵张也可刺激牙槽骨的生长,建议采用此种方法通常需要从混合牙列中期开始治疗并持续到生长发育高峰期结束。

正畸扩展:扩弓矫治器加力使后牙颊向倾斜移动可导致牙弓宽度的增加。常用于牙弓狭窄的青少年及成人。扩弓治疗每侧可获 1～2 mm 间隙。常用唇侧固定矫治器为:增加弓丝宽度、以一字形镍钛丝或等配合四眼圈簧(quad-helix,QH)(图 11-7)及其改良装置扩弓,同时排齐前牙;也可在主弓丝上配合直径 1.0 mm 不锈钢丝形成的扩大辅弓(如 Malligan 骑师弓);还可根据患者颌弓、牙弓大小、腭盖高度、需要扩大的部位及牙移动的数目选用不同形状、大小、数目的扩弓簧,放置在舌侧基托一定位置的活动矫治器,舌侧螺旋扩大器及附双曲舌簧扩大矫治器(图 11-8A～D)达到治疗目的。

矫形扩展:上颌骨狭窄,生长发育期儿童(8～15 岁)通过打开腭中缝,使中缝结缔组织被牵张产生新的骨组织,增加基骨和牙弓的宽度,后牙弓宽度最多可达 12 mm(牙骨效应各占 1/2),上牙弓周长增加4 mm 以上,可保持 70% 左右的效果。患者年龄越小,新骨沉积越明显,效果越稳定。成年患者必要时配合颊侧骨皮质松解术。在生长发育期儿童腭中缝开展时,产生下颌牙直立,牙弓宽度增加的适应性变化;而有些患者应同时正畸扩大下牙弓,才能与上牙弓相适应。在腭开展治疗以后,停止加力,应保持 3～6 个月,让新骨在打开的腭中缝处沉积。去除开展器后更换成活动保持器,开展后复发倾向较明显,部分患者在未拆除扩展器时就会发生骨改变的复发,建议患者戴用保持器 4～6 年。腭中缝扩展分为:①快速腭中缝开展。每天将螺旋开大 0.5～1.0 mm,每天旋转 2 次,每次旋转 1/4 圈,连续 2～3 周,所施加的力最大可达 2 000～3 000 g,使腭中缝快速打开,可获得 10 mm 以上的开展量,其中骨变化 9 mm,牙变化 1 mm。快速腭中缝开展其矫形力的大小和施力速度超过了机体反应速度,学龄前儿童一般不能用重力开展,否则并发鼻变形(呈弓形隆起),影响美观。②慢速腭中缝开展。加力慢、小,每周将螺旋打开 1 mm,(每周旋转 1～2 次,每次旋转 1/4 圈),产生 1 000～2 000 g 的力,在 2～3 个月内逐渐打开腭中缝。可获及 10 mm 的开展量(骨、牙各 5 mm)。以较慢的速度打开腭中缝,腭中缝组织能较好地适应,近似于生理性反应,且效果两者基本相同,但慢速扩展较快速扩展更稳定。最常采用的方法是 Hyrax 扩弓矫治器(图 11-9)和 Hass 扩弓矫治器(图 11-10)。

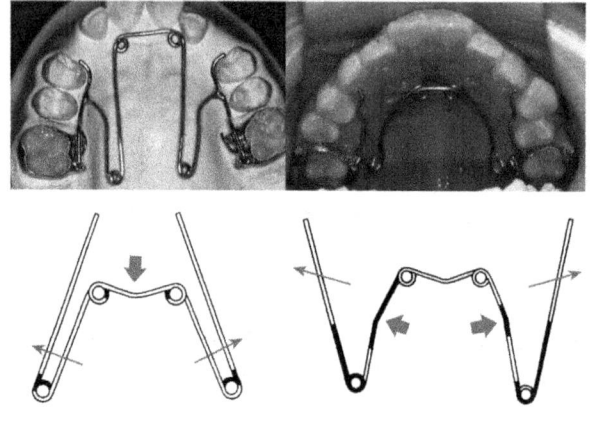

图 11-7　四眼圈簧(quad—helix,QH)扩弓

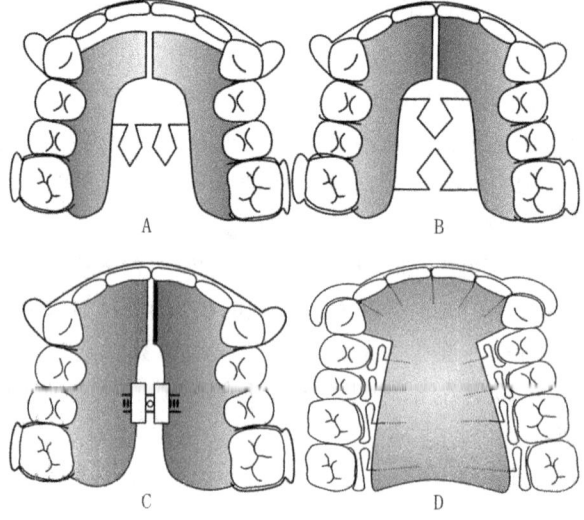

图 11-8　活动式扩弓装置

A、B.双菱形活动扩弓矫治器;C.螺簧式;D.舌簧扩弓矫治器

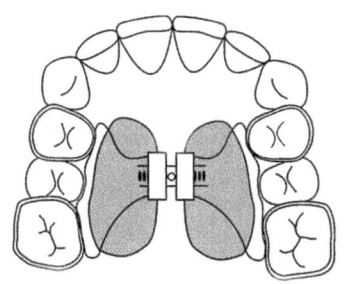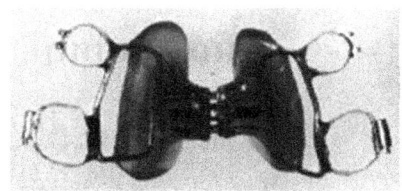

图 11-9　Hyrax 扩弓矫治器

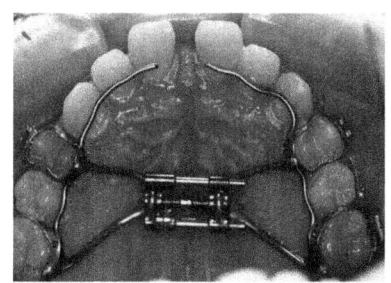

图 11-10　Hass 扩弓矫治器

（4）推磨牙向远中移动。适应证为：①上颌牙列轻、中度拥挤。②第二乳磨牙早失导致第一磨牙近中移动，磨牙呈轻远中关系。③上颌结节发育良好，第二恒磨牙未萌，且牙根已形成 1/2，无第三磨牙或拔除的患者。临床上多通过 X 线片显示第三磨牙形态，当第三磨牙形态位置基本正常时，拔除第二磨牙，将来以第三磨牙替位。磨牙远中移动常用的方法有以下几种。

Pendulum 矫治器（Pendulum appliance）：即钟摆式矫治器，基本设计为 Nance 腭托增加支抗，及插入远移磨牙舌侧的弹簧（图 11-11）。

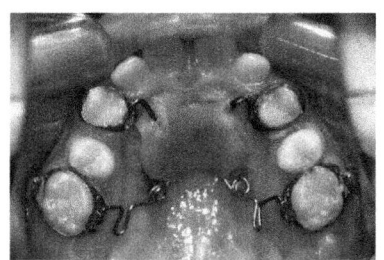

图 11-11　Pendulum 矫治器推磨牙向远中

Jones Jig 矫治器：Nance 腭托增强支抗，0.75 mm 颊侧活动臂钢丝，其远中附拉钩以及可自由滑动的近中拉钩，中间为镍钛螺旋弹簧。滑动拉钩在向后与第二前磨牙托槽结扎时压缩螺旋弹簧，产生 70～150 g 磨牙远移的推力，每月复诊一次（图 11-12）。

Distal Jet 矫治器：腭托管上安置滑动的固定锁，其内的滑动弓丝插入磨牙舌侧管，压缩弹簧产生磨牙远中整体移动的推力（图 11-13）。

Lupoli 矫治器：加力的螺钉焊接在前磨牙和磨牙带环上，压缩腭侧反折钢丝的螺旋产生推力并锁定。患者自行调节螺钉加力；方法为每天 2 次，每次 1/4 圈。优点：磨牙快速整体移动，能控制牙移动方向，基本无支抗丧失，效果稳定（图 11-14）。

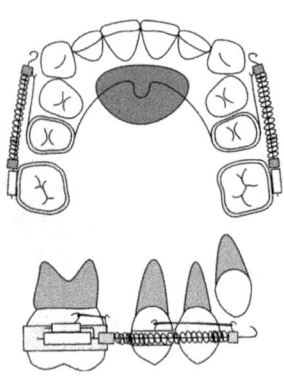

图 11-12　Jones Jig 矫治器

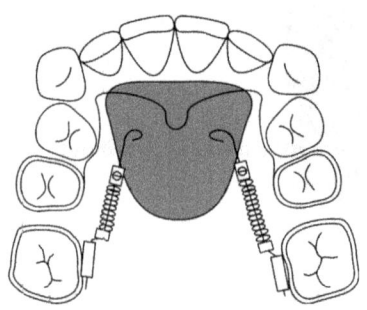

图 11-13　Distal Jet 矫治器

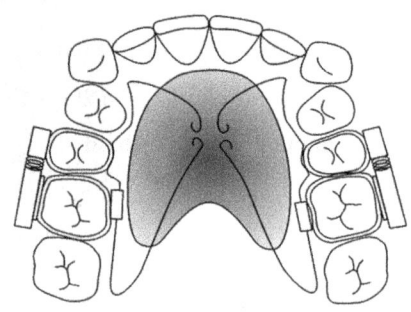

图 11-14　Lupoli 矫治器

磁斥力远移磨牙：用改良 Nance 腭托增加支抗，1.14 mm(0.045 英寸)不锈钢丝形成蛇形曲，曲的近中焊接在第一前磨牙带环唇侧，远中抵住磨牙带环颊面管近中，磁铁被分别用 0.014 英寸结扎丝紧扎固定在磨牙带环牵引钩近中和蛇形曲上，此时磁铁应相互接触产生 225 g 起始推力，形成蛇形曲的目的在于随着牙齿的移动，近中磁铁可在曲上向远中滑动，确保磁力的持续和恒定(图 11-15)。

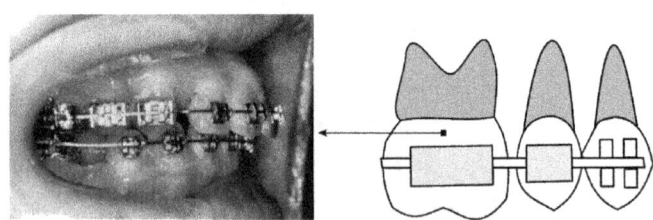

图 11-15　磁力矫治器及磁斥力远移磨牙

Ⅱ类牵引推磨牙向远中：上颌弓丝上的滑动钩，并用约 100 g Ⅱ类颌间牵引推上磨牙向远中移动，但下颌用与锁槽沟大小密合的方丝弓以防止下切牙唇倾并保持牙弓宽度(图 11-16)。

螺旋弹簧推磨牙向远中：下颌磨牙因其解剖位置和下颌骨的结构特点，推磨牙向远中较难，其移动量取决于第二、第三磨牙是否存在。某些患者，可照 X 线片，如果 $\overline{8}$ 形态、位置基本正常或 $\overline{7}$ 不能保留，此时可拔除 $\overline{7}$ 以减少磨牙远移阻力，将来以 $\overline{8}$ 替位 $\overline{7}$。一般采用固定矫治器的磨牙后倾弯，螺旋弹簧(图 11-17)，下唇挡等配合Ⅲ类颌间牵引，远移或直立下磨牙，防止下切牙前倾；还可采用 MEAW 技术。

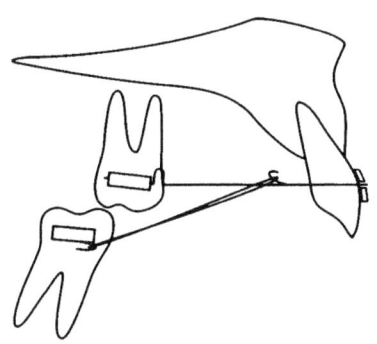

图 11-16　Ⅱ类牵引推磨牙向远中

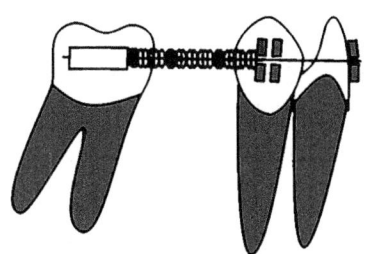

图 11-17　螺旋弹簧推磨牙向远中

活动矫治器:活动矫治器采用分裂簧或螺旋扩大器推磨牙向远中,其反作用力使切牙唇向移动(图 11-18A、B)。

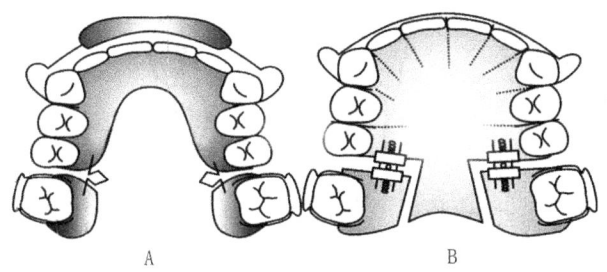

图 11-18　活动矫治器推磨牙向远中

A.分裂簧推磨牙向远中;B.扩大螺旋簧推磨牙向远中

口外弓推磨牙向远中:口外弓附螺旋弹簧配合口外牵引,12~14 小时/天,300 g 左右的力推磨牙向远中可获得较多的间隙,但应根据患者的面部垂直向发育调整牵引方向(图 11-19)。

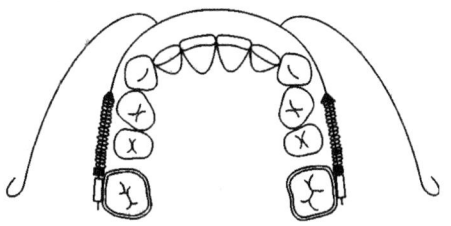

图 11-19　口外弓推磨牙

骨支抗推磨牙向远中:采用骨支抗力系移成人的下颌磨牙向远中,局麻下将微种植体植入下颌支前缘或下颌体(上颌颧牙槽嵴根部、腭部等)种植体与骨发生骨整合效应形成绝对骨支抗单位。如果第三磨牙存在应拔除,为磨牙远移提供间隙,采用固定矫治器平整,排齐牙齿后用硬的0.018"×0.025"或0.019"×0.025"不锈钢丝和螺旋弹簧推磨牙向远中,第一前磨牙与种植体紧结扎增强支抗,下颌第一磨牙向远中移动平均约3.5 mm,最大可达7.1 mm。

(5)邻面去釉(IPR):邻面去釉不同于传统的片磨或减径。此法一般是对第一恒磨牙之前的所有牙齿,而不是某一、两个或一组牙齿;邻面去除釉质的厚度仅为0.25 mm,而不是1 mm或更多;此外,两者使用的器械和治疗的程序也有区别。牙齿邻面釉质的厚度为0.75~1.25 mm,同时邻面釉质存在正常的生理磨耗,这是邻面去釉法的解剖生理基础。在两个第一恒磨牙之间邻面去釉最多可获得5~6 mm的牙弓间隙。

适应证:邻面去釉的适应证要严格掌握。主要针对:①轻中度拥挤,不宜拔牙的低角患者。②牙齿较大或上下牙弓牙齿大小比例失调。③口腔健康,少有龋坏。④成年患者。

治疗程序:邻面去釉须遵循正确的程序并规范临床操作。①固定矫治器排齐牙齿,使牙齿之间接触关系正确。②根据拥挤或前突的程度确定去釉的牙数,去釉的顺序从后向前。③使用粗分牙铜丝或开大螺旋弹簧,使牙齿的接触点分开,便于去釉操作;最先分开的牙齿多为第一恒磨牙和第二前磨牙。④使用涡轮弯机头,用细钻去除邻面0.2~0.3 mm釉质,再做外形修整,同时对两个牙齿的相邻面去釉;操作时在龈乳头方颊舌向置直径0.51 mm(0.020英寸)的钢丝,保护牙龈和颊、舌软组织,去釉面涂氟。⑤在弓丝上移动螺旋弹簧,将近中牙齿向去釉获得的间隙移动。复诊时近中牙齿的近中接触被分开,重复去釉操作(图11-20)。⑥随着去釉的进行,牙齿逐渐后移,并与支抗牙结扎为一体。整个过程中不用拆除弓丝,当获得足够间隙后前牙能够排齐。⑦整个治疗时间6~12个月。

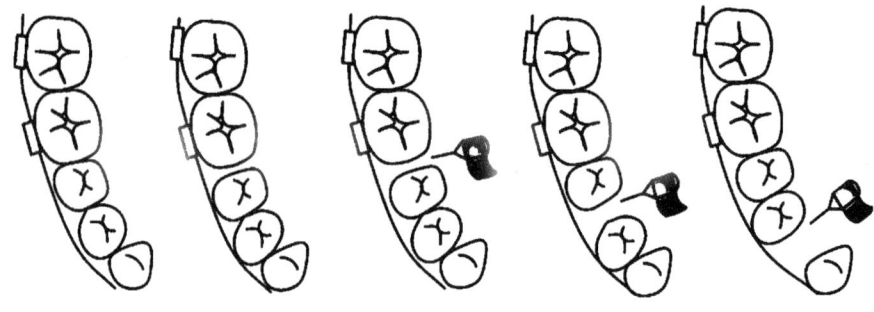

图11-20 邻面去釉

(6)无托槽隐形矫治器:其基本原理是牙齿移动时经过若干微小阶段才能达到最终位置。在牙移动的每个微小阶段精制一个新的透明塑胶托称排牙器,患者通过戴一系列排牙器,牙齿通过若干个微小移动,则可达到排齐的目的。

排牙器采用计算机辅助技术,通过扫描患者的研究模型,获得三维图像,通过tooth shaper软件、treat等系列软件处理,得到操作程序化的有效治疗方案并提供有效治疗装置,必要时可进行修改得到最终治疗方案。正畸医师可给患者及家属演示治疗过程,进展和最终治疗结果对牙齿的移动进行直观的三维观察,医患之间进行交流,达到教育,激励增强患者信心的目的。一般而言,患者每14天或按医嘱更换一副矫治器,1个月复诊一次,直到牙齿排齐并进行固位。该方法最适用于轻度拥挤或拥挤的边缘患者通过扩大牙弓排齐拥挤牙。此种矫治器美观、舒适、卫生,深受患者(特别是成人)的欢迎。但是,作为一种新的治疗方法,尚在进一步研究完善中。

(三)拔牙矫治

1.拔牙目的

牙列拥挤是最常见的错𬌗症状,正畸拔牙的主要目的是为解除拥挤和矫治牙弓前突提供足够的间隙,此外,上下牙弓的近远中关系不调,磨牙关系的调整通常也需要用拔牙的方法提供必要的间隙才可能达到目的。单纯牙列拥挤只涉及牙和牙槽,拔牙的主要目的是解除拥挤,是否拔牙主要根据拥挤的严重程度。一般而言,轻度拥挤采用扩大牙弓的方法;中度拥挤(多数)要拔牙,其中可拔牙可不拔牙的边缘患者结合面部软硬组织形态,选择合适的手段,能不拔牙的尽可能不拔牙,重度拥挤通常采用拔牙矫治。复杂拥挤拔牙的目的除消除牙列拥挤外,还要改善上下牙弓之间近远中关系不调和垂直不调,以掩饰颌骨畸形达到全面矫治牙颌畸形的目的。

2.考虑拔牙的因素

在诊断中通过模型和 X 线头颅侧位片进行全面分析。在决定拔牙方案时应考虑以下因素:

(1)牙齿拥挤度:每 1 mm 的拥挤,需要 1 mm 间隙消除。拥挤度越大,拔牙的可能性越大。

(2)牙弓突度:前突的切牙向舌(腭)侧移动,每内收 1 mm,需要 2 mm 的牙弓间隙。

(3)Spee 曲线的曲度:前牙深覆𬌗常伴有过大的 Spee 曲线,为了矫治前牙深覆𬌗,需使 Spee 曲线变小或整平需要额外间隙。

(4)支抗设计:是拔牙患者必须考虑的首要问题。在矫治时应根据前牙数量、牙列拥挤量及磨牙关系调整等情况,严格控制磨牙前移量,采用强支抗(即后牙前移应控制在拔牙间隙的 1/4 以内),中度支抗(即矫治中允许后牙前移的距离为拔牙间隙的 1/4~1/2,弱支抗至少 1/2 以上)。

(5)牙弓间宽度不调:上下牙弓间牙量不调或 Bolton 指数不调。在决定拔牙矫治时,除了考虑上述牙-牙槽因素外,面部软硬组织结构,特别是上下颌骨的形态,相互关系及其与牙槽间的协调关系等重要因素也需考虑。因为拔牙矫治既影响牙槽结构,也通过牙槽、牙弓变化影响面颌部的形态及其相互关系。这包括垂直不调和前后不调的程度。

垂直不调:垂直发育过度即高角患者拔牙标准可适当放宽,而垂直发育不足即低角患者拔牙应从严。其原因有三点:①下颌平面与下切牙间的补偿关系。多数高角患者颏部显后缩,治疗时切牙宜直立,使鼻-唇-颏关系协调,轻直立的切牙还可代偿骨骼垂直不调,同时建立合适的切牙间形态和功能关系;反之,多数低角患者颏部前突,切牙应进行代偿性唇倾有利于面型和切牙功能。②拔牙间隙关闭的难易。高角患者咀嚼肌不发达,颌骨的骨密度低,咀嚼力弱;支抗磨牙易前移、伸长,关闭拔牙间隙较容易且磨牙的前移有利于高角患者伴有前牙开𬌗倾向患者的矫治。相反低角患者咀嚼肌发达,咀嚼力强,骨致密,支抗磨牙不易前移、伸长。主要由前牙远中移动完成拔牙间隙的关闭,而前牙的过度内收不利于前牙深覆𬌗的矫治。③磨牙位置改变对下颌平面的影响:采用远移磨牙或扩大牙弓的方法排齐牙列时,可造成下颌平面角的开大,这对高角患者的面型和前牙覆𬌗均产生不利影响,但对低角患者有利。

前后不调:面颌部前后不调的程度,对上下颌骨基本正常时常采用对称性拔牙以保持上下颌骨关系的协调。但 Bolton 指数明显不调则可进行非对称性拔牙;当上颌前突或正常,下颌后缩恒牙列早期患者,首先采用功能性矫治器协调上下颌骨关系,然后根据上前牙前突程度,牙列拥挤度及磨牙关系的调整等决定上下颌对称性或非对称拔牙或只拔上颌牙齿;当上颌正常或发育不足(后缩),下颌前突治疗时,可轻度前倾上切牙和舌倾下切牙以代偿Ⅲ类骨骼不调,此时可考虑下颌拔牙,但上颌拔牙要慎重,必要时可拔除第二前磨牙有利于磨牙关系的调整。当上下颌及牙弓均前突可采用上下颌对称性拔除前磨牙以利于内收前牙。此外,拔牙矫治还要考虑上下唇的突度和中线的对称性等。

利用 Kim 拔牙指数即垂直向异常指数(ODI)与前后异常指数(APDI)之和结合上下中切牙间夹角及上下唇的突度的指标决定患者是否拔牙。

$$拔牙指数 = ODI + APDI + \frac{|上下中切牙夹角 - 130|}{5} - (上下唇突度之和)$$

其中(中|上下)切牙夹角−130|:表示上下中切牙夹角与130之差的绝对值。上唇突度:上唇突点位于审美平面之前为"+",之后为"−";下唇突度:下唇突点位于审美平面之前为"+",之后为"−",单位为 mm。当拔牙指数>155 时,不拔牙的可能性大(尽可能避免拔牙);当拔牙指数<155 时,拔牙的可能性较大。

3.拔牙部位的选择

对确定需要拔牙的患者,重要的是拔牙部位的选择。此选择主要是从牙齿的健康状况,拔牙后是否有利于牙齿的迅速排齐,间隙的关闭和侧貌观唇是否前突及错𬌗的类型等考虑。拔牙愈靠前,更有利于前牙拥挤,前突的矫治;拔牙越靠后,后牙前移越多,有利于后牙拥挤的解除和前牙开𬌗的矫治。一般而言,临床中常采用的拔牙部位首先拔除患牙,然后为第一前磨牙、第二前磨牙、第二磨牙以及第三磨牙等。

(1)拔除 $\frac{4}{4}$ 或 $\frac{4}{2}$:最适于前牙拥挤或前突,鼻唇角小,唇前突的患者。当拔除第一前磨牙后可提供最大限度的可利用间隙,明显地简化前牙排齐的第一阶段的治疗过程,改善唇部美容效果。同时还能最小量地改变后牙咬合,从而有利于维持后牙弓形的稳定和后牙的正常关系。在矫治设计时,拔牙间隙的利用的预测,估计非常重要,应严格根据患者的牙弓形态,充分考虑选择不同的支抗设计才能达到理想的治疗目标。此外,在关闭拔牙间隙应注意保持牙弓宽度以及尖牙,第二前磨牙的接触和牙根平行,以获得永久稳定的效果。

(2)拔除 $\frac{5|5}{5|5}$:对前牙区拥挤或牙弓前突较轻,颜面及唇形较好,不需要改变前牙倾斜度及唇位,但后牙拥挤或磨牙关系需要调整,特别是下颌平面角大的前牙开𬌗或开𬌗趋势的患者。此外,第二前磨牙常在形态表现出畸形及阻生错位等必须首先拔除。但是如果牙列拥挤主要表现在前牙区或分布较广泛时,会给治疗带来很大困难,延长疗程。此时必须十分谨慎地设计支抗以防止磨牙前移,间隙丧失。

(3)拔除 $\frac{4|4}{5|5}$:适于上前牙拥挤或前突明显,下切牙轻度拥挤或前倾,磨牙呈远中关系,需要调整磨牙关系的患者。

(4)拔除 $\frac{5|5}{4|4}$:适于上前牙区拥挤或前突较轻,不需改变上切牙倾斜度和唇倾度,下颌平面角较大的Ⅲ类患者。

(5)拔除第二恒磨牙:对单纯拥挤的患者很少选择拔除第二恒磨牙。但是,有时为了简化疗程和达到更好的治疗效果也可选择拔除该牙。如上牙唇倾前突,但侧貌正常或上颌及上牙弓前突,但下颌基本正常,或因第二乳磨牙早失,造成第一磨牙近中移位导致磨牙关系异常,而第二磨牙已经建𬌗,或前牙轻度拥挤伴开𬌗以及开𬌗趋势高角患者可以选择拔除该牙矫治开𬌗。但一般而言,由于拔除第二磨牙间隙远离需矫治的拥挤部位,同时,也使第三磨牙的萌出变得复杂,造成在第三磨牙萌出后还需进行再次矫治,因此使疗程延长。但对后牙弓发育差,第三磨牙严重阻生的患者,由于拔除第二磨牙后,有助于第三磨牙的替位萌出,因此可选择拔除二磨牙。但此时第三磨牙形态,位置正常,以便将来替位萌出。如果第三磨牙先天缺失,原则禁忌拔除第二恒磨牙。

(6)拔除下切牙:适于单纯下切牙拥挤,拔1个下切牙可达到迅速排齐和稳定的结果。也适于上下前牙 Bolton 指数不调,例如上颌侧切牙过小,下前牙量过大,拔除1个下切牙,有利于建立前牙覆𬌗覆盖关系并保持稳定结果。

(7)其他:在拔牙矫治的患者中,临床上大多采用对称性拔牙,但也可由于一些牙的畸形,严重错位,龋坏、牙周病、咬合障碍等必须首先拔除丧失功能的病牙。此外,在单纯拥挤治疗中除非第一恒磨牙严重龋坏外,通常严禁拔除第一恒磨牙,特别是决不能考虑对称性拔牙而拔除对侧第一恒磨牙,因为从生理功能、疗程和治疗难度、结果都不能这样选择。上颌中切牙严重弯根,骨内横位阻生压迫邻牙根或外伤折断线在龈下 1/3 以上无法保留者可拔除,上中切牙拔除后,可利用拔牙间隙解除拥挤,或以侧切牙近中移位并修复为中切牙外形,同时应以尖牙前移代替侧切牙并改形;对于侧切牙完全腭侧错位,尖牙与中切牙相邻已无间隙,或侧切牙呈锥形、严重错位,且上中线可接受者,可拔除锥形侧切牙,以尖牙近中移动代替侧切牙,可以简化疗程;第三磨牙与下切牙的拥挤有无关系尚存争议,所以第三磨牙的拔除与否,不应它是否引起牙列拥挤而决定,而应以它是否成为"病原牙"为依据。

(四)复杂拥挤的矫治

此时拔牙的目的除解除牙列拥挤外,还要改善上下牙弓之间前后向关系、横向关系和垂直关系不调,以掩饰颌骨畸形,因此正确选择拔牙部位特别重要,除上述单纯拥挤中拔牙考虑外,还必须结合对其他畸形的矫治设计。例如对伴 II 类上颌前突的拥挤患者,当仅在下牙弓存在拥挤时,可拔除上颌第二磨牙和下颌第一前磨牙(但此时必须有形态及位置正常的上颌第三磨牙牙胚存在),这样既有利于推上颌牙列向远中,也有利于下颌拥挤的矫治;而当下颌无拥挤,仅上颌前突伴拥挤时,则考虑只拔除上颌第一前磨牙,可在矫治上颌拥挤的同时,则上切牙代偿后移,以解除上颌前突畸形。在伴有其他牙颌畸形的复杂拥挤中,牙列拥挤的矫治,应在治疗第一阶段进行。与常规正畸步骤一样,随着拥挤的解除,应进一步精确地控制间隙的关闭,平行牙根,转矩牙轴,建立稳定的咬合关系,最后达到全面矫治牙颌畸形的目的。

(赵万昌)

第三节　阻生牙与埋伏牙的矫治

牙齿因为骨、牙或纤维组织阻挡而不能萌出到正常位置称为阻生。轻微阻生时牙齿可能萌出延迟或错位萌出;严重时牙齿可能埋伏于骨内成为埋伏牙。阻生、埋伏牙在正畸临床较为常见,在安氏 I、II、III 类错𬌗中都有发生。阻生、埋伏牙常发生在上颌中切牙,上颌尖牙,下颌第二恒磨牙,下颌第三磨牙。阻生牙的存在,给正畸治疗增加了难度,有时甚至给治疗结果带来缺陷。

一、上颌中切牙

(一)上颌中切牙的发育与萌出

上中切牙牙胚位于乳切牙的腭侧上方。出生前即开始增殖、分化,出生后 3～4 个月牙冠开始矿化,4～5 岁时矿化完成,7～8 岁时开始萌出,但变异较大。大约在 10 岁时牙根发育完成。

中国儿童上颌中切牙萌出的时间,男性平均 8.1 岁,女性平均 7.8 岁。

(二)上颌中切牙阻生的患病情况

在门诊错𬌗患者中,上颌中切牙阻生者约占2.3%,男性略多于女性。上颌中切牙阻生多发生于单侧,发生双侧者也可见到,还可见到合并侧切牙、尖牙同时阻生者。

(三)病因

1.乳切牙外伤

乳切牙易于受外伤,并因此影响到恒中切牙的正常发育,使中切牙牙根弯曲,发育延迟,而引起埋伏。应当注意的是乳切牙的外伤不易确定,一些原因不明的中切牙阻生很可能属于此。

2.乳牙因龋坏滞留或早失

乳牙因龋坏滞留或早失使恒牙间隙不足而阻生。

3.多生牙

切牙区是多生牙的好发部位。多生牙位于中切牙萌出路径时中切牙萌出将受阻。

(四)上颌中切牙埋伏阻生的处理

(1)X 线检查可确定阻生中切牙牙齿的发育,包括牙冠、牙根的形态,有否弯根、短根,发育是否较正常侧中切牙延迟,是否有多生牙存在。阻生中切牙多位于唇侧,但应在 X 片上确定牙齿的位置、方向、与邻牙关系。

(2)多生牙引起的中切牙阻生,8～9 岁时拔除多生牙后,中切牙能自行萌出,但萌出后多有位置不正,需进一步正畸治疗。

(3)10 岁以上的患者,若中切牙埋伏阻生,应当先以正畸方法为阻生的中切牙开拓出足够的间隙,并且在弓丝更换至较粗方丝时,再进行开窗术。

(4)开窗多从唇侧进行,若中切牙表浅则可直接黏托槽,若中切牙位置较深,则宜做转移龈瓣开窗。即刻黏托槽之后在托槽上置一结扎丝做成的牵引钩,或置一链状弹力圈,缝合龈组织,使牵引钩(弹力圈)末端露在创口之外以便牵引,这样处理有利于中切牙龈沿形态。注意手术不要暴露过多的牙冠。

(5)弱而持久的矫治力牵引中切牙入牙列。

(6)对于冠根倾斜,唇舌向旋转,严重异常的埋伏阻生中切牙,可以手术暴露阻生牙牙冠的任何一部位,黏托槽并牵引出骨后再重新黏着托槽定位牙冠。

(7)牵引入列的中切牙宜过矫正使其与对𬌗牙覆𬌗偏深。有时中切牙唇向,牙冠较长,需要加转矩力使牙根舌向移入骨内。

(8)必要时行牙龈修整术。

(9)形态发育严重异常、严重异位或有可能伤及邻牙的埋伏阻生中切牙,确实无法保留时,可以拔除,并根据正畸的设计,近中移动侧切牙并修复成为中切牙外形;或者保留间隙,以义齿修复。

二、上颌尖牙

(一)尖牙的发育与萌出

上颌恒尖牙牙胚位于乳尖牙腭侧的上方、下颌恒尖牙牙胚位于乳尖牙的舌侧下方。出生后尖牙牙胚即开始增殖、分化,4～5个月时牙冠开始矿化,6～7岁时矿化完成。上颌尖牙11～13岁时开始萌出,13～15岁时牙根完成;下颌尖牙在10～12岁时开始萌出,12～14岁时牙根完成。

我国儿童上颌尖牙萌出的时间,男性平均11.3岁,女性平均10.8岁;下颌尖牙男性平均10.6岁,女性平均10.3岁。

(二)上颌尖牙的萌出异常

1.原因

(1)上颌尖牙萌出路径较长,易于受阻而发生唇向或腭向错位。

(2)上颌尖牙是上前牙中最后萌出的牙齿,由于前拥挤的存在,上尖牙萌出受阻。唇向异位的尖牙中83％的患者有间隙不足。

(3)腭向异位的上颌尖牙遗传因素起主导作用,而与局部因素无关,如乳牙滞留、拥挤等。安氏Ⅱ类患者尖牙阻生较多且有家族倾向。

2.患病率

根据瑞典的一项研究资料,上尖牙阻生错位萌出在自然人群中的患病率为1.5％～2.2％,其中腭向错位占85％,唇向错位占15％;女孩比男孩上尖牙阻生的情况多见。

中国儿童上尖牙唇侧阻生错位的情况较多见,这是否与中国儿童牙列拥挤较为常见,或者为人种族差异所致,尚待进一步研究。

下颌尖牙阻生错位的情况比上颌少见,Dachi等报道为0.35％。

3.错位尖牙造成的问题

(1)相邻侧切牙发育异常:研究表明腭向错位的上颌尖牙患者中,约有50％伴有相邻侧切牙小或呈钉状、甚至先天缺失。小或钉状侧切牙牙根不易被腭向异位的尖牙牙冠压迫吸收,而正常大小的侧切牙牙根常位于异位尖牙的萌出道上,因而牙根容易受压吸收。

(2)邻牙的根吸收:上尖牙阻生伤及相邻切牙牙根的发生率为12.5％～40.0％,女性比男性常见。牙根的受损是无痛性且呈进行性发展,可以造成邻牙的松动甚至丢失。

(3)阻生尖牙囊性变,进而引起局部骨组织损失,且可能伤及相邻切牙牙根。

(4)尖牙阻生增加了正畸治疗的难度和疗程,严重阻生的尖牙可能需要拔除。

(三)上颌尖牙阻生的早期诊断

萌出过程正常的上颌尖牙,在萌出前1.0～1.5年,可在唇侧前庭沟处摸到硬性隆起。有资料表明男孩13.1岁,女孩12.3岁时,80％的尖牙已萌出。因此在8岁或9岁时应开始注意尖牙的情况以便及早发现错位的尖牙,特别是对有家庭史、上侧切牙过小或先天缺失的患者。临床上如有以下情况应进行X线检查。①10～11岁时在尖牙的正常位置上摸不到尖牙隆起。②左右侧尖牙隆起有明显差异。③上侧切牙迟萌,明显倾斜或形态异常。

X线片包括口内根尖片、全口曲面断层片、前部𬌗片,有条件者可拍摄前部齿槽断层片,以精确确定埋伏阻生牙的位置是唇向或者腭向、侧切牙牙根是否受累。侧切牙牙根受损在根尖片上常不能确诊。

(四)上颌尖牙阻生的早期处理

(1)如果早期诊断确定上颌恒尖牙阻生而牙弓不存在拥挤时,拔除乳尖牙后绝大多数阻生的恒尖牙可以正常萌出。有研究报道一组 10～13 岁上尖牙严重错位、牙弓不存在拥挤的患者,在拔除乳尖牙后,78%的腭侧阻生的恒尖牙能自行萌出到正常位置,但 12 个月后 X 线片无明显改善者,恒尖牙将不能自行萌出。拔除上颌乳尖牙使恒尖牙自行萌出的适应证如下:①牙弓无拥挤。②尖牙腭向异位。③10～13 岁。

(2)对伴有牙列拥挤的患者,单纯拔除乳尖牙对恒尖牙的萌出并无帮助,必须同时扩展牙弓、解除拥挤,才能使尖牙正常萌出。

(五)上颌尖牙埋伏阻生的处理

患者年龄超过 14 岁而上颌尖牙仍未萌出者,应考虑到上颌尖牙埋伏阻生的可能性,并以 X 线检查确定尖牙的位置、发育和形态。

1.治疗方法

(1)外科开窗暴露尖牙冠,再用正畸方法使尖牙入牙列。

(2)拔除埋伏尖牙,然后再行下列处置。①正畸方法:用第一前磨牙代替尖牙。②修复尖牙或种植。③自体移植。其中以外科开窗后正畸牵引的使用最为广泛。

2.唇侧埋伏阻生上颌尖牙的处理

(1)如果间隙足够或经正畸开展后足够,唇侧埋伏阻生的尖牙有可能自行萌出。因此正畸治疗开始6～9 个月不考虑外科开窗,而只进行排齐、整平、更换弓丝至 0.45 mm×0.625 mm(0.018 英寸×0.025 英寸)方丝。

(2)若在方丝阶段尖牙仍未萌出则应外科暴露阻生尖牙冠。根据尖牙的位置有以下术式:①根尖部复位瓣。②侧方复位瓣。③游离龈移植。④闭合式助萌技术。

其中闭合式助萌术是最好的方法,即剥离升高龈瓣,暴露尖牙冠,黏合附件后缝合瓣,使之覆盖牙冠。此法能获得较好的龈缘形态,但若托槽脱落,则需再次手术和黏托槽。

应当注意的是当埋伏的尖牙冠与侧切牙根相邻时,会造成侧切牙牙冠倾斜。此种情况下,只有在外科术后将尖牙从侧切牙根区移开后才能排齐整平侧切牙,否则可能伤及侧切牙根。

3.腭侧埋伏阻生上颌尖牙的处理

(1)由于腭侧的骨板和黏膜较厚,腭侧阻生的尖牙很少能自行萌出而必需外科开窗助萌。

(2)腭侧阻生的上颌尖牙有粘连牙的可能。这在年龄较小的患者中少见,但在成人中却可见到。因此,对拥挤伴尖牙埋伏的患者特别是成年患者应当小心。若治疗需要拔除前磨牙,应当在先处理埋伏尖牙,待埋伏尖牙在正畸力作用下开始正常移动之后再拔除前磨牙。那种认为由外科医师"松解"粘连牙,然后再行正畸移动的观点并不可靠,因为外科医师很难做到"适当"的"松解",且牙齿"松解"之后可再度粘连。

(3)外科开窗后,腭侧阻生牙很少能自动萌出。开窗之后必需开始牵引,因为萌出过程太慢,组织可能愈合而需要第二次开窗。

(4)腭侧埋伏尖牙的开窗术,应检查尖牙的动度,特别是对成年患者,若尖牙为粘连牙,应更改矫治设计,拔除尖牙。

(5)以方形弓丝稳定牙弓,使用弱而持久的力牵引尖牙入牙列,防止牵引过程中邻牙的压低和唇舌向移位。为使尖牙顺利入列,为尖牙准备的间隙应比尖牙稍大。

(6)有研究表明,在成年患者腭侧阻生尖牙的治疗过程中,有 20%出现死髓,75%发生颜色的改变。因此,要告知患者这种风险,并要避免过分地移动牙齿。

(7)腭侧埋伏阻生的尖牙矫正后复发倾向明显,因此宜早期矫正旋转,进行足够的转矩控制使牙根充分向唇侧移动,必要时行嵴上牙周环形纤维切除术,并使用固定保持。

(8)上颌尖牙腭侧阻生是正畸临床中的疑难患者,疗程将延长 6 个月,并存在若干风险,对此应有估计并向患者说明。

(六)下颌尖牙埋伏阻生

下颌尖牙埋伏阻生很少见。若出现埋伏阻生,多在侧切牙的舌侧。治疗程序为开拓间隙,方形弓丝稳定牙弓,外科开窗暴露埋伏尖牙冠、黏托槽、牵引。埋伏阻生的下颌尖牙偶有粘连而不能萌出。

(七)尖牙异位萌出

1.尖牙-前磨牙异位

尖牙-前磨牙异位是最常见的牙齿异位。

2.尖牙-侧切牙异位

见于下颌。

已完全萌出的异位尖牙很难用正畸的方法将其矫正到正常位置。

(八)尖牙拔除

正畸治疗很少拔除尖牙,唇向异位的上颌尖牙更禁忌拔除。尖牙拔除的适应证如下。

(1)尖牙位置极度异常,如高位且横置的埋伏上尖牙。

(2)尖牙位置造成移动的危险,如尖牙埋伏于中、侧切牙之间。

(3)尖牙粘连。

(4)尖牙牙根存在内吸性或外吸性,尖牙囊肿形成。

(5)患者不愿花更多的时间治疗。

三、下颌第二恒磨牙

(一)下颌第二恒磨牙的发育与萌出

下颌第二恒磨牙牙胚位于第一恒磨牙远中牙槽突内,出生前即开始增殖,2.5～3 岁时牙冠开始矿化,7～8 岁时矿化完成,11～13 岁萌出,所以又称"12 岁磨牙",根形成在 14～16 岁。

中国儿童下颌第二恒磨牙的萌出时间男性平均年龄为 12.5 岁,女性为 12.0 岁。

(二)下颌第二恒磨牙阻生的处理

下颌第二恒磨牙阻生在临床上随时可见,并有可能伴有囊性变。根据阻生的严重程度,处理方式不同。

1.下颌第二恒磨牙轻度阻生

(1)第二恒磨牙前倾,远中可能已露出牙龈,近中与第一恒磨牙牙冠相抵,第二恒磨牙的近中边沿嵴位于第一恒磨牙远中外形高点的下方。此时可以采用弹力分牙圈松解两牙的接触点,使第二恒磨牙自行萌出。

有时第一恒磨牙带环对第二恒磨牙的萌出起阻挡作用,应暂时去除带环,改为黏着式颊面管。

(2)因阻生造成下颌第二恒磨牙舌倾的情况较为常见,若同时存在上颌第二恒磨牙颊向或颊倾,两牙将形成正锁𬌗关系。

第二恒磨牙的锁𬌗在其萌出过程中,矫正比较容易。简单地黏着托槽或颊面管,以细丝纳入即可使其进入正常萌出位置。第二磨牙建𬌗后,锁𬌗的矫正相对困难,患者年龄越大,矫治难度越大。矫治的方法有两种:锁𬌗牙齿颌间交互牵引,或方形弓丝对第二恒磨牙加转矩(上颌冠舌向,下颌冠颊向)。交互牵引作用较强,但却有升高后牙的不利效果。应当注意的是锁𬌗牙的矫正需要间隙,当后段牙弓存在拥挤时,可能需要减数,如拔除第三磨牙。

2.下颌第二恒磨牙严重阻生

(1)当第三磨牙缺失或过小时,可行外科开窗暴露第二恒磨牙牙冠,然后用正畸方法使之直立。

(2)当第三磨牙发育正常时,可以拔除阻生的第二恒磨牙。若患者年龄较小(12～14岁),第三磨牙可自行萌出到第二恒磨牙的位置,若患者年龄较大,则往往需要正畸辅助治疗。

有关研究表明:下颌第三磨牙牙胚的近远中倾斜度对其最终位置并无影响,第二磨牙拔除之后,第三磨牙牙胚的倾斜度有减小的趋势;同样,舌倾的第三磨牙也不是拔除第二磨牙的禁忌证,在拔除第二磨牙后,许多舌倾的第三磨牙变得直立。在第三磨牙发育早期,牙胚与第二恒磨牙之间常存在间隙,此间隙将在发育中消失,因而此种情况也不是拔除第二恒磨牙的禁忌证。

在第三磨牙发育的哪一个阶段拔除下第二恒磨牙对第三磨牙萌出位置影响并不大。一般来说,第二磨牙越早拔除,等待第三磨牙萌出的时间越长,疗程也越长。但临床上为治疗牙列拥挤,常需要较早拔除。拔除下颌第二恒磨牙后,许多患者需要正畸辅助治疗,使第三恒磨牙达到正常位置,因此治疗要延至第三磨牙萌出后,对此医患双方应达成共识。

(三)直立下颌第三磨牙的方法

下颌第二磨牙阻生而在正畸治疗中被拔除的患者,或者拔除前磨牙后,下颌第三磨牙已萌出、但位置不正的患者,需要用正畸方法直立。

1.一步法

适用于轻中度近中倾斜阻生的患者。在部分萌出的下颌第三磨牙颊侧黏颊面管,其余牙齿全部黏托槽,或者仅第一磨牙黏托槽,两侧第一磨牙之间的舌弓相连加强支抗。以螺旋弹簧远中移动并直立第三磨牙。

2.二步法

适用于近中倾斜较明显,不可能在颊侧黏颊面管的患者。治疗可延至18～19岁,下颌第三磨牙无法自行调整位置时进行。先在𬌗面黏着颊面管使以片断弓和螺旋弹簧对第三磨牙冠施加远中直立力,当第三磨牙位置改善之后,再在颊侧黏颊面管继续治疗。

四、下颌第三磨牙

(一)第三磨牙的发育与萌出

第三磨牙的发育、矿化与萌出个体之间有很大的差异。开始发育可早至5岁或晚至16岁,一般多在8～9岁。有的儿童牙冠的矿化早至7岁,有的却晚至16岁,一般在12～18岁牙冠矿化完成,18～25岁间牙根发育完成。萌出时间也很不相同。Hellman报道为平均20.5岁。Haralabakis报道为24岁,Fanning报道女性平均19.8岁,男性平均20.4岁。

发育较早的第三磨牙并不总是萌出较早。许多调查显示70%以上的下第三磨牙变为阻生,也有报道10%的第三磨牙不发育而先天缺失。

　　下颌第三磨牙矿化的早期,𬌗面稍向前并向舌侧倾斜,以后随着升支内侧骨的吸收、下颌长度的增加,牙胚变得较为直立。与此相反,上颌第三磨牙向下、向后并常常向外萌出,因此有造成深覆盖或正锁𬌗的可能。由于舌肌和颊肌对上、下颌第三磨牙牙冠作用,而将使其自行调整,但若间隙不足,则锁𬌗将发生。

(二)下颌第三磨牙阻生的发生率

　　由于样本不同,阻生的定义不同,下颌第三磨牙阻生率报道的结果差别很大。在许多人群中下颌第三磨牙的阻生率可能为 25％或更高。另外,在正畸临床"不拔牙矫治"的患者中,30％～70％者将可能发生下颌第三磨牙阻生。

(三)病因

　　由于人类进化中颌骨的退缩,使位于牙弓最后的第三磨牙常常因间隙不足而发生阻生。除了这一种族化的背景之外,以下局部因素可能与第三磨牙阻生有关。

　　(1)下颌骨较小,生长方向垂直。

　　(2)下颌宽度发育不足。

　　(3)第三磨牙发育延迟,将使阻生的可能性增加。

　　(4)第三磨牙萌出角度不利。

(四)下颌第三磨牙阻生的类型

　　根据 Richardson 研究,下颌第三磨牙阻生分为以下 5 种类型。

　　1.萌出角减小

　　第三磨牙𬌗面与下颌平面形成的夹角,即第三磨牙萌出角逐渐减小,第三磨牙逐渐直立,但仍不能完全萌出。此种类型占阻生下颌第三磨牙的 46％。

　　2.萌出角保持不变

　　此种类型占阻生下颌第三磨牙的 13％。

　　3.萌出角逐渐增大

　　牙齿生长时向近中更加倾斜,导致萌出角逐渐增大水平阻生。此种类型占阻生下第三磨牙的 41％,且无法预测。

　　4.萌出角发生有利改变

　　萌出角发生有利改变但因间隙缺乏,仍不能萌出形成垂直阻生。

　　5.萌出角过度减小

　　萌出角过度减小致第三磨牙向远中倾斜阻生,此种情况不多见。

　　Richardson 认为下颌第三磨牙萌出行为的不同是因其牙根发育的差异。当近中根发育超过远中根时萌出角减小,牙齿逐渐直立;而当远中根发育超过近中根时,萌出角增大,牙齿更向近中倾斜。

(五)正畸治疗对下颌第三磨牙萌出的影响

　　1.不拔牙矫治

　　不拔牙矫治增加了第三磨牙阻生的可能性,这是因为治疗中常需要将下颌第一磨牙和第二磨牙远中倾斜。同样的原因,口外弓推上颌磨牙向远中,减小了上第三磨牙的可利用间隙,使第三磨牙阻生的可能性增加。

　　2.第二磨牙拔除

　　拔除第二磨牙后,第三磨牙萌出空间明显增大,几乎所有患者的第三磨牙都可以萌出,但萌出的时间却相差很大,从 3~10 年不等,也很难预测。虽然上颌第三磨牙常可自然萌出到正常位置,但下颌第三磨牙位置常需正畸直立,将使治疗延长到 20 岁左右。

3.前磨牙拔除

一般认为,前磨牙的拔除能增加第三磨牙萌出的机会。Ricketts 发现前磨牙拔除能为下颌第三磨牙提供 25% 以上的间隙,有 80% 的第三磨牙能萌出,而不拔牙矫治的对照组中下第三磨牙萌出仅占 55%。Richardson 认为,从为下颌第三磨牙提供间隙的观点看,第二前磨牙拔除比第一前磨牙拔除更好。

大多数拔除前磨牙的患者磨牙前移 2~5 mm,然而增加的这一间隙并不总能使第三磨牙萌出。对前牙严重拥挤或明显前突的患者,拔牙间隙应尽可能用于前牙的矫正,第三磨牙增得的间隙更是有限。因此拔除 4 颗前磨牙的患者有时仍然需要拔除 4 颗阻生的第三磨牙,总共是 8 颗牙齿,应当将这种可能性事先向患者说明。

(六)第三磨牙拔除的适应证

第三磨牙拔除的适应证包括:①反复发作冠周炎。②第二磨牙远中龋坏或第三磨牙不用于修复。③根内或根外吸收。④含牙囊肿。⑤因第三磨牙造成的牙周问题波及第二磨牙。⑥正畸治疗。

正畸临床为解除拥挤而拔除第三磨牙的情况并不多见,但 MEAW 矫治技术常设计拔除第三磨牙,直立后牙,矫治开𬌗。对于正畸治疗后为预防下前牙拥挤复发而拔除无症状的第三磨牙的做法目前仍存在分歧。一项对正畸治疗完成后未萌第三磨牙的追踪研究发现,某些患者出现第二磨牙牙根吸收,第二磨牙远中牙槽嵴降低,因此,这样的患者宜每 2 年对第三磨牙进行一次 X 线检查,必要时再行拔除。

(赵万昌)

第四节 双颌前突的矫治

一、双颌前突的病因

病因尚不清楚,一般认为与遗传有关系。唇肌张力不足及口呼吸也是重要病因,此外,与饮食习惯有些联系,例如长期吮吸海螺等壳类、吮吸某些有核小水果,如桂圆、荔枝、杨梅等。南方沿海地区发病率较高。此类畸形还常伴有吮颊、异常吞咽等不良习惯。伸舌吞咽习惯对垂直生长型可至开𬌗,而对水平生长型则可致双牙弓前突。

双颌前突也是临床常见的牙颌畸形之一。双颌前突可为双颌骨(上、下颌骨)的前突或双牙-牙槽骨的前突,前者较少见,但在临床中,通常均将其统称为双颌前突。双颌前突畸形(双颌牙-牙槽的前突)可视为牙量-骨量不调,即前牙拥挤的一种代偿性前突排列形态,磨牙关系多为Ⅰ类关系,但也有Ⅱ类、Ⅲ类关系者。本文仅讨论磨牙为Ⅰ类关系的临床问题。

二、双颌前突的诊断

双颌前突患者表现为明面的凸面型,上下颌骨或牙槽骨前突,上下前牙唇倾,唇肌松弛,闭唇困难。头影测量显示：∠SNA 与∠SNB 均大于正常值（上、下颌前突者），上下前牙唇倾，上下切牙间角小于正常值。但是，上、下颌骨的正常前突具有明显种族差异，通常黑种人比黄种人显突，而黄种人又比白种人显突，我国广东一带的人具有典型的凸面型。因此，在进行双颌前突的诊断时，应根据国人的标准进行头测量分析，并充分考虑种族、年龄、面型及唇形的特征，不可盲目沿用西方人的标准。双颌牙-牙槽前突可单独存在，也可在骨性双颌前突中存在，诊断一般容易，X 线头测量分析可提供上、下牙倾斜前突的定量信息。

三、双颌前突的矫治

即时消除不良习惯，进行唇肌训练，必要时使用矫治器矫治。

（一）双颌骨前突的治疗

对上、下颌骨前突患者的治疗，在恒牙列早期多采用牙代偿以掩饰骨前突的方法，通常在上下颌同时对称拔牙（多为第一前磨牙），缩短上下前段牙弓（内收上下前牙）以掩饰骨骼发育异常。治疗的手段是采用固定矫治器，因为它不仅能有效控制前牙的后退，牙根的平行，还能通过切牙转矩有效地改善牙槽部的前突状态。通常对轻、中度患者，单独用固定正畸治疗多能获得较好的效果及满意的面型改善。对较严重患者，从牙的代偿上可获得很满意的咬合关系，但面容的改善常常不足，而对于更严重的患者及具有明显遗传倾向的患者，则应待成年后考虑外科-正畸的方法，例如局部截骨术等进行矫治，那时，正畸治疗的目的是改善牙齿美观及咬合，而外科则矫治其骨骼的畸形及改善侧貌，最终达到完美的效果（图 11-21）。

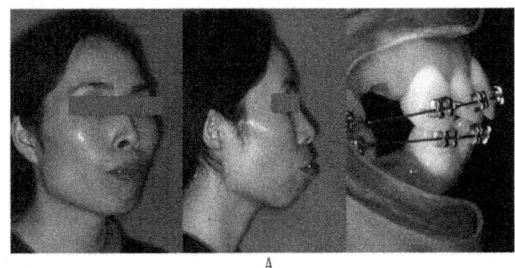

A

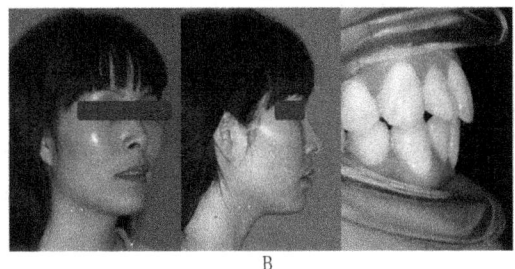

B

图 11-21　双颌前突的正颌治疗

A.术前；B.术后

（二）双颌牙-牙槽前突的治疗

恒牙列早期上下颌的牙-牙槽前突患者的治疗，除早期应消除不良习惯，训练唇肌外，主要采用固定矫治器矫治。此时，前牙舌向移动是治疗其病因而不是代偿，因此效果更佳。

1.扩大牙弓内收前牙

对轻度双颌牙-牙槽前突伴牙弓狭窄的患者采用扩大上下牙弓（必要时配合减径，或邻面去釉法),利用间隙内收前牙(详见扩弓矫治牙列拥挤的方法相关内容)。

2.拔牙矫治

对中、重度双颌前突采用拔 4|4 ,用固定矫治器治疗双颌牙前突,其常规步骤如下。

(1)拔除 4|4 ,以利前牙舌向内收。

(2)支抗设计多应考虑中等及最大支抗设计,即在上颌采用口外支抗或口内支抗(如 Nance 腭托、腭杠以及弓丝支抗弯曲等),也可延迟拔除 4|4 ,待下尖牙到位后再拔除,以利于在牵引中保持后牙Ⅰ类关系的稳定。

(3)下牙弓作后牙支抗弯曲,用Ⅲ类牵引先移动下尖牙向远中到位后,将其与下后牙连续结扎成一个支抗整体。

(4)待下尖牙到位后,再移动上尖牙向远中。尖牙到位后将其与上后牙连续结扎成一个支抗整体。

(5)关闭下前牙间隙,用Ⅲ类牵引切牙向后关闭切牙远中间隙。

(6)关闭上前牙间隙,用Ⅱ类牵引向后关闭上切牙远中间隙。

(7)调整上下牙弓关系及咬合、关闭剩余间隙,达到理想咬合关系。

(8)保持。

对双颌牙前突伴有拥挤或Ⅱ类畸形或Ⅲ类畸形患者的治疗。在矫治设计中除按上述方法消除前牙前突外,还要同时考虑拥挤及磨牙关系的矫治。此时,除注意拔牙部位的选择外,更应考虑支抗的设计及牵引力的使用,使其能充分利用拔牙间隙,达到同时矫治拥挤及牙齿骀骨前后关系不调等畸形的目的。矫治方法可参考牙列拥挤,Ⅱ类及Ⅲ类各种畸形矫治方法进行。

(赵万昌)

第五节 开骀的矫治

开骀系牙-牙槽或颌骨垂直向发育异常。临床上主要指表现为前牙-牙槽或颌骨高度发育不足,后牙-牙槽或颌骨高度发育过度,或两者皆有的前牙开骀;前牙开骀常伴有长度、宽度不调,神经肌功能异常。临床中表现为在正中骀位及下颌功能运动时前牙及部分后牙均无骀接触。此类畸形常伴有形态、功能及面容障碍,直接影响患者的心理状态,甚至影响未来的职业选择。因此,及时地预防、诊断及治疗开骀具有深远的社会意义。开骀在人群中的发病率约为 6%,是正畸临床中常见的一类复杂且治疗后易复发的一类畸形。

一、开骀的病因

(一)遗传

开骀病因为多因素综合作用的结果。目前对遗传导致开骀的畸形,学者们尚有争论,尚待进一步研究。但是在临床上,不能忽视遗传因素在开骀形成的作用,包括以下方面:

1.遗传因素

常为多基因遗传。许多学者对开骀的遗传学研究发现,有的开骀患者有家族性开骀趋势,头影测量表明,其颅面结构相似。有的患者在生长发育过程中,上颌骨前部向上旋转,下颌向下后旋转的不利生长型,可能与遗传有关。

2.遗传病

(1)常染色体畸变:如先天愚型,先天性的卵巢发育不全综合征常伴有开𬌗畸形。

(2)基因突变:如锁骨颅骨发育不全症,抗维生素 D 性佝偻病患者常伴开𬌗畸形。

(3)多基因遗传病:如大多致唇腭裂患者的牙槽裂区呈开𬌗畸形。

(二)口腔不良习惯

长期口腔不良习惯造成开𬌗患者约占造成开𬌗总病因 68.7％。其中,吐舌习惯占 43.3％。舌的大小姿势和舌肌功能是形成前牙开𬌗的重要因素,其形成的前牙开𬌗间隙呈梭形,与舌的形态一致。此外,吮拇、吮指习惯占 10.1％,伸舌吞咽、咬唇、咬物、口呼吸等肌功能异常均可造成前牙开𬌗。开𬌗导致口唇闭合障碍,从而形成代偿性舌过大。

(三)末端区磨牙位置异常

常见末端区后牙萌出过度及后牙区牙槽骨垂直间发育过度。多见于下颌第三磨牙前倾或水平阻生,其萌出力推下颌第二磨牙向𬌗方,使其𬌗平面升高而将其余牙支开,若患者同时伴有舌习惯,则可形成广泛性开𬌗。

(四)佝偻病

严重佝偻病患儿由于骨质疏松,在下颌升降肌群的作用下使其下颌骨发育异常,形成仅少数后牙接触的广泛性开𬌗。

(五)颞下颌关节疾病

髁突良性肥大、外伤等所致的关节疾病改变正在生长发育的髁突及下颌骨生长的进程和方向,从而导致开𬌗。

(六)医源性开𬌗

临床中由于对畸形的诊断,矫治计划或矫治力的使用等不当,造成支抗丧失,后牙伸长前倾等造成开𬌗。

(七)内分泌疾病

甲状腺功能不全者常呈张口姿势,舌大而厚并伴伸舌习惯形成𬌗开。垂体疾病,儿童在骨骺未融合之前垂体分泌生长激素过多形成垂体性舌巨大畸形,因而造成开𬌗和牙间隙。在骨骺融和之后发生肢端肥大症。

二、开𬌗的诊断

开𬌗是一笼统的临床现象,此类畸形除开𬌗外,还有其他表现不一的临床特征,为了更好地分析畸形产生的原因和形成机制,制订出合理的矫治计划,进行有效的治疗,必须对开𬌗分类。前牙𬌗开有很多种分类法,仅介绍临床中常用的分类法。

(一)按开𬌗形成的病因和机制分类

1.功能性开𬌗

由口腔不良习惯如舌习惯、吮指等造成的开𬌗。主要发生在乳牙列和混合牙列期。

2.牙-牙槽性开𬌗

牙-牙槽性开𬌗,在临床上较为常见,多因长期不良习惯产生的压力限制了前牙-牙槽正常生长发育,从而导致前牙开𬌗。一般面型,骨骼基本正常。

3.骨性开𬌗

骨性开𬌗可由于颌骨垂直发育异常,颌骨旋转等因素造成,开𬌗常导致唇舌肌功能异常以适应骨骼发育的异常,此时口腔不良习惯是这些发育异常的结果而并非病因。骨性开𬌗可分为如下。

(1)骨性Ⅰ类开𬌗:患者表现为开𬌗,颌骨在矢状向为正常的Ⅰ类关系。

(2)骨性Ⅱ类开𬌗:患者表现为开𬌗,颌骨在矢状向为Ⅱ类关系。

(3)骨性Ⅲ类开𬌗:患者表现为开𬌗,颌骨在矢状向为Ⅲ类关系。

(二)Angle 分类

1.AngleⅠ类开𬌗

上下颌第一磨牙为中性𬌗关系,前牙开𬌗。

2.AngleⅡ类开𬌗

上下第一磨牙远中𬌗关系,前牙开𬌗。

3.AngleⅢ类开𬌗

上下颌第一磨牙为近中𬌗关系,前牙开𬌗。

(三)垂直向开𬌗分度

正中𬌗位时,上、下前牙切缘之间在垂直向存在的间隙,分为三度:Ⅰ度:间隙<3.0 mm,Ⅱ度:间隙在 3.0~5.0 mm,Ⅲ度:间隙>5.0 mm。

(四)诊断

开𬌗的形态改变取决于后下面高的大小并反映在下颌支、下颌角及下颌高度的改变。

1.功能性开𬌗

主要与口腔不良习惯紧密相关,常见于乳牙列及混合牙列早期。

2.牙-牙槽性开𬌗

此型开𬌗系指牙-牙槽垂直关系异常,即前牙萌出不足,前牙槽高度发育不足和/或后牙萌出过度,后牙槽高度发育过度,颌骨发育基本正常,面部无明显畸形。

3.骨性开𬌗

主要表现为下颌骨发育异常,下颌支短,下颌角大,角前切迹明显,下颌平面角(FH-MP)大,PP、OP、MP 三平面离散度大,Y 轴角大,下颌呈顺时针旋转生长型,前上面高/前下面高<0.71,S-Go/-N-Me <62%,面下 1/3 过长,严重者呈长面综合征。上牙弓狭窄,后牙槽高大,可能伴有上下前牙及牙槽高度代偿性增长,常有升颌肌功能活动低下,甚至出现肌功能紊乱。侧貌可显示为正常面型、凹面型或长面型,这是骨骼近远中不调所致。

临床上将牙颌畸形垂直向异常指数(ODI)、前面高比等作为诊断有无前牙开𬌗及开𬌗趋势较好的指标。对国人而言,当 ODI 72.8°时,表现为开𬌗或具有开𬌗趋势。ODI 越小,骨性开𬌗的可能性越大。乳牙开𬌗的特征为:ODI、ANB 角均小,下颌支(Ar-Go)短,其中 ODI 是一敏感的指征有助于诊断开𬌗趋势,以达到早期诊断,早期治疗的目的。临床中评价开𬌗患者的预后对此类患者是选择正畸治疗或正颌外科非常重要。除考虑畸形的严重程度,年龄、生长发育状态和生长潜力,结合医师的水平及患者的要求外,可采用面高指数(ANS-Me/N-Me<0.57,指数愈小,预后越差),下颌平面角(F H-MP 在 16°~18°时,正畸治疗效果很好,在 28°~30°疗效欠佳;在 32°~35°效果不肯定,>35°效果差);1-MP 角≥89.5°时常常选择正畸治疗。对年龄较大,生长发育基本停止,下颌角前迹较深,1-MP 角较小,颏部前突的前牙骨性开𬌗患者多采用正颌外科矫治。

三、开𬌗的矫治

前牙开𬌗特别是骨性开𬌗的治疗和保持是最困难的正畸问题之一。因为许多患者不仅有牙-牙槽或颌骨异常，还伴有神经肌肉的异常。一般认为牙-牙槽型开𬌗比骨性开𬌗容易治疗，预后也好。矫治开𬌗的原则是找出病因，并尽可能抑制或消除，根据开𬌗形成的机制，对患者前牙及后牙-牙槽骨进行垂直向调控是成功治疗的关键。同时肌功能训练是非常重要的辅助手段，可达到消除或改善开𬌗，稳定疗效的目的。

(一)功能性及牙性开𬌗的矫治

这类开𬌗主要由不良习惯引起。特别是舌肌功能异常所致的伸舌吞咽、吐舌习惯及肌功能异常所导致开𬌗。首先判明和消除局部因素，7～9岁80%的儿童可自行关闭开𬌗，进行肌功能训练，关闭开𬌗间隙。

1.医疗教育

首先对患儿及家属说服教育，说明不良习惯的危害性，请家长、老师监督提醒儿童戒除不良习惯。

2.治疗与开𬌗发生有关的疾病

治疗扁桃体炎、鼻炎、腺样增殖、舌系带异常、巨舌症、关节病等相关的疾病。

3.矫治器破除不良习惯

对舌习惯、舌位置异常、伸舌吞咽等不良习惯的儿童戴用带有舌刺(舌屏、腭网)的矫治器，咬唇习惯的儿童戴用唇挡，年幼患者一般在破除不良习惯后，上下切牙可自行生长萌出关闭开𬌗间隙。

4.肌功能训练

颅面形态受咀嚼肌大小、形态和功能的影响，提下颌肌影响面部的宽度和高度，被拉长的肌肉可辅助矫治开𬌗。因此，开𬌗儿童进行咀嚼肌训练，可导致颌骨形态发生改变，下颌明显自旋。所以肌功能训练是改善口腔周围肌肉异常功能，利用口腔周围的肌力来改善开𬌗，稳定效果十分重要的手段。

(1)口腔周围肌肉功能异常：在做肌功能训练时，必须判明患者在吞咽及姿势位时各肌肉异常状态。例如舌异常的患者，在吞咽时舌向前伸出，在安静时舌位于上下前牙之间。

(2)咀嚼肌异常：伸舌吞咽时舌位于上下前牙之间，所以，在吞咽时不能保证下颌在咬合位，因此，咀嚼肌力逐渐减弱，口不闭合，口轮匝肌肌力常常较弱。

(3)肌肉训练方法：异常的肌功能大多是无意识状态下发生的，并反复持久地存在，要去除很困难，若患者不合作，训练不会获得成功。所以，让患者充分了解训练的目的，认识到目前异常肌肉状态及其危害性，以激发患者产生改变这种异常功能的愿望后，再教患者肌肉处于何种状态才是正常的，而且必须开始正确的训练。①舌训练：教患者学会舌摆在正确的位置并能进行正确运动，例如正确吞咽及在语言、吞咽和休息时使其舌放在正确位置和正常运动并养成习惯。但有的患者，舌已适应了牙齿的位置并行使相应功能。此时，则首先矫治开𬌗后，再进行肌功能训练(如在腭盖处放置口香糖，然后用舌将其压贴压开，并保持舌在此位置进行吞咽的训练方法)以保持疗效。②咀嚼肌训练主要指颞肌、咬肌的强化训练。儿童学咬软糖，每天咬5次，每次1分钟。青少年及成人尽可能做紧咬牙，并做大张闭口运动或做正常吞咽动作时紧咬牙，使咀嚼肌伸长、强壮以达到治疗和防止开𬌗复发的目的。③口轮匝肌的训练、肌功能训练。

5.矫治器治疗

单纯采用上述方法已难以矫治已形成的开𬌗畸形,并且这种开𬌗间隙反过来可导致不良习惯的加重。所以,应尽早关闭开𬌗,阻断其开𬌗和不良习惯的恶性循环。在临床治疗中,牙性前牙开𬌗矫治比较容易,多采用固定矫治器治疗(特别是 MEAW 技术),在上下牙列黏着托槽,并上下协调弓丝。①一般上弓丝应作成反纵𬌗曲线,下弓丝作成过度的 Spee 曲线拴入,同时在开𬌗区的弓丝上形成颌间牵引钩。②多曲弓丝,在后牙区形成多水平多曲并加大后倾弯,前牙区采用颌间垂直橡皮圈牵引矫治。③或在 Ni-Ti 方丝或不锈钢方丝上形成"摇椅形"弓丝。加前牙垂直牵引矫治开𬌗,均可达到关闭前牙开𬌗间隙。

当开𬌗关闭后,应用咬合纸检查是否所有的牙都恢复了接触关系并进行调𬌗。固定矫治器一般保持到获得正常吞咽和唇舌功能后才更换为活动保持器。常用 Hawley 式保持器、前牙黏结式牵引唇弓及后牙𬌗垫等保持。

(二)骨性开𬌗的矫治

骨性开𬌗主要由于颌骨垂直向发育异常、颌骨旋转等因素造成,临床中骨性开𬌗常导致唇、舌肌、咀嚼肌功能异常以适应骨骼发育的异常,此时口腔不良习惯是这些发育异常的结果而不是病因。因此,尽早解除开𬌗病因,控制颌骨的异常生长发育和改变其生长方向,关闭开𬌗间隙非常重要。

在青春发育高峰期前改变生长治疗的关键是抑制上颌骨和上后牙的垂直生长,并辅以咀嚼肌训练。常采用的矫形装置包括:后牙𬌗垫颊兜垂直向牵引,𬌗垫式功能性矫治器(图 11-22),腭托式垂直加力矫治器(图 11-23),固定功能性矫治器(图 11-24),种植支抗压入(图 11-25),𬌗垫式功能性矫治器高位牵引,头帽(压后牙,改变𬌗平面)高位牵引,磁斥力𬌗垫式矫治器头颈牵引及固定矫治器高位牵引等(必要时辅以后牙颊侧骨皮质松解术),将后份牙-牙槽骨压入或限制其生长,使下颌前上旋转,以调整颌骨关系,但需保持到生长发育停止。此外,同时尽可能地利用前牙区牙-牙槽骨的代偿性伸长,以关闭开𬌗间隙(方法同牙-牙槽开𬌗,采用颌间牵引)。对生长发育停止的成人患者,轻、中度开𬌗采用增加牙代偿的掩饰骨骼的畸形及 MEAW 技术。严重者采用微植体骨支抗压入磨牙的技术;对由于下颌向下后旋转和/或后牙萌出过度造成的成人严重骨性前牙开𬌗患者,可采用钛螺钉种植体(直径 2.3 mm,长 14 mm)植入上颌双侧颧突和下颌颊侧牙槽骨,3 个月后用链状橡皮链或密螺旋弹簧牵引,上下磨牙压入,下颌向前上旋转,后缩的颏前移,开𬌗关闭,面下 1/3 减少,达到类似正颌外科的疗效,且植入术的创伤很小,疗程短。

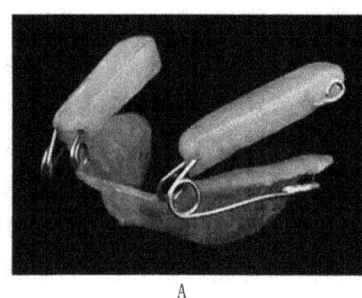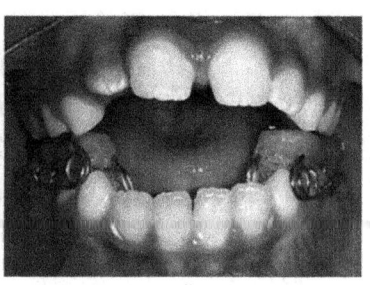

A　　　　　　　　　　　　　　　B

图 11-22　𬌗垫式功能性矫治器

对特别严重的骨性开𬌗(例如长面综合征,Ⅲ类骨性开𬌗),则应在成人后采用外科-正畸的方法才能完全矫治畸形。

(三)拔牙矫治

1.拔除第三磨牙或第二磨牙

拔除第三磨牙或第二磨牙(以第三磨牙替位)适用于面型较好无明显前牙拥挤或前突的患者。后牙前移引起"楔状效应",使咬合接触点前移,有助于前牙开𬌗的关闭。拔除第三磨牙有利于第二磨牙的萌出,有利于第一、第二磨牙向远中竖直;有些患者第三磨牙过度萌出或近中阻生升高,第三磨牙拔除后可降低后牙高度,消除病因。如果第三磨牙未萌,X线片牙冠形态基本正常可拔除第二磨牙以第三磨牙替位。采用 MEAW 技术,通过直立压低磨牙改变异常的𬌗平面达到关闭开的目的。

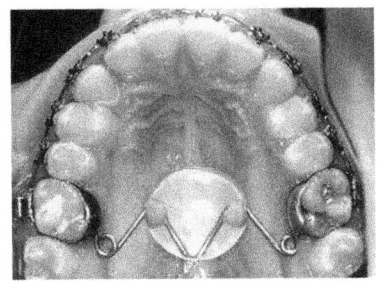

图 11-23　腭托式垂直加力矫治器(利用舌肌上抬)

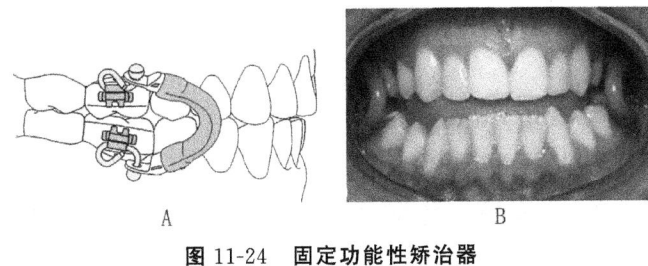

A　　　　　　　　　　　　　B

图 11-24　固定功能性矫治器

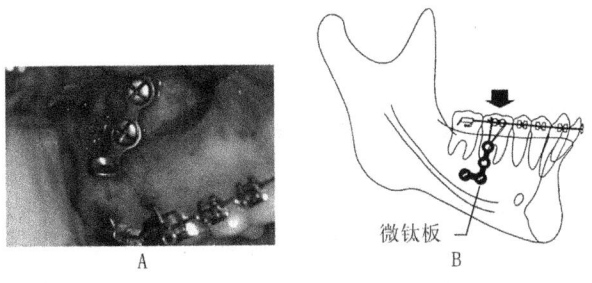

微钛板

A　　　　　　　　　　　　　B

图 11-25　种植支抗压入

2.拔除前磨牙

对突面型,有明显前牙拥挤或伴双颌前突的患者拔除前磨牙,前牙内数的"钟摆效应"使上下切缘的距离减少,有助于关闭开𬌗。这一拔牙模式多采用滑动技术在平整和关闭间隙的过程中就可关闭开𬌗,同时也应常规施用前牙垂直牵引(图 11-26)。

3.拔除第一恒磨牙

常用于第一恒磨牙龋坏、釉质发育不良、错位、缺失,而后牙槽过长的患者。应注意治疗中后牙的垂直向控制及注意防止其后牙前移而影响前牙的内收(图 11-27)。

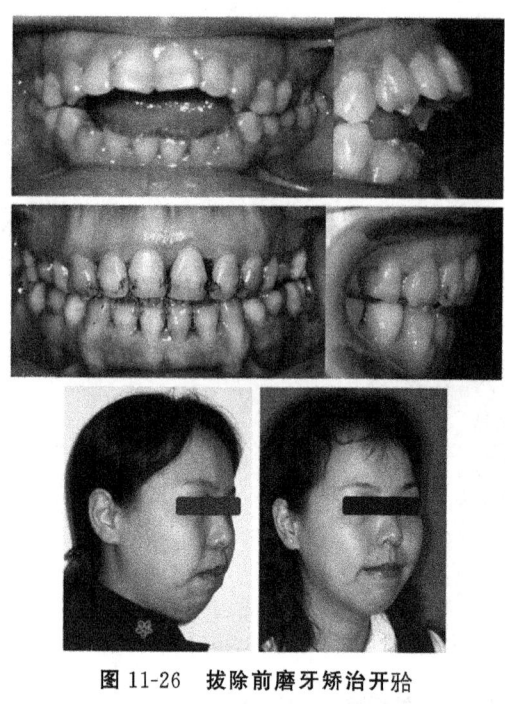

图 11-26　拔除前磨牙矫治开𬌗

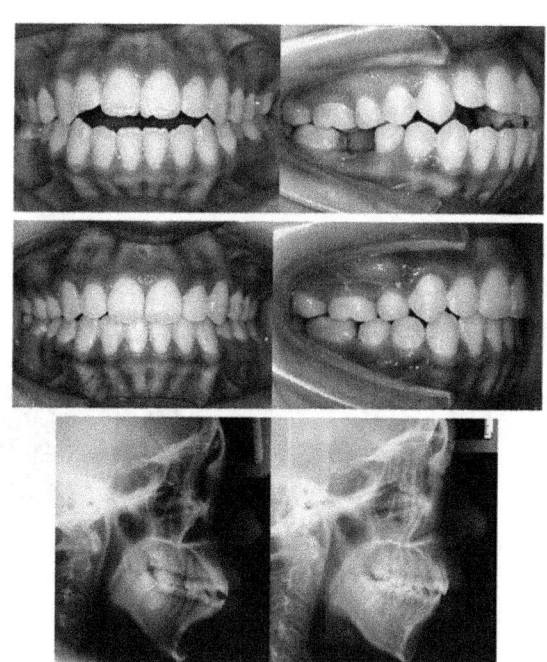

图 11-27　拔除磨牙矫治开𬌗

（赵万昌）

第六节　骨性垂直不调的矫治与垂直控制

一、骨性垂直向错𬌗

最常见的垂直向错𬌗为前牙深覆𬌗和前牙开𬌗，由替牙障碍、不良习惯等局部因素引起的垂直向错𬌗已在前面有关章节叙述，这里仅介绍恒牙期骨性垂直向不协调的有关问题。

（一）下颌前旋转与骨性深覆𬌗

面部的垂直向生长取决于髁突的生长发育、上颌骨缝的生长和方向及牙齿的萌出量。髁突的生长型表现为向前向上，且生长量大于上颌骨缝生长及牙齿垂直向萌出量的个体，常表现为下颌升支长度较大、下颌角小、下颌平面平坦等下颌前旋转的迹象，对于下颌前旋转的生长型，如果上下前牙存在稳定的咬颌关系，则前牙可以维持正常覆盖、覆𬌗关系，否则会形成骨性深覆𬌗。

下颌前旋转型骨性深覆𬌗常表现为方下颌、面下 1/3 短，被称为低角患者。

（二）下颌后旋转与骨性开𬌗

与下颌前旋转相反，后旋转型下颌的髁状突生长方向为向后向上，使下颌平面角增大，而表现为高角患者。高角患者的患者，如果前牙的萌出量能赶上下颌平面角张开量，则可能维持前牙浅覆𬌗或对刃关系，表现出牙齿对颌骨发育异常的代偿。此类患者头影侧位片检查，显示下切牙垂直向过分萌长；另一类患者牙齿没有明显的代偿或代偿不足，则表现为明显的前牙开𬌗畸形。高角型开𬌗患者的面部表现为下颌升支短、下颌角大、下颌平面陡、面下 1/3 高度增大。

二、低角深覆𬌗的矫治

(一)正畸治疗

正畸改善低角深覆𬌗的唯一方法是升高后牙,虽然这一方法本身不足以矫治低角患者,但对轻度低角患者似有改善作用,值得一提的是,如果以矫治低角为主要目标,在条件允许的情况下,应尽量采用非拔牙矫治。

(二)矫形治疗

生长期患者常可以通过改变上下颌骨的矢状关系来促进垂直向错𬌗的矫治,如低位口外弓、功能性矫治器常用于促进面下高度的发育。对于Ⅲ类低角患者,采用上颌扩弓和前方牵引可使上颌骨下移。现在的研究表明,此时上颌后部 PNS 的下移量 2 倍于上颌前部 ANS 的下移量,使下颌骨向后旋转而减小深覆𬌗,增加下面高度。

(三)正颌外科治疗

近 20 年来,颌面外科医师发展了很多手术方法治疗低角患者,下面仅作简单的介绍。

1.Ⅱ类低角患者

一般采用下颌骨矢状劈开术,前移并后旋转下颌体,手术造成的后牙开𬌗问题留待术后正畸解决。对此类患者不宜采用术前正畸方法压低下前牙,否则会限制下面高的增加量。

对于严重Ⅱ类低角患者,可能需增加上颌 LeFortⅠ型手术,下移上颌骨,以最大限度地增加下面高。

2.Ⅲ类低角患者

此类患者通常可采用 LeFortⅠ型手术,向下向前移动上颌骨,上颌骨下移可导致下颌骨向下向后旋转,使颏点接近正常位置,常可避免下颌骨手术。上颌骨移动量取决于面型分析、上切牙暴露量等。

3.Ⅰ类低角患者

此类患者宜可采用 LeFortⅠ型手术,鉴于上颌骨下移后,下颌骨可发生后旋转,因此上颌骨可能需要少许远中移动。

三、高角患者的临床控制

(一)正畸治疗

正畸对高角患者的治疗作用有限,虽然正畸医师希望压低后牙来减轻高角畸形,但大多数临床手段仅限于控制后牙的萌长。临床上对于高角患者一般倾向于拔牙矫治,尤其是拔除后牙;选择弓丝时,宜选用轻力细丝,并尽量避免Ⅱ类牵引;上颌建议采用横腭杆,使横腭杆远离腭黏膜 5～10 mm,这类横腭杆可将舌上抬的力量传至上磨牙,以控制其伸长。如果需要口外弓,宜采用高位牵引。

目前较常用的以压低后牙为矫治目标的固定矫治器设计为 MEAW 技术。MEAW 对骨性开𬌗的治疗作用有较好的疗效。

(二)矫形治疗

替牙期的整形治疗方法见早期矫治的有关章节,这里仅介绍恒牙初期可采用的方法。

1.拔除四个前磨牙配合垂直颏兜

垂直牵引力 0.726 kg，每天戴 12 小时。其作用机制有以下 4 种可能性：①后牙近中移动。②上颌骨缝的生长易受压力而被抑制。③髁状突颈的形态可能会有轻度的改变。④后牙的萌出受阻。

2.下后牙殆垫结合垂直颏兜

在下后牙做 1～2 mm 厚的殆垫，配合垂直颏兜。Woodside 的研究表明，下后牙殆垫加垂直颏兜，可以压低后牙减小下颌平面角，并关闭前牙开殆。

(三)正颌外科治疗

正畸与整形方法矫正高角患者的能力有限，有报道认为采用非手术疗法，下面高最多可减少 5 mm，超出这个限度则需做外科手术。治疗高角患者的常见手术方法有以下几种。

1.上颌骨上移术

高角型开殆的患者，通常下颌升支较短。如果单纯采用下颌矢状劈开，前旋转下颌骨的办法，会加长下颌升支高度，但在下颌角区的肌肉作用下，极易产生复发。因此，对高角患者通常不使用下颌骨矢状劈开术，而采用上颌骨整体上移术，随着上颌骨的上移，下颌骨会发生前旋转而减小下面高，矫治前牙开殆。

2.垂直向颏成形术

使颏部向前、向上移动来减小下面部高度。由于该手术不涉及颞下颌关节，所以安全性和稳定性均较好，但矫正量有限。

(赵万昌)

第十二章　儿童口腔疾病

第一节　儿童口腔疾病治疗的常用技术

一、乳牙复合树脂充填修复术

(一)适应证

(1)多用于Ⅲ类、Ⅳ类、Ⅴ类洞形的修复。

(2)缺损面较多、涉及切端的乳前牙可结合透明树脂冠套进行树脂修复外形。

(3)随着复合树脂材料的发展,亦可做乳磨牙Ⅰ类、Ⅱ类洞的充填修复。

(二)禁忌证

(1)乳磨牙多个牙面的广泛性龋坏。

(2)乳磨牙𬌗面的广泛龋且牙冠高度明显降低。

(三)操作程序及方法

窝洞充填修复法如下。

(1)中龋和深龋去腐、备洞时均需要进行局部麻醉。

(2)采用橡皮障等隔湿措施。

(3)去除龋蚀组织,尽可能保留正常牙体组织。

(4)洞缘釉质可制备成斜面,增大树脂的粘接面和减少洞缘的微渗漏和变色。

(5)近髓处选用氢氧化钙制剂护髓,酌情选用玻璃离子水门汀垫底。

(6)酸蚀剂酸蚀拟与树脂粘接的釉质,冲洗、吹干后涂布粘接剂。

(7)需要时可用成形片协助充填材料成形。乳磨牙多用金属成形片,乳前牙可用透明聚酯薄膜成形片。

(8)窝洞内充入复合树脂,有条件者可用注射法或超声充填法沿洞壁注入,可有效地避免充填体内产生气泡。

(9)尽可能使充入的材料与窝洞所需修复体外形一致,在固化前用探针或雕刻刀初步修整,以免材料过多存留,增加磨改的麻烦。树脂固化后应检查并调整咬合,打磨抛光,邻面可用细砂纸条磨光。

（四）注意事项

（1）操作过程中应严密隔湿。

（2）应了解所选用的树脂、酸蚀剂、粘接剂的性能，仔细阅读说明书，按要求操作。

（3）护髓及垫底不用氧化锌、丁香油等酚类材料，以免影响复合树脂的聚合。

（4）在自然光下比色，选用合适色度的复合树脂材料进行窝洞充填。

二、乳牙玻璃离子充填修复术

因玻璃离子材料生物相容性好、对牙髓的刺激性小，在临床修复中的粘接为化学性粘接，能释氟、降低继发龋的发生，应用于乳牙充填修复日益增多。

（一）适应证

适用于乳前牙Ⅰ类、Ⅲ类和Ⅴ类洞形，乳磨牙颊、舌面的Ⅰ类和Ⅴ类洞形。随着新型玻璃离子水门汀材料的出现，也可以应用于所有乳牙的洞形。

（二）操作程序及方法

（1）牙体预备：乳牙中龋和深龋去腐、备洞时均需要进行局部麻醉，采用橡皮障等隔湿措施，去除龋蚀组织，尽可能保留正常牙体组织，不必强求固位洞形而过多去除可保留的牙体组织。

（2）清洗窝洞、隔湿：除洞底近髓处需用氢氧化钙制剂护髓外，一般可不垫底。

（3）窝洞处理：一般可用处理剂处理窝洞洞壁及洞底，用水充分清洗干净。

（4）充填材料：将调拌好的充填材料从窝洞的一侧送入窝洞，以排除空气，防止气泡形成。选用适当的充填器械充填窝洞。需要时可用成形片协助充填材料成形。

（5）在固化的早期，修复体应避免与水接触，通常可将凡士林类的防护漆涂布于玻璃离子修复体表面以隔绝水分。

（6）修整外形及调𬌗。

（三）注意事项

（1）玻璃离子材料修复乳牙Ⅱ类洞后常采用金属预成冠恢复牙体外形及良好的邻面接触。

（2）玻璃离子材料在口腔环境中能释放氟，具有一定的防龋能力，因此这种充填材料常用于高龋风险患儿的窝洞充填。

三、乳牙银汞合金充填修复术

（一）适应证

1.乳前牙

舌面龋，Ⅰ类窝洞。

2.乳磨牙

（1）颊面窝沟龋，Ⅰ类窝洞。

（2）颊面颈部龋，Ⅴ类窝洞。

（3）舌（腭）面裂沟龋，Ⅰ类窝洞。

（4）舌（腭）面颈部龋，Ⅴ类窝洞。

（5）𬌗-颊面龋，𬌗-舌（腭）面龋，Ⅰ类复合窝洞。

（6）𬌗-邻面龋，Ⅱ类复合窝洞。

(二)禁忌证

1.乳前牙

唇面或唇-邻面龋,此修复法有碍美观。

2.乳磨牙

龋坏范围大,洞形固位差,洞壁薄,抗力形弱的窝洞。

(三)操作程序及方法

1.局部麻醉

中等深度以上的龋洞去腐、备洞时应行局部麻醉。

2.隔湿

推荐采用橡皮障隔湿措施。无橡皮障隔湿条件时,可采用棉卷、吸唾器等简易隔湿方法,但必须达到隔湿效果。

3.去除龋蚀组织及制备洞形

用裂钻掌握深度去除洞缘无基釉,用挖匙或球钻慢速去除龋蚀组织,选用裂钻、倒锥钻等修整制备洞形。

(1)Ⅰ类窝洞:𬌗面相隔的窝洞,若嵴完整,可分别制备成各自的洞形。若嵴已受损,应连成单个的洞形。颊面或舌面窝沟龋局限时,制备成圆形或椭圆形的洞形;颊面或舌面的龋蚀已波及𬌗面窝沟时,应形成颊-𬌗或舌-𬌗的Ⅰ类复合洞形。

若𬌗面窝沟洞壁过薄,应制备成Ⅱ类洞复合洞或Ⅰ类洞复合洞修复。

制备的洞形不能过浅,否则易折裂。

洞形的所有线角应圆钝,底部平坦,但深的洞形不一定强调底平,以免露髓。局部深凹处可选用氢氧化钙或玻璃离子水门汀垫底垫平。

乳前牙Ⅰ类窝洞的固位倒凹应做在近中和远中部分。

(2)Ⅱ类复合窝洞:邻面龋位于接触点以下,若邻牙缺失或相邻牙的邻面也有龋,可制备成单面洞。其龈壁的釉质与轴壁应成直角,牙本质部分可稍斜向根方以增加固位。

当龋洞较接近𬌗面,龈缘和接触点亦近𬌗面,可制备成无台阶型Ⅱ类复合洞。制备有台阶型的Ⅱ类复合洞应注意:①颊壁、舌壁与牙体邻面表面相交处以 90°为理想角度,若该角度过大或过小,牙体局部组织或充填体局部易发生折裂。②因乳磨牙牙颈部釉柱多为水平向,故龈壁可制备成水平状。③𬌗面鸠尾峡宽度为颊舌牙尖间距离的 1/3 左右,不宜过宽或过窄,以免影响固位或易发生折裂。④台阶的𬌗髓壁与轴髓壁交界处不宜尖锐,应修作钝状,以免充填体受压力而发生折裂。

(3)Ⅴ类窝洞:制备洞形时,在龈壁及𬌗壁可稍作倒凹,近中壁及远中壁沿釉柱排列方向稍向外倾斜。髓壁应做成与髓腔凸度相一致的形状,以免穿髓。

4.垫底

(1)浅的窝洞不必垫底。

(2)达牙本质深层的窝洞需垫底,近髓者还应考虑护髓。

(3)护髓一般采用氢氧化钙制剂。

(4)垫底材料可选用玻璃离子水门汀或聚羧酸黏固剂。

5.充填

(1)充填时应反复多次将银汞合金材料充入窝洞内,并以充填器予以压紧,使之在窝洞内形成均匀致密的充填体,并去除含汞量多的稀薄表层。

(2)充填复合洞形时应使用成形片和木楔,使充填体紧密并避免形成悬突。

(3)充填完成后应检查充填体是否恢复了患牙和邻牙的接触点,检查咬合关系是否合适。

6.磨光充填修复

24 小时后进行磨光可提高充填体的耐磨性,增强其化学稳定性,有利于预防继发龋的发生。磨光可用细砂石、橡皮轮等低速转动完成。

(四)注意事项

(1)注意避免操作过程中汞对环境的污染,尽量采用胶囊型银汞合金充填材料。

(2)充填过程中应严密隔湿。

四、儿童嵌体修复术

根据制作材料的不同,嵌体可分为合金嵌体、复合树脂嵌体和瓷嵌体。

(一)适应证

(1)适用于乳磨牙及年轻恒牙。

(2)乳磨牙及年轻恒牙Ⅰ类、Ⅱ类洞的复面洞。

(3)乳磨牙及年轻恒牙缺损较多的多面洞。

(4)牙尖有缺损、咬合面广泛缺损、牙冠高度有降低的患牙。

(5)经牙髓病治疗后牙体缺损广、深的患牙。

(二)禁忌证

(1)乳前牙不做嵌体修复术。

(2)萌出不久,髓腔宽大、髓角高的乳磨牙。

(三)操作程序及方法

(1)需要时做局部麻醉。

(2)去除软化牙本质。

(3)制备洞形做预防性扩展:①洞形呈底平壁直,若部分过深近髓处,可用垫底处理成底平壁直,以免穿髓。Ⅰ类洞形的深度乳牙应达约 1.5 mm、恒牙 2 mm,𬌗面与颊舌面之洞缘稍作成斜面。复合Ⅱ类洞,龈壁的洞缘不制成斜面。②线角制备成圆钝形。③各轴壁间相互呈平行状,可稍外展,2°~5°角。④洞形无倒凹。

(4)取模和灌注工作模:用印模膏、硅橡胶印模材料联合取模,或用藻酸盐印模材料、琼脂印模材料联合取模,用硬石膏灌注工作模。

(5)窝洞用氧化锌丁香油黏固剂或牙胶暂封,后者用于失活牙髓牙。

(6)嵌体的制作。①合金嵌体的制作:在工作模上用铸造蜡制成嵌体的熔模(蜡型),需与洞形密合,有良好的咬合、邻接的关系和解剖形态。在蜡型上安插铸道,固定在坩埚成形座上。用中低熔合金铸造包埋材料包埋、去蜡,用合金材料铸造。所获嵌体铸件在工作模上试验,满意后抛光,黏固于窝洞内。②复合树脂嵌体的制作:在工作模上涂布分离剂,分层填塞经比色选用的树脂,分层在光热聚合器内固化。层与层之间涂粘接剂。按解剖形态、咬合关系、邻牙间接触关系雕刻嵌体表面形态。嵌体固化后打磨抛光。经隔湿、75%乙醇溶液消毒、吹干后用粘接剂黏固。再次检查咬合关系,必要时做调整。③瓷嵌体的制作:根据不同陶瓷材料选用不同制作工艺,由技工室完成。经隔湿、75%乙醇溶液消毒、吹干,瓷嵌体用 4%氢氟酸酸蚀,树脂粘接剂黏固。再次检查咬合关系,必要时做调整。

(四)注意事项

(1)一个嵌体洞形无论多么复杂,所有轴壁均只能有一个就位道,意味着轴壁之间应不小于90°角,即不能在任一壁上有倒凹,否则嵌体将无法就位。

(2)嵌体修复术所去除的牙体组织相对较多,且嵌体需一定的厚度,牙体制备应注意避免穿髓。

(3)联合印模材料取模可增强工作模的精确度。

(4)乳牙不建议采用高硬度材料嵌体。

五、儿童预成冠修复术

儿童冠修复主要采用金属预成冠、前牙透明冠等。

(一)适应证

(1)适用于乳磨牙及年轻恒牙牙冠缺损范围大,用其他方法难以修复其牙冠形态,恢复与邻牙接触和难以使修复体具有良好的固位和抗力者。

(2)乳恒牙釉质、牙本质发育异常的修复。

(3)牙齿畸形需要修复者。

(4)牙髓治疗后的乳牙和年轻恒牙原则上建议冠修复。

(5)机体龋活跃性强易发生继发龋者。

(6)各类矫治器和间隙保持器的固位体。

(7)各种固定间隙保持器中作为固位体。

(二)禁忌证

(1)牙体组织残留量过少,冠固位困难的患牙。

(2)对冠材料过敏者。

(三)操作程序及方法

1.金属预成冠

(1)需要时做局部麻醉。

(2)牙体制备:首先清洁牙面,去除龋蚀组织。随之切削近远中面,使之呈现平行状,或使牙体呈很轻微的圆锥状。颊舌面削磨特别隆起部,减少颈部倒凹。邻面与颊舌面相交的线角亦应圆钝。𬌗面应均匀磨除 1 mm,与轴面的线角应圆顿。牙颈部不能有肩台。患牙牙冠短时,牙体制备可移行达龈下0.5 mm处。

(3)预成冠的选择:用蜡片在患牙处做咬合记录,测量蜡片上患牙印迹的近远中径距离,以此选择大小合适的金属预成冠备用。预成冠的大小有两种表示法,一是以预成冠近远中径的大小定号码;另一种是在预成冠舌面印有此冠周径的大小,以毫米计数。若用后者的预成冠,则需测量患牙比隆起部稍缩窄的近颈部周长。测量常欠精确,故临床操作时需反复试比,才能最终选定。

(4)修整金属成品冠。①直接法:用所选的金属成品冠直接参照口腔内所制备的患牙牙冠修剪、调整外形,反复试合适后打磨、抛光。黏固前必须调试,仔细检查𬌗面有无过高、牙颈部是否密合、预成冠的轴对修复牙及其在牙列中是否协调并观察其与邻牙的关系等。②间接法:用印模材料和石膏获取已制备好的患牙工作模,在模型的患牙颈缘处修整达龈下 0.5 mm。将所选成品冠按工作模患牙修剪冠缘长度直至合适。用各类冠专用修整钳调整面的凹凸、颊舌邻面的隆起和紧缩颈缘等。在模型上试合适后,试戴于患牙。试戴合适,冠缘及表面打磨、抛光。

(5)黏固:隔湿,用75％乙醇棉球消毒患牙和金属成品冠,吹干。可选用磷酸锌黏固剂、玻璃离子黏固剂、复合树脂等将冠黏固于患牙。

2.前牙透明冠

(1)需要时做局部麻醉。

(2)去除龋坏组织,乳前牙唇、舌、邻面没有龋坏的部分也要整体磨除 0.3～0.5 mm,以供光固化树脂覆盖。

(3)根据牙齿形态、大小选择合适的前牙透明冠。

(4)为防止填充光固化树脂时出现气泡,试戴满意后在透明冠切端处用探针开 1 个排气孔,将光固化树脂材料置入前牙透明冠内约 2/3。

(5)干燥牙面后,涂布酸蚀剂 1 分钟,水枪冲洗吹干,表面涂薄层粘接剂,光照 20 秒,再将已置入光固化树脂的透明冠戴于患牙,达到理想位置后除去多余树脂,光固化灯对准唇、舌、切端各光照 20 秒。

(6)小心除去透明冠:透明冠质薄,用探针从牙颈部向冠方一挑就会有 1 个小缺口,顺着缺口向冠方即可除去透明冠;或用高速细金刚砂车针在颈缘处小心开 1 个小口,顺着开口向冠方也可除去透明冠。

(7)调整外形,抛光。

(四)注意事项

(1)操作非熟练者可选用间接法。

(2)试冠时防止误吞误吸。

六、乳牙根管治疗术

乳牙根管治疗术是通过根管预备和药物消毒去除感染物质对根尖周组织的不良刺激,并用可吸收的充填材料充填根管,防止发生根尖周病或促进根尖周病愈合。

(一)适应证

(1)牙髓炎症涉及根髓,不宜行牙髓切断术的患牙。

(2)牙髓坏死或根尖周炎而应保留的乳牙。

(二)禁忌证

(1)牙冠破坏严重,或髓室底穿孔,已无法再修复的乳牙。

(2)根尖及根分叉区骨质破坏范围广,炎症已累及继承恒牙牙胚,或广泛性根内、外吸收超过根长的 1/3。

(3)下方有含牙囊肿或滤泡囊肿。

(二)操作程序及方法

1.术前拍摄 X 线片

了解根尖周病变和牙根吸收情况。

2.局部麻醉或牙髓失活

采用局部麻醉的方法进行疼痛的控制。若麻醉效果不佳,或某种原因无法对患牙实施局部麻醉时,可用失活法使牙髓失活。

3.隔湿

橡皮障隔离患牙,并用吸唾器排除唾液污染。

4.髓腔的开通

去除龋蚀组织,制备洞形,开髓,揭去髓室顶,去冠髓,寻找根管口。

5.根管预备

去除髓室和根管内感染或坏死的牙髓组织及其分解产物,使用根管器械扩挫根管,用1%～2%次氯酸钠溶液或3%过氧化氢溶液＋生理盐水冲洗根管。

6.根管消毒

根管干燥后,将氢氧化钙制剂置于根管内,或将蘸有甲醛甲酚的小棉球置入髓室内,以暂封材料封闭窝洞。

7.根管充填

1～2周后若无症状,去除原封药,冲洗、吸干,在有效的隔湿条件下,将根管充填材料导入根管内或注入根管内,黏固粉垫底,常规充填。若炎症未能控制或瘘管仍有渗液也可换封药物,待症状消退后再行根管充填。

根管治疗后,建议行冠修复。

(四)注意事项

(1)根管预备时,勿将根管器械超出根尖孔,以免将感染物质推出根尖孔或损伤恒牙胚。

(2)乳牙的根管充填材料应采用可吸收的、不影响乳恒牙交替的糊剂充填。

(3)乳牙根管治疗后需定期随访观察。

七、年轻恒牙根尖诱导成形术

根尖诱导成形术是指牙根未完全形成之前发生牙髓严重病变或根尖周炎症的年轻恒牙,在控制感染的基础上,用药物及手术方法保存根尖部的牙髓或使根尖周组织沉积硬组织,促使牙根继续发育和根尖形成的治疗方法。

(一)适应证

(1)牙髓炎症已波及根髓,而不能保留或不能全部保留根髓的年轻恒牙。

(2)牙髓坏死或并发根尖周炎症的年轻恒牙。

(二)禁忌证

牙根发育不足1/2,牙齿松动明显,根尖周有广泛骨质破坏者。

(三)操作程序及方法

1.术前拍摄 X 线片

了解根尖周病变和牙根发育情况,帮助确定牙根工作长度。

2.局部麻醉和隔湿

采用局部麻醉的方法进行疼痛的控制,橡皮障隔离患牙,并用吸唾器排除唾液污染。

3.常规备洞开髓

制洞开髓的位置和大小应尽可能使器械直线方向进入根管。

4.根管预备

对有急性症状的患牙,应先做应急处理。根管预备主要是通过化学方法去除根管内感染物质,避免过度机械预备切削牙本质,多用1%～2%次氯酸钠溶液或3%过氧化氢溶液＋生理盐水反复冲洗根管与髓腔。特别注意避免损伤根尖部牙乳头或上皮根鞘。

5.根管消毒

用消毒力强、刺激性小的药物封于根管内,如氢氧化钙制剂、碘仿糊剂或抗生素糊剂等。根管消毒时间一般为 2 周～1 个月,至无渗出或无症状为止。

6.药物诱导

去除暂封物及原封药,再次进行根管冲洗。干燥根管,在有效的隔湿条件下,将能诱导根尖闭合的药物导入根管内。目前最常用的诱导药物是氢氧化钙及其制剂,然后用封闭性良好的材料充填患牙。

7.定期检查

一般每 3～6 个月复查 1 次。除了常规临床检查外,还应进行 X 线检查。观察根尖周情况和根尖形成状态,并根据根尖形成情况,更换根管内药物,直至根尖形成或根端闭合。

当 X 线片显示根尖形成或有钙化组织沉积,而且根管内探查根尖钙化屏障形成完全时,可行永久性根管充填,并用封闭性好的材料修复患牙。根管充填后可继续随访观察。

(四)注意事项

(1)彻底清除根管内感染物质,这是消除根尖周炎症和根尖形成的重要因素,故应仔细去除根管内炎症或感染坏死的牙髓组织。

(2)应按照 X 线片测量的工作长度,用根管锉紧贴根管壁将已坏死的牙髓碎片清除,冲洗时注意不要加压,避免将感染物质推出根尖或根管器械损伤牙乳头和根尖周组织。

(3)应避免使用刺激性根管消毒药物,如甲醛甲酚等。

(4)通常在 X 线片显示根尖周病变愈合,牙根增长、根尖孔封闭,或根管内探查时根尖端有钙化物沉积的阻力时可做根管充填。

(5)根尖诱导形成术的疗程和效果不仅取决于根尖周病变的程度,而且取决于发生牙髓病变时牙根发育的状况及患儿的机体状况,因而疗程和疗效可不一样。诱导之后并不是每例都能形成正常的牙根形态,有的仅是喇叭口的缩小或根尖端钙化物的封闭,其最终的牙根长度并非一致。

(6)消除残留牙髓和根尖周的炎症,并通过药物诱导作用,保护根尖部的生活牙髓和牙乳头,恢复上皮根鞘的正常功能,是促使牙根继续发育和根端闭合的必要条件。

八、金属丝-树脂联合固定或树脂夹板固定法

(一)适应证

(1)前牙外伤后牙齿松动,需要固定且邻牙可以提供有效支抗者。

(2)患儿可以配合完成治疗者。

(二)禁忌证

(1)外伤严重没有保留价值的牙齿。

(2)邻牙缺失难以提供有效支抗者。

(三)操作程序和方法

(1)如果有牙齿移位时,应在局部麻醉下对外伤牙进行必要的复位,对龈沟溢血者先行止血,清洁牙面。

(2)使用 0.4～0.6 mm 的钢丝或直径为 0.2 mm 或 0.25 mm 正畸结扎丝,对折 4～6 股拧成

1 股,按照牙弓形态制成弓丝,弓丝的位置应放置在牙冠中 1/3。

(3)考虑到支抗问题,弓丝的长度应包括需固定牙齿两侧各 1～2 个健康牙齿。

(4)采用全酸蚀技术＋光固化复合树脂将唇弓粘接到牙面上,抛光。

(5)对于树脂夹板固定,把光固化复合树脂制成与牙弓形态一致的树脂条,原则和放置位置同上,并采用全酸蚀技术将树脂条粘接到牙面上,抛光。

(四)注意事项

(1)无论是金属丝-树脂联合固定或树脂夹板都应离开牙龈一定距离,需固定牙萌出不全时,固定夹板可适当向切端方向放置。

(2)树脂夹板状固定时勿使树脂条进入牙间隙压迫龈乳头。

(3)牙齿复位后应检查正中𬌗有否早接触,对于正中𬌗存在明显早接触者需使用全牙列𬌗垫。

(4)为便于拆除,所使用的树脂颜色应与牙齿颜色有所区别,树脂表面应平滑,不刺激相对应的黏膜且便于清洁。

九、钢丝-正畸托槽固定法

(一)适应证

(1)前牙外伤松动,邻牙或有缺失,或与相邻牙排列不齐,难以用钢丝-树脂夹板固定者。

(2)混合牙列期,外伤牙的近邻牙不能足够支抗作用。

(二)禁忌证

(1)邻牙及所做的固定基牙处于替换期松动明显。

(2)固定基牙龋损失,无法黏固托槽。

(三)操作程序及方法

(1)如果有牙齿移位时,应在局部麻醉下对外伤牙进行必要的复位,对龈沟溢血者先行止血,清洁牙面。

(2)根据需固定牙在牙列中的位置和基牙情况,设计在托槽＋弓丝固位装置,保证有足够的支抗力固定患牙,在需固定牙和基牙的唇面确定安置托槽位置。

(3)隔湿固定区,对拟安置托槽牙的唇面酸蚀、水洗、吹干,将黏固剂涂于牙面,用复合树脂先粘于托槽基底。将托槽置于需粘接的牙面,稍加压并除去溢出托槽周围的多余树脂。

(4)在树脂完全固化后(固化时间参照树脂的使用说明书)选用直径 0.45 mm 的钢丝按照牙弓形态弯制弓丝,将把弓丝嵌入各牙面托槽的槽沟内,钢丝两端在固定区两端的托槽绕弯固定。

(5)使用 0.2 mm 正畸结扎细钢丝将钢丝固定在托槽内免其脱落。

(6)牙齿复位后应检查正中𬌗有否早接触,对于正中𬌗存在明显早接触者需使用全牙列𬌗垫。

(四)注意事项

(1)弓丝弯制需符合牙弓形态,压入托槽后不能对牙齿产生额外的力量。

(2)注意隔湿,以免影响托槽的黏固。

(3)钢丝入槽前,托槽黏固必须完全固化,以免托槽移位和脱落。

(4)嘱患儿注意口腔清洁卫生。

十、带环-唇弓固定法

(一)适应证

外伤牙邻牙缺失或因龋牙体缺损范围大,致邻近无可利用基牙者,只能选用第二乳磨牙或第一恒磨牙为固定基牙者。

(二)禁忌证

(1)拟选固定基牙因龋或萌出不全致牙冠难做固位。

(2)拟选基牙临近替换,松动明显。

(三)操作程序及方法

(1)如果有牙齿移位时,应在局部麻醉下对外伤牙进行必要的复位,对极其松动的牙齿可采用悬吊缝合暂时固定,对龈沟溢血者先行止血,清洁牙面。

(2)在拟作为基牙的双侧第二乳磨牙或第一恒磨牙试带环,备用。

(3)取外伤牙所在牙列的印模,并灌制石膏模型。

(4)将带环戴到石膏模型的基牙上,间接法用 $0.9\sim1.0$ mm 扁钢丝弯制唇弓,并将唇弓与带环焊接为一体,抛光。

(5)将制作好的带环+唇弓戴入口腔,调整合适后用玻璃离子水门汀将带环+唇弓固定在基牙上。

(6)使用全酸蚀+光固化复合树脂将所需固定牙粘在唇弓上,抛光。

(四)注意事项

(1)制取印模时动作要轻柔,为避免把松动外伤牙和印模一起取下造成全脱出,在印模基本固化后及时取下印模。如果印模固位好,可用冲洗器沿印模边缘注入清水,减少负压,便于取下印模。

(2)唇弓所用扁钢丝直径为 $0.9\sim1.0$ mm,否则在前牙区容易变形;唇弓在前牙区与切牙冠中 1/3 处接触,与牙面均有接触,需固定牙萌出不全时,唇弓可适当向切端方向放置。

(3)牙齿复位后应检查正中𬌗有否早接触,对于正中𬌗存在明显早接触者可在磨牙𬌗面使用玻璃离子水门汀抬高咬合或使用全牙列𬌗垫。

(4)为便于拆除,所使用的树脂颜色应与牙齿颜色有所区别,树脂表面应平滑,不刺激相对应的黏膜且便于清洁。

(5)由于外伤固定时间一般不长,为便于拆除,基牙带环可略大 1 号。

十一、年轻恒牙再植术

(一)适应证

恒牙全脱出,外伤牙离体时间短于 60 分钟。在生理介质中保存者可适当放宽时间。

(二)禁忌证

(1)牙槽窝粉碎性骨折伴有骨壁缺损或缺失。

(2)牙列严重拥挤,再植牙无法排入牙列且已有正畸治疗计划者。

(三)操作程序及方法

(1)离体牙处理:用手或上前牙钳夹住牙冠,用生理盐水冲洗牙根表面的污染物,如果污物附着在根面上不易冲洗掉,可用蘸有生理盐水的小棉球,小心轻柔地将污物蘸掉,注意不要损伤牙周膜。把清洗干净的牙齿放在生理盐水,最好是 Hanks 平衡盐溶液(HBSS)中待用。

(2)局部麻醉下,用镊子小心清理牙槽窝内的血凝块,但不要搔刮牙槽窝,以免损伤牙槽窝内残存的牙周膜。并用生理盐水冲洗牙槽窝。如果存在牙槽窝骨折并移位,可轻柔手法复位。

(3)将脱出牙齿放回牙槽窝,检查复位情况。

(4)金属丝-树脂联合弹性固定 10~14 天。原则上固定单元为每侧 1~2 个健康邻牙对应 1 个再植牙。健康邻牙为乳牙时,应增加基牙数目。

(5)对严重牙龈撕裂者应采取缝合,并加牙周塞治剂保护牙龈,防止因口腔清洁不好导致的牙龈炎症。给予氯己定漱口液含漱 1 周,3 次/天,嘱维护好口腔卫生。

(6)常规全身使用抗生素 1 周。四环素是首选药物,但 12 岁以下儿童应避免使用,可选用阿莫西林、苯氧甲基青霉素代替。

(7)牙齿被土壤等严重污染时,应注射破伤风抗毒素。

(四)注意事项

(1)再植复位时手持离体牙冠部,用最小的力把患牙放回牙槽窝,主要防止对牙髓和牙周膜造成进一步损伤。如果遇到阻力,应将牙齿放回生理盐水中,检查牙槽窝是否有骨折。如果发现折断骨片阻碍牙齿复位,可用插入平头器械(如直牙挺)复位骨片并修整牙槽窝形态,然后再植入患牙。

(2)牙齿复位后应检查正中𬌗有否早接触,对于正中𬌗存在明显早接触者需使用全牙列𬌗垫。

(3)急诊条件下,可使用釉质粘接材料暂时固定。如外伤牙的邻牙还未萌出,或松动甚至脱落,也可在局麻下用缝线从腭侧穿龈经过患牙切缘与唇侧牙龈缝合固定,之后转到门诊寻求其他方法固定。

(4)总体来说再植牙成功率较低,治疗前要向患儿和家长充分告知。对于牙离体时间超过 60 分钟且未在生理介质中保存,但患儿和家长强烈要求再植治疗时,可考虑延迟再植。由于延迟再植只能短期保留牙齿,不属常规治疗,本处不再赘述。

十二、远中导板间隙保持器

(一)适应证

第二乳磨牙早失,而第一恒磨牙尚未萌出或正在萌出。相邻的第一乳磨牙健在,可做基牙,戴入金属预成冠,冠的远中端焊接弯曲导板,插入牙槽窝内,远中导板贴合于未萌出的第一恒磨牙近中面。

(二)操作程序及方法

1.基牙预备

以第一乳磨牙为基牙做牙体制备,选择合适的金属预成冠并试戴。

2.X 线测量

在 X 线片上标定远中导板的长度及高度,其远中部分应深入到第一恒磨牙近中面的外形高点下约 1 mm 处。

3.制作模型

将金属预成冠戴在第一乳磨牙上取模,灌制石膏模型。将 X 线片上测量的长度和高度标记在模型上,削除这部分石膏,制作必要间隙。

4.远中导板制作

用宽约 3.8 mm、厚 1.3 mm 的钴铬合金预成腭杆作为材料,向远中伸展,弯曲成合适的角度,插入模型上制备的间隙中。远中导板的高度,以不接触对颌牙为宜,在石膏模型上和金属预成冠的远中端进行焊接、调磨、抛光。

5.试戴粘接

拔除第二乳磨牙,止血后将已消毒的保持器戴于第一乳磨牙牙冠上,X 线检查其与第一恒磨牙及第二前磨牙牙胚的位置关系是否合适,必要时可再做调整,用粘接剂黏固。

十三、全冠丝圈式间隙保持器

(一)适应证

(1)单侧第一乳磨牙早期丧失。

(2)第一恒磨牙萌出后,单侧第二乳磨牙早期丧失。拆除远中导板间隙保持器后,也要换上此装置。

(3)双侧第一或第二乳磨牙早期丧失,用其他间隙保持器较困难者。

(4)尤其适用于基牙大面积龋或进行牙髓治疗后。

(二)操作程序及方法

(1)基牙预备,预成冠试戴,取模,灌制石膏模型。

(2)外形线的设计:在石膏模型上设计丝圈位置,丝圈不与牙龈接触,离牙槽嵴 1～2 mm,不妨碍牙槽嵴宽度的发育。丝圈的颊舌径要比后继恒牙的冠部颊舌径稍宽,丝圈与缺失牙的邻牙有良好的接触,即与乳尖牙远中面最突点或此点稍下方,或与第一恒磨牙的近中外形高点相接触,以保持缺隙的距离。

(3)丝圈的制作:用直径 0.9 mm 的不锈钢合金丝,从与乳尖牙或第一恒磨牙接触部开始弯曲,制作丝圈,在金属预成冠颊舌角部焊接,调磨抛光。

(4)试戴保持器,检查丝圈与牙及黏膜的接触情况,合适后用黏固剂粘于牙上。

十四、带环丝圈式间隙保持器

(一)适应证

与本节"全冠丝圈式间隙保持器"的适应证相同。

(二)操作程序及方法

将丝圈焊接于带环上,用黏固剂黏固,其操作程序及方法与本节全冠丝圈式间隙保持器基本相同。

十五、舌弓式间隙保持器

(一)适应证

(1)主要适用于下颌多个乳磨牙的早期丧失。

(2)两侧第二乳磨牙或第一恒磨牙健在,可做基牙。

(3)第二乳磨牙的拔除虽在替牙期,但后继恒牙仍被较厚的骨质覆盖,需对其间隙进行管理者。

(4)两侧多个乳磨牙早失,使用可摘式间隙保持器不合作者。

（二）操作程序及方法

（1）制备基牙带环，取模，灌制石膏模型。

（2）在石膏模型上设计外形线：将舌弓的前方设定在下颌切牙的舌侧，前端贴近下前牙颈部并远离黏膜 1～1.5 mm，并在间隙部的近中设计阻挡丝。

（3）用直径 0.9 mm 的金属丝弯制成舌弓，与带环焊接，调磨抛光。

（4）试戴合适后，用黏固剂黏固保持器。

十六、腭弓（Nance 弓）间隙保持器

（一）适应证

与本节舌弓式间隙保持器的适应证相同，但用于上颌乳磨牙的早期丧失，其前方不应与下颌前牙的切缘相接触。

（二）操作程序及方法

（1）基本制作方法与本节"舌弓式间隙保持器"基本相同。

（2）腭侧弧线的前方经过上腭皱襞的黏膜表面。将此处的部分金属丝用树脂包埋，制作树脂腭盖板，利用其压在腭盖顶部，以防止上颌磨牙的近中移动，利于固位。

十七、可摘式间隙保持器

（一）适应证

（1）单侧或双侧多数乳磨牙早期丧失。

（2）乳前牙早期丧失。

（二）操作程序及方法

（1）取模，做𬌗关系记录，按要求上𬌗架。

（2）外形线的设计：唇颊侧不用基托或尽可能小，以免影响生长发育。基托的外形线应随着年龄的增加做相应的改变：4 岁之前，基托外形线应位于牙槽嵴顶到前庭沟距离的 1/2 以内；4～5 岁，基托外形线应位于牙槽嵴顶到前庭沟距离的 1/3 以内；5～6 岁之前，基托外形线应位于牙槽嵴顶到前庭沟距离的 1/4 以内。若基托的远中有牙存在时，基托的舌侧远中端应延伸至远中邻牙的中央部，利用倒凹增加基托的固位。与恒切牙接触的基托组织面，应设计离开切牙舌面 1～2 mm，避免基托阻挡恒切牙的正常萌出。

（3）固位装置：原则上不用固位卡环，尤其应避免在乳尖牙上使用卡环固位，因为它可影响乳尖牙间宽度的发育。在上颌第二乳磨牙或第一恒磨牙可放箭头卡或单臂卡环，在下颌采用单臂卡环。若基托的远中末端有牙存在，一般不需要卡环；若基托的远中末端或单侧性磨牙缺失，可设计唇弓、箭头卡环等固位装置，不用𬌗支托，以免妨碍牙槽骨高度的发育。

十八、上、下颌唇挡矫治器

（一）适应证

适用于吮咬不良习惯，如吮指、吮咬唇、咬物等。

（二）操作程序及方法

1.上颌唇挡矫治器

在上颌活动矫治器的唇弓上前方焊接 3～4 根较长的不锈钢丝，终端直达下颌前牙的唇侧，

用自凝树脂包埋终端制成挡板。注意不能压迫软组织。

2.下颌唇挡矫治器

按要求用直径1.0 mm的不锈钢丝弯制唇挡,可套上合适的预成树脂管,也可在下颌前牙的唇侧龈方,用自凝树脂包埋唇挡。注意唇挡必须降至前庭沟底,应远离下颌牙齿唇面和牙龈2～3 mm,对咬合无干扰。唇挡推移下唇离开下颌切牙,使上颌切牙无法咬到下唇。

十九、活动舌刺矫治器

(一)适应证

适用于吮指不良习惯,异常吞咽习惯和吐舌习惯。

(二)操作程序及方法

在上颌活动矫治器设计箭头卡环固位,在其腭侧前牙区基托,埋入4～6根直径1.0～1.2 mm的不锈钢丝,钢丝末端磨圆钝并伸向舌侧,接近口底,钢丝与上前牙的腭侧相距5～7 mm。以不影响舌的活动,不压迫口腔黏膜为宜。舌前伸时,碰到舌刺,即会退回。

二十、固定舌刺矫治器

(一)适应证

适用于吐舌和吮指等不良习惯以及异常吞咽。

(二)操作程序及方法

用直径0.7 mm钢丝弯制成U形舌刺,刺长6～7 mm,末端磨尖但要光滑。可以焊到金属带环上,也可用黏固材料在牙面酸蚀后直接黏固到上颌或下颌切牙舌面。为便于黏固,可将2个U形舌刺重叠一半焊在一起,然后两端各焊一金属底网。

二十一、固定腭网矫治器

(一)适应证

适用于吐舌、吮指等不良习惯,以及异常吞咽。

(二)操作程序及方法

在上颌乳磨牙上制作带环,其舌侧焊接舌弓,舌弓前端焊上网状钢丝,可阻止舌与牙接触,同时指导患儿在吞咽时进行正常的舌功能运动。

二十二、前庭盾

(一)适应证

适用于口呼吸习惯、咬唇习惯。

(二)操作程序及方法

(1)前庭盾接近总义齿印模的伸展范围取模,获得切对切的蜡𬌗关系,上𬌗架。

(2)用铅笔在模型的黏膜转折部画出前庭盾边缘伸展的范围,应伸展至前庭沟底,以取得良好的封闭和支持作用。前庭盾前板与前突的上切牙接触,侧板和后牙颊面相隔2～3 mm,以减轻颊肌的张力,侧板后缘延伸至最后一颗磨牙的远中邻面。

(3)在标记范围覆盖2～3 mm厚的基托蜡,将蜡表面修整圆钝、光滑,并使两侧对称。在蜡形外表面用自凝树脂将弯制好的钢丝固定,然后浇注一薄层自凝树脂,加厚到2.0～2.5 mm,形成前庭盾。

(4)在前庭盾的前牙区增加1个或2个牵引环等附件后,可用作唇颊肌训练,有助于改善唇的功能,增强其张力,使其能自然闭合。常用于矫治口呼吸习惯。

(5)开窗前庭盾先按常规方法制作前庭盾,然后在其前牙区开窗,窗的远中至尖牙远中面,上下缘至龈缘部,形成长方形窗。为增加其强度,可在树脂托内埋入钢丝。开窗前庭盾表面要高度抛光,在开始1~2周,要逐步延长戴用时间,并注意调磨压痛点,适应以后全天戴用。常用于矫治咬唇习惯。

二十三、埋伏牙牵引术

(一)适应证

各种原因导致的恒牙埋伏阻生。

(二)禁忌证

(1)患儿有血液病、内分泌等系统性疾病不宜手术者。

(2)埋伏牙的牙根发育畸形,牙根极度弯曲者。

(3)埋伏牙冠根形态发育不良。

(4)埋伏牙在牙列中的间隙已完全丧失或大部分丧失,不易通过正畸方法恢复者。

(三)操作程序及方法

(1)根据患牙不同位置,通过影像学检查如根尖片、全口牙位曲面体层 X 线片(全景片)、CBCT 等,确定埋伏牙位置。

(2)局部麻醉。

(3)常规口外、口内清洁消毒,铺手术孔巾。

(4)手术切口从牙槽嵴开始,延伸至埋伏牙相邻两牙的近远中轴角处,在埋伏牙侧作一梯形或角形切口,沿骨膜下翻开黏骨膜瓣,用高速手机或骨凿去除埋伏牙表面覆盖的部分牙槽骨及导萌道上的致密骨组织,暴露埋伏牙牙冠形成一萌出通道。

(5)暴露埋伏牙牙冠的面积要与正畸附件粘接面相适应,充分止血隔湿,粘接正畸牵引附件。用0.3 mm不锈钢丝结扎于牵引附件上作为牵引丝,从牙槽嵴顶的切口或从所需牵引方向的黏骨膜瓣中穿出。牵引丝末端弯成小拉钩。

(6)清理创口,缝合,纱布或棉球压迫止血。

(7)术后1周拆线,即可进行牵引导萌。

(8)以邻牙、其他附件或种植钉等为支抗,用橡皮链或弹力线进行牵引,力量要轻,0.5~1.0 N力值,每月加力1次,直至埋伏阻生牙牵引到位与对颌牙建立良好的咬合关系。

(四)注意事项

(1)术中根据创口情况,若出血过多难以止血,可在窗口填塞碘仿纱条,防止创面感染和创面粘连,术后2~3天复诊,粘接正畸托槽、舌侧扣或牵引钩。

(2)手术切口根据 X 线片选在骨阻力及创伤小的一侧,术中尽可能保留黏骨膜瓣。

(3)粘接正畸附件过程中,注意充分止血,良好隔湿,保证正畸附件粘接牢固。

(4)萌出间隙不足是埋伏牙非常多见的原因,首先必须扩展间隙,为埋伏牙提供足够的萌出空间。

(5)阻生牙的萌出阻力较多,对支抗的要求较高,治疗中应加强支抗,使用较粗的不锈钢丝作为主弓丝稳定牙弓。

(6)牵引的速度不宜过快,以待牙周骨组织的改建及纤维束的重新排列,从而获得稳定的疗效,牵引力过大,将可能导致埋伏牙牙髓坏死及正畸附件松动、脱落,导致二次手术,增加患儿痛苦。

(7)治疗过程中应不定期地拍摄 X 线片检查埋伏牙移动的情况,尽量使阻生牙通过牙槽嵴顶萌出,否则将造成附着龈丧失,牙龈退缩,外形不良。

二十四、乳牙拔除术

(一)适应证

1.不能保留的患牙

(1)牙冠破坏严重,已无法再修复的乳牙,或已成残冠、残根者。

(2)生理性替换的露髓牙,牙根吸收 1/3 以上,根管感染不宜做根管治疗者。

(3)乳牙根尖周炎,根尖及根分叉区骨质破坏范围广,尤其炎症已涉及后继恒牙牙胚,乳牙牙根因感染而吸收,或乳牙根尖露于龈外,甚至使局部黏膜发生创伤性溃疡者。

(4)乳牙外伤致牙根近颈 1/3 区折断,挫入性移位影响恒牙发育,或外伤牙处于骨折线上不能治愈的乳牙。

(5)有病灶感染迹象而不能彻底治愈的乳牙,因特殊治疗需要应拔除的乳牙,如放疗区域的患牙。

2.因咬合诱导需拔除的乳牙

(1)后继恒牙即将萌出或已萌出。

(2)影响恒牙列正常形成的乳牙,如低位乳牙或为减数顺序拔牙需拔除者。

3.其他

其他额外牙及不能保留的新生牙。

(二)禁忌证

1.全身状况

(1)血液病如白血病、血友病、贫血、血小板减少症等血液病活动期。

(2)糖尿病、甲状腺功能亢进等内分泌疾病者。

(3)患严重心脏、肝肾疾病、甲状腺功能亢进、糖尿病等疾病,内科医师评价后,建议暂缓拔牙者。

(4)急性感染、发热者。

2.局部因素

(1)患牙根尖周组织和牙槽骨急性炎症明显,应先用药物控制。

(2)患儿伴急性广泛性龈炎或严重口腔黏膜疾病,应控制症状待消炎后再行拔牙术。

(三)操作程序及方法

1.术前准备

(1)了解患儿健康状况,向家长说明拔除患牙的理由。

(2)以亲切的态度接待患儿,尽可能消除其紧张感。

(3)手术器械的准备,按手术要求选择经严格消毒的器械。

(4)对疑有或有药物过敏的患儿做药物过敏试验。

(5)清洁、消毒口腔。口腔卫生较差者术前应刷牙,清洁口腔。

(6)术前再次检查、核对患牙,以免误拔。

(7)选用适合患牙牙颈部的牙钳。乳牙拔除术常可省略牙挺的使用,拔除残根时则主要使牙挺或根尖挺。

(8)如有必要,应拍摄 X 线片,帮助了解牙根情况,可使手术顺利。

2.局部麻醉

注射局部浸润麻醉和传导阻滞麻醉药物的要求与成人大致相同,但应注意儿童的解剖特点。常用的麻醉药物是 1%～2%利多卡因、4%阿替卡因和 2%甲哌卡因。注射进针点用 1%的碘酊或 0.5%碘伏棉球做黏膜消毒,需要时可加涂表面麻醉药物。

3.拔除手法

(1)患牙周围牙龈用 1%的碘酊或 0.5%碘伏棉球拭涂消毒,分离牙龈。

(2)上、下颌乳前牙拔除应慢慢转动,脱位后自牙槽窝内拉出。

(3)上、下颌乳磨牙拔除时,牙钳尽力插入钳住颈根部,做颊舌向缓慢摆动,脱位后向牙槽窝外拉出。

4.拔除后处理

乳牙拔除后一般不搔刮,若有牙的残片和肉芽组织,则应去除。乳牙过深的根尖小残片,为免伤及恒牙牙胚时,可不强求取出,待其日后排出或视情况拔除。

5.缩小创口

术者对创口稍压其颊舌侧,使之缩小。

6.止血

消毒纱布或棉球覆盖创口,嘱患儿对殆咬紧,30 分钟后去除。

(四)注意事项

(1)把握好适应证与禁忌证:患儿伴有全身系统疾病时,应及时请有关专科会诊,治疗后再考虑拔牙。

(2)对拔下的乳牙应仔细检查,观察牙根有无折断,与牙根生理性吸收区别。

(3)拔牙时用力缓慢:乳前牙常因生理性吸收使牙根唇舌向呈薄片状,若唇舌向摆动易致折断。

(4)术后遵医嘱,勿触摸创口,勿不停吸吮创口及吐口水,以免拔牙后出血。勿咬或用手指触碰局部麻醉作用尚未消失的软组织,以免人为致创伤。

(5)术中注意防止拔除的乳牙误入呼吸道、消化道。

二十五、额外牙及其埋伏额外牙的拔除

额外牙(即多生牙)及其埋伏额外牙,多见于儿童的上颌前牙区。

(一)适应证

(1)萌出中或已萌出的额外牙,影响美观。

(2)埋伏额外牙影响周围邻牙正常萌出和排列者。

(3)埋伏额外牙致唇、腭侧明显骨形隆起,影响美观或不适。

(4)埋伏额外牙压迫正常邻牙牙根,可能导致后者异常吸收者。

(5)引起牙源性囊肿如含牙囊肿等病理性变化的埋伏额外牙。

(6)在鼻腔或上颌窦内萌出并出现相应部位症状的额外牙。

(7)7 岁以上的埋伏额外牙患儿。

（二）禁忌证

(1)系统性疾病不宜手术者。

(2)年龄过于幼小不能耐受手术的埋伏额外牙患儿。

(3)对牙列、邻牙无不良影响的深部埋伏额外牙。

（三）操作程序及方法

1.正常牙弓位置上已萌出的额外牙

其拔除方法、程序同一般拔牙术；唇颊侧萌出的额外牙，近远中向使用直钳加轻的旋转力；腭侧错位的额外牙，多使用牙挺，协助拔除。

2.埋伏额外牙

(1)术前准备。①术前需仔细做临床和 X 线检查，进行必要的术前评估。X 线检查确定埋伏牙的数目和位置对确定手术路径和方法至关重要，临床上 CBCT 检查应作为常规手段对额外牙进行精确定位。②与患儿充分沟通，取得患儿的积极配合也是手术关键；否则应考虑全麻下手术。

(2)麻醉：一般选用局部浸润麻醉，对埋伏较深的额外牙可采用眶下神经阻滞麻醉和鼻腭神经阻滞麻醉。

(3)常规口外、口内清洁消毒，铺手术孔巾。

(4)切开：位于邻牙唇侧或邻牙牙根间的额外牙，多选用牙槽突唇侧弧形切口或唇侧龈缘梯形切口；位于邻牙腭侧的，常选用腭侧龈缘切口；对于埋伏很深，位于邻牙根尖上方且偏腭侧的额外牙，唇侧进路可能较腭侧进路更易操作。

(5)剥离龈瓣，暴露部分牙体露出埋伏牙，或覆于埋伏牙的骨板，用高速牙钻或超声骨刀去除所覆骨板，暴露牙冠的最宽处，用牙挺挺出。

(6)刮除周围囊性组织，生理盐水冲洗，复位龈瓣，缝合伤口。

（四）注意事项

(1)埋伏牙术前定位应准确。

(2)注意术前、术中消毒及无菌操作。

(3)作切口时避免损伤局部的主要神经、血管并注意保护邻牙牙根及恒牙胚。

(4)手术中应注意避免损伤生长发育中的恒牙胚。

二十六、牙龈开窗助萌术

（一）适应证

(1)与同名牙相比迟萌明显。

(2)需助萌的牙已达牙槽嵴顶部，切端在牙龈黏膜下，可被扪及，但因局部软组织致密，萌出困难者。

（二）禁忌证

患儿有血液病等系统性疾病不宜手术者。

（三）操作程序及方法

(1)局部清洁消毒。

（2）局部浸润麻醉。

（3）沿着迟萌牙的切端，由一侧切角至另一侧切角作唇腭侧两弧形切口，去除两切口间的梭形龈瓣，用探针分离切端周围龈组织，完全暴露出牙的切端。

（4）局部涂 1‰碘酊，纱布或棉球压迫止血。

（四）注意事项

（1）迟萌牙离牙槽嵴顶甚远或在骨内，而迟萌期过长，则应考虑做开窗去骨或牵引术助萌。

（2）去除切端梭形龈瓣，以牙的切端暴露完善为宜，过小或过窄都会使萌出受阻。

二十七、预防性树脂充填术

（一）适应证

窝沟较深，有局限窝沟龋伴有深窝沟。

（二）禁忌证

广泛窝沟龋，已无正常窝沟。

（三）操作程序及方法

（1）小球钻或微创球钻仅去除龋损组织，不做预防性扩展。

（2）清洁牙面、冲洗、吹干、隔湿。

（3）酸蚀剂酸蚀去除龋蚀后的组织面及附近牙面，冲洗、吹干。

（4）复合树脂充填窝洞，余窝沟用窝沟封闭剂进行窝沟封闭。

（5）调𬌗，抛光。

（四）注意事项

（1）操作中注意严密隔湿。

（2）充填时应注意材料不宜过多过厚，以免咬合过高且易脱落。

二十八、菌斑染色剂的应用

（一）适应证

（1）为儿童及其家长口腔宣教时应用。

（2）检查儿童的口腔卫生情况。

（3）辅助指导刷牙和提高刷牙效果。

（二）禁忌证

（1）年龄过于幼小，尚无使用必要。

（2）乳牙列形成期，部分乳牙尚未萌出；或乳牙萌出中，牙冠尚未完全萌出。

（三）操作程序及方法

（1）让受检儿童清水漱口，吐出口腔内残存的食物残渣等。

（2）让受检儿童自己拿着镜子或让家长同时观察受检儿童牙面，向家长解释肉眼直视难以确认的菌斑附着情况。

（3）按所选用菌斑染色液或菌斑染色片的使用方法给牙面所附着菌斑染色。液剂可用棉球或棉棒蘸取后涂布于牙面；片剂则让受检儿童充分咀嚼混于唾液中，咀嚼时间可在 40 秒左右，使牙面所附菌斑充分染色。

（4）用染色剂染色后，清水漱口。

(5)让受检儿童从镜子中观察,家长直视观察牙面的染色菌斑情况,并进行口腔卫生教育。

(6)结合正确刷牙方法的指导,针对特别需要注意的牙面,提高刷牙效果。

(7)菌斑染色剂的应用:可参考以下进程实施:第1周每天1次在刷牙前染色;第2周每2天1次于刷牙前染色;第3周每天1次于刷牙后染色;第4周每2天1次于刷牙后染色;以后可每周1次于刷牙后染色,鉴定刷牙效果和口腔卫生状态,持续一定时期。

(8)根据所附着的菌斑评估儿童口腔卫生,常用的参考方法如下。①口腔卫生指数:将全口牙分为上、下颌的左、右、前牙组,共6组。记录牙面为4个区,即第二恒磨牙(或第一恒磨牙)的唇(颊)面和舌(腭)面。计分标准为:0为无菌斑附着;1为菌斑附着占牙面1/3以内;2为菌斑附着占牙面1/3～2/3;3为菌斑附着占牙面＞2/3。指数计算为计分总分除以受检牙组数。②简化口腔卫生指数:记分标准同口腔卫生指数,但受检牙为16、11、26、36、31、46共6颗牙,具体为11、31牙的唇面,16、26牙的颊面与36、46牙的舌面。指数计算为记分总和除以受检牙数。若第一恒磨牙缺失,以第二恒磨牙检计;若中切牙缺失,以对侧中切牙检计。

(四)注意事项

(1)操作和使用过程中勿污染使用者和受检者的衣服。

(2)指导刷牙训练时,尤其让家长和孩子注意清洁菌斑附着严重的牙面。

二十九、龋蚀显示剂的应用

(一)适应证

(1)在口腔医学实验室教学和临床教学中可帮助学生辨别是否存在未去净的腐质,最大程度上保留健康牙体组织。

(2)在临床工作中,可指导年轻医师在龋病治疗时辨别是否存在未去净的腐质,最大程度上保留健康牙体组织。

(二)禁忌证

(1)临床中年龄过于幼小,不能配合治疗,需尽量缩短口腔内操作时间的幼儿。

(2)对龋蚀显示剂成分过敏的儿童。

(三)操作程序及方法

(1)尽量采用橡皮障隔湿,无橡皮障隔湿条件的可采用棉卷或棉球置于患牙颊舌侧,避免口腔软组织被染色。

(2)去除龋坏组织,按所选用龋蚀显示剂的使用方法在检测区域滴入龋蚀显示剂1～2滴,静置5～10秒,冲洗干燥窝洞。

(3)呈现的红色区域为尚未去净的龋坏组织,慢速牙钻去净红色龋坏组织。重复上述操作,至窝洞内无染色,说明龋蚀组织已去净。

(四)注意事项

(1)操作和使用过程中勿污染使用者和受检者的衣服。

(2)在使用前需询问患儿的药物过敏史。

(葛柳莹)

第二节　牙齿的萌出、替换和萌出异常

一、乳牙的重要作用

乳牙在儿童期担负着咀嚼功能,对儿童口腔颌面部及全身的生长发育、发音以及儿童的心理发展起着重要的作用。乳牙的存在为继承恒牙的萌出预留位置,对恒牙的萌出具有一定诱导作用。如果乳牙过早丧失,则常常出现邻牙移位,导致继承恒牙因间隙不足而萌出位置不正或阻生,形成错𬌗畸形。

二、乳牙和恒牙的萌出和替换

乳牙的牙胚在胚胎第 6 周时开始发生,恒牙中的第一恒磨牙在胚胎 4 个月时开始发生。牙胚经过发育和钙化,当牙根开始发育时,牙齿在颌骨内出现向口腔方向的移动。正常情况下,牙根发育到根长的 2/3 时,牙冠即在口腔中萌出。随着牙根继续发育,牙齿也不断萌出,直至与对𬌗牙接触,但此时牙根的发育尚未完全。

牙齿的萌出遵从一定的规律,按一定的时间、一定的顺序,左右同名牙对称性萌出。萌出顺序比萌出时间更有意义,萌出顺序紊乱可导致牙列不齐。

牙齿萌出时间也标志着儿童发育成熟的程度,所以牙龄也是评估生长发育的重要指标。由于牙齿萌出比牙齿钙化更易受到其他因素的影响,如乳牙早失可能造成继承恒牙的早萌或迟萌,因此,一般认为以牙齿钙化时间作为成熟指标更为准确。在临床应用时,钙化时间和萌出时间可以相互参考补充。

(一)乳牙萌出的平均年龄及顺序

临床应注意的是牙齿萌出的时间和顺序存在一定的个体差异。婴儿多在 6～8 个月萌出第一颗乳牙,到两岁半至三岁时 20 颗乳牙全部萌出。婴儿出牙时可有流涎、喜咬硬物或将手放入口内,哺乳时咬奶头等现象。个别反应严重的会出现发热、拒食或哭闹的现象。

(二)恒牙萌出时间

恒牙萌出时间,通常女性比男性略早,下颌同名牙早于上颌。第一恒磨牙在多数儿童于 6 岁左右萌出,故又称"六龄牙"。第二恒磨牙多数于 12 岁萌出,也称"十二龄牙"。

(三)牙齿萌出和牙根发育

牙齿萌出过程中,萌出的潜力与牙根形成的长度有关,当牙根发育接近完成时,牙齿萌出潜力明显减小。牙根发育完成后,牙齿仍有继续萌出的倾向,但萌出机制与牙根未发育完成时不同。牙根发育过程中,根部牙本质不断形成,牙根增长导致牙齿萌出,而牙根发育完成后,牙齿继续萌出现象是当牙齿由于咀嚼产生磨耗后的一种生理性代偿现象,主要依靠根尖部牙骨质增生以补偿牙齿损耗的高度。不论乳牙或恒牙,初萌时牙冠和牙根都尚未发育成熟,牙冠部髓腔宽大,牙根的根管壁薄,根管径粗大,根尖孔开放呈喇叭口状。临床上称未发育完成的牙为"年轻乳牙"和"年轻恒牙"。正常情况下,当牙根发育达 2/3 时开始临床萌出。乳牙根在萌出后一至一年半发育完成,恒牙根则在萌出后三至五年完成。

(四)乳牙根吸收

在乳、恒牙交替阶段出现的乳牙根吸收是一种生理过程。牙根的吸收类似骨组织的吸收,为破骨细胞活动的结果。从乳牙根开始吸收到乳牙脱落,牙根的吸收并非为持续性,而是间断性进行的,活动期和静止期交替出现。临床上表现为时而松动,时而稳固。牙根吸收早期速度较慢,接近脱落时吸收速度加快。在吸收间歇期,被吸收牙根的表面又可以出现新的牙骨质沉积,牙根周围也有新的牙槽骨形成。如果这种修复活动过分活跃,就有可能使牙根和牙槽骨出现结合,这种现象称为"牙固连"。临床表现为固连牙的殆面低于邻牙,因此,有人又称其为"乳牙下沉"。该现象会导致局部牙槽骨发育障碍,乳牙长期不脱落并妨碍恒牙萌出,还可能造成对殆牙过长,继发错殆畸形。

乳牙根从发育完成到开始吸收这个阶段称为"乳牙根的稳定期"。在此阶段进行根管治疗,安全性相对较高。在牙根吸收期,应注意掌握牙根吸收的程度,避免机械刺激和药物对根尖周组织的损伤。

乳牙根吸收的部位受其继承恒牙位置的影响。乳前牙从根尖的舌侧开始吸收,乳磨牙根最先开始吸收的部位是根分歧处。恒牙胚向殆面及唇侧不断移动,乳牙根逐渐吸收,直至乳牙脱落,恒牙萌出。适当的咀嚼刺激会促进乳牙根的吸收。如果乳牙根吸收不充分,则可能出现继替恒牙萌出时乳牙尚未脱落的情况,称为"乳牙滞留"。滞留乳牙往往会妨碍继替恒牙萌出到正常位置,并且影响牙列的清洁和自洁,因而应当及时拔除。有时由于牙根中部吸收较快,在拔除滞留乳牙时可能会出现牙根断裂。牙根残片可以继续被吸收,或被排出牙槽窝。因此,不要求必须掏出。

三、萌出异常

牙齿萌出障碍在乳牙列和恒牙列都可能出现。牙齿萌出时间在不同个体之间存在差异,但如果超出平均萌出时间的正常值范围很多,则为异常。

(一)牙齿早萌

1.乳牙早萌

婴儿出生时就已萌出的牙称为"诞生牙",在出生后约一个月以内萌出的牙称为"新生牙"。乳牙早萌一般出现在下颌中切牙(85%),偶有上颌切牙或磨牙,还有少数是额外牙。乳牙早萌的原因尚未明确,可能与某些局部和全身因素有关,如牙胚的位置距口腔黏膜太近。诞生牙的发生有家族性倾向,在一些综合征的患儿也发现有诞生牙或新生牙,这提示遗传因素的作用。早萌牙因为牙根发育不成熟,往往非常松动。

治疗:极度松动的牙可能会脱落而导致婴儿误吸,应该予以拔除。有时不甚松动,婴儿吮奶时由于早萌的下切牙对舌系带及周围组织的摩擦而导致褥疮性溃疡(又称 Riga's 病)。应指导家长改用汤匙喂乳,局部可用消炎、止痛、促愈合的药物。

2.恒牙早萌

恒牙早萌多见于前磨牙,下颌多于上颌。由于乳牙根尖病变将其继承恒牙胚周围的牙槽骨破坏,恒牙因阻力减小,过早地暴露于口腔中。早萌牙的牙根发育不足,常并发釉质发育不全和钙化不全,临床上表现为釉质表面出现缺损和色斑,称为"特奈氏牙"。在少数病例中,由于乳牙的根尖炎症波及恒牙的根周围组织,临床可见早萌的牙极度松动,牙根不能继续发育,以至早失。

治疗:能否及时控制乳牙根尖周感染,与继承恒牙早萌后牙根能否继续发育直接相关。因此,要及时治疗有根尖周病变的乳牙。如病变严重,已波及恒牙胚,则需及时拔除。釉质发育不全的早萌牙易继发龋坏,可进行涂氟预防并修复釉质缺损。医师需指导患儿进行有效的菌斑控制,防止咀嚼时硬物对比较松动的早萌牙造成创伤。

(二)乳牙迟萌

通常在出生后 1 年始萌出第一颗乳牙者,尚属正常萌出范围。如果 1 周岁后仍未萌牙,则应查找原因。首先应拍 X 线片排除是否为"先天无牙畸形",其次考虑有无全身性疾病,如佝偻病、甲状腺功能低下和极度营养缺乏等。

治疗:如为全身性因素影响,应对症治疗,以促使牙齿萌出。如为先天性无牙畸形,在患儿4、5 岁时,可做义齿以恢复咀嚼功能,有利于营养的摄取和口腔颌面部的发育。

(三)恒牙萌出困难

由局部因素所导致的牙齿萌出困难通常出现于上颌中切牙。乳中切牙早失后,因咀嚼致龈黏膜角化肥厚,变得坚韧,使恒牙萌出困难。临床可见黏膜下牙冠突起,局部牙龈硬韧、发白。额外牙、牙瘤或囊肿也会导致牙齿萌出困难,临床表现为牙齿不萌或错位萌出,局部骨质膨隆。通过 X 线片即可确诊。偶尔可见由全身性疾病所导致的牙齿萌出困难,如颅骨-锁骨发育不全综合征和 GAPO 综合征。颅骨-锁骨发育不全综合征为常染色体显性遗传疾病,有颅骨横径过大、囟门骨化延迟,锁骨发育不全等症状。口腔表现乳牙萌出正常,但恒牙列除第一恒磨牙和其他个别牙外,其他牙不能正常萌出。有研究表明这与骨吸收障碍有关。另外,常有额外牙出现。

治疗:因牙龈增厚而难以萌出的牙,可切除部分牙龈致切缘暴露,使牙齿得以萌出。因额外牙、牙瘤及囊肿而萌出受阻的牙,应拔除额外牙,摘除牙瘤或刮除囊肿,使正常牙齿顺利萌出。

(四)牙齿异位萌出

凡恒牙未在牙列正常位置萌出时,称为"异位萌出"(ectopia)。多发生在上颌第一恒磨牙和上颌尖牙,其次为下颌侧切牙和下颌第一恒磨牙。异位萌出的恒牙往往造成相邻乳牙被压迫吸收。第一恒磨牙异位萌出的原因主要有:第二乳磨牙和第一恒磨牙牙冠的体积较大,上颌结节的发育不足及第一恒磨牙的萌出方向异常。第一恒磨牙异位萌出的诊断主要通过 X 线片,第一恒磨牙的牙轴向近中倾斜,其近中边缘嵴受阻于第二乳磨牙的远中颈部,导致后者出现不同程度的吸收。约 2/3 的异位萌出的第一恒磨牙可自行矫正,萌出至正常位置,只造成第二乳磨牙的轻微破坏,称为可逆性异位萌出。其余 1/3 无法自行萌出,甚至会导致第二乳磨牙早失。

治疗方法如下所示。

(1)分牙法:适用于第二乳磨牙稳固的病例。可在第一恒磨牙和第二乳磨牙间放置分牙簧,或用直径 0.5~0.7 mm 的铜丝穿过间隙结扎加力,使第一恒磨牙受到远中向的力,萌出到正常位置。

(2)截冠法:适用于第二乳磨牙稳固,但分牙法不能奏效的病例。将根管治疗后的第二乳磨牙的冠部远中部分截除,使第一恒磨牙萌出。

(3)当第二乳磨牙根吸收严重时则拔除之,待第一恒磨牙萌出后再酌情扩展或保持间隙。

(葛柳莹)

第三节 乳牙与年轻恒牙的牙髓及根尖周疾病

在儿童乳牙列和混合牙列期进行乳牙牙髓治疗的目的是：消除牙髓及根尖周病变，使乳牙处于非病理状态；维持牙弓长度和牙齿间隙；通过良好的治疗为儿童提供舒适的口腔状态和正常咀嚼功能；预防发音异常和口腔不良习惯。

年轻恒牙是指正在生长发育中的恒牙，其根尖孔尚未完全形成。故保存牙髓活力使之完成正常生长发育是年轻恒牙的牙髓及根尖病治疗的首要目的。

一、乳牙和年轻恒牙的生理解剖特点

(一)乳牙硬组织特点

乳牙硬组织薄，髓腔与牙体表面距离近，相对牙体组织来说，乳牙的髓腔大、髓角高，以近中颊角尤为明显，龋损易达牙髓。乳牙硬组织薄且钙化度低，尤其在牙颈部，牙本质小管粗大、渗透性强、牙髓易受外界细菌侵犯，故临床上慢性闭锁性牙髓炎多见。髓底副根管和副孔多，使得乳牙牙髓感染后易通过髓底副根管和副孔侵犯根分歧，导致根周组织慢性炎症的同时牙髓可为活髓。

(二)乳牙牙髓组织特点

乳牙的牙髓细胞丰富，胶原纤维较少且细，根尖部胶原纤维较其他部位多。乳牙牙髓中部的血管粗细相混，边缘部血管细，恒牙牙髓中部的血管粗，边缘部血管细。乳牙牙髓亦有增龄性变化，即随年龄增长，牙髓细胞数量减少，而纤维组织成分增加。对乳牙牙髓中淋巴管的有无尚存争议，至今尚无有力证据证明其存在。

乳牙牙髓的神经纤维呈未成熟状，分布比恒牙稀疏，牙髓边缘神经丛少，腊施柯神经丛的神经纤维也少，从神经丛进入成牙本质细胞层的神经细胞突很少，进入前期牙本质的神经纤维更少，达钙化牙本质的神经纤维尤不明显，这是乳牙感觉不敏感的原因之一。乳牙冠中部牙髓中组成神经纤维束的神经纤维多为无髓鞘纤维，即使有髓鞘纤维，髓鞘也不如恒牙发达。

(三)乳牙牙根及根周围组织的特点

乳前牙为单根牙，牙根唇舌向是扁平状，自根的中部开始向唇侧弯曲。乳磨牙根分叉接近髓底，各根间的分叉大，根尖向内弯曲呈抱球状，有利于容纳继承恒牙胚。乳磨牙的根和根管数目有较大的变异性，准确地判断牙根和根管的数目是乳牙根管治疗的基础。上颌第一、第二乳磨牙为 3 个 3 根管型，其分布为近、远中颊根和腭根，内各有一个根管。下颌第二乳磨牙多为近、远中分布的 2 个扁根，有时远中根分叉呈 3 根管型；下颌第二乳磨牙多为 4 根管型，近、远中各分为颊舌 2 根管；有时远中为 1 个粗大的单根管，呈 3 根管型。下颌第一乳磨牙多为近、远中分布的 2 个扁根；根管数目变异最大，多见为 3 根管型，近中为 1 个粗大的根管和远中分为颊舌 2 根管；有时亦可见 4 根管型，即近、远中各分为颊舌 2 根管型；近远中各有一个根管的 2 根管型比较少见。

乳牙根周膜宽，纤维组织疏松，牙周膜纤维不成束，故乳牙根周组织的炎症易从牙周膜扩散，龈沟袋排脓引流。乳牙牙槽骨骨质疏松，代谢活跃，对治疗反应良好。乳牙根的下方有继承恒牙胚存在。

(四)乳牙牙根的生理性吸收

乳牙牙根存在生理性根吸收,以便完成乳、恒牙顺利替换的生理过程。乳牙萌出后一至一年半牙根完全形成(乳切牙一年左右,乳尖牙和乳磨牙一年半左右),乳牙脱落前 3～4 年牙根开始吸收(乳切牙 3 年左右,乳尖牙和乳磨牙 4 年左右)。在乳牙牙根完全形成之后到牙根开始吸收之前的期间内乳牙根处于相对稳定,此期间叫乳牙根的稳定期。

在乳牙根吸收的初期时牙髓尚维持正常结构;根吸收掉 1/4 时,冠髓无变化,根髓尚属正常,但吸收处纤维组织增加,成牙本质细胞排列混乱,细胞扁平化;根吸收掉 1/2 时,冠髓尚属正常,根髓吸收处牙髓细胞减少,纤维细胞增加,成牙本质细胞变性、消失,且髓腔内壁牙本质有吸收窝;根吸收掉 3/4 时,正常的牙髓细胞减少,成牙本质细胞广泛萎缩消失,纤维细胞增加,毛细血管增加,神经纤维渐渐消失,并伴有内吸收;乳牙脱落时,残存牙髓失去正常组织形态,无正常牙髓细胞,牙髓组织肉芽性变,牙冠部牙本质发生内吸收。了解乳牙牙髓的组织变化特点,有利于掌握乳牙的牙髓病诊治原则。

(五)年轻恒牙的生理解剖特点

年轻恒牙是指根尖孔尚未完全形成的正在生长发育中的恒牙。年轻恒牙萌出时釉质已发育完成,釉柱、釉柱鞘及柱间质等形态特征与一般的恒牙并无不同,但萌出的年轻恒牙表面釉质矿化度低、易脱矿,一旦发生龋齿,进展迅速。年轻恒牙相对而言,髓腔大且髓角高,根尖孔呈开放的大喇叭口状,根管壁牙本质层薄,且越向根尖部根管壁越薄。因为年轻恒牙牙本质的厚度较成熟恒牙要薄得多,所以临床上进行备洞或其他切削牙体组织的操作时,必须考虑到可能造成的对牙髓组织的影响,应避免意外露髓和其他医源性因素所导致的牙髓感染。

年轻恒牙的髓腔大且牙髓组织较多,牙髓组织中血管多、血运丰富,这样既能使牙髓内的炎症产物能被很快运送出去,又使牙髓具有较强的修复能力。另外,年轻恒牙根尖部呈大喇叭口状,牙髓组织在根尖部呈乳头状与下方牙周组织移行,根尖部存在丰富的局部血液微循环系统,所以年轻恒牙牙髓对炎症有较强的防御能力,这为年轻恒牙尽量保存活髓提供了生理基础。年轻恒牙在萌出后 3～5 年牙根才能发育完成,在此之前,保存活髓,尤其是保存活的牙乳头是使牙根继续发育的关键。

二、乳牙牙髓及根尖病的特点

(一)乳牙的牙髓状态判断

正确地判断牙髓状态对诊断乳牙牙髓及根尖周病是极其重要的,并直接影响治疗方案的选择及预后。但由于儿童身心发育及乳牙生理特点所限,现在临床上还没有十分可靠的手段来判断乳牙的牙髓状态,特别是在没有露髓的情况下,需结合患儿的症状及全面的临床检查,进行综合分析。

1.疼痛史

乳牙的牙髓感染早期症状不明显,这是由于乳牙牙髓的神经系统结构不完善,对各种感觉反应不敏感,加上儿童自知能力和语言表达能力较差,故有无疼痛史不能作为诊断乳牙牙髓感染的绝对标准。一旦出现自发痛,说明牙髓有广泛的炎症,甚至牙髓坏死,无自发痛史不能肯定牙髓无感染存在,这需要医师结合其他的临床检查结果进行综合分析。

2.露髓和出血

乳牙非龋源性露髓(如牙外伤、治疗中意外穿髓等)时,露髓孔的大小与牙髓感染的范围呈正比关系,龋源性露髓孔的大小与牙髓感染的范围无确定关系。真正的龋源性露髓总伴有牙髓感染的存在,针尖大的露髓孔,牙髓感染的范围可能为针尖大小,也可能是广泛的炎症,甚至是牙髓坏死。一般露髓处出血的量和颜色,对判断牙髓的感染程度有参考价值。如露髓处有较多暗红色出血,且不易止血时,常说明牙髓感染较重,反之,牙髓感染较轻且局限。此方法在冠髓切断术中判断牙髓状态时,很有参考价值。

3.乳牙牙髓测验

一般的牙髓电测量仪对乳牙不适用,因为乳牙的根尖孔较大,又常因为生理性吸收而呈开放状态,不能形成根尖的高电阻回路。常用的牙髓温度测量,因受儿童感知和语言表达能力的限制,常不能得到可靠的结果。

4.叩诊和牙齿动度

牙齿叩痛和过大动度常说明牙根周围组织处于充血、炎症状态,在没有其他非龋因素存在时,说明牙髓存在感染,且牙髓感染已通过根分歧或根尖孔扩散到牙根周围组织,故叩诊和牙齿动度检查对牙髓状态的判断是很有意义的。临床操作中应注意,由于儿童在就诊时常处于紧张状态,且感知和语言表达能力有限,有时不能提供可靠的表述,需检查者细心观察儿童的行为和表情,对儿童的反馈进行甄别判断。检查时动作要轻柔,怀疑该牙有叩痛时更要注意,不要引起患儿的剧烈疼痛,避免造成患儿对牙科治疗的恐惧,为以后的治疗创造条件。

5.牙龈肿胀和瘘管

牙龈出现肿胀和瘘管是诊断牙根周围组织存在炎症的可靠指标。此时,牙髓可以是有感染的活髓,也可以是死髓。乳牙牙槽骨疏松,血运丰富,骨皮质薄,牙根周围组织感染可迅速扩展达骨膜下,但骨膜下持续时间较长,不易局限化,处理不及时可导致间隙感染。乳牙慢性根周组织感染出现的脓肿和瘘管与牙根形态和走向有关。

6.X线检查

拍摄乳牙的X线牙片和咬合翼片不仅可以发现邻面龋,还可以观察龋洞与髓腔的关系和有无修复性牙本质形成,也检查髓腔内有无根管钙化或内吸收出现、根周组织中有无病变及与其下方恒牙胚的关系、有无牙根吸收及吸收程度。X线片上发现根内吸收时,常已造成髓腔与牙周组织相通,在根管治疗时非常困难。乳牙牙髓感染扩散到根周围组织时,首先侵犯的部位常在根分歧部,其次是根尖周组织。在观察乳牙根周围组织病变时,应特别注意其与恒牙胚的关系。一旦病变波及恒牙胚,是乳牙拔牙的指征。在观察乳牙牙根吸收时应注意,牙髓存在感染时,炎症细胞可刺激破牙本质细胞和破骨细胞活跃,造成根吸收,且乳牙牙体组织钙化度低、易被吸收,特别是在乳牙的根不稳定期。这种病理性根吸收加生理性根吸收的速度很快,远大于单纯的病理性吸收或生理性吸收,临床治疗困难,常常导致拔牙。故在乳牙处于根不稳定期并怀疑牙髓存在感染拟作根管治疗时,一定要有术前X线片帮助判断牙根情况。

(二)乳牙牙髓及根尖病的特点

1.早期症状不明显

有无疼痛史不能作为诊断乳牙牙髓感染的绝对标准。一旦出现自发痛,说明牙髓有广泛的炎症,甚至牙髓坏死。

2.乳牙牙髓炎多为慢性过程

即使是出现急性症状也常是慢性炎症急性发作。

3.龋源性露髓常伴有牙髓炎的存在

针尖大的露髓孔,牙髓炎的范围可能为针尖大小,也可能是广泛的炎症,甚至牙髓坏死,一般露髓处有较多出血时,牙髓有广泛的炎症。

4.乳牙慢性牙髓炎常伴有根尖周感染

这种感染多发生在根分歧部,乳牙存在根尖周感染时可为活髓,故鉴别乳牙牙髓炎和根尖周炎主要通过 X 线片。

5.乳牙根尖周感染扩展迅速

由于乳牙牙槽骨疏松,血运丰富,骨皮质薄,感染很快扩至骨膜下,不易局限,若未及时治疗可引起间隙感染,出现全身症状。

6.乳牙牙髓和根尖周感染易导致牙根吸收

炎症细胞可刺激破牙本质细胞和破骨细胞活跃,造成根吸收,且乳牙牙体组织钙化度低,易被吸收。严重的牙根吸收可导致乳牙早失。

三、乳牙的牙髓治疗

(一)直接盖髓术

由于乳牙龋源性露髓均伴有牙髓的感染,故直接盖髓术一般不用于乳牙深龋露髓的治疗。此方法常用于机械性露髓,如外伤冠折造成的露髓和临床治疗中的意外穿髓,且露髓孔小于 1 mm 的新鲜露髓处的治疗。常用的盖髓剂为氢氧化钙制剂。

(二)乳牙牙髓切断术

乳牙深龋侵犯牙髓的早期,感染仅限于冠髓,尚未达到根髓时,可去除已被感染的冠髓,保留未感染根髓,达到治疗的目的,此方法被称为牙髓切断术。由于临床上乳牙的牙髓状态不易判断,实际临床过程中乳牙冠髓炎的准确诊断就成为牙髓切断术成功的关键。目前常用的方法是临床检查、X 线片检查和打开髓腔后直视下观察牙髓状况等手段相结合综合判断。临床上判断冠髓炎的参考指标有:患牙无自发痛史;临床检查无松动、叩痛;牙龈无红肿和瘘管;深龋去净腐质露髓或去净腐质极近髓;X 线片无异常。用上述指标初步判断为冠髓感染后,还应在打开髓腔后,通过直视下观察牙髓的出血量和颜色、冠髓是否成形和去除冠髓后能否止血等情况,再次判断牙髓状态。

有下列指征时可视为冠髓切断术的禁忌证:牙髓感染不仅限于冠髓,已侵犯根髓,形成慢性弥漫性炎症,甚至侵犯牙根周围组织。乳牙牙髓切断术的发展经历了一个漫长的过程,现较成熟的方法有:FC 牙髓切断术、戊二醛牙髓切断术和氢氧化钙牙髓切断术。

1.乳牙 FC 牙髓切断术和戊二醛牙髓切断术

乳牙 FC 牙髓切断术和戊二醛牙髓切断术的原理是:去除感染的冠髓后,用 FC 或戊二醛处理牙髓断面,使剩余的牙髓固定并达到无害化保留的目的。常用的药物为 1∶5 稀释的 Buckely 配方 FC,或 2％戊二醛。

成功的 FC 牙髓切断术后的主要组织学变化为:术后三天内与 FC 接触的牙髓被固定、嗜酸性变,进而纤维化,三天后剩余牙髓逐渐全部纤维化。乳牙 FC 牙髓切断术的预后及存在问题是 FC 处理后牙髓表面的凝固性坏死,有时是可逆的,其残留的根髓处于半失活状态,并伴有慢性炎症,可发生肉芽组织性变,造成根内吸收,FC 对牙髓的作用有非自限性,可渗透到根周围组织中,引起根外吸收和瘘管。牙根内外吸收是 FC 牙髓切断术失败的主要原因。另外,在 20 世纪

70－80年代,关于FC的毒理实验报告相继发表,使人们对FC的全身毒性、致敏性及致癌性有所警惕。2004年6月,国际癌症研究会发出了甲醛甲酚蒸汽是对于人类具有致癌性的警告并指出:"总结来自多方的大量的系统研究表明,甲醛甲酚与鼻咽癌有确定的相关性,并且可能与上呼吸道其他部位的肿瘤有关,例如鼻黏膜和鼻窦。"戊二醛是为替代FC而使用的一种牙髓处理剂,应用于牙髓切断术的浓度为2%～5%。它与FC相比毒性低、无免疫方面的不良反应;渗透作用有自限性,其分子不渗透出根尖孔;经处理的牙髓其凝固性坏死过程是不可逆的,且立即固定生效;同FC一样有较高的临床成功率。

2.FC、戊二醛牙髓切断术操作要点

应对患牙施行良好的局部麻醉,用橡皮障或棉卷等方法严格隔湿、防止污染。尽量去除腐质后,喷水高速涡轮手机和球钻下用"揭盖法"揭去髓顶,操作中注意冷却降温,尽量减少对牙髓的刺激。用无菌慢速手机大球钻或尖锐的挖匙去除冠髓,直视下观察牙髓状况。如果去净冠髓后出血量大,且不易止血,说明牙髓感染不仅限于冠髓,根髓已受感染,不再是牙髓切断术的适应证,应改为根管治疗术。在去净冠髓后用生理盐水充分冲洗,去除所有牙本质碎屑和牙髓残片等碎屑,创面充分止血。用无菌小棉球蘸1∶5 FC或2%戊二醛药液放在根管口牙髓断面处行药浴1分钟,药浴时切忌棉球过饱和,以免损伤深部的牙髓和通过髓底的副孔和副管损伤根分期组织。用氧化锌丁香油水门汀作为盖髓剂置于根管口处行盖髓处理,切忌向牙髓方向加压。为预防微漏对牙髓组织的二次感染,应对该牙严密垫底充填,金属预成冠是首选的修复方法。

3.乳牙氢氧化钙牙髓切断术

乳牙氢氧化钙牙髓切断术是真正意义上的活髓切断术。氢氧化钙牙髓切断术后的组织学变化是:与氢氧化钙接触的牙髓组织出现表面坏死层,其下方是一层局限的炎症浸润带,再下方是正常牙髓,从牙髓深层未分化细胞分化出成牙本质细胞排列在正常牙髓的表面,可形成牙本质桥。尽管氢氧化钙牙髓切断术在年轻恒牙牙髓治疗中已被公认为是一种成熟的方法,在乳牙中的应用还在研究中。用纯氢氧化钙作乳牙牙髓切断失败的主要原因是:纯氢氧化钙过强的碱性导致牙髓组织弥漫性炎症,造成根内外吸收及根周组织病变。速硬氢氧化钙制剂和碘仿复合氢氧化钙为盖髓剂,可改变其强碱性,降低了其对牙髓的毒性,增加了抗炎作用,取得了良好的临床效果。

4.牙髓切断术的术后观察和评估

牙髓切断术后需进行临床追踪观察2～4年以确定是否成功。因乳牙牙髓感染时可没有明显的主诉症状,在追踪观察中,必须通过临床检查和X线片检查对疗效进行全面评估。临床成功指标:患牙无不适主诉、牙齿无叩痛、无异常动度、牙龈无红肿和瘘管,X线成功指标:无病理性牙根内外吸收、根分歧和根尖无病变、恒牙胚继续发育,如果用氢氧化钙为盖髓剂,可见牙本质桥形成(非必备指标)。

(三)乳牙根管治疗术

根管治疗术是保留牙齿的最后治疗手段,一般来说,根管治疗术不能保留的牙齿意味着该牙将不得不被拔除,所以掌握根管治疗的禁忌证尤为重要。根管治疗的禁忌证:牙根吸收1/3以上、根尖周广泛病变或波及恒牙胚的病变、髓室底较大穿孔、根尖牙源性囊肿或肉芽肿。目前国内外常用的乳牙根管充填材料有:氧化锌丁香油糊剂、氢氧化钙制剂、碘仿糊剂制剂(如KRI糊剂)等。

1.乳牙根管治疗的临床操作要点

(1)术前X线片:乳牙根管治疗前一定要拍摄X线牙片帮助判断牙根的情况。在X线片上,不仅要观察牙根周围组织是否存在病变以及病变的范围,还应观察有无牙根内外吸收和根管钙化的存在,以及牙根的解剖形态,这些都是影响乳牙根管治疗成功与否的重要因素。

(2)牙髓失活和摘除:提倡采用局部麻醉的方法,在无痛状态下摘除牙髓,也可用化学失活的方法,将牙髓失活后达到无痛状态再摘除。常用的化学失活剂有多聚甲醛制剂。成品牙髓化学失活剂多采用的是 Aeslick 失活剂配方(1.0 g 多聚甲醛、0.06 g 利多卡因、0.01 g 胭脂红、1.3 g 聚乙二醇和 0.5 g 丙烯乙二醇)。国内也常用金属砷制剂作为失活剂,由于金属砷是对人体有害的重金属,应用时要慎重,避免引起砷剂对牙龈组织的化学性烧伤,特别是在有根吸收存在时,砷剂易从开放的根尖孔进入到牙根周围组织引起化学性烧伤,故乳牙根吸收大于三分之一时,禁用金属砷失活制剂,另外,也应注意防止砷剂脱落入口,使患儿误吞后引起慢性中毒。

(3)根管预备:乳牙根管预备的目的是彻底去除根管内残留的牙髓碎片和根管壁被污染的表层牙本质等感染物质,并通畅细窄的根管,使随后的根管充填更加便利。由于乳牙的根尖孔较大,且常呈开放状,加之牙根呈抱球状,所以,在乳磨牙根管预备时不强调"根管整形",不必拉直根管。干燥情况下预备根管易造成根管锉的折断,根管预备时应保持根管内湿润。为安全起见,在乳磨牙根管预备时慎用机用旋转扩根器。

在根管预备中应结合药物洗涤根管,清除根管内残留的牙髓组织和碎屑,常用的根管冲洗药物有 2%~5%氯亚明、2%~5.25%次氯酸钠、5%~10%EDTA、1.5%~3.0%过氧化氢溶液和生理盐水等。在药物冲洗治疗过程中,应注意保护儿童的口腔黏膜。由于这些根管冲洗药物不同程度上都有些异味,易引起孩子的不快和恶心,使用橡皮障可很好地解决这个问题。没有橡皮障时,可采用强力排唾器和棉卷等隔湿方法,以避免大量根管冲洗药物流入患儿口腔。

乳牙根尖孔狭窄部常不明显,特别是在根吸收的情况下,临床上不易确定准确的根管工作长度。由于工作原理的限制,一般的电子根管长度测量仪常不适用于乳牙。为避免对乳牙下方恒牙胚的损伤,常用的做法是初步确定根管工作长度为短于 X 线片根尖处 2 mm,并结合临床实际情况加以校正。

在乳牙牙根尚未形成前和根吸收三分之一以上的情况下,根管消毒时应慎用 FC 和戊二醛等引出蛋白凝固坏死的药物,因其可能造成根周组织的损害,严重时可能引起恒牙胚的损伤。在牙根吸收多于三分之一时,应选用樟脑酚(CP)、碘仿和氢氧化钙药尖等药性温和的药物进行髓腔和根管消毒。儿童使用根管消毒药物时应注意保护周围软组织,因为孩子的牙龈黏膜组织非常娇嫩,比成人更容易被化学药品烧伤。

(4)根管充填:乳牙根管充填常用的方法有加压注射充填法和螺旋输送器充填法。加压注射充填法是用特殊的根管内注射器伸入根管内距根尖 2 mm 左右处,把根管充填药物加压注入根管的同时逐渐后退直至根管口,使药物充满根管。Vitapex 是常用的碘仿-氢氧化钙加压注射充填药物。螺旋输送器充填法可把临床上所用的任意一种糊剂性根管充填药物送入根管,其方法是把蘸有根充糊剂的螺旋输送器针送入根管至距根尖 2 mm 处,开启输送器并轻轻上下提拉数次,使糊剂充满根管。此方法对根管预备要求较高,在根管特别弯曲和根管狭小时不宜使用,用螺旋输送器充填乳牙时要求输送针有很好的柔韧性,否则可能造成螺旋形输送器针折断于根管内。

(5)牙体修复:乳牙相对而言髓腔大牙体组织薄,根管治疗后容易造成牙体组织劈裂,且乳牙易发生继发龋,故乳牙磨牙根管治疗后,牙体组织修复的首选方法是不锈钢预成冠。

2.术后复查

乳牙根管治疗对恒牙胚的任何影响都应该引起儿童牙医的高度重视。乳牙根管治疗后需定期复查,间隔期一般为 3～6 个月。临床检查中治疗牙应无疼痛、咬合不适、异常动度和牙龈红肿及瘘管等症状。在 X 线片复查时,根周组织无病变出现,或原有根周组织病变消失或缩小;包绕恒牙胚周围的骨硬板完整;与术前 X 线片相比较,恒牙胚继续发育;发育程度应与对侧同名牙相仿。在复查中如发现牙齿有异常动度和瘘管等症状,提示根周组织存在病变,X 线片上如原有根周组织病变扩大,恒牙胚周围的骨硬板不完整,则提示需拔除病灶牙,以免影响恒牙胚的发育。乳磨牙拔除后,应根据齿龄发育阶段和咬合情况,决定是否需用间隙保持器来保持牙弓长度。

四、年轻恒牙的牙髓状态判断

(一)疼痛史

当患牙出现激惹性疼痛时,常说明牙髓处于充血状态,一旦出现自发痛,说明牙髓有广泛的炎症,甚至牙髓坏死。除龋坏以外,前磨牙畸形中央尖的折断是导致牙髓感染引发疼痛的常见病因,检查中要注意确认有无折断的畸形中央尖。

(二)叩诊和牙齿动度

牙齿的叩痛和过大动度常说明牙根周围组织处于充血、炎症状态,在没有其他非龋因素存在时,说明牙髓存在感染,且牙髓感染已通过根尖孔扩散到牙根周围组织,故叩诊和牙齿动度检查对牙髓状态的判断是很有意义的。由于年轻恒牙的生理动度偏大,且个体差异较大,在牙齿动度检查时,应注意与健康的对照牙相比较再下结论。

(三)露髓和出血

龋源性露髓在露髓孔周围是较硬的牙本质时,露髓孔的大小与牙髓感染的范围呈正比关系,当露髓孔周围是软化牙本质时,说明腐质尚未去净,此时真正的露髓范围还不能确定,应进一步去腐直至周围是较硬的牙本质时,才能较为准确地判断露髓的范围。一般露髓处牙髓出血的量和颜色,对判断牙髓的感染程度有参考价值。如露髓处有较多暗红色出血且不易止血时,常说明牙髓感染较重;反之,牙髓感染较轻且局限。

(四)牙髓测验

一般的牙髓电测量仪对年轻恒牙不适用,因为年轻恒牙的根尖孔尚未形成,呈开放状态,不能形成根尖部的高电阻回路。临床上常用牙髓温度测量法,特别是热牙胶法,对年轻恒牙的牙髓状态进行判断,常能取得较为可靠的结果。正确的热牙胶测方法是:用棉卷隔湿并干燥牙面后,从对照牙到可疑患牙进行测试,测试部位一般选在牙齿的颊面无龋部,注意避免烫伤牙龈和口腔黏膜组织。

(五)X 线片检查

在年轻恒牙治疗前拍摄 X 线牙片,应观察龋洞与髓腔的关系、有无修复性牙本质层形成。与乳牙一样,如果在龋洞的下方有修复性牙本质层出现,说明牙髓存在良好的修复防御能力,相对于外界细菌侵入的速度来说,牙髓的防御能力较强,牙髓可能处于相对健康的状态。此外,还应观察是否有根管钙化或内吸收。一般来说,年轻恒牙发生根内吸收的机会远低于乳牙。应观察牙根发育情况,根尖周组织有否病变,病变范围,病变对年轻恒牙牙乳头的侵害程度。年轻恒牙牙根发育程度对牙髓治疗方法的选择有很大影响。对发育程度低的开放根尖孔的年轻恒牙,由于血运丰富,可建立一些侧支循环对牙髓组织的修复性反应有利,待牙根逐渐发育完成,根尖孔狭窄形成,牙髓的血运将变差,逐渐失去了建立侧支循环的能力。所以,越是年轻的恒牙对活髓治疗的反应比发育成熟的恒牙反应越好。若年轻恒牙存在长期慢性轻度感染时,可出现根尖区牙槽骨骨白线增宽,密度增加的现象,这是机体的一种修复性反应。年轻恒牙的 X 线片上在根尖部有边界清晰局限性的透影区(牙乳头),这是牙根形成过程中的正常影像,需与根尖部的病变进行鉴别。

五、年轻恒牙的牙髓治疗

年轻恒牙牙髓治疗的原则是:尽量多的保存活髓,尤其是保存活的根尖牙乳头使牙根继续发育完成。

(一)间接牙髓治疗术或称二次去腐法

在年轻恒牙深的龋洞治疗时,如果临床判断牙髓仅存在极轻微的可逆性的炎症,而完全去净腐质会导致露髓时,可采用间接牙髓治疗术,或称二次去腐法来保存活髓。具体来说是在初次治疗时,去腐中有意识地保留洞底接近牙髓的部分软化牙本质,并进行促进修复性牙本质形成及软化牙本质再矿化的治疗,经过一定时间出现了修复性牙本质层及软化牙本质的再矿化后,再将剩下的软化牙本质去除,并完成最终修复。这种方法避免了因去腐露髓所造成的对牙髓的直接损伤,因而可以保存牙髓的活力并促进牙齿的正常生长发育。

1.适应证

深的龋洞近髓但无牙髓炎症状,如果一次完全去净腐会导致年轻恒牙露髓。间接牙髓治疗的成功关键在于对患牙牙髓状态的准确判断,排除不可逆性牙髓感染的情况。应拍摄术前 X 线片来观察龋洞与髓腔的解剖关系、牙根发育状态和是否有根尖病变。一般来说,在发育上越是"年轻"的牙齿、血管含量越丰富、牙髓组织代谢越旺盛、抗感染能力越强、自我修复能力越强,对治疗的反应越好。

2.禁忌证

闭锁性牙髓炎、牙髓坏死等牙髓感染。

3.操作要点

临床操作应在麻醉无痛状态下进行,尽可能地去除腐质,特别是湿软的细菌侵入层。注意保护髓角,对即将露髓处可留少许软化牙本质,避免穿髓。可选用大号球钻去腐。操作中注意冷却,同时避免用高压气枪强力吹干窝洞,因为高压气枪强力吹干时可引起牙本质小管内压力改变,造成虹吸现象,把成牙本质细胞突吸入牙本质小管,引起细胞变形,损伤牙髓。间接牙髓治疗常用的制剂为速硬氢氧化钙制剂。间接盖髓后应用速硬氧化锌丁香油水门汀、聚羧酸水门汀、玻璃离子水门汀等严密封闭窝洞,可用玻璃离子水门汀、复合体、光固化复合树脂或银汞合金等作暂时性修复以避免因微渗漏造成的牙髓继发感染。

间接牙髓治疗后患儿应无发自性痛,如术前有冷热刺激痛者,症状应逐渐减轻至消失,且牙髓应保持正常活力。一般来说,术后 3 个月左右在 X 线片上可观察到修复性牙本质层的出现,术后 6 个月左右,X 线片上常可观察到连续的有一定厚度的修复性牙本质层,此时可打开窝洞行二次去腐。当暂时性修复体和间接盖髓剂被去除后,可见原残留软化牙本质的颜色变浅,质地变干变硬,所去腐质常呈粉末状。待去净腐质后,应再次间接盖髓和严密垫底,方可完成永久性充填。在选择垫底材料时应注意避免使氧化锌丁香油水门汀与复合树脂类材料相接触,因为丁香油酚对树脂的聚合反应有抑制作用,会降低树脂的强度。在修复大面积牙体缺损时应注意,因为年轻恒牙牙龈位置不稳定,所以早期修复时确定修复体的牙龈线位置是比较困难的,需定期复查酌情处理。

(二)直接盖髓术

1.适应证

意外露髓时露髓孔小于 1 mm,外伤露髓在 4～5 小时,露髓孔小于 1 mm,且露髓孔表面无严重污染。

2.禁忌证

湿软的细菌侵入层腐质未去净而露髓、外伤后露髓时间过长或露髓孔有严重污染、有自发痛史等各种牙髓炎症状态。

3.盖髓剂

主要为氢氧化钙制剂,如 Dycal、Life、Alkaliner 等。

4.操作要点

与间接牙髓治疗一样在术前对患牙牙髓状态应有准确的判断。拍摄术前 X 线片。严格的隔湿、消毒、防污染,最好用橡皮障隔湿。注意有时刚萌出的牙临床冠短,没有倒凹,橡皮障安装困难,可采用强力吸唾器和棉卷隔湿。操作中注意冷却,露髓孔只能用棉球轻轻地擦干,避免用高压气枪强力吹干,尽量减少对牙髓的刺激。盖髓剂应置于露髓孔处,切忌向牙髓方向加压。盖髓后应该用有足够强度的速硬材料垫底后严密充填,避免牙髓继发感染。

5.术后复查

直接盖髓术后牙髓应保持正常的活力。年轻恒牙的牙髓活力判定不能简单依靠单项指标,如牙髓电测无反应时,不能说明牙髓坏死,因为一般的牙髓电测仪不适用于年轻恒牙,正常的年轻恒牙中以亦有相当比例的牙髓对其无反应。应通过综合指标判断(患者主诉、临床检查、X 线片等)。

一般来说,术后 3 个月左右在 X 线片上可观察到覆盖露髓孔处有牙本质桥出现。牙本质桥的形成常被当作直接盖髓术成功的一个标志,但在临床上有个别病例在牙本质桥形成后 2～3 年或更长的时间后,当牙根发育完成后,牙齿不再"年轻"时,出现急慢性牙髓感染或根尖周组织感染的症状,甚至出现弥漫性根管钙化＋根尖病变的情况。

(三)年轻恒牙牙髓切断术

牙髓感染为仅限于冠髓而根髓尚未受到侵犯的冠髓炎状态时,可用牙髓切断术的方法,去除感染的冠髓,保留未感染的根髓,使年轻恒牙的牙根能够继续发育。如牙外伤露髓孔大于1 mm,或时间长于 5 小时,短于 24 小时,龋源性露髓孔较大,但出血颜色鲜红且无自发痛史,X 线片观察患牙无根周组织病变者。各种牙髓的弥漫性感染为本治疗的禁忌证。

年轻恒牙牙髓切断术前在对患牙牙髓状态有准确的判断的同时,应摄术前 X 线片,特别注意观察牙根发育状态,为以后的术后观察提供参照。临床操作应在无痛状态下进行,严格的隔湿、消毒、防污染,最好用橡皮障隔湿。首先应尽量去除露髓孔以外部分的腐质,减少对牙髓的术中污染。高速涡轮手机和球钻下用"揭盖法"揭去髓顶,操作中注意冷却降温,尽量减少对牙髓的刺激。用无菌慢速手机入球钻或尖锐的挖匙去除冠髓,直视下观察牙髓状况,如冠髓是否成形、出血的量及颜色等,帮助再次确诊牙髓的炎症范围。去净冠髓后用生理盐水充分冲洗,去除所有牙本质碎屑和牙髓残片等碎屑,创面充分止血,必要时可使用局部止血剂。用盖髓剂覆盖牙髓断面,切忌将盖髓剂加压放入牙髓。常用的盖髓剂有氢氧化钙制剂等。盖髓后要用速硬材料严密垫底充填修复,避免继发牙髓感染。

年轻恒牙牙髓切断术后应对患者进行追踪观察,直至牙根完全形成。治疗后的牙齿,应保持活髓状态,X线片检查牙根继续发育、无根内外吸收、根尖无病变、切髓断面的下方有牙本质桥形成。一般来说,术后3个月左右在X线片上可观察到牙本质桥的形成,牙本质桥的厚度在1年内随时间不断增加,1年以后其厚度无明显变化。年轻恒牙冠髓切断术治疗后的牙齿待牙根完全形成后,可视牙体修复等情况的要求改作根管治疗。年轻恒牙冠髓切断术后与直接盖髓术后相同,同样存在着当牙根发育完成后,出现根髓变性和弥漫性根管钙化的危险,所以,多数学者主张,待牙根完全形成后,应该改为根管治疗。

有学者主张对污染轻的因外伤引起的牙髓外露,没必要去除整个冠髓,可施行部分冠髓切除术,即用无菌大球钻去除露髓孔附近的牙髓,用氢氧化钙制剂等盖髓剂覆盖牙髓断面后严密充填牙齿。这样治疗的优点是对牙髓损伤小,将来为改作根管治疗而打通钙化桥时,操作相对容易且安全。

(四)牙根形成术

牙根形成术是牙髓切断术的延伸,当年轻恒牙部分根髓受到感染,根尖牙髓和牙乳头组织基本正常时,用清除感染部分牙髓,保留根尖基本正常的牙髓和牙乳头组织,使牙根继续发育形成的方法称为牙根形成术,有时也被称为部分根髓切断术。主要充填材料为氢氧化钙制剂(如Vitapex等)。临床操作要点与牙髓切断术有很多相似,只是比前者切除牙髓的水平要深些。根尖成形术后的年轻恒牙齿,由于保存了基本健康的牙乳头,与牙根正常发育有密切关系的霍特威上皮根鞘亦基本正常,术后牙根可正常发育,形成基本生理性的牙根尖形态。

(五)根尖诱导成形术或根尖封闭术

当年轻恒牙出现牙髓感染、坏死分解或根尖周病变时,用根管内治疗的方法诱导牙根继续发育,根尖孔缩小或闭所,称为根尖诱导成形术或根尖封闭术。

1.充填材料

以牙根未发育完成牙为治疗对象时,所使用的根管充填材料应具备以下性质:有一定抗菌能力、能促进硬组织形成、有良好的组织相容性。主要为氢氧化钙制剂(如Vitapex等)和碘仿制剂等。

2.操作要点

应拍摄术前X线片,观察根发育状况和根尖病变情况,帮助确定牙根工作长度。由于年轻恒牙牙根尚未发育完成,无明显的根尖狭窄处,常用的根管长度测量仪不适用于年轻恒牙的牙根,不易准确判定根管工作长度,一般以X线片根尖孔上方2~3 mm处为标志,并结合手感确定根管工作长度。

去除感染牙髓时,只能在局部麻醉下摘除牙髓,不能用化学失活的方法。按活髓切断术的常规要求进行清洁消毒并用橡皮障隔湿,尽可能地创造一个相对无菌的操作环境,避免对残存活牙髓和根尖周组织的刺激和损伤,避免将牙本质碎片嵌入牙髓中而引起二次感染。年轻恒牙的根管壁薄,不要反复扩大根管,避免造成侧穿,清洁根管主要用洗涤的方法,提倡用超声波法洗涤根管。在用超声波法清洗根管时,为避免根管挫与根管壁接触后损伤管壁牙本质,应选用小号K型根管锉(如15#或20#锉),使根管锉悬于根管中,并保持根管内有足够量液体降温的条件下,用超声震荡方法可有效去除根管内的腐质、碎屑等感染物。常用的根管冲洗药物有2%~5%氯亚明、2%~5.25%次氯酸钠、5%~10%EDTA、3%过氧化氢溶液和生理盐水等。年轻恒牙根管消毒时应避免用刺激性药物,如FC、戊二醛等。可选用氢氧化钙药尖、碘仿、樟脑酚(CP)和木溜油等无蛋白凝固性作用的药性温和的根管消毒药物。

根管充填常用的药物为氢氧化钙制剂,如 Vitapex 等,充填时应尽量做到恰填,切忌超填,因为超填可能造成根尖牙乳头的损伤,使牙根停止发育,也可能引起继续形成的牙根发育畸形。根管充填药物后,可选用暂时性充填材料修复牙体组织。

3.术后根管充填

在根尖病变完全愈合,根尖孔形成或根尖封闭后,应取出根管内的药物,用超声波法等方法,对根管进行彻底洗涤之后,行严密的永久性根管充填术。此时,因通过根尖诱导形成的根尖硬组织结构薄弱,且根管壁薄,强度差,操作中应避免粗暴性动作对新形成的根尖硬组织和根管壁结构的损伤。另外,选择根管充填方法时应充分注意到此种恒牙根管粗大、不易严密充填的特点,可采取侧压充填法、三维低热牙胶注射法等根充材料体积收缩性小的方法充填根管。

4.根尖诱导成形术的术中观察和预后

在年轻恒牙根尖诱导治疗过程中,应保持密切追踪观察。首次复查的时间一般在第一次根管放药后的1～3个月。一般来说,术前牙髓感染越重,首次复查间隔的时间应越短。复查时除作常规临床检查外,应拍摄 X 线片,观察根尖病变的变化、根内充填药物是否被吸收、牙根是否继续发育。首次复查时一般要更换根管内充填的药物。因为在第一次根管放药时,根内可能存留少许活的根髓或根尖牙乳头组织,这些组织常有一定的炎症,而非完全健康的正常状态,当根管充入的药物与这些组织接触时,接触面的药物与组织炎性渗出物和细菌产物发生作用,使药物变性、效价降低。复查时需取出这些根管内的药物,洗涤根管后重新作根管内药物充填。以后每3～6个月拍摄 X 线片复查,根据根尖病变恢复情况和牙根继续发育情况,更换根管内充填的药物。

根尖诱导成形术后牙根发育的情况,很大程度上取决于是否有残留的根髓和根尖牙乳头(或称有郝特威希上皮根鞘的存留),及这些残存组织的活性,所以当病变波及大部分的根髓时,治疗操作过程中一定不要对根尖周组织造成额外的损伤,尽可能多的保存根尖周组织的活力是治疗成功的关键。

以牙根尚未发育完成的年轻恒牙为治疗对象的牙髓治疗中,尽可能多的保存活髓,以便牙根有可能按正常生理方式或尽可能接近生理状态下继续发育至完成是总的治疗原则。在实际临床治疗过程中,可根据患牙牙髓感染程度的不同,采取间接牙髓治疗、直接盖髓、冠髓切断术、牙根形成术和根尖诱导成形术的方法,在不同水平上尽可能多的保存牙髓和根尖的活组织。由于年轻恒牙处于生长发育的动态过程中,无论采取何种治疗方法,严密的术后追踪观察,是保证最终治疗成功的重要手段。

(葛柳莹)

第四节　乳牙早失的间隙管理与低龄儿童常见错𬌗的防治

一、乳牙早失的间隙管理

牙齿在牙弓中保持正确的位置是多方面力量相互作用的结果。如果这些因素失去平衡,就会改变它与相邻牙齿的紧密接触关系并出现牙齿错位。乳牙过早丧失,将影响继承恒牙的正常萌出而造成恒牙排列不齐。恒牙列受影响的程度因儿童丧失乳牙时的年龄、牙列阶段、牙位与丧失牙齿的多少而不同。乳尖牙或乳磨牙早失后,发生恒牙列错殆畸形的机会比无乳牙早失者多3~4倍。同样,对于正在生长发育中的儿童,恒牙的早期丧失,也会引起邻牙移位,导致发生错殆畸形。所以一定要对乳牙进行积极的治疗,去除引起儿童牙齿早失的各种因素。当儿童牙齿早失后,为了防止邻牙向丧失部位倾斜和对殆牙过长,应设计间隙保持器来保持早失牙齿的近远中和垂直的间隙,保证继承恒牙的正常萌出。这种方法也叫间隙管理或被动咬合诱导。

(一)保持间隙应考虑的有关因素

1.儿童的年龄和牙龄

乳牙早失后,牙齿间隙缩窄最快发生在拔牙后的 6 个月内,如继承恒牙于近期内不能萌出,间隙就会减小,需及时制作间隙保持器。判断继承恒牙萌出的时间对于决定是否做间隙保持器非常重要。通常根据年龄来判断牙齿萌出时间。由于牙齿萌出时间差异很大,牙龄往往与实际年龄不完全相符,牙龄可根据 X 线片所显示牙冠和牙根矿化与形成的情况推测牙齿发育的程度和可能萌出时间。研究发现,大多数牙齿是在牙根发育 3/4 时才萌出口腔。用这种方法预测早失牙的继承和恒牙萌出时间较使用牙齿萌出的平均年龄更可靠。需要注意的是,牙齿的早失也会使继承恒牙的萌出时间提前或延后。有学者研究证实了 7 岁前乳磨牙早失则下方的继承恒牙推迟萌出,7 岁后乳磨牙早失则使继承恒牙提前萌出。这种影响随年龄增加而减少。例如,4 岁时乳磨牙早失其继承恒牙约推迟一年萌出,萌出时牙根已发育完成,如同一乳磨牙 6 岁时丧失,则其继承恒牙约推迟 6 个月萌出,萌出时牙根接近完成。

2.恒牙胚发育情况

通过 X 线片了解继承恒牙牙胚发育情况,有无扭转、弯曲和错位,能否正常萌出。还要注意观察恒牙表层覆盖的骨质是否完整及其厚度,来预测继承恒牙萌出时间,如骨质已被破坏,即使牙根发育不足,牙齿也可能提前萌出;如覆盖的骨质完好且较厚,则恒牙胚近期内不会萌出。

根据 X 线片可确定有无继承恒牙胚存在。若恒牙先天缺失(多见于下颌第二前磨牙),则应与正畸医师会诊,综合观察全牙殆情况,决定保持间隙以后义齿修复或使邻牙前移以关闭间隙。

3.牙齿萌出的先后顺序

应观察早失牙的邻牙与正在发育及萌出牙齿之间的关系,判断是否需做间隙保持器和做何种间隙保持器。

第一乳磨牙早失的影响取决于咬合发育的阶段和第一恒磨牙及恒侧切牙萌出情况。如在第一恒磨牙主动萌出时丧失,则其近中倾斜移动力量施加于第二乳磨牙,可使第一前磨牙所需的间隙缩窄;同样,如在侧切牙主动萌出阶段丧失,则可能导致乳尖牙向远中移位,使中线向远中偏移,下前牙向舌侧倾斜,加深覆盖。

第二乳磨牙早失后,第二恒磨牙和第一恒磨牙的发育萌出情况对其影响较大。当第二恒磨牙早于第二前磨牙萌出时,将对第一恒磨牙近中移位起强大的推动作用,第一恒磨牙占据第二前磨牙的位置。如第二乳磨牙丧失在第一恒磨牙萌出之前,有可能使第一恒磨牙萌出之前即向近中移位,从而使第二前磨牙部分阻生或完全阻生。如第二乳磨牙丧失在第一恒磨牙萌出之后,亦经常导致第一恒磨牙向近中移位使第二前磨牙阻生。因此除第二前磨牙先天缺失而有意关闭间隙的病例外,第二乳磨牙早失均应及时做间隙保持器。

4.年轻恒牙早失的间隙处理

恒前牙早失后近期内牙齿就可能移位。因此,由于外伤等原因造成恒前牙早失后需立即处理,尽可能早取印模制作间隙保持器,不能等待创口常规愈合后再取印模,就诊时已有间隙关闭则应开展间隙后再制作保持器。

第一恒磨牙是恒牙中患龋率最高的牙齿,临床上因龋丧失的情况比较常见,第一恒磨牙早失后,不论第二恒磨牙萌出与否均向近中移位。8~10 岁的儿童第二恒磨牙近中移位距离较大。年龄大一些的儿童,如第一恒磨牙在第二恒磨牙萌出之后丧失,第二恒磨牙只向近中倾斜,前磨牙则向远中移位,该侧的其他牙,包括侧切牙都明显地向远中移位,前磨牙远中移位时因失去与邻牙的接触关系还同时扭转,导致创伤性殆。所以,第一恒磨牙早失应及时采取措施,否则可导致复杂的错殆畸形。

恒前牙外伤和第一恒磨牙因龋坏造成牙齿大面积缺损后也会引起间隙变化,造成错殆畸形,应及时恢复外形。

(二)间隙保持器应具备的条件

(1)能保持间隙的近远中距离,防止对殆牙过长,使继承恒牙顺利萌出。

(2)不妨碍牙齿萌出及牙槽骨高度的增长。

(3)不妨碍颌骨及牙弓的正常生长发育。

(4)恢复咀嚼及发音功能。

(5)维持正常的下颌运动和咬合关系。

(6)不引起邻牙龋坏或牙周黏膜组织疾病。

(7)不引起患儿口腔不良习惯和心理障碍。

(8)制作简单,容易调整、修理,不易变形。

(9)设计制作保持器应取得患儿及家长的理解和配合。

(三)间隙保持器的类型

(1)半固定式间隙保持器:①远端冠式导萌间隙保持器。②全冠丝圈式间隙保持器。③带环丝圈式间隙保持器。④银汞充填式间隙保持器。

(2)固定式间隙保持器:①舌弓式间隙保持器。②Nance 腭弓间隙保持器。

(3)可摘式功能性保持器。

(四)间隙保持器的适应证和制作技术

1.冠式导萌间隙保持器

冠式导萌间隙保持器是代替第二乳磨牙远中根,牙冠的远中面诱导尚未萌出,仍存在于牙槽骨内的第一恒磨牙在正常位置上萌出并保持第二乳磨牙间隙的装置。

适应证:第一恒磨牙萌出之前,第二乳磨牙无法保留或已被拔除的病例,而相邻的第一乳磨牙健在,可作为保持器的基牙。待第一恒磨牙萌出后,应换成其他类型的保持器。

制作技术如下。

(1)基牙的预备,预成冠选择、试戴:对第一乳磨牙进行牙体预备后,选择合适的预成冠试装在第一乳磨牙上,在没有拔去第二乳磨牙之前,取同部位的印模,并取对殆牙的印模,拍 X 线片。

(2)X 线片的测量:在 X 线片上测量并标定远中导板的近远中长度。导板的水平部伸展于第二乳磨牙远中面的外形高点上,垂直部是从水平部末端到第一恒磨牙近中面的外形高点下约 1 mm 处。

(3)制作牙模:将测量所得的导板长度和位置记录在模型上,削除这部分石膏并在模型上第一恒磨牙近中制作必要的间隙,为插入导板作准备。

（4）远中导板的制作：应用预成的腭杆（宽约 3.8 mm，厚约 1.3 mm），弯成合适的角度插入工作模的间隙中，导板水平的高度，以不接触对殆为宜。导板制作完成后，在模型上进行牙冠和导板的焊接、调磨。

（5）装戴：来院复诊时，拔除第二乳磨牙，压迫止血后，将已消毒的导萌器试戴。X 线摄影，确认插入后的导萌器与第一恒磨牙及第二前磨牙牙胚的位置关系。有不合适的地方可以进行调整。在确认位置关系正常的情况下，用黏合剂黏固装戴于第一乳磨牙牙冠上。

2.全冠丝圈式间隙保持器

为了保持由于乳牙早失造成的缺失部位的间隙，在预成冠上焊接环状金属丝的装置。

适应证：①单侧第一乳磨牙早期丧失。②第一恒磨牙萌出后，第二乳磨牙单侧早期丧失的病例。拆除导萌器后，也要换上此装置。③双侧乳磨牙早失，用其他间隙保持器装置困难的病例。

制作技术。①基牙的预备：预成冠试戴，合适的状态下取印模。②外形线的设计：在工作模型上设计丝圈位置，丝圈的颊舌径要比继承恒牙的冠部颊舌径稍宽。丝圈与尖牙接触的位置要在远中面最突起点或此点稍下方。与第一恒磨牙接触点应在近中外形高点。③丝圈的制作：用 0.9 mm 直径的镍铬合金线，从乳尖牙或第一恒磨牙接触部开始弯曲，与金属冠的焊接部位在颊舌角部，焊接后研磨抛光。④全冠丝圈式间隙保持器装戴：先试戴丝圈式间隙保持器，检查丝圈与牙及黏膜的接触情况后，用黏合剂粘于牙上。

3.带环丝圈式间隙保持器

将丝圈固定于带环上。基牙健全，离替牙时间短的情况下应用。

其制作方法和装戴法同全冠式丝圈式间隙保持器一样。

4.银汞充填式间隙保持器

将钢丝的一端埋在银汞充填体里，另一端弯成弧形接触相邻牙齿的邻面。此种保持器操作简便，在临床上可直接完成，但其临床适用范围较窄。在无条件制作其他类型保持器，并且仍使用银汞合金的科室，可选择此型保持器。

适应证：适用于单个乳磨牙早失，间隙前端的牙齿有远中邻面龋，或后端的牙齿有近中邻面龋，龋坏波及牙髓需作根管治疗时。

银汞充填式间隙保持器制作技术如下。

（1）对间隙一端需作牙髓治疗的牙齿完成牙髓治疗。

（2）弯制不锈钢丝，钢丝一端在髓腔中，另一端弯成弧形抵住间隙另一侧的基牙。

（3）用黏固粉将钢丝固定在髓腔中，然后银汞充填。

5.可摘式功能性保持器

可摘式功能性保持器也叫作义齿型间隙保持器。它不仅能保持近远中的间隙，还能保持垂直高度，恢复咀嚼功能，恢复因缺失前牙造成的语音功能障碍，改进和克服口腔的不良习惯。这种保持器装戴需要患者密切合作，并需随颌骨发育而定期更换。

适应证：①不论单侧、双侧，凡乳牙丧失两颗以上者。②双侧性多个乳牙丧失者。③乳前牙丧失者。

制作技术：①采取牙模及殆蜡记录。②设计外形：原则上唇颊侧托尽可能短，而舌腭侧可考虑略大，以免妨碍颌骨发育。基托的远中有牙存在时，其基托的舌侧远中端应延伸至邻牙的中央部。从而可增加基托的固位稳定性。前方部位的舌侧托应离开舌面 1～2 mm，避免前牙移位。③固位较好时，无须放置卡环和固位装置。而当远中无牙，单侧又缺失多个乳磨牙时，可根据情况制作固位装置,注意装置不要影响颌骨和牙齿的生长发育。④装戴时要注意,因本装置的主要目的是保持间隙,故装戴时要确认与邻接牙牙面紧密接触,并向患儿及家长说明正确的装戴方法。

6.舌弓式间隙保持器

将舌弓的两端固定在第二乳磨牙或第一恒磨牙上,以保持牙弓周长和牙齿间隙的保持器。是一种用于下颌的保持器。

适应证:①两侧第二乳磨牙或第一恒磨牙存在的病例。②因乳磨牙早期丧失而近期内侧方牙即可萌出者。③因适时拔除第二乳磨牙,对其间隙进行管理时。④两侧多个牙齿早失,使用活动式间隙保持器患儿不合作时。

制作技术:①在基牙上试戴带环,取印模。②在模型上设计外形线。将舌弓的前方设定在下颌切牙的舌侧。并在间隙部的近中设计支撑卡。③将 0.9 mm 直径的金属丝弯成舌弓,最后焊接。④用黏结剂黏结到基牙上。

7.Nance 腭弓式间隙保持器

Nance 腭弓式间隙保持器与舌弓式间隙保持器的用途一致,用于上颌的装置,其前方不应与下颌前牙的切缘相接触。

制作技术:基本制作技术和舌弓式间隙保持器一致。所不同的是舌侧弧线的前方通过上腭皱襞,在此处的金属丝上放树脂,制作树脂腭盖板。也就是说利用腭盖板压在腭盖顶部,从而防止上颌磨牙的近中移动,有利于固位。

(五)戴间隙保持器后的管理

间隙保持器的适用对象是正在生长发育中的儿童,因此,它不同于成人的修复体,定期检查、管理是非常重要的。原则上 3～4 个月应来院定期检查一次,主要检查以下几个方面。

(1)确认装置是否达到间隙保持的目的。

(2)装置是否引起牙龈、黏膜损伤。

(3)装置是否引起牙齿损伤,检查邻牙及存留牙齿是否有龋坏。

(4)是否对继承恒牙萌出产生影响。

(5)保持器有无变形、破损等。

(6)是否需要对装置进行调整以及有无换成另外装置的必要性。

(7)是否引起咬合关系异常需要调整咬合关系。

(8)患儿是否已习惯保持器,如为可摘式功能性保持器,患儿是否能坚持戴。

(9)患儿是否有不良习惯。

(10)保持器是否影响牙齿生理性移动,是否影响颌骨发育。

(11)患儿口腔卫生状态如何。

(12)根据患儿牙齿、牙弓发育及装置情况决定下次定期检查时间。

二、低龄儿童常见错𬌗的防治

(一)影响咬合发育的有关因素

1.龋齿

(1)对于乳牙和年轻恒牙龋齿,发现后应尽快治疗,恢复其牙冠形态,反之,会影响牙齿的咬合和排列。由于邻面龋破坏了接触点,会使邻牙向近中或向远中移位,造成继承恒牙萌出间隙不足。牙冠大面积破坏或乳牙早失,会使牙齿过长,引起错牙合畸形发生。

(2)乳牙因龋早失,特别是儿童6岁以前第二乳磨牙早失,将会使邻牙,如第一恒磨牙和第二乳磨牙,向拔牙后遗留的间隙移动,造成继承恒牙萌出间隙不足、牙列不齐或造成第一恒磨牙的牙合关系紊乱,应根据其适应证及时保持间隙。

(3)第一恒磨牙因龋早失,由于其为恒牙列建牙合的关键,缺失后,常导致恒牙列排列不齐,牙合关系紊乱,应及时保持间隙以待将来修复,或使第二恒磨牙近中移位,以代替之。

2.牙齿发育异常

(1)额外牙:上颌正中额外牙常影响恒牙正常萌出,造成上颌前突,正中离开、拥挤和正常的对牙合关系(1对2)的丧失。已萌出的额外牙应尽早拔除。埋伏的额外牙经确诊已影响正常牙齿萌出时,可选择适当时机拔除,应避免手术创伤过大损伤恒牙。如额外牙不影响咬合和牙齿萌出,也可以不去处理。

(2)牙齿先天缺失:常见于上颌侧切牙和下颌前磨牙,又以下颌第二前磨牙常见,牙齿先天缺失常引起牙间隙增宽和咬合关系异常,影响咀嚼功能。

上颌侧切牙缺失时,或保留间隙待以后义齿修复,或使尖牙近中移位以关闭间隙,并磨改尖牙外形使与对侧牙外形相称;下颌第二前磨牙先天缺失时,如第二乳磨牙完好,可保留至牙根完全吸收后再行义齿修复,或在第一前磨牙接近萌出时将其拔除,以防止第一前磨牙远中移位,而加重咬合关系紊乱;如第二乳磨牙因龋坏已无保留价值时,则应与正畸医师会诊后,及时拔除而采取正畸措施以关闭间隙。

3.牙齿异位萌出

第一恒磨牙异位萌出多见于上颌,由于第一恒磨牙向近中倾斜异位萌出,压迫第二乳磨牙的远中,甚至使其牙根吸收。如早期发现,可用铜丝分离法使第一恒磨牙向远中移位而萌出,或将第二乳磨牙根管治疗后截去远中冠和牙根,使第一恒磨牙得以萌出,萌出后再推至正常位置。上颌尖牙也可出现异位萌出,由于其萌出途径较长,常出现尖牙位于两个前磨牙之间或两个切牙之间,处理原则为拔除乳尖牙,并除去部分牙槽骨板而使恒尖牙易于萌出,然后再矫正其错位。

4.下沉牙(低位乳牙牙齿固连)

多发生于乳牙,下颌较上颌多见,第二乳磨牙又较第一乳磨牙多见。有时恒牙先天缺失,固连牙齿的牙骨质与牙槽骨融合,且牙周膜间隙亦消失,随着邻牙萌出,固连牙低于牙合缘。下沉牙常造成乳牙滞留、对牙合牙齿过长并影响邻牙生理性移动。如有继承恒牙时,应适时拔除使不致影响恒牙萌出,虽无继承恒牙但因下沉而妨碍功能时亦应拔除。

5.口腔不良习惯

(1)吮指(拇指或示指):通过对妊娠后期用B超观察,可以见到婴儿在母体中有吮指动作,这是吸吮反射的生理性动作。出生后1～2岁较常见,3岁左右基本消失。对口腔的影响和吮指的时间、次数和吮指期间长短有关。3岁以前停止影响较小,3岁以上继续吮指会造成吮指不良习惯,应采取相应措施制止。吮指常会引起上前牙前突,形成前牙深覆盖,前牙出现间隙,继而造成吐舌习惯,形成开牙合,使儿童的面形、牙弓长度、高度及宽度均有明显变化,也影响发音和前牙切割功能。若至5～6岁时仍未改正,应制作矫治器予以改正。

(2)吐舌:吐舌不良习惯大多数由于吮指造成开牙合之后,舌体自开牙合间隙延伸向外。其他,如人工喂养方法不当、扁桃体肥大、乳恒牙替换时间隙及舌体过大等都可引起吐舌不良习惯。吐舌可造成开牙合、上下颌前突、列间隙过大等不正咬合,如不能自行改正,需制作矫治器矫治吐舌习惯。

（3）咬唇：多由于心理原因引起。咬下唇不良习惯可使上前牙唇向移动，下前牙舌向倾斜，造成上颌前突。咬上唇不良习惯可使上前牙舌侧倾斜，下前牙唇侧倾斜，造成下颌前突。长期咬唇习惯可引起皮肤干燥、脱屑等症状。治疗应针对病因心理疗法，同时制作矫治器改正不良习惯。

（4）口呼吸：患儿基本上不用或很少用鼻正常呼吸，而是长时间用口呼吸。根据病因可分为鼻性口呼吸、牙源性口呼吸和习惯性口呼吸。鼻性口呼吸是由于鼻、咽腔疾病造成鼻呼吸困难。牙源性口呼吸是由于上颌前牙前突造成嘴唇闭锁困难而引起口呼吸。习惯性口呼吸较少见，没有明确原因。治疗首先应去除病因，如去除鼻、咽部影响呼吸道通畅的病变，治疗上颌前突等。然后可制作矫治器矫正不良习惯。

（二）低龄儿童常见错殆的早期诊断与治疗

1.反殆

造成反殆的常见原因有以下几种。

（1）牙源性反殆：由于前牙牙轴倾斜等原因引起。

（2）功能性反殆：由于喂养不当或前牙早期接触诱导下颌前伸，造成反殆。

（3）骨性反殆：由于骨性异常，上下颌骨大小不协调，引起下颌骨过成长，上颌骨劣成长，使牙齿呈反殆状态。

（4）后牙反殆：常见的原因为上颌乳尖牙萌出时，上颌前牙区宽度不够，下颌乳尖牙妨碍了上牙弓的扩展，使单侧后牙列间对侧偏移 $2\sim4$ mm，以建立有功能的反殆关系，有时也可成为双侧后牙反殆。

治疗：若反殆原因为牙源性的，经早期治疗，可得到良好的效果。骨性原因引起的反殆早期治疗虽然有一定效果，但需要考虑到在颌骨发育活跃期，有再次复发的可能。目前儿童牙科医师和正畸科医师都认为，对于儿童反殆早期阻断矫治，会减轻咬合异常程度。在治疗前要通过X线头颅侧位片去分析并询问有无类似家族史。准确的病因学分析后，作出明确的诊断，制订完整的治疗计划及预后的评估。对于特殊病例，在确定治疗计划时，应请正畸科医师会诊，共同商讨。

个别切牙反殆，多是牙源性的，在活动式矫治器舌侧基托上放置舌簧，就可以使处在舌侧位的上颌切牙向唇侧移动。功能性反殆可采用斜面导板，后牙殆垫等矫正。

牙源性引起单个磨牙反殆时，可用颌间交叉皮筋改善覆盖关系。多个磨牙反殆时，如是牙源性因素引起，应用 Porter W 装置和 Coffin 弹簧扩大器，使牙弓宽度扩展。是牙槽基底部缩窄的骨性因素时，可在活动式矫治器基托上，附加螺旋弹簧，采用分离基托的扩大矫治器，使包括牙槽部的牙弓宽度扩大。

2.开殆

常见原因可由吮指、吐舌和异常吞咽等不良习惯引起，个别情况下也可由于骨性不调造成开殆。

治疗：针对由不良习惯引起的开殆，首先向患儿和家长讲明危害，使患儿克服不良习惯。如无效，可考虑制作去除不良习惯装置，不良习惯得到克服后，一般情况下可恢复前牙正常的咬合关系。

3.中线间隙

切牙替换时期，即小学生低年级儿童时期，常见上颌比乳牙大得多的恒切牙像八字一样呈扇形分开式萌出，而且与洁白的乳牙相比恒切牙略呈黄色，这使许多家长为之担心。这种牙轴的变化多是切牙替换过程中的过渡现象。这种上颌前牙替换期的过渡性牙列不齐叫作丑小鸭时期。随着侧切牙及尖牙的萌出,切牙牙轴会渐渐从倾斜转向直立,但也有一些中切牙正中离开是由疾病引起,应查明病因及时治疗。

原因有以下几种。①上唇系带过大,位置异常。②上颌前牙正中部额外牙。③先天性侧切牙缺失或畸形。④不良习惯、乳牙残根、中切牙或侧切牙位置异常等。

治疗:①去除病因,如系带切除术、拔除额外牙和去除不良习惯等。②制作上颌活动矫治器关闭间隙。注意不要单纯用皮筋关闭中切牙间隙,皮筋会滑向根尖,造成牙齿松动,甚至丧失。

4.牙列拥挤

常见原因为牙量与骨量不协调或由于乳牙早失出现间隙不足。

治疗如下。①乳牙列期:乳牙列拥挤一般不需特殊处理,需定期观察牙列的生长发育情况。②混合牙列期:通过混合牙列间隙分析,预测侧方牙群的萌出余地和牙弓生长发育潜力。可采用扩展间隙或系列拔牙治疗。采取系列拔牙法之前应对骨量、牙量及个体生长潜力有确切的诊断,并制订出具体的治疗计划。

（王云虹）

第十三章 口腔保健

第一节 专业口腔保健

基层口腔专业人员应通过实施口腔预防保健的适宜技术,提供龋病和牙周病等口腔常见疾病的基础防治。常用的专业口腔保健技术包括局部用氟、窝沟封闭、预防性树脂充填、非创伤性充填修复和预防性洁治术。

一、局部用氟

局部用氟是将氟化物直接用于牙表面,通过局部作用来预防龋病的技术。已在本章第一节中介绍过的含氟漱口水和含氟牙膏,氟浓度较低,患者可在家里自行使用。含氟涂料、含氟凝胶、含氟泡沫等技术使用氟化物浓度相对较高(表13-1),需要严格控制,应由口腔专业人员操作使用。

表 13-1　局部用氟常见的剂型、氟浓度和使用方法

剂型	氟浓度	使用方法	使用时间	适用年龄	使用频率
含氟涂料	2.26%F-	牙面涂布	待其干燥	2岁以上	半年1次
含氟凝胶	1.23%F-	使用托盘	4分钟	6岁以上	半年1次
含氟泡沫	1.23%F-	使用托盘	4分钟	3岁以上	半年1次

(一)含氟涂料

1.适应证

以下龋齿高危人群除推荐自我家庭用氟外,需使用强化措施增强抗龋力。

(1)学龄前儿童、中小学生。

(2)口腔内已经有多个龋齿者。

(3)口腔内带有固定矫治器者。

(4)牙列拥挤或牙排列不齐者。

(5)釉质脱矿或釉质发育有缺陷者。

(6)牙龈萎缩,牙根面暴露的中老年人。

(7)长期药物治疗导致的口干综合征者。

（8）进食甜食频率高且口腔卫生较差者。

（9）头颈部进行放射线治疗者。

（10）不能进行口腔自我清洁的残障者。

2.器械

口镜、探针、镊子、棉卷、棉签、小毛刷、吸唾装置。

3.材料

2.26％的含氟涂料。

4.操作方法

（1）清洁牙面：在使用前清洁牙面，以增强氟化物与牙面的接触，延长氟化物在牙面滞留的时间。

（2）隔湿和干燥：在操作过程中保持牙面干燥，可用吸唾装置，如果没有吸唾装置，也可用隔湿棉卷代替。

（3）涂布：用小毛刷将含氟涂料直接涂布在所有牙面上，特别是两个牙之间的邻间隙（图13-1）。

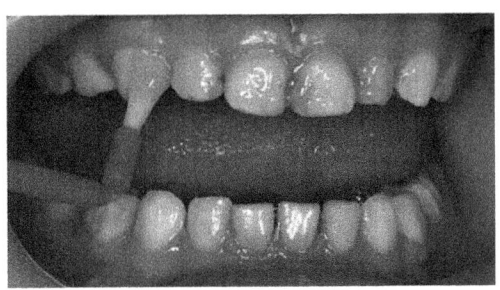

图 13-1 局部涂氟

（4）时间：自然干燥或者用压缩空气轻吹牙面，直至含氟涂料干燥，使含氟涂料在牙面上形成一层薄膜。

（5）医嘱：2～4 小时内不进食，当晚不刷牙。

（二）含氟泡沫

1.适应证

同含氟涂料。

2.器械

口镜、探针、镊子、棉卷、托盘。

3.材料

1.23％的含氟泡沫。

4.操作方法

具体参见图 13-2。

（1）清洁牙面：在使用前清洁牙面，以增强含氟泡沫与牙面的接触，延长含氟泡沫在牙面上滞留的时间。

（2）涂布：将置有含氟泡沫的托盘放入口中，压入上、下颌牙列，轻轻咬住，使含氟泡沫布满所有的牙面并挤入牙间隙。托盘有大、中、小号之分，选择型号要与牙列大小相合适，既能覆盖全部牙列，又有足够的深度覆盖到牙颈部，同时要避免托盘过大产生不良刺激。托盘内的含氟泡沫要适量，做到既能覆盖全部牙列，又能避免含氟泡沫过多患者感到不适或被吞咽。

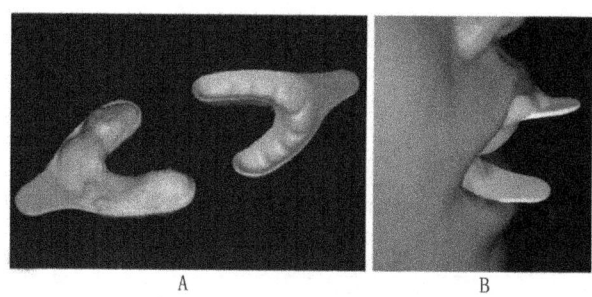

图 13-2　含氟泡沫使用示意图

A.分别为放置含氟泡沫和未放置含氟泡沫的托盘；B.含氟泡沫的使用

（3）体位：操作过程中保持患者的身体前倾，可用吸唾装置或用口杯接住流出的唾液，避免吞咽动作。

（4）时间：让托盘在口内留置 4 分钟，之后取出托盘并拭去残余含氟泡沫，也可让患者自行吐净口中的泡沫。

（5）医嘱：30 分钟内不漱口，不进食，不喝水。

（三）含氟凝胶

1.适应证

同含氟涂料。

2.器械

口镜、探针、镊子、棉卷、托盘。

3.材料

1.23％的单氟磷酸钠凝胶。

4.操作方法

同含氟泡沫的临床操作。

5.注意事项

在使用不同产品的氟化物之前，要仔细阅读产品说明，严格控制每次的用量。在临床操作过程中应避免儿童发生误吞、误咽。对于过敏体质、哮喘等儿童，应避免使用。

二、窝沟封闭

窝沟封闭是指不损伤牙体组织，将封闭材料涂布于牙冠咬合面、颊舌面的窝沟点隙，阻止致龋菌及酸性代谢产物对牙体的侵蚀，以达到预防窝沟龋的方法。

（一）适应证

有下列情况的牙适合进行窝沟封闭。

（1）咬合面、颊面及舌腭面的窝沟点隙深，特别是有可以插入或卡住探针的窝沟（包括可疑龋）；

（2）对侧同名牙已患龋，或者有患龋倾向；

（3）牙萌出达咬合平面或牙冠窝沟点隙均完全暴露于口腔。如果牙尚未完全萌出，部分咬合面被牙龈覆盖，则难以有效隔湿，影响封闭效果。

窝沟封闭主要适用于乳磨牙、恒磨牙及恒前磨牙，其最佳时机是牙冠完全萌出，龋齿尚未发生的时候，一般乳磨牙在 3～5 岁，第一恒磨牙在 6～8 岁，第二恒磨牙在 11～13 岁时。当然，临床医师发现牙面任何部位具有龋患风险的深窝沟点隙均可进行窝沟封闭。

(二)器械

口镜、探针、镊子、低速手机、清洁用小毛刷、三用枪、无油空气压缩机、吸唾装置、适量棉卷或棉球、涂布封闭剂的小毛刷。光固化窝沟封闭剂需要配备光固化机、咬合纸、高速手机和钻针。

(三)材料

酸蚀剂(常用 37％的磷酸凝胶)、窝沟封闭剂。

(四)操作方法

可参见图 13-3。

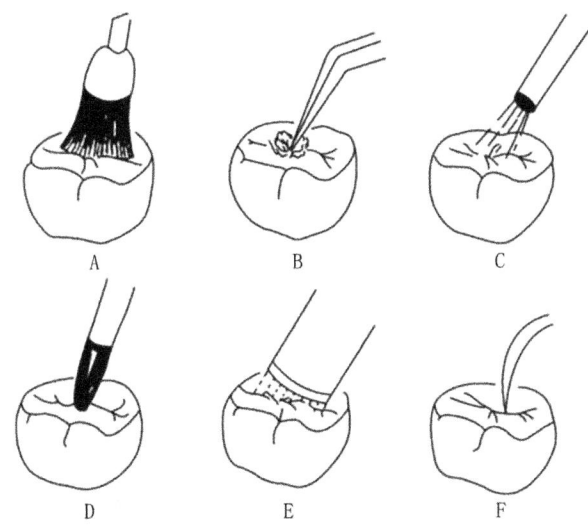

图 13-3　窝沟封闭操作示意图

(1)清洁牙面:在低速手机上装上小毛刷,彻底清洁准备封闭的窝沟部位,然后用水枪充分冲洗。

(2)酸蚀:清洁牙面后即用棉卷隔湿,将牙面吹干并保持干燥。用小毛刷或小棉球蘸取适量酸蚀剂涂在要封闭的窝沟部位,不要反复涂擦,酸蚀面积一般为牙尖斜面的 2/3。常规用 37％的磷酸凝胶酸蚀,酸蚀时间为 30 秒,不同产品的酸蚀时间可能有差异,需仔细阅读产品使用说明。酸蚀后用水枪冲洗牙面 10～15 秒,以确保将残余的酸蚀剂冲洗干净。边冲洗边用吸唾器吸干冲洗液,切忌让患者自行吐出冲洗液,以免酸蚀牙面被唾液污染。

(3)干燥:冲洗后立即用棉卷隔湿并吹干牙面,吹干后的牙面应该呈白垩状外观。如果酸蚀后的牙面没有出现这种现象,说明酸蚀程度不够,应重新酸蚀。操作中要确保酸蚀牙面不被唾液污染,如果发生唾液污染,应再冲洗牙面,彻底干燥后重复酸蚀步骤。

(4)涂布封闭剂:用小毛刷或专用器械,将适量封闭剂涂布在干燥的牙面上。要使封闭剂充分渗入窝沟点隙中,可用小毛刷引导,注意封闭后的窝沟点隙中不能留有气泡。

(5)固化:光固化封闭剂涂布后,立即用光固化灯照射。照射时尽量靠近,但不能接触牙面。照射时间一般为 20～40 秒。

(6)检查:封闭剂固化后,用探针进行全面检查。检查固化程度,有无气泡存在,寻找遗漏或未封闭的窝沟并重新封闭;观察有无过多封闭材料和是否需要去除,如发现问题应及时处理;检查咬合关系,如果封闭剂过厚应调磨。

(五)注意事项

(1)窝沟封闭的防龋效果与封闭剂的保留率直接相关,因此操作必须严格、规范,避免酸蚀不充分,避免唾液或者气枪压缩空气中混有水/油,污染酸蚀后的牙面,致使封闭剂脱落。

（2）不建议流体树脂作为窝沟封闭剂使用。

（六）复查

封闭后还应定期(3 个月、半年或一年)复查,观察封闭剂的保留情况,脱落时应重做封闭。

三、预防性树脂充填

对于早期的窝沟龋,仅去除窝沟处龋损的釉质或牙本质,采用常规酸蚀方法和树脂材料充填方法治疗,并在周围未发生龋坏的窝沟处使用窝沟封闭方法预防发生龋齿,称为预防性树脂充填。该方法只去除少量龋坏组织,不做预防性扩展,保留了更多的健康牙体组织。

（一）适应证

进行预防性树脂充填术应严格选择适应证。凡是有明确患龋迹象的早期窝沟龋,已不适宜窝沟封闭的牙均可做预防性树脂充填。

（1）窝沟较深,有患龋倾向（窝沟壁呈不透明、白垩色外观）;

（2）早期的小窝沟龋,深度浅,范围小。

不过,预防性充填不适于范围大而深的窝沟龋和复面龋损,类似情况需要做常规的龋齿充填术。

（二）操作方法

预防性树脂充填是常规树脂充填和窝沟封闭的结合与发展,因此进行预防性树脂充填应该熟练掌握常规树脂充填和窝沟封闭技术（图 13-4）。

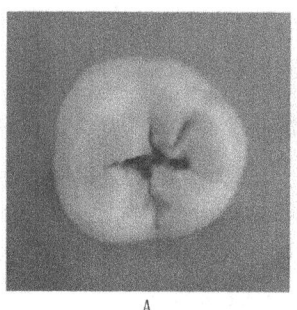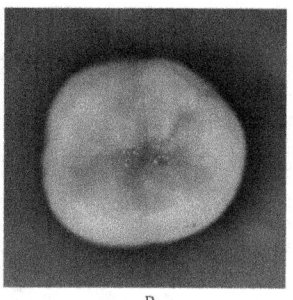

A   B

图 13-4　预防性树脂充填示意图

A.保守备洞；B.进行树脂充填和深窝沟窝沟封闭后效果

四、非创伤性充填修复

非创伤性充填修复（ART）是使用手用器械清除龋坏的牙体组织,然后用粘接、耐压和耐磨性能较好的玻璃离子材料将龋洞充填的技术。

（一）适应证

（1）非创伤性充填适用于因精神或身体原因不能耐受常规口腔科治疗的特殊人群,如婴幼儿、老人、患有精神疾病的个体等。也适用于临床医疗设备短缺、没有电动口腔科设备的地区。

（2）对牙的选择有严格适应证:适用于恒牙或乳牙的中小龋洞,能允许手用器械进入,能去净龋坏牙体组织,无牙髓暴露,无可疑牙髓炎的患者。

（二）器械

口镜、探针、镊子、ART 专用的大、中、小型挖匙、口腔科用斧、雕刻刀、调拌刀、调和刀。

(三)材料

充填用的玻璃离子水门汀、棉卷、棉球、凡士林、成形片、楔子。

(四)操作方法

1.检查

检查牙齿龋坏的部位、深度等,判断是否适合做非创伤性充填。

2.洞形制备

清洁龋坏牙齿,使用手用器械去除龋坏牙体组织,略微修整洞形。

3.清洁窝洞

用牙本质处理剂清洁窝洞,促进玻璃离子水门汀材料与牙齿结构间的化学结合。

4.调和材料

按产品说明调和玻璃离子水门汀,准备充填。

5.充填

隔湿患牙,用调和刀将材料充填到预备好的洞形中。可配合使用手指,在戴手套的示指上涂少许凡士林,用力按压窝洞和窝沟里的软修复材料(称为指压法),约30秒后移开手指,用器械去除多余材料。注意要充填密实,修整边缘与咬合,最后涂凡士林。充填过程中注意隔湿,保持干燥。

6.医嘱

充填结束后1小时内不进食。

(五)注意事项

非创伤性充填修复体可能发生脱落、断裂、边缘继发龋、严重磨损等问题,处理方式是按照标准步骤重新充填修复,要彻底清洁所有牙面和残留的修复体,去除软化牙本质,按操作步骤完成修复。如果手用器械无法处理,则需要采用电动器械进行常规充填处理。

五、预防性清洁术

由于个人清除菌斑的能力和效果有限,故牙的有些部位是很难清洁干净的。预防性清洁术是指口腔专业人员用口腔器械帮助受检者彻底地清除菌斑。

(一)适应证

预防性清洁术适用于普遍人群,可与口腔健康教育、定期口腔检查及其他预防措施同时进行。

(二)器械

口镜、探针、镊子、慢速机头、抛光杯。

(三)材料

牙线、菌斑显示液、打磨膏。

(四)操作方法

(1)使用菌斑显示剂进行菌斑染色与记录。

(2)指导患者合适的刷牙方法。

(3)使用牙邻面清洁器,包括牙线、牙签、牙间刷等清除牙邻面菌斑。

(4)用橡皮杯蘸上打磨膏清洁牙的平滑面。

(五)注意事项

对于已形成的龈上、龈下牙石,上述预防性洁治术则具有局限性,需要通过手用洁治器械和超声波洁牙机进行龈上洁治(详见第七章第四节牙周病的治疗)。 **(宋培培)**

第二节　社区口腔保健

县级医院口腔医师应提供以社区人群和家庭为基础提供的医疗保健服务,应在政府领导、上级卫生机构指导下,合理使用社区卫生资源,以人的口腔健康为中心、家庭为单位、社区为范围,以妇女、儿童、老年人、慢性病患者、残疾人等为重点,以解决社区主要口腔卫生问题、满足基本口腔卫生服务需求为目的,提供口腔健康教育、预防、医疗、转诊等为一体的基层口腔卫生保健服务。

一、社区口腔卫生调查

社区口腔卫生调查的基本方法主要是采用卫生统计学和流行病学方法。县级医院口腔医师有义务与公共卫生医师、疾病预防控制中心机构等合作开展社区口腔卫生调查。

社区口腔卫生调查主要包括以下内容。

(1)社区人口学资料:如社区人口数量、人口构成等人口学特征的资料。

(2)社区环境因素:即宏观社会经济发展状况及存在的相关问题,如地理位置、交通、气候、社会经济地位、人文与地理特色等。

(3)社区居民口腔健康状况调查:包括社区居民口腔健康观念、行为,口腔疾病流行病学调查、全身健康状况调查等;建立口腔疾病患者社区、家庭及个人档案等。

(4)社区口腔卫生服务需要与需求情况:社区居民口腔健康状况,口腔疾病发病人数、患病人数,居民对社区口腔卫生服务的了解程度和有偿服务的可接受情况等,居民所获得的口腔卫生服务内容、需要提供服务的方法和措施、社区居民口腔卫生需求情况的评价和建议等。

(5)其他:如医疗保险制度、患者医疗服务质量满意度、医疗服务态度满意度等。

二、社区口腔卫生诊断

社区诊断是在社区口腔卫生调查的基础上,对社区口腔健康状况、人群口腔健康的危害因素、人群对口腔卫生服务的需求与利用及社区口腔卫生资源等情况所进行的分析和判断。

社区诊断的内容:社区口腔健康状况及相关问题;社区自然环境状况;社会、人文环境状况;社区资源状况。

分析人群口腔健康状况及影响因素,找出危害社区人群口腔健康的主要问题和影响因素是社区诊断的主要内容。以此为依据,基层口腔医师主导或者参与制订社区口腔卫生服务计划,并组织实施,以提高社区口腔健康水平。

三、社区口腔卫生服务

(一)口腔健康教育和指导

向包括孕妇、婴幼儿、学龄儿童、老年人和特殊人群在内的社区居民提供基本的口腔卫生保健知识、信息和咨询,指导掌握维护自我口腔健康的方法和技能,提高自我口腔保健能力。具体内容包括以下内容。

(1)提供口腔卫生与保健信息及口腔卫生指导,包括知识、技能与实践。

（2）自我口腔保健技术知识讲解与技术示范。

（3）个人营养、饮食习惯与食品选择咨询与指导。

（4）个人口腔卫生实践、养成卫生习惯与生活方式。

（5）适当补充氟化物（除高氟地区外）。

（6）适当限制糖消耗量与消耗方式，进行糖消耗量、次数与消耗方式指导。

（7）选择健康食品指导。

（二）口腔定期检查、早期诊断与早期处理

（1）通过健康教育活动，提醒大家定期口腔健康检查非常重要，并建议儿童每半年检查一次；成人每年检查一次；准备怀孕的妇女先检查后受孕。

（2）不同年龄阶段定期检查针对问题有侧重点。儿童时期主要会产生龋坏和牙列不齐的问题，定期进行检查，发现龋洞应及时充填，尤其是不良习惯、牙列不齐更要及时的矫治，以免错过矫治的黄金时期；成年人主要会产生龋病和牙周病，不明原因的牙痛要及时治疗，以免产生严重后果；老年人面临的主要是失去牙和修复牙的问题，残根、残冠应及时处理，以免造成身体其他的严重伤害。

（3）定期检查，要注意全身性疾病的早期在口腔中的表现。如铅中毒、麻疹、某些血液病、遗传病、梅毒、艾滋病等早期可在牙龈和口腔黏膜上出现相应病征等。通过口腔健康检查，可及早发现、及早诊断、及早治疗全身性的疾病。

（4）发现如黏膜白斑、红斑、扁平苔藓等癌前病变，或者肿块、结节、白色、平滑式鳞状斑块状等异常情况的出现，应引起重视，并采取相应措施。

（三）基本口腔预防和医疗

提供以门诊为主要形式的基本口腔预防和医疗服务，内容包括以下内容。

（1）重视并提供使用包括窝沟封闭、ART、预防性充填、局部用氟等口腔疾病防治适宜技术，提供口腔疾病的初级预防保健。

（2）提供口腔常见病、多发病的基本诊疗服务，包括缓解疼痛（机械或药物方法），简单急诊处理。

（3）开展口腔疾病双向转诊服务。县级医院口腔科应与大型综合医院口腔科、口腔专科医院之间建立双向转诊服务机制，保证患者得到连续的口腔医疗服务，实现双向转诊和会诊。

（4）提供电话预约、家庭出诊、特需服务等服务内容，为特殊者或特需者提供口腔预防诊疗服务、洁治、牙列缺失与缺损的修复以及功能康复和咨询服务等专项服务。

（四）口腔卫生信息管理

制订口腔卫生服务信息的收集、整理、统计、分析和报告制度；建立和建设口腔卫生服务数据库；分析和定期编辑口腔健康监测报告的资料等，为卫生行政管理部门的政策制定和卫生规划实施提供依据。

（宋培培）

参 考 文 献

[1] 卢嘉静.口腔正畸工艺技术[M].沈阳:辽宁科学技术出版社,2022.

[2] 戴辛鹏.口腔专科诊疗技术与临床[M].北京:中国纺织出版社,2022.

[3] 谢宏新.口腔医学专项技能实训教程[M].重庆:重庆大学出版社,2022.

[4] 肖严.口腔医学基础技能实训教程[M].重庆:重庆大学出版社,2022.

[5] 付爽,白轶昕,薛心,等.现代口腔医学基础与实践[M].北京:中国纺织出版社,2022.

[6] 应彬彬,韦宁,俞梦飞.口腔保健与常见疾病防治[M].杭州:浙江大学出版社,2022.

[7] 程斌,吴桐.口腔黏膜病标准数据集[M].北京:科学出版社,2022.

[8] 吴宣.口腔专科临床护理常规及操作流程[M].北京:中国协和医科大学出版社,2022.

[9] 欧平花,李翠,苏花,等.口腔疾病规范化诊治方案[M].长沙:中南大学出版社,2022.

[10] 向敏,麻健丰,吴泽洋.口腔医学生职业规划与发展[M].北京:科学出版社,2022.

[11] 夏泽洋,甘阳洲.口腔医学图像处理[M].北京:科学出版社,2022.

[12] 周学东,廖生,于海洋,等.口腔显微成像技术[M].北京:人民卫生出版社,2022.

[13] 易建国,孙雪梅.口腔修复学[M].武汉:华中科学技术大学出版社,2022.

[14] 刘庆熙.口腔修复体制作[M].北京:科学出版社,2022.

[15] 吴补领,张超,赵蕊妮.口腔健康知识宣教手册[M].广州:中山大学出版社,2022.

[16] 殷悦,李轶杰,么远.口腔医学基础与临床实践[M].郑州:郑州大学出版社,2022.

[17] 林焕彩.实用口腔流行病学[M].北京:人民卫生出版社,2022.

[18] 俞雪芬.实用口腔护理操作指南[M].杭州:浙江大学出版社,2022.

[19] 李为.口腔修复材料基础与前沿[M].合肥:中国科学技术大学出版社,2022.

[20] 俞少杰,靳奉芹,吴晓雪.口腔科学基础理论与应用[M].北京/西安:世界图书出版公司,2022.

[21] 郭骏,罗惟,蒲道俊,等.口腔微生物研究现状及药物治疗[M].北京:中国纺织出版社,2022.

[22] 方贺.现代口腔科实用诊疗技术[M].北京:中国纺织出版社,2022.

[23] 李春茹,米娜,闫嘉群,等.口腔科操作技术与疾病处置[M].北京:中国纺织出版社,2022.

[24] 董贤亮.口腔科临床诊疗技术研究[M].汕头:汕头大学出版社,2022.

[25] 呼明燕.眼耳鼻咽喉与口腔科疾病诊疗技术[M].长春:吉林科学技术出版社,2022.

[26] 王德堂,马严俊.口腔材料学[M].武汉:华中科学技术大学出版社,2021.

[27] 赵文华,梁晓棠,曲千里,等.口腔科疾病诊疗与护理[M].成都:四川科学技术出版社,2021.

[28] 黄元清,黎祺.口腔颌面外科学[M].武汉:华中科学技术大学出版社,2021.

[29] 郭维华,李中瀚.口腔细胞实验操作技术[M].成都:四川大学出版社,2021.

[30] 汤春波,邹多宏.口腔种植并发症预防与处理[M].沈阳:辽宁科学技术出版社,2021.

[31] 李名扬.口腔医护配合操作实用流程[M].北京:中国协和医科大学出版社,2021.

[32] 杜阳.口腔多学科临床思维与实践[M].沈阳:辽宁科学技术出版社,2021.

[33] 姚兰,刘娟.实用口腔专科护理操作流程[M].昆明:云南科技出版社,2021.

[34] 马胤,艾丽娟,郑林丽.头颈部恶性肿瘤放射治疗常见口腔并发症的预防和处理[M].昆明:云南科技出版社,2021.

[35] 王培军,吕智勇,李冀,等.口腔疾病诊疗与康复[M].北京:科学出版社,2021.

[36] 李志耀,胡铮,李晅,等.不同釉质黏结剂对牙龈卟啉单胞菌和变形链球菌的影响[J].中国组织工程研究,2024,28(3):329-335.

[37] 楚建强.无托槽隐形矫治技术治疗口腔正畸患者临床疗效及舒适度的影响[J].中文科技期刊数据库(文摘版)医药卫生,2023(8):0064-0066.

[38] 贾方.口腔正畸与种植义齿联合治疗成人错颌畸形及牙列缺损的疗效分析[J].中外医疗,2023,42(23):24-27.

[39] 王红梅,张玉梅,吴建彪,等.根管治疗术与干髓术联合应用治疗牙髓炎临床观察[J].中国科技期刊数据库 医药,2023(10):0111-0114.

[40] 陈冉.根管治疗术与干髓术联合应用治疗牙髓炎临床观察框架[J].中文科技期刊数据库(全文版)医药卫生,2022(11):0048-0050.